Qx

AVANZADA

Cuarta Edición

"Trabajo sucio"… Perdón por esto; ODIO estas palabras. El trabajo de guardia es el cuidado del paciente. Es el trabajo de ángeles y santos. Es un privilegio. Es divertido. Es necesario cuidar de los pacientes. Si usted llama al cuidado del paciente el trabajo sucio, entonces usted (y sus protegidos) no lo harán. Si considera una admisión un "molestia" no cuidará de ésta. Su lenguaje define sus sentimientos. Y éstos determinan la energía que le brinda. Yo obtengo energía al llevar una taza de café a un paciente, extraer sangre de manera adecuada y cerrar su piel de una buena forma… tanta energía como la que obtengo de un trasplante de corazón y pulmones y conectar sus vasos. No puedo hacer aquello para lo que no tengo energía."

—**Curt Tribble, M.D.**

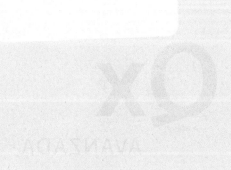

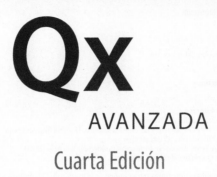

Qx

AVANZADA

Cuarta Edición

Recall Series Editor y Senior Editor

Lorne H. Blackbourne, M.D., F.A.C.S.
Acute Care Surgery, Trauma, Burn, Surgical Critical Care
San Antonio, Texas

Advisor

Curtis G. Tribble, M.D.
Chief, Division of Cardiothoracic Surgery
Vice Chair, Department of Surgery
Medical Director of Transplantation
University of Mississippi

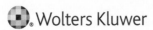

. Wolters Kluwer

Philadelphia • Baltimore • New York • London
Buenos Aires • Hong Kong • Sydney • Tokyo

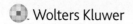

Av. Carrilet, 3, 6ª. planta – Edificio D
Ciutat de la Justicia
08902 L'Hospitalet de Llobregat
Barcelona (España)
Tel.: 93 344 47 18
Fax: 93 344 47 16
e-mail: lwwespanol@wolterskluwer.com

Traducción
Dra. Silvia Suárez Martínez

Revisión científica
Dra. Adriana Liceaga Fuentes
Cirujana del Staff, Hospital Ángeles del Pedregal
Coordinadora del Instituto de Obesidad y Síndrome Metabólico, Hospital Ángeles Roma
Profesor Invitado IRCAD Brasil- IRCAD Estrasburgo
Educational and Training Team, European Institute of Endoscopic Sciences (EIES)
Consultor en Educación Quirúrgica de Invasión Mínima, México

Copyright de la edición en español © 2015 Wolters Kluwer, S.A.
ISBN edición en español: 978-84-16004-88-1
Depósito legal: M-8887-2015

Edición en español de la obra original en lengua inglesa Advanced Surgical Recall, 4th Edition de Lorne H. Blackbourne, publicada por Wolters Kluwer Health.
Copyright © 2015 Wolters Kluwer Health

530 Walnut Street
Philadelphia, PA 19106
351 West Camden Street
Baltimore, MD 21201

ISBN edición original: 978-1-4511-1653-3
Composición: Carácter Tipográfico/Eric Aguirre • Luis Hernández
Diseño de portada: Cinthya Karina Oropeza Heredia
Impresión: C&C Offset-China
Impreso en China

Dedicatoria

Este libro está dedicado a mi padre, Dr. Brian D. Blackbourne, M.D.

Editores y colaboradores

Contributors

Will Cauthen, M.D.
Chief Resident
General Surgery
University of Mississippi Medical Center

Contributors to Previous Editions

Gina Adrales, M.D.
Joshua B. Alley, M.D.
Stephen Bayne, M.D.
Gauri Bedi, M.D.
Robert Benjamin, M.D.
Kyrie Bernstein, M.D.
Oliver A.R. Binns, M.D.
Shawn A. Birchenough, M.D.
Joshua Bleier, M.D.
Carol Bognar, M.D.
Lee Butterfield, M.D.
Sung W. Choi, M.D.
Vernon L. Christenson, M.D.
Jeffery Cope, M.D.
Sagar Damle, M.D.
Jennifer Deblasi, B.S.
Soffer Dror, M.D.
Matthew Edwards, M.D.
Brian Ferris, M.D.
Anne C. Fischer, M.D.
Kirk J. Fleischer, M.D.
Charity Forstmann, M.D.
Cynthia Gingalewski, M.D.
Thomas Gleason, M.D.
Penelope A. Goode, M.D.
Sharon Goyal, M.D.
David D. Graham, M.D.
Tobi Greene, M.D.
Fahim Habib, M.D.
Huntington Hapworth, M.D.
Sean P. Hedican, M.D.

Stanley "Duke" Herrel, M.D.
Teofilo R. Lama, M.D.
Jason Lamb, M.D.
Scott London, M.D.
Tananchai A. Lucktong, M.D.
Jana B.A. MacLeod, M.D., M.S.C. F.R.C.S. (C)
Peter Mattei, M.D.
Addison May, M.D.
Joseph R. McShannic, M.D.
Nancy E. Morefield, M.D.
Paul Mosca, M.D.
Mark Mossey, M.D.
David Musante, M.D.
Mark J. Pidala, M.D.
John Pilcher, M.D.
Philip Pollice, M.D.
Cherie D. Quesenberry, M.D.
Naveen Reddy, M.D.
Brian Romaneschi, M.D.
Janice Ryu, M.D.
Moises Salama, M.D.
Robert E. Schmieg, Jr., M.D.
Donald B. Schmit, M.D.
Carl Schulman, M.D.
Paul Shin, B.A.
Kimberly Sinclair, M.S.
John Sperling, M.D.
Akin Tekin, M.D.
Pierre Theodore, M.D.
Steven D. Theis, M.D.
Michael Tjarksen, M.D.
Stephanie VanDuzer, M.D.
Jeffry Watson, M.D.
Mark Watts, M.D.
Joseph Wells, M.D.
David White, M.D.
Kate Willcutts, M.D.

Jonathan Winograd, M.D.
Jim Soo Yoo, M.D.
Stephen Yung, M.D.
Amer Ziauddin, M.D.

Developmental Contributor
Patricia Blackbourne
Kingsbury, Texas

Editor
Jon D. Simmons, M.D.
Assistant Professor
Associate Residency Director
Department of Surgery
Division of Trauma, Acute Care
    Surgery, Burn, & Surgical Critical
    Care
University of South Alabama

Editors, Previous Editions
Oliver A.R. Binns, M.D.
Anikar Chhabra, M.D.
Kirk J. Fleischer, M.D.
Tananchai A. Lucktong, M.D.
Damle Sagar
Joseph Wells, M.D.

Associate Editors
Louis R. Pizano MD MBA FACS
Associate Professor of Surgery and
    Anesthesia
Chief, division of Burns
Director, Trauma/ Surgical Critical
    Care Fellowship Program
University of Miami

Brian J. Eastridge MD FACS
Trauma Surgery
University of Texas
San Antonio, Texas

Sara S. Kim
Resident
Department of Surgery
University of North Carolina

Tad Kim, M.D.
Resident
Division of Cardiothoracic Surgery
University of Mississippi Medical
    Center
Peter Vezeridis, M.D.
Orthopedic surgery
Boston, MA

Associate Editors, Previous Editions
Fouad M. Abbas, M.D.
Tekin Akin, M.D.
Robert Benjamin, M.D.
Kyle D. Bickel, M.D.
Duke E. Cameron, M.D.
H. Ballantine Carter, M.D.
Bruce Crookes, M.D.
Martin A. Goins, III, M.D.
David D. Graham, M.D.
Tobi Greene, M.D.
Fahim Habib, M.D.
Richard F. Heitmiller, M.D.
David Holt, M.D.
Billy Johnson, M.D.
Brian Jones, M.D.
Scott Langenburg, M.D
Teofilo Lama, M.D.
Jana Macleod, M.D.
John Minasi, M.D.
Stanley L. Minken, M.D.
Michael A. Mont, M.D.
Marcia Moore, M.D.
Paul J. Mosca, M.D., Ph.D
Charles N. Paidas, M.D.
John Pilcher, M.D.
Moises Salama, M.D.

Donald Schmit, M.D.
Carl Schulman, M.D.
Dror Soffer, M.D.
R. Scott Stuart, M.D.
Rafael Tamargo, M.D.
Curtis G. Tribble, M.D.
Reid Tribble, M.D.
Craig A. Vander Kolk, M.D.
Kate Willcutts, M.D.
Leslie Wong, M.D.
Jeffrey Young, M.D.

International Editor

Gwinyai Masukume, MB ChB(UZ),
    Dip Obst(SA)
Department of Obstetrics and
    Gynaecology
Mpilo Central Hospital
Bulawayo
Zimbabwe

Prólogo

Qx avanzada es una guía auxiliar de estudio para estudiantes y residentes que han progresado más allá de las experiencias introductorias en la disciplina de la cirugía. En la actualidad, este grupo incluye residentes médicos, estudiantes médicos avanzados e incluso estudiantes médicos principiantes que han sobrepasado los materiales introductorios. Este libro también sirve como una fuente de preguntas para maestros en cirugía, en particular para las actividades de las rondas de enseñanza.

En general, los mejores maestros son aquellos individuos que piensan a detalle cómo han aprendido ellos mismos. Es claro que los editores de *Qx avanzada* son maestros que reflexionan en gran medida sobre el aprendizaje y la enseñanza. Utilizan los principios del método Socrático y sus propias técnicas de autoeducación para desarrollar esta colección de preguntas. Estos editores tienen un truco especial para escribir y editar estos tipos de preguntas y auxiliares de estudio; a través de sus impresionantes trayectorias educativas médicas y quirúrgicas, han alcanzado premios en enseñanza y han creado una plétora de auxiliares de estudio.

Esta colección de preguntas y respuestas es útil para los estudiantes de cirugía, no sólo debido a que les ayuda a aprender las respuestas que necesitan saber, sino que además les ayuda a recordar las preguntas. Conocer las preguntas correctas es, en mi opinión, más importante que conocer las respuestas, por lo menos en la vida real. Después de todo, las respuestas cambiarán con el tiempo. Las preguntas son atemporales.

Curtis G. Tribble, M.D.
Chief, Division of Cardiothoracic Surgery
Vice Chair, Department of Surgery
Medical Director of Transplantation
University of Mississippi

Prefacio

Qx AVANZADA 4.ª se ha escrito como una extensión natural de *Qx BÁSICA*. Está dirigido principalmente a residentes de cirugía, pero los estudiantes avanzados también encontrarán que puede brindarles una ventaja competitiva adicional.

Además de las características previas, esta nueva edición incluye un repaso rápido para ABSITE.

Lorne H. Blackbourne, M.D., F.A.C.S.
Acute Care Surgery, Trauma, Burn and
Surgical Critical Care
San Antonio, Texas

Contenido

SECCIÓN I
PANORAMA Y ANTECEDENTES DE LA INFORMACIÓN QUIRÚRGICA

SECCIÓN II
CIRUGÍA GENERAL

SECCIÓN III
CIRUGÍA DE SUBESPECIALIDAD

SECCIÓN IV
REPASO RÁPIDO

Panorama y antecedentes de la información quirúrgica

Capítulo 1 Introducción

CÓMO APRENDEN LOS ADULTOS

El aprendizaje se logra mediante **motivación, repetición** y **asociación**. La **motivación** debe venir desde dentro; es evidente que la mayoría de los estudiantes de medicina y residentes están motivados a aprender. La **repetición** se obtiene al leer, releer y estudiar la información hasta que se domina. La **asociación** se consigue al relacionar la información que ya se ha dominado con algún nuevo conocimiento, como recordar el orden anatómico de las zonas cervicales de trauma 3, 2 y 1 con las fracturas de Le Fort 3, 2 y 1.

CÓMO ESTUDIAR

Leer siempre sobre la enfermedad del paciente mientras se cuida del mismo. Este hábito tiene dos propósitos: la **asociación** de la información con ese paciente de por vida, y aumentar el conocimiento mejorará la calidad de atención de ese paciente.

USO DE ESTE LIBRO

Después de completar los fundamentos quirúgicos en *Qx*, debe enfocarse la atención en este libro. Deben revisarse las respuestas que se encuentran a la derecha hasta que se dominen. Este libro está diseñado para fomentar la adquisición de información quirúrgica y no será de ayuda para obtener experiencia en la resolución de exámenes, esta habilidad se puede aprender con otros libros.

ENFERMERAS

Las enfermeras deben tratarse con respeto y cortesía profesional en todo momento; con frecuencia saben más que usted en cualquier situación dada. Si su relación se basa en el respeto mutuo, es menos probable que le llamen a las 3 am para preguntar sobre paracetamol.

PRIVACIÓN DEL SUEÑO

La mejor ofensiva para combatir la privación del sueño es tener buena condición física y estar **motivado**. Permanecer despierto por 48 h no es diferente a participar en un ultramaratón. Numerosos residentes se benefician de la cafeína, el jugo de naranja, duchas calientes, lavarse los dientes, hacer sentadillas, subir escaleras corriendo, gritar, cambiarse los calcetines o escuchar música a todo volumen. Debe intentar no sentarse, debido a que esto puede provocar que se quede dormido con rapidez. Estudios han mostrado que, durante la privación del sueño, las capacidades físicas permanecen intactas hasta que ocurre la privación de sueño extrema. Dígase a sí mismo, "¡Soy fuerte y no necesito dormir!".

INTERNADO

El interno perfecto

Sólo dice "Sí, doctor", "No, doctor" o "Es mi culpa, doctor", y "Sí, doctora", "No, doctora" o "Es mi culpa, doctora"

Siempre es honesto

Trabaja en equipo

Tiene una actitud de "sí puede hacerse"

Siempre se lava los dientes antes de las rondas

Es el primero en llegar y el último en salir de la clínica

Siempre está limpio

Siempre hace que el residente quede bien

Enseña a los estudiantes

No deja el trabajo sucio a los estudiantes en demasiadas ocasiones

Sabe más sobre los pacientes que cualquier otra persona

Es un médico, y no sólo un escriba

Nunca llega tarde

Nunca se queja

Nunca tiene hambre, sed o cansancio

Siempre es entusiasta

Sigue la cadena de mando

Algunas ideas para que los internos puedan vivir:

"Pueden lastimarte, pero no pueden detener el reloj". El internado sólo dura 12 meses.

"Nunca confíes en tu cerebro". Escribe todo, no confíes nada a la memoria, y verifica los pendientes cuando los completes.

"Carga el bote". Informa a tu superior cuando un paciente no está bien o si tienes alguna pregunta. De este modo, si la condición del paciente empeora (el proverbial barco que se hunde), ya has cargado el barco con tus superiores y se hundirán contigo.

"Las malas noticias no envejecen bien". Llama de inmediato (véase antes).

"Nunca mientas". La honestidad es la mejor política.

VIVIR CON LOS ERRORES

Cometerás errores y en muchas ocasiones éstos dañarán a tus pacientes. Los errores son perdonables si **hace lo mejor que puede.** No cometa errores que sean resultado de la pereza.

Hay un dicho en cirugía: "No puedes dañarte a ti mismo al salir de la cama". Después de cometido el error y de que ha determinado que estaba haciendo lo mejor que podía, entonces debe **perdonar y recordar**, es decir, perdonarse a sí mismo el error, pero siempre **recordarlo** y asegurarse de aprender algo del mismo.

Protocolo de la sala de recuperación

Varias cosas deben hacerse antes de que pueda tomar tiempo para comer algo, por lo que el acrónimo **F.O.O.D.D.** es útil:

Familia: hablar con la familia del paciente.
Operative note (nota quirúrgica): escribir en el expediente.
Órdenes: escribir las órdenes posquirúrgicas.
Dictar el procedimiento.
Doctor: llamar al médico de primer contacto/de referencia.

CÓMO LIDIAR CON LOS DOLORES EN EL QUIRÓFANO

Muchos residentes encuentran que los AINE antes y después de las jornadas largas ayudan a disminuir las contracturas musculares. Otros hacen sentadillas y fortalecen los músculos abdominales y reducen el dolor de espalda, o usan cinturones de soporte dorsal OSHA. Los calcetines de soporte pueden disminuir el edema podálico y el dolor relacionado con la incompetencia venosa de las extremidades inferiores asociado con permanecer de pie por periodos largos.

EVITAR LA MALA PRÁCTICA

Hacer lo correcto.
Hablar con los pacientes y sus familiares (**nunca** decir "sin comentarios" o "no puedo hablar sobre el tema").
Ser amable con los pacientes y sus familiares.
La **honestidad** es la mejor política.
¡Documentar todo!
Buscar consejo con un mentor, colegas y abogado.

¿Qué debe hacerse si se escribe mal una palabra en el expediente?	Tachar la palabra, pero asegurarse de que sea legible y luego iniciar. **Nunca** tapar con corrector —o parecerá que está intentando esconder algo.

JERARQUÍA ENTRE RESIDENTES DE CIRUGÍA

Las sugerencias e ideas con respecto al cuidado del paciente deben fluir con libertad entre todos los residentes de cirugía (incluidos los internos), pero las decisiones siguen una cadena concreta de mando.

ABREVIATURAS

AAR	Amputación por arriba de la rodilla
AESP	Actividad eléctrica sin pulso
AMF YOYO	Adiós mi amigo; estás por tu cuenta (*you're on your own*)

AOTDE	Anestesia obligada, tiempo de engañar
ARM	Angiografía por resonancia magnética
ATEP	Abordaje totalmente extraperitoneal (reparación de hernia inguinal)
Bx	Biopsia
CCB	Carcinoma de células basales
CCM	Contra consejo médico
CDC	Cabecera de la cama
CIO	Colangiograma intraoperatorio
CM	Colisión/choque de motocicleta
CMV	Citomegalovirus
CPRM	Colangiopancreatografía por resonancia magnética
CPST	Carga de peso según tolerancia
CTL	Catéter de triple lumen
CVM	Colisión/choque de vehículo de motor
DE	Disnea de esfuerzo
DDE	Duración de la estancia
DMDI	Diabetes mellitus dependiente de insulina
EAD	Enfermedad articular degenerativa
EARC	Enfermera anestesista registrada certificada
EIAS	Espina iliaca anterosuperior
EM	Examinador médico
ERET	Enfermedad renal en etapa terminal

ERV	*Enterococcus* resistente a vancomicina
ETH	Esofagectomía transhiatal
FOM	Falla orgánica múltiple
FOP	Foramen oval permeable
G1P1	Gesta (número de embarazos) Parto (Número de hijos)
GI	Gastrointestinal
HAF	Herida por arma de fuego
HAT	Histerectomía abdominal total
hCG	Gonadotropina coriónica humana
HIC	Hemorragia intracraneal
HSAC	"Herida seca al cierre"
HSD	Hematoma subdural
IM	Intramuscular
IMC	Índice de masa corporal
INR	Razón internacional normalizada
IRA	Insuficiencia renal aguda
IRC	Insuficiencia renal crónica
IRM	Imagen por resonancia magnética
KISS	Manténlo simple, estúpido (*keep it simple, stupid*)
LAPE	Laparotomía exploratoria
LBA	Lavado broncoalveolar
LLH	Lleno de heces

LMESAR	Lesión de médula espinal sin anomalía radiográfica
LPA	Lesión pulmonar aguda
MBA	Mamoplastía bilateral de aumento
MDMYD	Manos de la muerte y destrucción
ML	Médico local
MVA	Mantener vena abierta
μg	Microgramo
NAV	Necrosis avascular
NPH	Núcleo pulposo herniado
NPT	Nutrición parenteral total
NRV	Neumonía relacionada con ventilador
OLSI	Olvídalo; sigue
PAM	Presión arterial media
PDF	Producto de la degradación de fibrina
PFP	Pruebas de función pulmonar
pRBC	Paquete globular
Ψ	Psiquiátrico (letra griega psi)
QD	Una vez al día
RAC	Regreso a la clínica
RE	Receptor de estrógeno
RLPP	Responda la primera pregunta
RMC	Rango de movimiento completo
RTSP	El rango tiene sus privilegios

RTUV	Resección transuretral de vejiga
RVP	Resistencia vascular pulmonar
RVS	Resistencia vascular sistémica
SARM	*Staphylococcus aureus* resistente a meticilina
SDOM	Síndrome de disfunción orgánica múltiple
SERM	*Staphylococcus epidermidis* resistente a meticilina
SOB	Salpingooforectomía bilateral
SRIS	Síndrome de respuesta inflamatoria sistémica
TAPP	Transabdominal preperitoneal (reparación de hernia inguinal)
TEGI	Tumor de estroma gastrointestinal
TET	Tubo endotraqueal (es decir, **ET**)
TR	Terapeuta respiratorio
TSV	Taquicardia supraventricular
UCI	Unidad de cuidados intensivos
Ucx	Cultivo de orina
UNOS	*United Network for Organ Sharing*
VAS	Vena cava superior
VCI	Vena cava inferior
VEF$_1$	Volumen espiratorio forzado en 1 seg
VISO	Ventilación intermitente sincronizada obligatoria
VPS	Ventilación con presión de soporte

GLOSARIO AVANZADO

Antecólico	Por delante del colon (anterior)
Bandas de Montgomery	Tela adhesiva adherida al abdomen del paciente; las bandas de tela se enlazan y anudan después de cambios repetidos de la herida, para evitar poner cinta varias veces sobre un apósito
Bezoar	Masa no digerida ("bola de pelo")
Campo estéril	El área limpia en un paciente, los campos y la mesa de instrumentos: **todos** los elementos que tocan esta área deben estar estériles
Coloide	Líquido IV con moléculas grandes (p. ej., albúmina)
Colonizado	Bacterias que residen en el área anatómica pero no causan infección, inflamación, signos o síntomas
Demarcación	Línea que define los límites entre dos entidades anatómicamente distintas (p. ej., entre tejido viable y muerto)
Escara	Piel muerta gruesa observada después de quemaduras de tercer grado
Estéril	Todos los microorganismos están muertos
Frémito palpable	Vibración **palpable** de flujo arterial turbulento
Granulación	Herida con superficie compuesta de "tejido inflamatorio" que consisten en colágeno/fibroblastos y sin cubierta epitelial
Penetración	Drenaje de herida que penetra ("atraviesa") todas las capas de un vendaje que cubre una herida
Pirosis	Acidez estomacal

Pulso paradójico

Observado en taponamiento cardiaco; reducción > 10 mm Hg de presión arterial sistólica a la inspiración

Retrocólico

Detrás del colon (posterior)

Técnica de Seldinger

Colocación de un tubo sobre una guía de alambre colocada previamente (p. ej., colocación de catéter central)

SIGNOS AVANZADOS

Signo de Aaron

¡Empujar sobre el punto de McBurney en el paciente con apendicitis produce dolor **epigástrico**!

Signo de anillo

El líquido cefalorraquídeo (LCR) y la sangre forman anillos al gotear sobre papel filtro (o tela), visto en otorrea y rinorrea de LCR

Signo de burbuja de jabón

Aire retroperitoneal visto en pancreatitis grave

Signo de Chandelier

Dolor intenso a la manipulación manual del cérvix en el examen pélvico (la paciente "brinca hasta el candelabro")

Signo de Claybrook

El neumoperitoneo (ruptura de viscera hueca) ocasiona transmisión de ruidos respiratorios y cardiacos cuando se ausculta el abdomen

Signo de Dunphy

Dolor abdominal al **toser**; signo de peritonitis

Signo de Jiffy Pop (bolsa de palomitas)

¡Bolsa de colostomía llena de aire!

Signo de Mannkopf

Incremento de la frecuencia cardiaca al empujar sobre un punto de hipersensibilidad abdominal máxima (se observa con dolor real, no en la simulación)

Signo de surco profundo

Ángulo costofrénico profundo en radiografía tórax en posición supina en pacientes con neumotórax

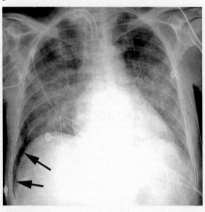

Signo de Ten-Horn

Hipersensibilidad pronunciada a la tensión manual aplicada en el cordón espermático derecho, visto en apendicitis aguda

ESTADÍSTICAS MÉDICAS QUE DEBE CONOCER

Defina los siguientes términos:

Media

El valor promedio de todos los datos (p. ej., 5, 10, 5, 20; 40/4 = 10 es la media)

Moda

El valor numérico más común de un conjunto (p. ej., en el conjunto 2, 3, 4, 4, 4, 5, 6, 7; 4 es la moda)

Mediana

El valor intermedio dentro del conjunto ordenado (p. ej., 4, 4, 5, 6, 6; 5 es la mediana)

Falso-positivo

Un dato que se informa como positivo, pero en realidad es negativo

Falso-negativo

Un dato que se informa como negativo, pero en realidad es positivo

Distribución

Una descripción de cómo los datos se ven de forma gráfica (es decir, su forma)

Describa algunos ejemplos de distribuciones comunes:

    Distribución normal

Una curva en forma de campana simétrica alrededor del punto medio

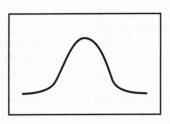

    Distribución sesgada

Asimétrica, pero inclinada a la derecha o izquierda

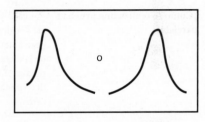

    Distribución bimodal

Dos picos gráficos de la distribución (es decir, dos modas)

Defina los siguientes términos:

    Sensibilidad

$$\frac{\text{Verdaderos-positivos}}{\text{Verdaderos-positivos} + \text{falsos-negativos}}$$

    Especificidad

$$\frac{\text{Verdaderos-negativos}}{\text{Verdaderos-negativos} + \text{falsos-positivos}}$$

    Estudio ciego

El paciente está cegado sobre la intervención clínica

    Estudio doble ciego

El paciente **y** los proveedores de atención a la salud están cegados sobre la intervención clínica; (¡NO dos ortopedistas tratando de leer un ECG!)

Cuál es el efecto Hawthorne?

Mejores desenlaces en el grupo control debido a mayor vigilancia por el equipo médico durante la investigación

En pruebas estadísticas, ¿cuál es la hipótesis nula?

Es la hipótesis que establece que no hay diferencia entre el valor de la población y el valor propuesto en la hipótesis, o ninguna diferencia entre los grupos estudiados; la hipótesis nula se denota con frecuencia como H_0

¿Qué es un error tipo I?

Rechazar la hipótesis nula cuando es verdadera

¿Qué es un error tipo II?

Falla para rechazar la hipótesis nula cuando no es verdadera

¿Cómo se realiza una prueba t pareada?

Por cada sujeto o par de sujetos, la diferencia se calcula para las dos variables (p. ej., peso antes de la dieta **menos** peso después de la dieta); la diferencia se analiza entonces mediante una prueba t de la muestra para determinar si las diferencias son iguales a cero

¿Cuándo se utiliza el método de análisis de varianza (ANOVA)?

Cuando hay **más** de dos grupos para comparar

¿Es inusual observar un efecto con un placebo?

No, es frecuente que las personas muestren mejoría con un placebo si están cegadas al tratamiento

¿Cómo se define la incidencia de una enfermedad?

Es la cantidad de nuevos casos que se producen durante un periodo específico **dividido entre** el número de personas en riesgo de desarrollar la enfermedad al inicio del intervalo de tiempo

¿Cómo se define la prevalencia de una enfermedad?

Es la cantidad de casos existentes en una población determinada en un periodo específico (**prevalencia de periodo**) o en un momento particular (**prevalencia puntual**)

¿Cuál es el riesgo relativo de una enfermedad?

Es una medición de la cantidad relativa de enfermedad que se presenta en diferentes poblaciones

¿Cómo se calcula el riesgo relativo?	El riesgo relativo es igual (incidencia de la enfermedad en un grupo expuesto) **dividido por** (incidencia de la enfermedad en un grupo sin exposición)

INGLÉS MÉDICO

Traduzca las siguientes palabras y frases:

Hola	*Hello* (jelou)
Adiós	*Good-bye* (guud-bai)
Por favor	*Please* (plis)
Señor	*Sir* (ser)
Señora	*Ma'am* (ma-am)
Usted; Tú	*You* (yu)
Habla	*Speak* (spic)
Inglés	*English* (inglish)
Dónde	*Where* (jueer)
Es; está	*Is* (is)
Dolor	*Pain* (péin)
Peor	*Worse* (guors)
Mejor	*Better* (bér-rer)
Mareado o náusea	Nausea (noushos)
¿Dónde le duele?	*Where is the pain?* (juer is d' pein)
¿El dolor empeora?	*Is the pain worse?* (is d' pein guors)
¿El dolor mejora?	*Is the pain better?* (is d' pein ber-rer)
Respire profundo	*Breathe deeply* (bri-id díí-pli)

Tosa	*Cough* (cof)
¿Le duele al respirar?	*Does it hurt to breathe?* (dos it jert juen yu bri-id?)
¿Le duele cuando presiono aquí?	*Does it hurt if I push here?* (dos it jert if ai push jier?)
¿Dónde le duele?	*Where does it hurt?* (juer dos it jert?)
Vacuna contra tétanos	*Tetanus shot* (thétanus shot)
Radiografía	*X-ray* (éx-rey)
¿Estuvo inconsciente?	*Were you knocked out?*
Cuello	*Neck*
Abdomen	*Abdomen*
Brazo	*Arm*
Recto	*Rectum*
Pecho	*Chest*
Cabeza	*Head* (jed)
Necesita una operación	*Need an operation* (ni-id an opereishon)

Capítulo 2 Revisión de acrónimos y mnemotecnias

¿Mnenotecnia para sodio observado con SIADH?	**SIADH** = "Sodio Invariablemente Apagado, Diminuto, Hipo" = Hiponatremia
¿Causa de SIADH?	Síndrome de secreción **I**napropiada de Hormona **A**nti**D**iurética (Piense: ADH Incrementada de manera Inadecuado)

¿Regla de Goodsall?

Piense en un **perro con una nariz recta anterior y una cola curva posterior**

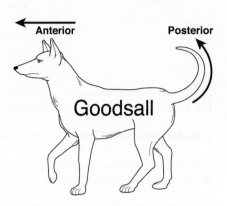

Anterior ← **Posterior**

Goodsall

¿Signo de Grey Turner?

Piense: **TURN**er = **TURN** (girar el lado hacia el sitio) = flanco

¿Síntomas de la tríada para feocromocitoma?

CDP:
    Palpitaciones
    Cefalea
    Diaforesis episódica

¿Síndrome de Leriche?

CIA = **C**laudicación de glúteos, **I**mpotencia, **A**trofia de glúteos

¿Síndrome de Gardner?

SOD = Quistes **S**ebáceos, **O**steomas, tumores **D**esmoides (Piense: un "**Gardener**" [jardinero], césped **SOD**)

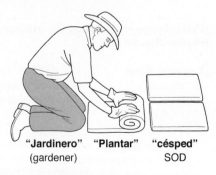

"**Jardinero**"   "**Plantar**"   "**césped**"
(gardener)   SOD

¿Diabetes insípida (DI)?

DI = **ADH D**isminuida

¿Síntomas/signos y células del síndrome carcinoide?	**B RDD** en un **CAR**ro **COOL:** **B**roncoespasmo **R**ubor **D**iarrea Insuficiencia cardiaca **D**erecha **CAR**cinoide Células de **KUL**chitsky
¿Pólipo colónico con la mayor tasa de malignidad?	Adenoma velloso (Piense: **VELL**oso = **VILL**ano) 40% maligno
¿Cálculos renales radiolúcidos?	Úrico = oc**U**lto
¿Cálculo renal debido a infección de vías urinarias (IVU)?	e**S**truvita = **S**epsis
¿Cáncer testicular más radiosensible?	**S**eminoma = **S**ensible
¿Billroth I *vs*. Billroth II?	Billroth **I** tiene **1** extremidad y Billroth **II** tiene **2** extremidades que salen del estómago
¿Orientación de los nervios y vasos debajo de una costilla?	**VAN** = **V**ena, **A**rteria, **N**ervio debajo de la costilla
¿Orden de los vasos femorales?	Lado derecho lateral a medial = **MAVEL:** **OM**bligo **A**rteria **V**ena **M**aterial **E**xtralinfático **L**infáticos (Por lo tanto, la vena es medial al pulso)
¿Cuál es la capa más fuerte del intestino delgado?	**SU**bmucosa = **SU**perior (¡No serosa!)
¿Yeyuno *vs*. íleon?	El **Í**leon es **I**nferior en grosor y longitud de arcada y tiene pliegues circulares más pequeños

¿Cuál es el tratamiento de la hiperpotasiemia?

"CB DIAL K":
Calcio
Bicarbonato
Diálisis
Insulina/glucosa
Albuterol
Lasix
Kayexalato

¿Diferencial de hipercalciemia?

"CHIMPANZEES":
Calcio, sobredosis de
Hiperparatiroidismo (1°/2°/3°)
　Hipertiroidismo/Hipocalciuria
　Hipercalciemia (familiar)
Inmovilidad/Iatrogénica (diuréticos
　tiacídicos)
Metástasis/síndrome leche-álcali (raro)
Paget, enfermedad de (hueso)
Addison, enfermedad de/Acromegalia
Neoplasia (colon, pulmón, mama, prós-
　tata, mieloma múltiple)
Zollinger–Ellison, síndrome de
Exceso de vitamina D
Exceso de vitamina A
Sarcoide

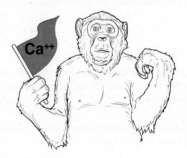

¿Factor de coagulación en hemofilia A?

Piense: suena como "**Hemo**"

¿Factores de coagulación deficientes en hemofilia A y B?

Piense en orden alfabético y cronológico:
A antes que **B**—**8** antes que **9**
Hemofilia **A** = factor **VIII**
Hemofilia **B** = factor **IX**

¿Vitaminas solubles en grasa?	**K, A, D, E,** ("KADE")
¿Causas de fiebre posquirúrgica?	**V-CHAD** **V**iento —atelectasia **C**aminar —trombosis venosa profunda (TVP)/tromboflebitis **H**eridas —infección de heridas **A**gua —**IVU** **D**rogas recreativas —fiebre por drogas
¿Úlcera de Curling?	Quemadura por hierro de Curling = úlcera debido a lesión por estrés
¿Úlcera de Cushing?	Úlcera debida a lesión cerebral; piense: Dr. Cushing = NeuroCirujano = **SNC**
¿Producto de las principales células gástricas?	"**PEP**" = **PEP**sinógeno
¿Puntuación de apertura ocular en escala de coma de Glasgow (ECG)?	**4** = **4** ojos
¿Puntuación motora en ECG?	**6** = motor de **6** cilindros
¿Puntuación verbal en ECG?	**5** = Jackson **5**
¿Tratamiento de mioglobinuria?	**HAM:** **H**idratación con líquidos IV **A**lcalinizar orina con bicarbonato IV **M**anitol IV, diuresis (1 g/kg)
¿Efecto de la ingesta de alimentos sobre los síntomas de las úlceras duodenales?	**D**uodeno = **D**isminución de dolor (por lo tanto, ¡muchos pacientes con úlceras duodenales ganan peso!)
¿Indicaciones para cirugía con úlceras duodenales?	**I HOP:** **I**ntratables **H**emorragia **O**bstrucción **P**erforación
¿Indicaciones para cirugía en úlceras gástricas?	**I CHOP:** **I**ntratables **C**áncer o descartar cáncer **H**emorragia **O**bstrucción **P**erforación

¿Producto de células G en el estómago?	Células **G** = **G**astrina
¿Causas de obstrucción del intestino delgado (OID)?	**ABC** = **A**dherencias, **B**ultos (hernias), **C**áncer

¿Condiciones que mantienen abierta una fístula enterocutánea?

GIS-EERINO:
- **G**asto elevado
- **D**estrucción **I**ntestinal (circunferencia > 50%)
- **S**egmento corto (< 2.5 cm)
- Cuerpo **E**xtraño (p. ej., tubo 6)
- **E**pitelización (p. ej., colostomía)
- **R**adiación
- **I**nfección
- **N**eoplasia
- **O**bstrucción distal

¿Principal factor de riesgo para adenoma hepatocelular?	**AC** = **A**denoma **C**ontrol natal; por lo tanto, anticonceptivos orales
¿Factores de riesgo para cálculos biliares?	**Las 4 F** = *Fat* (sobrepeso), *Forty* (cuarentas), *Female* (femenino), *Fertile* (fértil, tiene hijos)

¿Causas de pancreatitis?

DI-MECCHATES:
- **D**rogas
- **I**diopática
- **M**ordedura de escorpión
- **E**steroides
- **C**PRE
- **C**álculos biliares
- **H**iperlipidemia/Hipercalciemia
- **A**utoinmune
- **T**raumatismo
- **E**tanol
- **S**arampión

¿Criterios de Ranson < 24 h?

LLEGA:
- **L**DH > 350
- **L**eucocitos > 16 000
- **E**dad > 55
- **G**lucosa > 200
- **A**ST > 250

¿Criterios de Ranson en 24 a 48 h?	**C HOBBS** (Piense: **C**alvin and **HOBB**es) **C**alcio < 8 mg/dl **H**CT > 10% **O**xígeno < 60 Déficit de **B**ase > 4 Aumento de **B**UN > 5 **S**ecuestro de > 6 L
¿Factores de riesgo históricos para cáncer de mama?	**NEMMC:** **N**uliparidad Primer **E**mbarazo (> 30 años) Edad a la **M**enarca (< 13) Edad a la **M**enopausia (> 55 años) **C**áncer de mama (personal o familiar)
¿Factores de riesgo anatómicos para cáncer de mama?	**D-CHHAF LAPA:** **D**CI **C**áncer previo Genes **H**eredados (BRCA I y II) **H**iperplasia Hiperplasia **A**típica **F**emenino **L**CIS **A**ncianos **P**apiloma **A**denitis esclerosante
¿Tumores de neoplasia endocrina múltiple I (NEM-I)?	Piense: tipo **1** = **P**rimaria, **P**rimaria, **P**rimaria = **PPP** = **P**aratiroides, **P**áncreas, **P**ituitaria
¿Tumores de NEM-IIa?	**MFH** = Cáncer tiroideo **M**edular, **F**eocromocitoma, **H**iperparatiroidismo
¿NEM-IIb?	Piense: **3 M fácil** = **MMM F:** Hábito corporal **M**arfanoide Cáncer **M**edular Neuromas **M**ucosos **F**eocromocitoma

¿Síntomas de oclusión arterial aguda?

Las "**6 P**":
Sin **P**ulso
Polar (frío)
Parestesias
Pain (dolor)
Parálisis
Palidez

¿Las P de cáncer tiroideo papilar?

Las "**7 P**" del cáncer **P**apilar:
Popular (más frecuente)
Cuerpos de **P**sammoma
Ganglios linfáticos **P**alpables (se disemina con mayor frecuencia por los vasos linfáticos, vistos en ≈33% de los pacientes)
Captación **P**ositiva de ^{131}I
Pronóstico positivo
Rastreo **P**osquirúrgico con ^{131}I para diagnosticar/tratar metástasis
Metástasis **P**ulmonares

¿Las 4 F de cáncer tiroideo folicular?

Cáncer **F**olicular:
Metástasis a distancia (*Far away*) (diseminación hematógena)
Femenino (razón 3:1)
FNA… NO (**no puede** diagnosticarse cáncer con FNA)
Pronóstico **F**avorable

¿Las 4 M del cáncer medular?

Cáncer **M**edular:
M II
a**M**iloide
Disección de ganglios linfáticos **M**edianos
Disección **M**odificada de cuello (si los ganglios laterales son positivos)

¿Causas de tiroiditis AGUDA y SUBAGUDA?

Alfabéticamente: **A** antes que **S**, **B** antes que **V** (es decir, **A**guda antes que **S**ubaguda y **B**acteriana antes que **V**iral, y por lo tanto: **A**guda = **B**acteriana y **S**ubaguda = **V**iral)

¿Las I de ITP?

Causa **I**nmunitaria
I = Fármacos **I**nmunosupresores (esteroides)
Inmunoglobulinas
Improvement (mejoría) con esplenectomía

¿Fórmula para presión?

Presión = flujo × resistencia o **P = F × R**
(Piense: **P**or **F**avo**R**)

¿Factores de riesgo para sarcomas?

"**RALES**"
Radiación
SID**A**
Linfedema (crónico)
Exposición a químicos
Síndromes (p. ej., Gardner)

¿Potencial de malignidad de la queratosis actínica?

QA = **Q**ueratosis **A**ctínica = premaligna

¿Sitios más frecuentes de melanoma?

POA:
Piel #1
Ojos #2
Ano #3

¿Tipo más frecuente de melanoma?

SUPERior = Diseminación **SUPER**ficial

Defina síndrome de dificultad respiratoria aguda (SDRA):

PRR:
Presión capilar en cuña < 18
Radiografía de tórax con infiltrados bilaterales
Razón PaO_2:FiO_2 < 200 (razón P:F)

¿Razón para el diagnóstico de SDRA?

Piense **razón P:F o razón "PUFF"**

¿Medicamentos que pueden administrarse por un tubo endotraqueal?

Piense: **"NAVEL":**
Naloxona
Atropina
Vasopresina
Epinefrina
Lidocaína

¿Tratamiento conservador para claudicación?

Recuerde: **"PECA":**
Pentoxifilina
Ejercicio
Cese de tabaquismo
Aspirina

¿Diagnóstico diferencial de tumor/masa mediastínica?

Las cuatro T clásicas:
1. **T**umor tiroideo (tumor neurogénico, ganglioneuromas, neurofibromas)
2. **T**eratoma
3. Linfoma **T**errible
4. **T**imoma

¿Hallazgos clínicos relacionados con síndrome medular de Brown-Séquard?	Piense: **CADETE** Brown-Séquard = "CDT" **C**ontralateral **D**olor Pérdida de **T**emperatura
¿Factores de coagulación hepáticos?	Factores **II, VII, IX** y **X**; Piense: **2 + 7 = 9**, y luego **10**
¿Fórmula para FENa?	"**UN**a **P**" = **UNP** ($U_{Na+} \times P_{cr}/P_{Na+} \times U_{cr}$) × 100
¿Criterios modificados de Child?	Piense: "**ABEPA**": **A**scitis **B**ilirrubina **E**ncefalopatía Tiempo de **P**rotrombina (TP) **A**lbúmina
¿Sat O_2 y FiO_2?	Piense en la **Regla 40, 50, 60..., 70, 80, 90**: PaO_2 de 40, 50, 60 corresponde a grandes rasgos a una sat O_2 de **70, 80, 90** respectivamente
¿Posición de cojines hemorroidales?	Piense: **2D1I**: "**D**os a la **D**erecha, **U**no a la **I**zquierda"
¿Orientación de la incisión del pericardio y el nervio frénico?	A-P: **A**nterior-**P**osterior: "**A**nterior a **F**rénico"
¿Localización del cáncer en mama con carcinoma ductal *in situ* (CDIS)?	Piense: C**D**IS = **D**irectamente en la **misma** mama
¿Localización del cáncer de mama en el carcinoma lobular *in situ* (CLIS)?	Piense: C**L**IS = **L**iberal en **cualquier** mama
¿Síndrome de Felty?	Piense: "**SURGE**": **SRG** = E**S**plenomegalia, artritis **R**eumatoide, **G**ranulocitopenia
¿Tres capas histológicas de la corteza suprarrenal?	1. Zona **g**lomerular (piense "sal") 2. Zona **f**ascicular (piense "azúcar") 3. Zona **r**eticular (piense "sexo") (Piense: **GFR** = sal, azúcar, sexo)

¿Signos de necrosis intestinal inminente en OID pequeña?	Piense: **FATAL**: **F**iebre, **A**cidosis, **T**aquicardia, dolor **A**bdominal, **L**eucocitosis
¿Úlceras gástricas: Tipo II?	**II** = 2 úlceras —una en el estómago y otra en el duodeno
¿Tipo III?	**III** = 3 = **PRE**pilórica
¿Tipo IV?	**IV** = 4 = "en la entrada"
¿Tratamiento de la mayoría de las lesiones en extremidades?	**RICE** = **R**eposo, **I**ce (hielo), **C**ompresión, **E**levación
¿"Signos" de vida después de paro cardiaco por traumatismo contuso?	**PERM** = Reacción **P**upilar, actividad en **E**CG, **R**espiración, **M**ovimiento
¿Hallazgos con síndrome de cordón medular central?	**PMB** = Central = **P**érdida **M**otora del **B**razo o "**PaMBa**"
¿Hallazgos con síndrome de cordón medular anterior?	**AM DT** = **A**nterior = **M**otora, **D**olor, pérdida de **T**emperatura
¿Efecto colateral de bleomicina?	Piense: **BLE**omicina = fibrosis pulmonar
¿Funciones de los dos tipos de neumocito?	Tipo 2 = 2 trabajos = 1. surfactante; 2. Convertir en tipo 1
	Tipo 1 = 1 trabajo = recubrir los alveolos
¿Cómo puede recordar que las crisis addisonianas son insuficiencia suprarrenal?	Piense: **ADD**isoniana = disminución suprarrenal
¿Opciones terapéuticas para choque anafiláctico?	Piense: "**DAEE**": **D**ifenhidramina **A**minofilina **E**steroides **E**pinefrina

¿Mnemotecnia para sarcoma de Ewing?	Piense: **VCR:** **V**einte o menos (< 20 años de edad) "**C**apas de Cebolla" Articulación de la **R**odilla (región distal del fémur o proximal de tibia)
¿Cómo puede recordarse dónde realizar las incisiones cutáneas para una fasciotomía de cuatro compartimentos?	"**PATP**" **PA** = **P**eroné **a**nterior **TP** = **T**ibia **p**osterior
¿Cómo puede recordar la prueba de laboratorio para carcinoide?	"**CAR HI**" = 5-**HI**aa **CAR**cinoide
¿Cuál es el nutriente principal del colon?	**BUT**irato = **BUTT** = piense "**BUTT** está cerca del colon"
¿Cuál es la mnemotecnia para el diferencial quirúrgico para eosinofilia?	Piense: **DA MA PA:** **D**rogas Enfermedad de **A**ddison **M**alignidad **A**teroembolia **P**arásitos **A**sma
¿Cuáles son las categorías para todas las causas de un abdomen agudo quirúrgico que es necesario considerar en el diagnóstico?	**SIPO:** **S**angrado (úlceras, etc.) **I**nflamación/Isquemia **P**erforación **O**bstrucción
¿Cómo puede recordarse el tumor, la hormona y las pruebas de estimulación para el síndrome de Zollinger-Ellison?	Piense: **Secret ZE Gas** = **Secret**ina = **ZE** = **Gas**trinoma y **gas**trina
¿Cómo puede recordarse la tríada de Mackler para síndrome de Boerhaave?	Piense: BOER **DEE:** **D**olor (región inferior de tórax) **E**mesis **E**nfisema (subcutáneo)

Capítulo 3 Síndromes quirúrgicos

Defina los siguientes síndromes:

Síndrome de Bouveret	**Cálculo biliar** que causa obstrucción del duodeno
Síndrome de DiGeorge	Ausencia congénita de glándula paratiroides y timo
Síndrome de Li-Fraumeni	Defecto en el gen *p53* = tumores
Síndrome de Meigs	Efusión pleural, ascitis relacionada con una **masa ovárica**
Síndrome de Münchausen	Múltiples hospitalizaciones para afección médica aguda, aunque no se encuentra proceso patológico
Síndrome de ortejos azules	Cambio de coloración **azul** dolorosa de los **ortejos** causada por bloqueo de la microcirculación debido a microémbolos de placa aórtica
Síndrome de Paget–von Schröetter	Trombosis venosa axilar (es decir, trombosis venosa de esfuerzo)
Síndrome de Plummer–Vinson	Síndrome de: 1. Membrana esofágica 2. Anemia por deficiencia de hierro 3. Disfagia 4. Uñas en forma de cuchara 5. Atrofia de lengua y mucosa oral
Síndrome de Turcot	Tumor maligno el sistema nervioso central (**SNC**) y pólipos colónicos
Síndrome de Verner–Morrison	Vipoma
Síndrome de von Hippel–Lindau	**HAF:** **H**emangioblastoma cerebeloso quístico Malformación **A**ngiomatosa de la retina **F**eocromocitoma

Síndrome de Waterhouse–Friderichsen	Insuficiencia suprarrenal causada por hemorragia suprarrenal bilateral, por lo general es causada por infección meningocóccica
Síndrome de Wernicke–Korsakoff	Abuso crónico de alcohol: Parálisis de nervio craneal (NC) VI (bilateral) Ataxia Delirio Estrabismo Nistagmo Diplopía
Síndrome eutiroideo enfermo	Cambio en la regulación de hormonas tiroideas como consecuencia de enfermedad, traumatismo o estrés intensos. El paciente tiene la hormona estimulante de tiroides normal (TSH) pero ↓ T4 y ↓ T3
Síndrome hiperosmolar no cetósico	Hiperglucemia grave **sin** cetoacidosis
¿Qué es la parálisis del NC VI?	NC VI = nervio abductor; la parálisis provoca diplopía e incapacidad para ver en dirección lateral

---

Capítulo 4 Situaciones quirúrgicas más comunes

Lo más frecuente:

¿Causa de muerte por traumatismo en adultos?	Lesión cerebral
¿Tumor que causa incidentaloma suprarrenal?	Adenoma cortical (no funcional)
¿Causa de pancreatitis crónica?	Abuso de alcohol
¿Causa de síndrome de Budd–Chiari en países occidentales?	Estado protrombótico

¿Masa mamaria benigna en mujeres de 18 a 36 años de edad?	Fibroadenoma
¿Infección nosocomial en pacientes quirúrgicos?	Infección de vías urinarias (IVU)
¿Lado con una rotura diafragmática traumática?	**Izquierdo** (el hígado protege el derecho)
¿Sitio de linfoma del tracto gastrointestinal (GI)?	Estómago
¿Causa de muerte en adultos < 44 años de edad?	Traumatismo
¿Causa de absceso hepático bacteriano?	Obstrucción o enfermedad del tracto biliar (antes era apendicitis)
¿Causa de infección intraperitoneal micótica?	Pancreatitis grave
¿Estructura vascular lesionada en el cuello?	Yugular interna
¿Porción lesionada del duodeno?	Segunda porción
¿Pierna con trombosis venosa profunda (TVP)?	Pierna izquierda
¿Bacterias gramnegativas que causan infección de la herida?	*Escherichia coli*
¿Bacterias anaerobias que causan infección de la herida?	*Bacteroides fragilis*
¿Causa de síndrome de dificultad respiratoira aguda (SDRA)?	Sepsis
¿Causa de insuficiencia renal posquirúrgica?	Hipotensión (necrosis tubular renal [NTA])
¿Sarcoma gástrico?	Leiomiosarcoma

¿Sitio gástrico de un carcinoma gástrico?	Curvatura menor
¿Tumor benigno de intestino delgado?	TEGI (Tumor Estromal GastroIntestinal)
¿Tumor maligno de intestino delgado?	Adenocarcinoma
¿Sitio de adenoma de intestino delgado?	Duodeno
¿Operación quirúrgica endocrina?	Resección tiroidea
¿Causa de lesión de médula espinal?	Colisión por vehículo de motor (CVM)
¿Causa de aortograma falso-positivo para lesión aórtica en traumatología?	*Ductus diverticulum* (divertículo aórtico)
¿Causa de hipotensión?	Hipovolemia
¿Nervio craneal lesionado en traumatismo contuso?	Nervio craneal I (olfatorio); ¡es fácil omitirlo al inicio!
¿Tumor benigno del esófago?	Leiomioma
¿Causa de aneurisma arterial visceral?	Aneurisma esplénico
¿Enfermedad congénita con sangrado?	Enfermedad de von Willebrand
¿Causa de trabajo de parto prematuro posquirúrgico?	Hipovolemia
¿Causa de transmisión viral con transfusiones de sangre?	Citomegalovirus
¿Causa de muerte de niños > 4 años de edad?	Traumatismos
¿Causa de muerte por traumatismo en niños?	Lesión cerebral

Capítulo 5 Porcentajes quirúrgicos

¿Qué porcentaje de lesiones de médula espinal se produce en la columna cervical?	50%
¿Qué porcentaje de heridas limpias se infecta?	1.5%
¿Qué porcentaje de los pacientes con resolución de pancreatitis leve por cálculo biliar tendrá un cálculo en el conducto común en el colangiograma intraquirúrgico?	≈ 5% (es decir, 95% de los cálculos pasa)
¿Qué porcentaje de gastrinomas se encuentra en el "triángulo de gastrinoma"?	80%
¿Qué porcentaje de los pacientes con enfermedad de Crohn requerirá laparotomía en un lapso de 20 años?	75%
¿Qué porcentaje de infartos miocárdicos posoperatorios (posop) son silenciosos (asintomáticos)?	75%
¿Qué porcentaje de los pacientes con colitis relacionada con antibióticos tiene colitis seudomembranosa?	50%
¿Qué porcentaje de los pacientes con colitis seudomembranosa tiene un estudio positivo para toxina de *Clostridium difficile*?	95%
¿Qué porcentaje de los pacientes con colitis relacionada con antibióticos sin seudomembranas tiene un estudio positivo para toxina de *Clostridium difficile*?	≈ 66%

¿Qué porcentaje de los pacientes en quienes SÍ se resolverá su obstrucción parcial del intestino delgado (OID) con tratamiento conservador lo hará en 48 h?	80%
¿Qué porcentaje de los pacientes que tienen OID (sin importar el tratamiento) tendrá un episodio subsecuente de OID?	≈ 33%
¿En qué porcentaje de los casos en que se realiza un aortograma torácico para descartar una aorta torácica rota después de traumatismo contuso se produce un estudio positivo?	≈ 10%
¿Qué porcentaje de los pacientes sometidos a laparotomía desarrolla una OID posquirúrgica en algún momento?	≈ 5%
¿Qué porcentaje de adenomas vellosos colónicos contiene cáncer?	≈ 40% (Piense: **VILL**oso = **VILL**ano)
¿Metástasis con VIPOMA al momento del diagnótico?	50%
¿Cáncer de vesícula biliar con vesícula biliar de porcelana?	50%
¿Porcentaje de lesión penetrante del tórax tratado con un tubo torácico?	85%
¿Porcentaje de los pacientes con melanoma anal que tendrá metástasis al diagnóstico?	40%

Capítulo 6 Historia quirúrgica

¿Cómo se les llama a los médicos y cirujanos en Inglaterra?

La tradición de llamar a los médicos como "Doctor" y a los cirujanos como "Señor" persiste; deriva del desdén medieval hacia los cirujanos

¿Quién se considera el padre de la cirugía experimental?

Hunter (1728–1793), nacido en Escocia

¿Quién fue Dominique Jean Larrey?

El cirujano de Napoleón; responsable de la primera ambulancia y del punto de Larrey (subxifoideo)

¿Quién fue William Beaumont?

Un médico del ejército de EUA; estudió la fisiología gástrica de su paciente, Alexis St. Martin, quien formó una fístula gastrocutánea por una herida de mosquete en 1822

¿Quién es responsable de la "teoría de los gérmenes"?

Louis Pasteur (1822–1895)

¿Quién se considera el "padre de la cirugía aséptica"?

Joseph Lister (1827–1912)

¿Con qué "desinfectaba" Lister las heridas, las manos y los instrumentos?

Ácido carbólico

¿Quién realizó la primera gastrectomía con éxito?

Billroth (1829–1894); también desarrolló Billroth I y II

¿Quién realizó la primera anastomosis vascular extremo a extremo con éxito?

Alexis Carrel (1873–1944), de nacionalidad francesa; su técnica hizo del trasplante una posibilidad técnica

¿Quién tiene el crédito de la primera colecistectomía?

Carl Langenbuch, en 1882; el paciente soportó 5 días de enemas preliminares, pero fumó un puro el día siguiente de la cirugía, se levantó a los 12 días y se fue a casa 6 semanas después

¿Cuándo y en qué hospital describió McBurney el punto que lleva su nombre?

En 1889, en el Roosevelt Hospital en la ciudad de Nueva York

¿Quién tiene el crédito de iniciar el uso rutinario de guantes estériles durante las cirugías?

William Stewart Halsted, en 1890; su enfermera principal, Caroline Hampton, presentaba dermatitis por los químicos quirúrgicos; ¡su solución ganó su mano, literalmente!

¿Qué papel tuvo Goodyear Rubber Company en la cirugía?

Fabricó los primeros guantes de goma delgados con guanteletes para Halsted

¿En quién realizó Halsted su primera operación de vesícula biliar?

Su madre, en 1882; fue pionero en la investigación de enfermedades de vesícula biliar y el primer profesor de cirugía en Johns Hopkins

¿De qué enfermedad falleció Trousseau, del síndrome de Trousseau?

Cáncer pancreático; su síndrome fue una trombosis venosa profunda (TVP) relacionada con cáncer abdominal

¿Por qué la carrera quirúrgica de Kocher (1841–1917) estuvo marcada por la tragedia, así como por el triunfo?

Perfeccionó la tiroidectomía total en 1898, lo que redujo la mortalidad quirúrgica de 13 a 0.5%, pero para su horror, produjo muchos pacientes con cretinismo y mixedema; entonces juró nunca retirar una tiroides completa

¿Quién fue Harvey Cushing?

Un neurocirujano capacitado en Johns Hopkins; Cushing (1869–1939) fue responsable de avances en neurocirugía (úlcera de Cushing), enfermedad hipofisaria y presión intracraneal (tríada de Cushing)

¿Por qué Cushing insistió sobre el silencio completo en el quirófano?

Para minimizar la infección de heridas por aerosol; esta teoría ganó cada vez más aceptación debido al trabajo de Flugge alrededor del año 1897, quien probó que, aunque las mascarillas protegían al paciente contra infecciones de la herida, ofrecían poca protección si el cirujano tenía barba

¿Quién se considera el "padre del sistema moderno de residencias" en cirugía?

Un alemán llamado von Langenbeck (1810–1887), quien capacitó a Billroth

¿Quién estableció el primer programa de residencias quirúrgicas en América?

Halsted, en el Johns Hopkins Hospital

¿Con qué epónimo se relaciona a Le Fort?

Las fracturas de Le Fort se nombraron por él, debido a los experimentos que realizó en el año 1900 en los cuales dejaba caer balas de cañón sobre cráneos cadavéricos, los cuales producían uno de los tres patrones de fractura

¿Quién estableció el estándar de requerir exploraciones físicas completas en todos los pacientes e inició la primera de numerosas clínicas compuestas por expertos de varios campos?

Los hermanos Mayo; construyeron su famosa clínica en Rochester, Minnesota, en el año 1910

¿Quién fue la hermana Mary Joseph?

La enfermera de los Mayo; notó la adenopatía paraumbilical relacionada con cáncer gástrico avanzado

¿Bovie era médico clínico (MD)?

No, era investigador (PhD) en física; desarrolló el electrocauterio en Boston en la década de 1920

¿Quién descubrió la penicilina?

Fleming, un cirujano, en el año 1928

¿Qué cirujano realizó la primera cateterización cardiaca en humanos?

Forssmann (1904–1979), en el año 1929 en Berlín, ¡pasó un tubo a través de una vena del brazo hacia **su propio corazón** mientras lo visualizaba en la pantalla de un fluoroscopio!

¿Quién tiene el crédito de desarrollar la máquina corazón-pulmón (circulación extracorpórea)?

Gibbon (1903–1973) fue el primero en usar este dispositivo en el año 1953

¿Quién realizó el primer trasplante de corazón-pulmón?

Reitz, en el año 1982

¿Quién realizó el primer trasplante exitoso de páncreas en humanos?

Lillehei y Najarian, en el año 1966 en la University of Minnesota

¿Quién realizó la primera colecistectomía laparoscópica en humanos?

Mouret en Lyon, Francia, en el año 1987

¿Dónde y cuándo fue el primer uso clínico de la anestesia general?

En el Massachusetts General Hospital con éter el 16 de octubre de 1846 (por el dentista William Morton)

¿Quién realizó la primera apendicectomía?

Claudius Amyand, en el año 1735

¿Quién diseñó el descenso ileoanal?

Sabiston y Ravitch, en el año 1947

¿Por qué fue inusual?

Sabiston era un cirujano cardiovascular

¿En quién describió Boerhaave por primera vez el síndrome que lleva su nombre?

En el Barón van Wassenaer, admirante de la flota holandesa

¿Quién fue el primero en corregir quirúrgicamente el síndrome de Boerhaave?

Barrett, del esófago de Barrett

¿Qué padre de la cirugía académica americana utilizó cocaína y opio a lo largo de su carrera?

Halsted

¿Por cuál batalla se nombró el signo de Battle?

William Battle (1855–1936) le dio nombre; (¡pregunta capciosa!)

¿Quién desarrolló el primer tubo torácico?

Crosswell Hewett, en el año 1876

¿Cuál fue el primer tubo torácico?

Un catéter de goma

¿Quién desarrolló el catéter de Swan–Ganz?

El Dr. Swan obtuvo la idea de colocar un balón al final del catéter y permitirle llegar a la arteria pulmonar; ¡esto después de mirar los barcos en la playa!

Capítulo 7 Instrumentos quirúrgicos

Identifique la técnica apropiada:
"Palmear" un instrumento
cuando no se utiliza

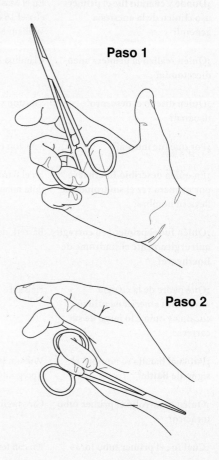

Paso 1

Paso 2

**Retirar una pinza con la
mano izquierda**

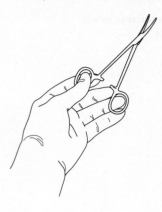

**¿Cómo se coloca una hoja en
el bisturí?**

Nunca con las manos; siempre con una
pinza

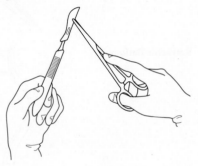

Defina el instrumento:
　**Pinza de tejido Adson–
　Brown**

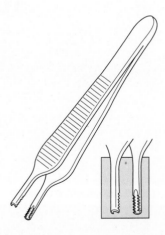

Pinza vascular angulada
DeBakey

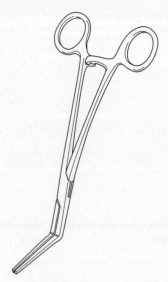

Retractor Balfour

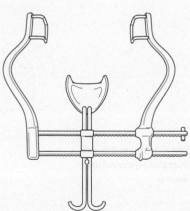

Tijeras para vendaje   Se usan para cortar vendajes

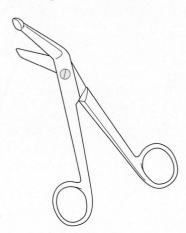

Pinzas de bayoneta

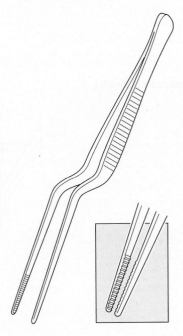

Pinza de corte óseo

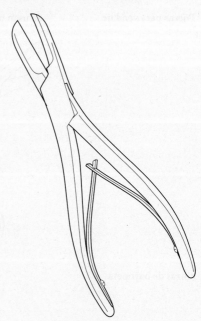

Retractor Bookwalter

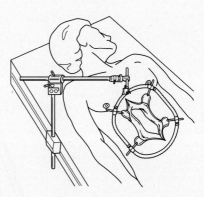

Pinza Bulldog

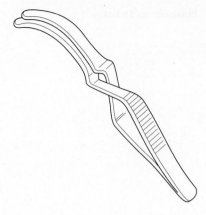

Porta agujas Castroviejo

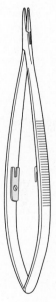

Pinza aórtica DeBakey

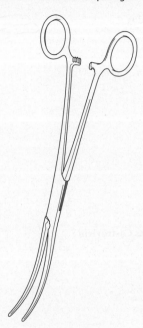

Pinza intestinal

Pinza intestinal Doyen

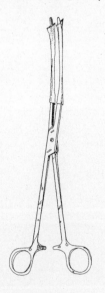

Periostótomo costal Doyen   Elevador perióstico de costilla

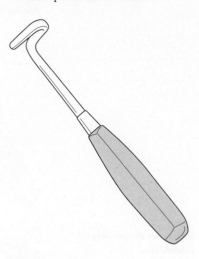

Pinza de sujeción Duval   Se usa como pinza pulmonar (es decir, pinza Pennington)

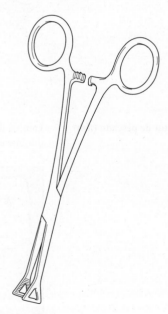

Pinza de tejido Ferris-Smith   Para fascia (¡con frecuencia llamada Ferris Bueller!)

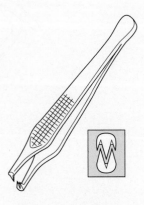

Separador de costillas Finochietto

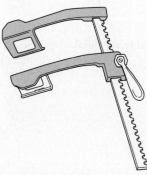

Protector de pescado (*fish*)   Lámina de goma que protege el intestino durante el cierre de laparotomía

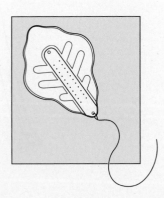

Succión Frazier   Diseñada incialmente para neurocirugía

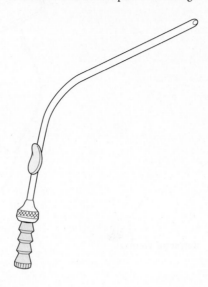

Retractor Gelpi

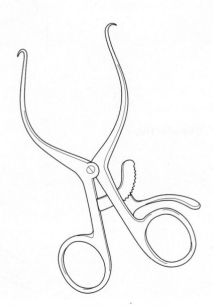

Sierra Gigli

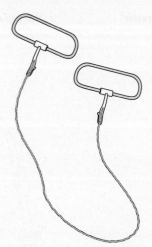

Retractor Gómez

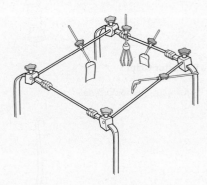

Dilatador Hegar

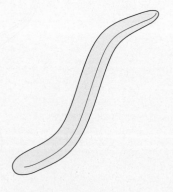

Tijeras Jamieson

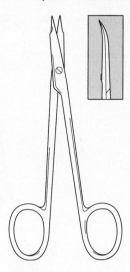

Keuttner

Se pronuncia "kitner" o "peanut/piinot" por la mayoría; básicamente es una gasa pequeña sostenida por una pinza

Pinza para pedículo renal

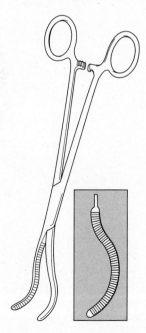

Pinza tiroidea Lahey

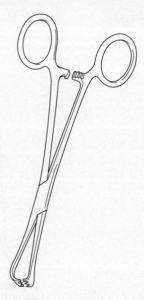

Cuchilla Lebske   Se usa para esternotomía manual con un
mazo

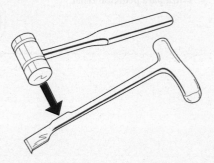

Retractor Lone Star   Se usa para exponer la mucosa anal/rectal

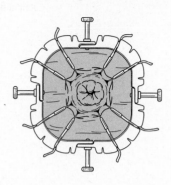

Lupas

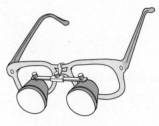

Pinza de disección Maryland   Se usa para disección roma laparoscópica

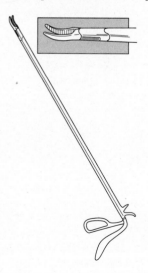

Cánula de succión Poole

Se usa para succionar líquido (con frecuencia flujo) de la cavidad peritoneal

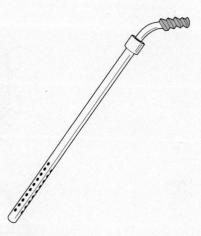

Espéculo rectal de Pratt

Espéculo rectal

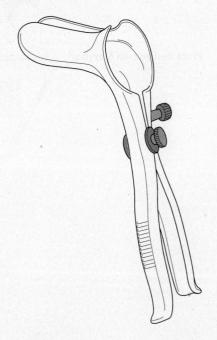

Pinza dientes de ratón

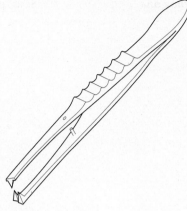

Pinza rongeur

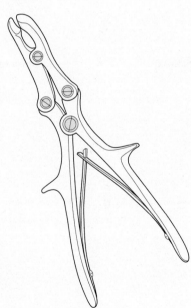

Pinza rusa   Se usa para la fascia

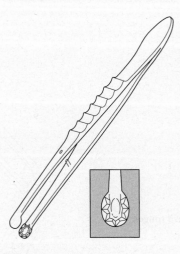

Satinsky   Pinza vascular

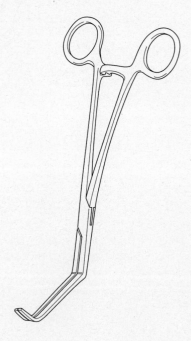

Hoja de bisturí # 12

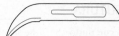

Retractor venoso

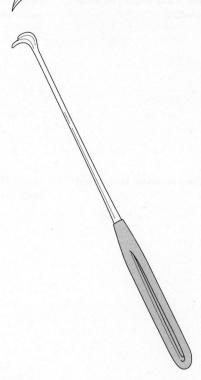

Capítulo 8 Suturas y puntos

¿La grasa subcutánea debe cerrarse con suturas?

No, debido a que la grasa no las sostendrá, éstas pueden tornarse en un cuerpo extraño y aumentar la tasa de infección

TÉCNICAS DE SUTURA

¿Qué es una sutura con nudo corredizo?

Se ajusta para apretar, pero no se mantiene en ese sitio por mucho tiempo

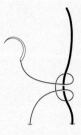

¿Cómo se retiran las suturas?

¡Sólo hay que cortar de un lado del nudo y luego tirar del mismo!

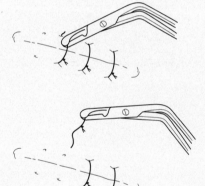

¿Qué es un punto de Lembert?

Es una segunda capa en la anastomosis intestinal

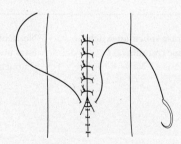

¿Qué es una sutura de Connell?

La primera capa mucosa con mucosa en una anastomosis; básicamente un **punto en U** continuo

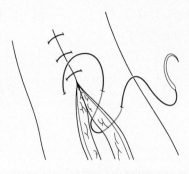

¿Cómo puede recordarse el orden de la sutura de Connell?

"**Dentro** del bar –tomas un trago y luego **sales** del bar– cruzas la calle hacia **dentro** del bar –tomas un trago– **sales** del bar –cruzas la calle..."

¿Qué es una sutura de Gambee?

Anastomosis de una capa

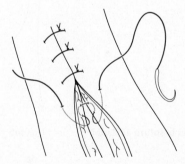

¿Qué es una sutura de Halsted?   Una sutura de colchonero horizontal interrumpida

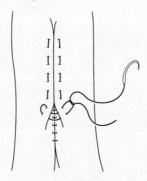

¿Qué es una sutura de Cushing?   Una sutura de colchonero horizontal continua que se usa para aproximar dos superficies adyacentes

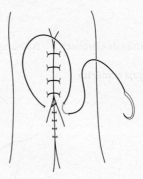

¿Qué es la sutura anclada?   Una sutura que se utiliza para hemostasia

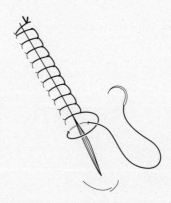

¿Qué es un puente para sutura de retención?

Un puente utilizado para estrechar con lentitud la sutura de retención conforme se resuelve el edema

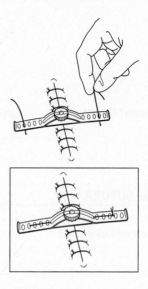

¿Qué es una aguja cilíndrica redonda?

Una aguja usada en tejidos que se penetran con facilidad (p. ej., intestino)

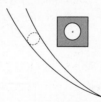

¿Qué es una aguja cortante?

Una aguja para atravesar material duro (p. ej., piel); el límite cortante se encuentra **encima** de la aguja

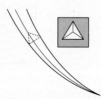

¿Qué es una aguja con "reverso" cortante?

Un aguja de corte con el límite cortante por **debajo**

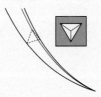

¿Qué es una aguja "Keith"?

Una aguja recta

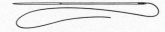

TÉCNICA DE SUTURA

¿Cómo se pasa una sutura alrededor de un vaso sangrante?

"Punta a punta"

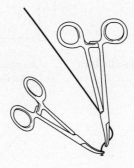

¿Sutura de Smead–Jones?

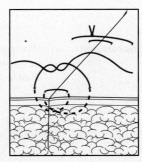

¿Cómo se repara un agujero en el corazón cerca de una arteria coronaria?

Puntada **U** grande debajo de la arteria coronaria

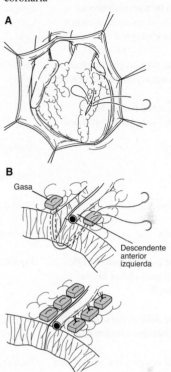

A

B

Gasa

Descendente anterior izquierda

¿Mejor manera de suturar una arteria intercostal y evitar una lesión posoperatoria dolorosa de nervio?

Puntada **U** que no envuelve la costilla

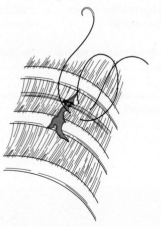

MATERIALES DE SUTURA

¿Cuánto tiempo retienen su fuerza ténsil las suturas catgut crómicas y simples?	Simples: 7 a 10 d Crómicas: 10 a 12 d
¿Cuántas lazadas se necesitan para un nudo con polipropileno?	Por lo menos cinco (deben usarse > 6)
¿De qué están hechas las siguientes suturas absorbibles?	
Vicryl	Ácido poligláctico
PDS	Polidioxanona
Maxon	Poligliconato
Dexon	Ácido poliglicólico
¿Por qué pueden usarse PDS o Maxon para cerrar fascia abdominal?	Mantienen su fuerza por > 42 d
¿Por qué debe evitarse el uso de seda en heridas contaminadas?	No es absorbible y tiene poros que pueden portar bacterias
¿Por qué ocurren los "rieles" con las suturas?	Porque el riel de la sutura epiteliza después de 7 d
¿Qué tipo de sutura se usa para reparar el tracto biliar o el sistema genitourinario?	Sutura **absorbible**; de otro modo, el material de sutura actúa como nido para la formación de cálculos
¿Material de sutura para reparar el diafragma?	**No** absorbible (p. ej., polipropileno)
¿Material de sutura para una hernia umbilical?	**No** absorbible

En los siguientes sitios anatómicos, identifique las suturas como ABSORBIBLE o NO ABSORBIBLE:

Conducto biliar	Absorbible
Uréter	Absorbible
Mucosa vesical	Absorbible
Diafragma	No absorbible
Corazón	No absorbible
Vasos sanguíneos	No absorbible

Capítulo 9 Atado de nudos quirúrgicos

Después de dominar el nudo con instrumento y el atado de nudos a dos manos, ahora es tiempo de considerar dominar el nudo a una mano:

Describa la primera lazada del nudo a una mano (lazada "OK"):

Tome la sutura formando el signo de "**OK**" (A,B); coloque la sutura entre los dedos índice y medio (C); use el dedo medio para "barrer" la sutura (D–F)

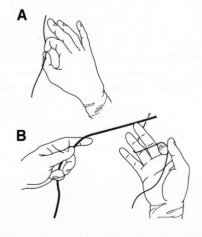

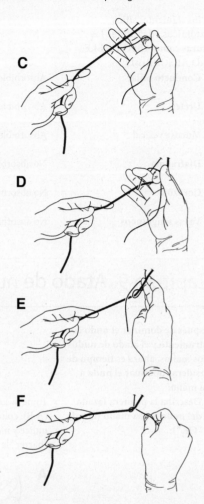

Describa la segunda parte del nudo a una mano (lazada "chasquido de dedos"):	Mantenga los dedos y la sutura como si fuera a **chasquear los dedos** (A,B); sostenga la sutura entre el dedo índice y el pulgar (C); use el dedo índice para enredar la sutura (D–G)

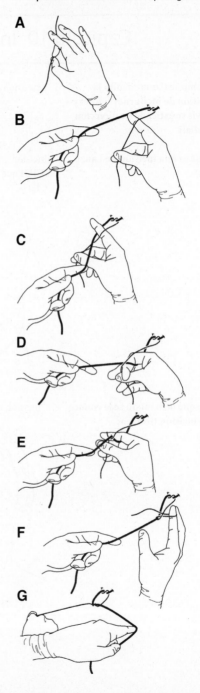

Capítulo 10 **Incisiones**

¿Cómo se llama cuando la incisión de McBurney o Rocky-Davis se extiende en dirección medial?

Extensión de Weir

¿Qué es una incisión de Lanz?

Incisión en el cuadrante inferior derecho (CID) que sigue las líneas de Langer en el CID

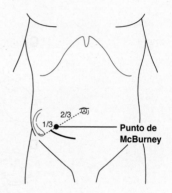

¿De qué otro modo se le conoce a la incisión tiroidea?

"Incisión de collar"

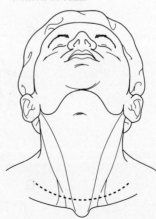

¿Qué es una incisión abdominal transversa?

Se usa principalmente en lactantes y niños (o para hemicolectomía en adultos)

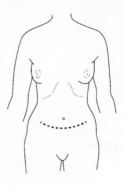

¿Qué es una incisión paramediana?

Incisión longitudinal, pero lateral a la línea alba (se usa en raras ocasiones)

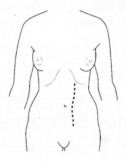

¿Qué es una incisión Kocher doble?

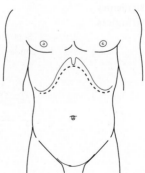

¿Cuál es la incisión para reparar la arteria braquial?

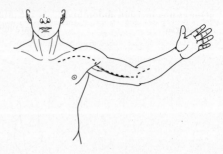

¿Cuál es la incisión para reparar o derivar la arteria poplítea?

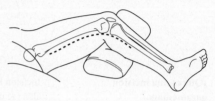

¿Qué longitud debe tener la incisión de la fascia para una colostomía?

Dos dedos

Capítulo 11 Posiciones quirúrgicas

Describa las siguientes posiciones quirúrgicas:
   de Sims

"Semiprona": el paciente en posición prona con la rodilla derecha hacia delante

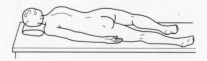

Riñón

Posición de decúbito lateral flexionado; se usa para nefrectomía y otros procedimientos que implican el tracto urinario

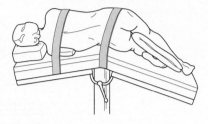

Prona en navaja

Paciente en posición prona, con las caderas elevadas y las piernas hacia abajo; usada para procedimientos anorrectales

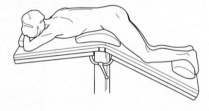

Fowler

Paciente en posición supina con el tronco (espalda) inclinada a 45°, rodillas flexionadas y elevadas

Posición que permite tanto incisiones abdominales como torácicas en pacientes traumatológicos con lesiones toracoabdominales

Elevar el lado izquierdo del cuerpo, luego mover la mesa para permitir una incisión abdominal; después realizar la incisión torácica con la mesa hacia abajo a la derecha

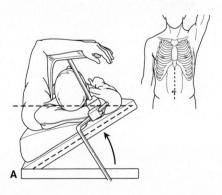

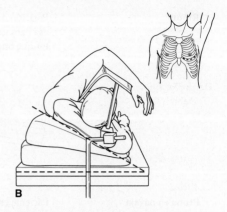

B

Durant	Decúbito lateral izquierdo con la cabeza hacia abajo; se usa para pacientes con embolia de aire/CO_2 para capturar el aire en el ventrículo/aurícula derechos y mantenerlo fuera de la vasculatura pulmonar

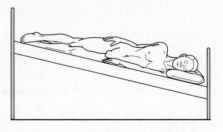

¿Cómo se previene una lesión del plexo braquial con los brazos extendidos en posición supina?	El brazo nunca debe extenderse más de 90° con respecto al cuerpo

Capítulo 12 Lenguaje quirúrgico

Defina los siguientes términos:

Dehiscencia

"Separación de capas" (p. ej., dehiscencia de la herida = piel abierta, dehiscencia de la fascia = fascia abierta)

Eructación

Eructar

Pirosis

Agruras

Defina los siguientes prefijos:

"Acro-"

Extremidad

"Entero-"

Intestino delgado

"Odino-"

Dolor (p. ej., **odino**fagia es la deglución dolorosa)

Defina los siguientes sufijos:

"-dinia"

Dolor

"-itis"

Inflamación (p. ej., apendic**itis** es la inflamación del apéndice)

"-pexia"

Fijación (p. ej., gastro**pexia** es la fijación quirúrgica del estómago a la pared abdominal)

Defina estos tipos de cirugía:

Enteroenterostomía

Anastomosis quirúrgica entre dos asas de intestino delgado

Hepaticoyeyunostomía

Anastomosis quirúrgica del conducto(s) hepático(s) (pero no del conducto biliar común) al yeyuno

Pancreatoduodenectomía

Procedimiento de Whipple: retiro quirúrgico de páncreas (cabeza) y duodeno

Ureteroneocistostomía

Anastomosis quirúrgica entre el uréter y la vejiga (en **"nuevo"** sitio = **neo**)

Capítulo 13 Preoperatorios 201

¿Qué debe hacerse antes de una cirugía electiva para un paciente que recibe inhibidores de monoaminooxidasa (IMAO)?

Debe suspender el IMAO 2 semanas antes del procedimiento (coordinar con el médico de atención primaria)

¿Por qué es tan temido el infarto de miocardio (IM) posquirúrgico?

¡Tiene mortalidad de 66%!

¿Cuál es la tasa de IM posquirúrgico en las siguientes situaciones?

IM previo < 3 meses	38%
IM previo > 6 meses	4%
Sin IM previo	0.13%

¿Cuál es el único medicamento que ha demostrado reducir la incidencia de IM posquirúrgico?

Betabloqueador

¿Cuáles son los 10 criterios de Goldman para riesgo cardiaco en pacientes sometidos a cirugía distinta a cardiaca?

Estenosis aórtica, IM en los últimos 6 meses, distensión venosa yugular (DVY), galope S$_3$ ectopia, condición médica adversa, cirugía de urgencia, procedimiento torácico o intraperitoneal, edad > 70 años, ritmo no sinusal

Dé puntos según los criterios de Goldman a cada uno de los siguientes factores (más puntos = mayor riesgo):

Galope S$_3$ o DVY	11
IM en un lapso de 6 meses	10
Ectopia o ritmo no sinusal	7

Más de cinco contracciones ventriculares prematuras (CVP)	7
Edad > 70 años	5
Cirugía de urgencia	4
Estenosis aórtica	3
Cirugía intraperitoneal o torácica	3
Condición médica adversa	3

Defina *condición médica adversa*: Postración, anomalía de gases en sangre ($PO_2 < 60$; $PCO_2 > 50$), anomalía electrolítica ($K^+ < 3.0$; $HCO < 20$), disfunción renal (BUN > 50; creatinina > 3.0), hepatopatía crónica

¿Cuál es la tasa de mortalidad para pacientes que tienen menos de 5 puntos según los criterios de Goldman? 0.2%

¿Cuál es la tasa de mortalidad para pacientes que tienen más de 26 puntos según los criterios de Goldman? 50%

¿Cuáles son los principales factores de riesgo para IM perioperatorio? Insuficiencia cardiaca congestiva (ICC) e IM reciente (3 meses)

¿Qué valvulopatía cardiaca se relaciona con mayor riesgo de complicaciones cardiacas posquirúrgicas? ¿Por qué? Estenosis aórtica, ya que el corazón responde mal a los cambios volumétricos

¿Cuáles son los signos y síntomas de la estenosis aórtica? Soplo sistólico de eyección, angina, síncope, ICC (piense; **C**omplicaciones de e**S**tenosis **A**órtica = insuficiencia cardiaca **C**ongestiva, **S**íncope, **A**ngina)

¿Cúales son los dos tipos de cirugías no cardiacas que se relacionan con las mayores tasas de complicaciones cardiacas perioperatorias?

Operaciones en la aorta, seguidas de operaciones en el sistema vascular periférico (debido a cardiopatía coronaria [CC] relacionada)

¿La anestesia espinal o epidural es más segura que los anestésicos inhalados en pacientes con CC?

No; aunque contradictoria, la pérdida de resistencia vascular relacionada con anestesia espinal o epidural no ocasiona tasas significativamente menores de eventos cardiacos perioperatorios

¿Qué anestésico inhalado tiene el mayor grado de depresión cardiaca?

Halotano

¿Cuál es el mecanismo de depresión cardiaca con halotano?

Puede provocar depresión cardiaca directa aunada a dilatación vascular periférica, sin la taquicardia compensatoria normal

¿Cuáles son las dos contraindicaciones para anestesia epidural y espinal?

1. Miocardiopatía hipertrófica obstructiva
2. Cardiopatía congénita cianótica (debido a pérdida del tono vascular y capacidad venosa incrementada)

Capítulo 14 Procedimientos avanzados

CRICOTIROTOMÍA

¿Indicaciones?

Falla para obetener una vía aérea por intubación endotraqueal oral

¿Puntos de referencia?

Sentir el cartílago tiroides y luego justo debajo está la depresión entre el cartílago cricoides y el tiroides; ahí es donde va el tubo

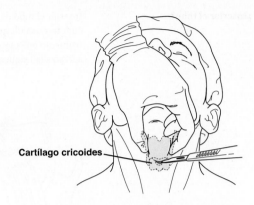

Cartílago cricoides

¿Incisión?

Incisión cutánea **longitudinal** —luego **transversa** a través de la membrana crico-tiroidea; (***Nota:*** si se realiza una incisión cutánea transversa y se encuentra en el sitio equivocado, ¡hará una segunda incisión! Es difícil encontrar los puntos de referencia en personas con obesidad o presencia de hematoma)

¿Cómo mantener la ruta hacia la tráquea antes de colocar el tubo?

Colocar un instrumento (Kelly funciona bien) en el lumen para mantener el tracto

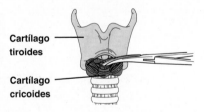

Cartílago tiroides

Cartílago cricoides

¿Insertar el tubo?

Insertar el tubo de traqueostomía o tubo endotraqueal después de colocar un instrumento en la vía aérea para mantener el acceso a la tráquea

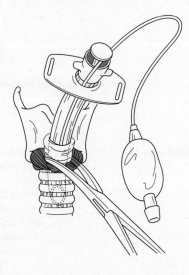

¿Qué es una traq pec?

Una traqueostomía percutánea colocada por técnica de Seldinger

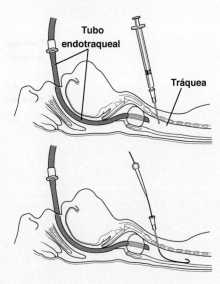

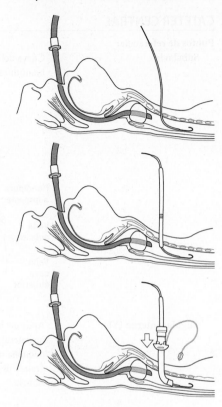

CORTE VENOSO

¿Indicaciones?

Incapacidad para obtener acceso intravenoso percutáneo estándar

¿Incisión?

Transversa sobre la vena safena por arriba del **maléolo medial**

¿Procedimiento?

Ligar la vena distal con seda 3-0, colocar hilo proximal (no anudar), luego realizar corte transverso con hoja 15; colocar catéter y luego anudar proximal con seda alrededor del catéter

CATÉTER CENTRAL

Puntos de referencia:

Subclavia

Curva del borde clavicular en busca de hendidura esternal

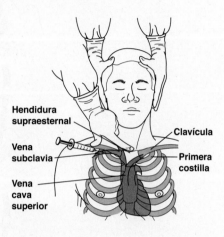

Hendidura supraesternal

Clavícula

Vena subclavia

Primera costilla

Vena cava superior

Yugular interna (YI)

Ápex del triángulo esternal: buscar el pezón ipsilateral a 45° con aguja "buscadora" pequeña primero, seguida de una aguja más grande después de la canulación venosa exitosa

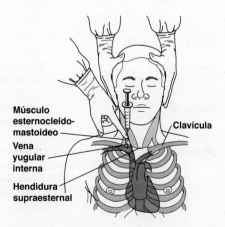

Músculo esternocleido-mastoideo

Clavícula

Vena yugular interna

Hendidura supraesternal

Femoral

Piense **NAVEL** (Nervio, Arteria, **VE**na, Linfáticos) a la derecha (medial a pulso arterial femoral) 45°

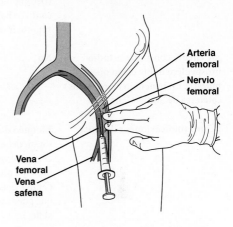

Arteria
femoral

Nervio
femoral

Vena
femoral

Vena
safena

¿Cuál es la seccuencia de eventos para colocar el catéter central?

Técnica de Seldinger: canular vena, luego colocar una guía de alambre en la vena, cortar la piel a la entrada del sitio de la guía después de retirar la aguja, dilatar, luego avanzar el catéter sobre la guía (la guía de alambre siempre debe tener movimiento libre dentro del catéter mientras avanza)

¿Regla respecto al manejo de la guía de alambre?

Nunca, jamás perder el contacto con la guía; siempre tener contacto con los dedos en todo momento

¿Qué debe obtenerse antes de usar un catéter central YI o subclavio?

Radiografía de tórax para confirmar posición y descartar neumotórax

¿Si un paciente tiene un tubo torácico, en qué lado debe colocarse el catéter central YI o subclavio?

Del mismo lado que el tubo torácico (¡Ya se ha tratado el neumotórax!)

SWAN–GANZ

¿Indicaciones?	Confusión con respecto al estado volumétrico/hipotensión, edema pulmonar, gasto cardiaco bajo y necesidad de maximizar el soporte inotrópico/presor
¿Se cuenta con algún estudio prospectivo doble ciego que muestre un beneficio claro de los catéteres de Swan–Ganz?	No
¿Contraindicaciones relativas?	**Bloqueo de rama izquierda del haz (BRIH)** (Swan debe flotar con un marcapaso o debe colocarse un marcapaso externo, ya que el paciente puede presentar bloqueo cardiaco completo; acidosis severa/hipoxia debido a que puede provocar taquicardia ventricular al flotar)
Con BRIH, ¿cuál es el riesgo de bloqueo cardiaco completo mientras flota el catéter Swan?	$\approx 5\%$
¿Cómo se alcanza el corazón con Swan–Ganz?	Acceso venoso central por abordaje subclavio o YI: colocar un catéter "introductorio" grande (el Swan se coloca a través de este catéter y se introduce al sistema venoso central)
¿Cómo proporciona el estado volumétrico el catéter de Swan–Ganz?	El catéter forma una cuña en la arteria pulmonar y luego todo el flujo cesa; debido a que no hay valvas en el sistema arterial pulmonar, la presión de retorno en la punta del catéter registra la presión en los capilares pulmonares, la cual es una medida indirecta de la presión auricular izquierda
¿Cuál es la presión definitiva para determinar el estado volumétrico?	Presión diastólica del ventrículo izquierdo (la siguiente mejor es la presión media auricular izquierda)
¿Cuándo se infla el balón del Swan–Ganz?	Sólo cuando se avanza; iniciar en ≈ 20 cm

¿Cuál es la distancia prome- 20 a 25 cm
dio hasta trazar el ventrículo
derecho?

¿Cuál es la distancia promedio 50 ± 5 cm
hasta "enclavamiento"?

Conforme el balón de Swan
"flota", ¿qué trazos deben
obtenerse para las siguientes
posiciones?

1. Aurícula derecha (AD)
   (atrio derecho)

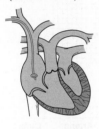 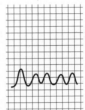

2. Ventrículo derecho (VD)

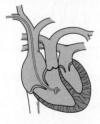 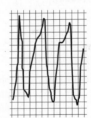

3. Arteria pulmonar (AP)

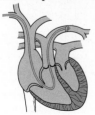 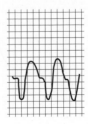

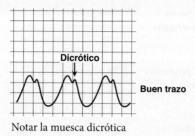

Notar la muesca dicrótica

4. ¿Presión capilar pulmonar en cuña (es decir, "presión en cuña")?

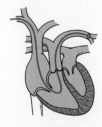

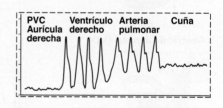

¿Cómo se ve el trazo general desde la vena cava superior hasta la presión pulmonar en cuña?

¿Qué es un trazo de presión con "cuña excesiva"?

Presión en cuña que aumenta hasta un trazo de presión muy elevada; puede deberse al balón que obstruye el puerto de presión distal

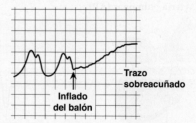

¿Cuál es el trazo de cuña con regurgitación mitral alterada?

Ondas V (¡se parece al trazo de AP y no a un trazo de cuña!)

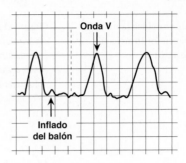

Cuando se retira el catéter de Swan-Ganz, ¿el balón debe inflarse o desinflarse?

¡Siempre se **desinfla**!

¿Cómo debe inflarse el balón cuando se encuentra en la arteria pulmonar?

Muy lentamente; si hay alguna resistencia, detener el inflado

¿Cuál es una complicación temida de inflar el balón para una presión en cuña?

Rotura de arteria pulmonar

¿Otras complicaciones?

Arritmias, atar un nudo con el catéter en el ventrículo, infarto pulmonar; (**¡Siempre desinflar el balón después de obtener una presión en cuña!**)

¿Hallazgos clásicos con Swan-Ganz en taponamiento cardiaco?

Ecualización de presiones: presión media de aurícula derecha (AD), presión diastólica de ventrículo derecho (VD), presión diastólica pulmonar y presiones en cuña casi todas iguales

¿Hallazos clásicos con Swan-Ganz en embolia pulmonar?

Aumento de presión venosa central (PVC), presiones AD, VD y pulmonar pero **sin** cambios en la **presión en cuña**

TORACOTOMÍA EN EL SERVICIO DE URGENCIAS

¿Incisión?

Debajo del pezón izquierdo hacia la "mesa"

¿Dónde se coloca la manija en el retractor torácico de Finochietto?

Punto clave: el mango y la "t" deben estar a la izquierda del paciente para que el médico pueda atravesar el esternón y la bisagra si es necesario; de otro modo, ¡el retractor lo bloqueará!

Ver la flecha:

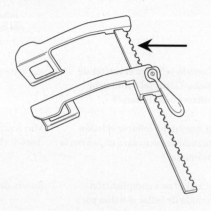

¿Primer paso para movilizar el pulmón?

Cortar el ligamento pulmonar inferior

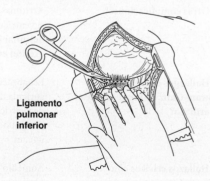

Ligamento
pulmonar
inferior

¿Dónde debe cortarse el saco pericárdico?

Por arriba del nervio frénico (piense **A-F** = **A**nterior a nervio **F**rénico)

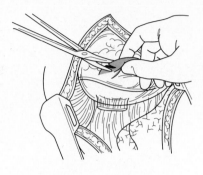

¿Cómo debe pinzarse la aorta torácica?

¡Primero debe abrirse la pleura!

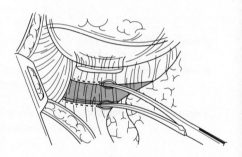

LAVADO PERITONEAL DIAGNÓSTICO

¿Incisión?

Lo más seguro es realizar una incisión LPD "**abierta**": incisión vertical **por arriba** del ombligo si hay cualquier posibilidad de un hematoma pélvico

¿Disección?

Incisión de piel y grasa subcutánea, luego fascia en la línea media para revelar el peritoneo y luego hacia cavidad peritoneal

¿Colocación del tubo?

Colocar el tubo hacia la pelvis con gentileza (es decir, **¡no perforar el intestino!**)

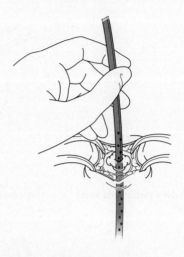

¿Cómo se obtiene el líquido?

Colgar y dejar fluir por gravedad

¿Cuánto líquido?

1 L Ringer lactato (RL) o solución salina normal (SN)

¿Cómo se drena el líquido?

Colocar la bolsa en el suelo y el líquido drenará hacia ella

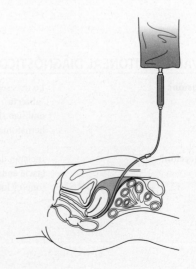

Capítulo 15 Operaciones quirúrgicas que debe conocer

ANTECEDENTES

¿Cómo debe prepararse el área para una operación?

Frotar la piel con povidona yodada en círculos cada vez más grandes desde el centro formando una espiral hacia la periferia

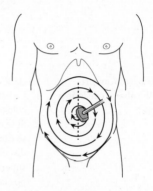

¿Cómo debe enguantarse a sí mismo?

Nunca debe permitirse que la parte externa de los guantes toquen la piel:
1. Gire los guantes de adentro hacia fuera en el antebrazo del brazo opuesto
2. Tome el dorso del puño y gírelo sobre la otra mano
3. Regrese el puño sobre la muñeca

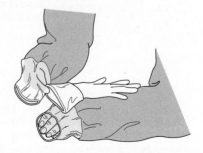

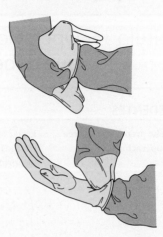

¿Qué campos se colocan primero: de arriba abajo o de lado a lado? ¿Por qué?	Los lados primero, ya que 1. La bata podría tocar los lados durante la colocación de los campos 2. Si se colocan al final, los campos laterales se caerán debido a la gravedad después de colocar las pinzas (donde los campos superior e inferior mantendrán los campos laterales en su sitio)
¿Cuál es la altura correcta de la mesa quirúrgica?	El campo quirúrgico tiene la altura del codo

MANIOBRAS QUIRÚRGICAS

¿Qué es la maniobra de Pringle?	Oclusión de la porta hepática; disminuye el flujo sanguíneo hepático para hacer más lento el sangrado durante la reparación de una lesión traumática del hígado

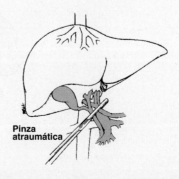

Pinza atraumática

¿Qué es la maniobra Pringle doble?

Usada para aislar la porta hepática en una lesión de vena porta

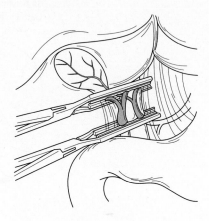

¿Qué es la maniobra de Grey-Turner?

Incisión de la fijación hepática para retraer el lóbulo izquierdo del hígado hacia la derecha

¿Qué es la maniobra de Kocher?

Disección de la fijación peritoneal lateral del duodeno; permite la inspección de duodeno, páncreas y otras estructuras retroperitoneales

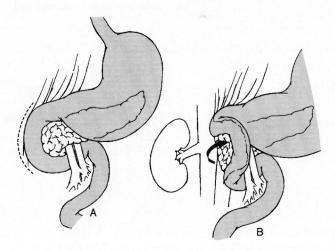

¿Qué es la maniobra de Cattel?

Movilización del colon ascendente hacia la línea media; si se combina con la maniobra de Kocher expone la vena cava (piense: **C**attel = **K**ocher = lado derecho)

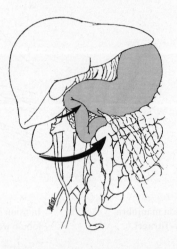

¿Qué es la maniobra de Blais-dell?

Rotación medial de las vísceras del lado izquierdo que deja el riñón izquierdo *in situ*

¿Qué es la maniobra de Mattox?

Movilización del colon descendente hacia la línea media; expone la aorta abdominal

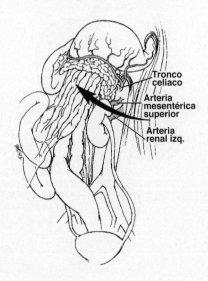

¿Qué es la maniobra de Utley?

Se usa en caso de hemorragia de fístula traqueoinnominada (traqueobraquiocefálica); se coloca el dedo en la traqueostomía o entre la tráquea y el tronco braquiocefálico; esto proporciona hemostasia con presión digital, ya que comprime el agujero de la arteria contra el esternón

PROCEDIMIENTOS QUIRÚRGICOS

Defina o describa los siguientes procedimientos quirúrgicos:

Kraske

Biopsia/resección rectal transcoccígea

Procedimiento de Beger

Escisión subtotal con "preservación duodenal" de la cabeza del páncreas y anastomosis con extremo en Y de Roux

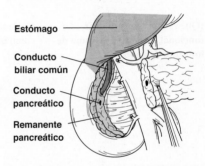

Cimino

Fístula AV de arteria radial y vena cefálica para hemodiálisis

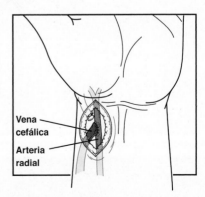

Procedimiento de Frey

Extremo en Y de Roux a conducto pancreático dilatado abierto fileteado

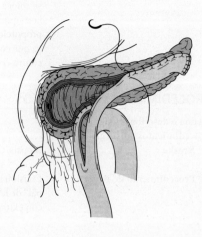

¿Qué es una "anastomosis funcional extremo a extremo de intestino delgado"?

Una anastomosis lado a lado que "funciona" como una anastomosis extremo a extremo (AEE)

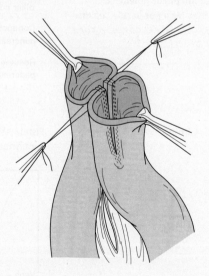

¿Cómo puede controlarse una vena cava inferior (VCI) lesionada sangrante?

Con gasas en pinza proximal y distal a la lesión

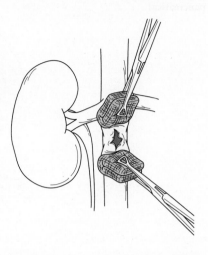

¿Cómo puede obtenerse hemostasia por herida con arma de fuego (HAF) de grosor completo del hígado?

Taponamiento con balón (Penrose alrededor de un catéter de goma roja)

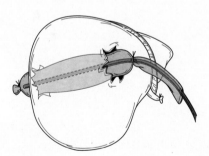

¿Cómo debe reanastomosarse una lesión de arteria mesentérica superior (AMS) con una lesión pancreática?

Anastomosis de la aorta distal (¡lejos del páncreas!)

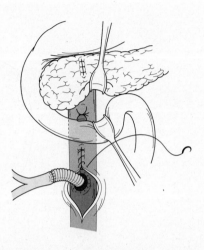

¿Qué es una "tractomía" pulmonar?

Para fijar un agujero sangrante en el pulmón: filetear con GIA, luego sosbrecoser todos los puntos sangrantes

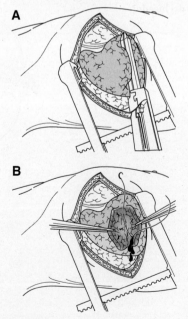

¿Csendes?

Resección gástrica con gastroyeyunostomía grande

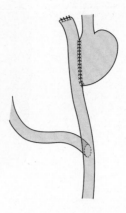

¿Braun?

Enteroenterostomía entre extremos de Billroth II

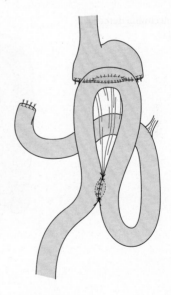

¿Hemicolectomía derecha?

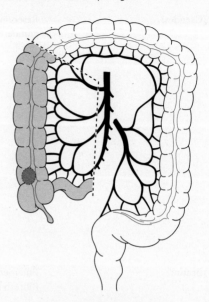

¿Hemicolectomía derecha
extendida?

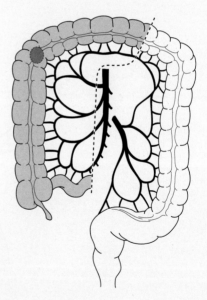

¿Colectomía transversa?

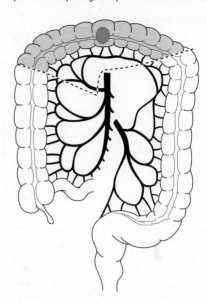

¿Hemicolectomía izquierda?

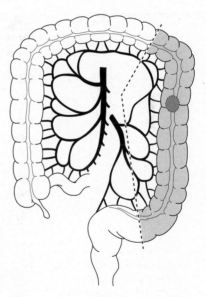

¿Colectomía sigmoidea?

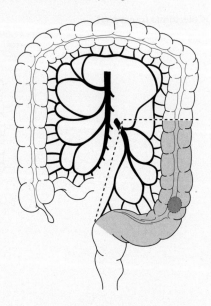

¿Y de Roux retrocólica?

Extremo de Y de Roux colocado detrás del colon transverso

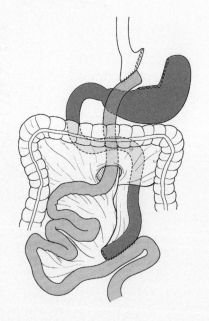

¿Witzel?   Envolver la pared intestinal alrededor del
                                      catéter; se usa en yeyunostomías

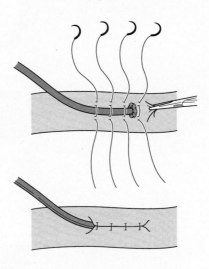

¿Bolsa de Bogotá?   Cierre de pared abdominal con hoja plástica
                                      (p. ej., bolsa de irrigación urológica)

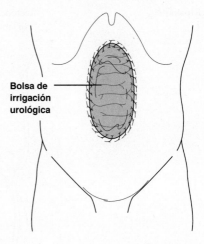

Bolsa de irrigación urológica

¿Esplenorrafia?   Reparación quirúrgica del bazo

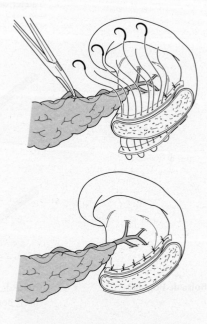

¿Ripstein?   Rectopexia con malla (piense: **Rip**stein = **"rip"** una pieza de malla para reparación)

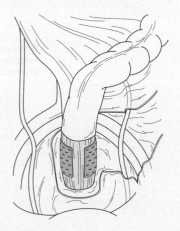

¿Grillo?

Colgajo pleural para reforzar una reparación esofágica

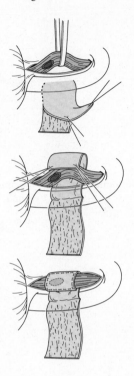

¿Reparación de tapón y parche para hernia inguinal?

Tapón

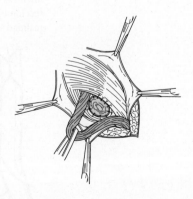

Parche

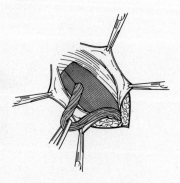

¿Coledocoyeyunostomía?

Anastomosis del conducto biliar común y el yeyuno

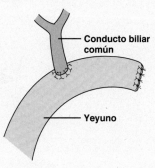

¿Vagotomía troncular?

Transección de los nervios vagos (**Nota:** mientras está en el quirófano, obtener sección congelada para confirmar que en realidad se ha resecado el nervio)

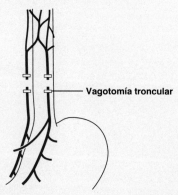

¿Pilosoplastía de Jaboulay?

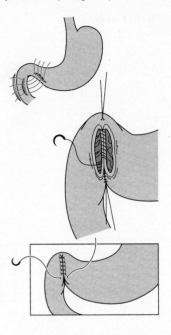

¿GEP? Gastrostomía Endoscópica Percutánea

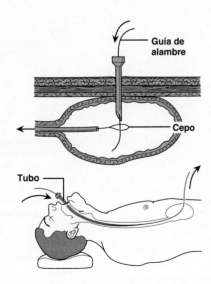

¿Piloroplastía de Finney?

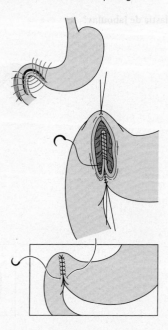

¿Gastrostomía de Stamm?   Gastrostomía abierta con sutura de jareta

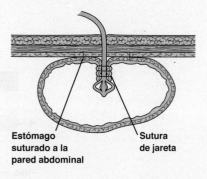

Estómago   **Sutura**
suturado a la   **de jareta**
pared abdominal

¿Hasson?   Corte bajo visión directa y colocación de trócar para laparoscopia

PERLAS QUIRÚRGICAS

Como último recurso, ¿cómo se obtiene exposición de la vena iliaca durante cirugía traumatológica?

¡Transección de la arteria iliaca!

¿Cuál es la operación inteligente a realizar si se encuentra diseminación extensa de colangiocarcinoma en la laparotomía?

Colecistectomía —¡es frecuente que las endoprótesis bloqueen el conducto cístico y causen colecistitis!

¿Cómo se encuentra el conducto hepático en el segmento III?

Se sigue el ligamento falciforme hacia la fisura umbilical

¿Cómo se avanza un dilatador al colocar un catéter IV grande?

¡Siempre bajo guía fluoroscópica, de tal forma que el dilatador no tenga que seguir una guía de alambre endeble!

¿Qué presión intraperitoneal se requiere para liberar un abdomen y evitar el síndrome compartimental abdominal?

> 25 mm Hg con compromiso (piense: "liberar > 25 —mantiene vivo al paciente")

¿Cuál se cierra primero: la parte superior o inferior de una incisión fascial para laparotomía?

La inferior —¡guardar los intestinos primero! (El hígado es superior)

¿Qué debe estar en su sitio antes de realizar un lavado peritoneal diagnóstico (LPD) para trauma?

1. Sonda de Foley
2. Sonda nasogástrica (SNG) o sonda orogástrica (SOG)

¿Cómo se marca una muestra para orientación?

Sutura corta = Superior
Sutura Larga = Lateral

¿Cuándo debe obtenerse una biopsia de un leiomioma esofágico?

Nunca

¿Cuándo se marcan las venas varicosas?

Antes de la cirugía, mientras el paciente está de pie; usar tinta no permanente; ¡de otro modo se tatuará la piel!

¿Alguna vez debe usarse un Bovie durante una traqueostomía?

Nunca en la tráquea —¡el oxígeno al 100% puede provocar un **incendio**!

¿Cuál es el mejor momento para cortar el peritoneo?

Durante la espiración, debido a que el inestino cae por gravedad

¿El intestino delgado debe cerrarse en forma longitudinal o transversal?

Transversal —¡mejor acortarlo que estenosarlo!

¿Dónde debe colocarse el catéter para un LPD con fractura pélvica?

Posición supraumbilical (hematoma pélvico sigue los ligamentos umbilicales mediales); ¡incluso en un abordaje supraumbilical hay una tasa de 20% de falsos-positivos!

¿Cuáles son las siete perlas para colocar con éxito un catéter central subclavio?

1. Colocar campos debajo de la escápula transversos o entre las escápulas
2. Colocar al paciente en posición de Trendelenburg (piense: cabeza hacia abajo)
3. Mantener la aguja horizontal
4. Buscar la subclavia izquierda, si todo está igual
5. Siempre tener a la mano una guía de alambre en todo momento y **nunca soltarla**
6. Siempre hacerlo del lado del tubo torácico (el tubo torácico trata un neumotórax)
7. Siempre obtener una radiografía de tórax después del procedimiento, antes de mover al paciente o **antes de intentar en el otro lado**

¿Cuáles son las cuatro perlas para la colocación fácil de una SNG?

1. Flexionar la cabeza (barbilla al pecho)
2. Aplicar anestésico tópico leve (p. ej., aerosol de cetacaína)
3. Aplicar lubricación
4. Hacer que el paciente tome agua

¿Cuántos anillos en la engrapadora son necesarios después de AEE exitosa con engrapadora?

Dos

¿Qué ayudará a abrir el píloro y detener las contracciones de estómago/duodeno durante una esofagogastroduodenoscopia (EGD)?	Glucagón IV
¿Qué ayudará a retener el medio de contraste durante un colangiograma biliar?	Morfina IV
¿Alguna vez puede realizarse una ligadura suprarrenal de VCI?	No; una tasa de mortalidad de ≈ 100% se relaciona con dicho intento
¿Cómo puede decirse si un fluido corporal es pus o líquido de sonda de alimentación?	Verificar la glucosa; las sondas de alimentación tienen un gran contenido de glucosa
¿Puede realizarse una ligadura infrarrenal de VCI?	Sí, pero con una tasa de morbilidad de ≈ 50%
¿Cómo debe repararse una herida penetrante de grosor completo de VCI?	Agrandar el defecto anterior, arreglar el defecto posterior y luego cerrar el defecto anterior
¿Cuáles son las tres venas que deben ligarse durante una derivación esplenorrenal distal de Warren para várices esofágicas?	1. Vena coronaria (vena gástrica izquierda) 2. Vena epiploica derecha 3. Vena gonadal izquierda
Si no puede insertarse una sonda de Foley 12-French en la vejiga, ¿qué debe intentarse entonces?	1. Una sonda de Foley más grande 2. Lidocaína en gel para anestesiar la uretra 3. Catéter de Coude
Durante la reparación de una hernia inguinal, la aguja de sutura atraviesa la vena o la arteria femoral. ¿Qué debe hacerse?	Retirar la sutura y aplicar presión; ¡**no** anudar la sutura!
¿Cómo debe tratarse una fístula anal que pasa por arriba de los esfínteres anales?	Con sutura de Seton, la cual permite el ajuste y cicatrización subsecuentes de los músculos esfintéricos

¿Qué prueba debe realizarse después de una traqueostomía?	Radiografía de tórax
Después de engrapar el mesoapéndice durante una apendicectomía laparoscópica, la arteria apendicular sigue bombeando sangre. ¿Qué debe hacerse?	Puede colocarse un clip metálico (como se utiliza para colecistectomía laparoscópica) o suturarla
¿Cómo debe cerrarse la piel después de un caso de contaminación abdominal macroscópica?	Debe dejarse abierta, y cerrarse por segunda intención o cierre primario retardado
¿Cómo debe repararse una lesión de vaso deferente durante un procedimiento para corregir una hernia inguinal?	Debe llamarse a un urólogo para que realice una reparación extremo a extremo (a menos que el paciente sea un adulto mayor)
¿Cómo debe repararse la transección de un nervio ilioinguinal durante un procedimiento para corregir una hernia inguinal?	Se debe aplicar un clip metálico para prevenir la formación de un neuroma
¿Qué puede ayudar a identificar el uréter durante una disección pélvica difícil (p. ej., posradiación)?	Las endoprótesis ureterales preoperatorias colocadas por un urólogo
¿Qué puede ayudar a identificar una lesión ureteral oculta?	El índigo carmín IV (se acumula en la orina y es más probable que se observe en el campo quirúrgico con lesión ureteral)
¿Por qué algunos cirujanos "preparan el intestino" para cirugía de cáncer gástrico?	En caso de fístula gastrocolónica inesperada
Antes de preparar al paciente, ¿qué lista de revisión mental debe verificarse?	¿Posición? ¿Antibióticos? ¿Extensiones y clips? ¿Botas para dispositivo de descompresión secuencial (DCS)? ¿SNG? ¿Foley? ¿Equipo especial listo y disponible? ¿Requiere fluoroscopia?
¿Cuáles son los cinco signos intraoperatorios de la enfermedad de Crohn?	1. Grasa mesentérica rastrera 2. Mesenterio engrosado 3. Pared intestinal engrosada 4. Serositis 5. Abscesos/fístulas/estenosis

¿Debe obtenerse una sección congelada para descartar enfermedad microscópica en los límites antes de realizar una anastomosis después de resección de intestino delgado para enfermedad de Crohn?	No; la enfermedad microscópica en la anastomosis no tiene efecto alguno sobre la tasa de cicatrización de la anastomosis (1 cm de intestino macroscópicamente normal es necesario para los límites en enfermedad de Crohn)
Un paciente estable tiene una herida torácica penetrante en la caja formada por las clavículas, pezones y límites costales. ¿Cómo debe evaluarse para lesión cardiaca?	Ventana pericárdica subxifoidea o ecocardiograma si no hay hemotórax
¿Cuál es la capa más fuerte del intestino para una anastomosis?	La submucosa (no la serosa; piense **SU**bmucosa = fuerza **SU**perior)
¿Debe movilizarse y disecarse el uréter?	No; disecar el uréter lo desvascularizará
¿Cómo puede reducirse un recto o colostomía prolapsados?	¡Colóquele azúcar!
¿Qué condición contraindica una hemorroidectomía?	Enfermedad de Crohn

PERLAS LAPAROSCÓPICAS

¿Qué debe hacerse cuando se usa láser argón durante una laparoscopia?	Abrir una ventana para trócar; de otro modo, la presión intraabdominal se acumulará y puede ocasionar una embolia de CO_2
¿Cuál es el tratamiento adecuado para la punción vesical con aguja de Veress?	Drenaje posquirúrgico con Foley
¿Cuál es el tratamiento apropiado para la lesión vesical con trócar?	Cerrar con sutura y colocación de drenaje con Foley
¿Cómo puede evitarse la colocación de un trócar a través de un vaso epigástrico?	Transiluminar la pared abdominal e identificar los vasos

Mencione las cuatro opciones para reparar un sitio de trócar con hemorragia:

1. Insertar una aguja de Keith en la cavidad peritoneal, fuera del abdomen, bajo el vaso y anudar sobre un refuerzo
2. Cortar y anudar el vaso
3. Insertar una sonda Foley a través del sitio del trócar; debe mantenerse la presión con tracción hacia afuera
4. Ligadura con sistema de cierre de puerto Carter Thomason

Capítulo 16 Biología celular y citocinas

Liste las características principales de las células procariotas:

Células más simples
Pocos organelos
Carecen de membranas nucleares (todas las bacterias son procariotas)

Liste las características principales de las células eucariotas:

Células sofisticadas
Organelos especializados
Núcleo distintivo (todas las células animales son eucariotas)

Describa las siguientes fases del ciclo celular mamífero:

G_1

Biosíntesis lenta (ploidía = 2n)

S

Síntesis de DNA (Piense: **S** = **S**íntesis)

G_2

Fase de preparación entre síntesis de DNA y mitosis (ploidía = 4n)

M

Mitosis (Piense: **M** = **M**itosis)
Fase más corta
División celular (dos células hijas, cada una 2n)

Describa los siguientes organismos:

Grampositivo

Pared celular gruesa; membrana plasmática de una sola capa; carece de mitocondrias y de membrana nuclear

Gramnegativo	Pared celular delgada; membrana plasmática con capas interna y externa (externa = endotoxina); carece de mitocondrias y membrana nuclear
Hongos	Pared celular con estructura diferente a las bacterias; tiene mitocondrias y membrana nuclear

Describa la función de los organelos listados a continuación:

Retículo endoplásmico liso	Síntesis de esteroides y lipoproteínas, desintoxicación, desaturación de ácidos grasos
Retículo endoplásmico rugoso	Síntesis de proteínas para exportación
Ribosomas libres	Síntesis de proteínas para uso intracelular
Aparato de Golgi	Modificación proteínica antes de la exportación
Lisosoma	Proteólisis de detritos celulares y organelos exhaustos
Peroxisoma	Hidrólisis enzimática de ácidos grasos y aminoácidos; el subproducto es H_2O_2, tóxico, que se reduce por catalasa
Núcleo	Contiene la mayoría del material genético de la célula
Nucléolo	También conocido como región nuclear organizadora; sintetiza el RNA ribosomal (rRNA) para exportar al citoplasma
RNA mensajero (mRNA)	Lee el DNA nuclear para formar la plantilla de mRNA; la plantilla entonces se mueve al citoplasma para traducción durante la síntesis proteínica
rRNA	Sitio de interpretación de mRNA durante la síntesis proteínica

RNA de transferencia (tRNA)	Lee el mRNA en el ribosoma y entrega los aminoácidos apropiados para la síntesis proteínica
Mitocondria	Sitio de respiración celular y producción de ATP
¿Qué reacción bioquímica importante ocurre en la matriz mitocondrial?	El ciclo de Krebs (ciclo del ácido cítrico) genera NADH y $FADH_2$ para potenciar la cadena de transporte de electrones
¿Qué es la cadena de transporte de electrones?	Una serie de reacciones de fosforilación oxidativa vinculadas en la membrana mitocondrial que dirige la producción de ATP
¿Qué condiciones inhiben el ciclo de Krebs (y por ello inhiben la respiración celular y la síntesis de ATP)?	Acidosis y exceso de piruvato
¿Qué condiciones inhiben la cadena de transporte de electrones?	Hipoxia y envenenamiento por cianuro; el resultado clínico es la acidosis láctica
Describa las funciones de los siguientes sistemas de segundos mensajeros:	
AMPc	Generado por adenilato ciclasa, actúa como mensajero intracelular al activar la proteíncinasa A, la cual inactiva proteínas diana
Fosfatidilinositol fosfato (PIP)	La activación del receptor provoca la degradación de PIP en IP_3 y DAG por fosforilasa C, los cuales actúan como mensajeros intracelulares
Calcio (Ca^{2+})	El aumento rápido de Ca^{2+} intracelular activa la calmodulina, una proteína intracelular que activa otras proteínas citoplásmicas

**Describa la localización o
función de los tipos celulares
siguientes:**

Gastrointestinales:

Células parietales

Fondo/cuerpo del estómago; producen HCl y factor intrínseco

Células principales

Fondo/cuerpo del estómago; producen pepsinógeno

Células mucosas del cuello

Fondo/cuerpo del estómago; producen moco y HCO_3^- para formar una capa protectora en la mucosa gástrica

Células G

Antro del estómago; producen gastrina en respuesta a la distensión antral, estimulación vagal y péptidos; inhibidas por $pH < 2$

Células S

Duodeno/yeyuno; producen secretina en respuesta a la acidificación duodenal

Células de Kulchitsky

Criptas GI/epitelio bronquial; progenitoras de tumores neuroendocrinos

Pulmonares:

Neumocitos tipo I

Células epiteliales alveolares responsables del intercambio de gases

Neumocitos tipo II

Células granulares alveolares responsables de producir surfactante y células tipo I nuevas

Células endoteliales capilares pulmonares

Convierten la angiotensina I en angiotensina II y degradan bradicinina

Endocrina:

Células α

Páncreas; producen glucagón; localizadas en la periferia del acino; abarcan 20% de la población celular de los islotes

Células β

Páncreas; producen insulina; localizadas en el centro del acino; representan 70% de la población celular de los islotes

Células δ	Páncreas; producen somatostatina; localizadas en la periferia del acino; abarcan 5% de la población celular de los islotes
Células productoras de PP	Páncreas; producen polipéptidos pancreáticos; localizadas en la periferia del acino; representan 5% de la población celular de los islotes
Células foliculares	Tiroides; captación de yodo y producción de T_3/T_4
Células C	Tiroides, también conocidas como células parafoliculares; producen calcitonina y son progenitoras del carcinoma medular de tiroides

Sistema inmunitario:

Células B	Linfocitos responsables de la inmunidad humoral (anticuerpos)
Células plasmáticas	Células B activadas que producen inmunoglobulinas específicas por antígeno
Células T	Linfocitos responsables de la inmunidad mediada por células
Células T cooperadoras (T_H)	Marcadas por la presencia de antígeno CD4; regulan la actividad de todas las células T; producen IL-2 e IL-4; moderan las interacciones con otras células inmunitarias
Células T supresoras (Ts) < cm	Marcadas por la presencia de antígeno CD4; regulación descendente de actividad de células T y producción de anticuerpos
Células T citotóxicas (T_c)	CD8+; lisis de células foráneas/desconocidas y neoplásicas
Células NK	Lisis de células neoplásicas; se tornan células LAK en presencia de linfocinas
Macrófagos	Procesamiento y presentación de antígenos; producen IL-1, que estimula loss T_H

Células de Kupffer	Sinusoides hepáticos; la colección más grande de macrófagos del organismo; responsables de la depuración de antígenos del intestino

Crecimiento y cicatrización:

Osteoblastos	Producen matriz ósea
Osteoclastos	Responsables de la resorción y la remodelación de hueso
Fibroblastos	Línea celular productora de colágeno importante en la cicatrización y remodelación de heridas
Miofibroblastos	Células especializadas responsables de la contracción de las heridas; tienen características tanto de fibroblastos como de músculo liso
Células endoteliales vasculares	Células de la íntima; producen óxido nítrico a partir de L-arginina para mediar la vasodilatación
¿Citocina relacionada con la movilización y activación de PMN?	TNF e IL-1
¿Citocina que causa caquexia en presencia de tumores?	TNF
¿Cuáles son los reactantes de fase aguda?	α1-antitripsina, ceruloplasmina, proteína C reactiva, haptoglobina, α-antiquimotripsina, amiloide, fibrinógeno, complemento C3
¿Citocinas que incrementan los reactantes de fase aguda?	IL-1, IL-6 y TNF
¿Primera citocina importante que aumenta después de endotoxina?	TNF (luego disminuye ≈ 2 horas)
¿Segunda citocina que aumenta en el torrente sanguíneo y se mantiene alta por ≈ 8 h después de la infusión de endotoxina?	IL-6

¿Los valores de qué citocina se correlacionan con mortalidad en meningococcemia?	TNF e IL-6
¿Citocinas que son los principales pirógenos?	IL-1 e IL-6 causan fiebre
¿Citocinas con un efecto procoagulante?	TNF e IL-1
¿Citocinas usadas para tratar melanoma sistémico?	IL-2 e interferón (γ)
¿Citocina que convierte los linfocitos en células citotóxicas naturales activadas por linfocina (LAK, *lymphocyte-activated killer*)?	IL-2
¿Citocina que se piensa está implicada en la fiebre por atelectasias?	Los macrófagos alveolares, se piensa que liberan IL-1
¿Citocina liberada por linfocitos debido a infección viral para inhibir a los virus?	Interferón
¿Citocina que reproduce choque séptico en estudios animales?	TNF (e IL-2 en dosis altas)
¿Citocina que aumenta las células B?	IL-6
¿Citocina que aumenta la producción de anticuerpos por las células B?	Interferón

Capítulo 17 Heridas

¿Cómo se deshace de las "orejas de perro" (tejido adicional en un lado de la herida cerrada de modo primario)?

Tirar de la piel adicional en el extremo de la incisión y cortarla

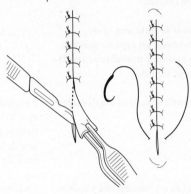

¿Cuánto tiempo debe transcurrir para desbridar una mordedura por araña reclusa marrón?

El área de necrosis puede no estar demarcada durante semanas

Hasta que el área necrótica esté definida, ¿cómo se trata una mordedura por araña reclusa marrón?

Con dapsona (verificar si hay deficiencia de glucosa-6-fosfato deshidrogenasa [G-6-PD])

ÚLCERAS POR DECÚBITO

¿Qué son las úlceras por decúbito?

Úlceras por presión debido a la degradación de piel o músculo y necrosis resultante de la presión prolongada sobre una prominencia ósea (p. ej., tuberosidad isquiática, sacro y occipucio)

Describa las etapas de las úlceras por decúbito:

    Etapa I — Eritema

    Etapa II — Pérdida cutánea de grosor parcial

    Etapa III — Pérdida cutánea de grosor completo

Etapa IV	Pérdida cutánea de grosor completo y lesión de los tejidos subyacentes

CIERRE Y CICATRIZACIÓN DE HERIDAS

¿Debe suturarse la grasa subcutánea cerrada?	No
¿Cómo se trata una herida grande con un espacio subcutáneo grande y probable acumulación de líquido?	Con la inserción de un drenaje
¿Cuándo se retiran los drenajes?	En condiciones óptimas, cuando el drenaje es < 30 ml/día; sin embargo, mientras más tiempo permanezca un drenaje, mayor la tasa de infección; retirar los drenajes axilares a las 2 semanas
¿Qué es un Wound Vac y cuál es su propósito?	Una esponja colocada dentro de la herida y cubierta por una hoja plástica aplicada con succión; se usa para ayudar a contraer y cerrar heridas crónicas (terapia de heridas con presión negativa)
¿Qué contiene una costra?	Fibrina y sangre
¿Las heridas por abrasión sanan con mayor lentitud o rapidez con la costra?	**¡Más lento!**
¿La sulfadiazina de plata acelera o desacelera la cicatrización de heridas por abrasión comparada con una gasa seca?	La acelera debido a la humedad y a un recuento bacteriano reducido en la herida
Si una herida cutánea que se suturó se abre, ¿cuándo puede volver a cerrarla de modo primario?	Si es posible, hacerlo en las siguientes < 8 h a la dehiscencia, en general la herida puede volver a cerrarse (pero, por supuesto, con riesgo incrementado de infección)
¿Qué es un ABD?	*Abdominal Battle Dressing* —una gasa gruesa con gran capacidad de absorción
¿Qué es Aquacell?	Es una gasa hidrofílica que no se pega a la herida; muy buena para intestino expuesto

¿Qué es Duoderm?

Es una gasa gruesa es ideal para proteger la piel en riesgo de formar una úlcera por decúbito y alrededor de las ostomías

INFECCIONES DE HERIDAS

¿Qué se encuentra en la tinción de Gram de la infección de una herida por clostridio?

Bacilos grampositivos

¿Qué se encuentra en la tinción de Gram de la infección de una herida por estafilococo o estreptococo?

Cocos grampositivos

¿Cuáles son la primera y segunda causas bacterianas de infección de heridas limpias?

1. *Staphylococcus aureus*
2. Estreptococos

¿Cuándo y qué antibióticos se usan para una infección de herida limpia?

Después de abrir la herida, si se encuentran celulitis o signos de reacción sistémica, usar antibióticos IV antiestafilococos/antiestreptococos:
  Cefazolina sódica
  Oxacilina

¿Cuál es el recuento bacteriano usual necesario para una infección de herida?

$> 10^5$

¿Cuáles son las causas de infección de heridas después de cirugía perineal o intestinal?

Muchas son infecciones mixtas

En el paciente no inmunocomprometido, ¿cuándo se trataría una herida para infección por *Candida*?

1. Cultivo positivo
2. Falla del tratamiento antibacteriano
3. Cualquier injerto de derivación de arteria coronaria (IDAC) con infección de herida esternal y cultivo positivo para *Candida*

¿Cuál es la relación entre riesgo de infección de herida y duración de la operación?

¡El riesgo de infección se duplica cada hora!

Capítulo 18 Drenajes y tubos

DRENAJES Y TUBOS

¿Qué es un tubo de Cantor?

Un tubo intestinal largo con punta en balón lleno de mercurio; en ocasiones se usa en obstrucción intestinal parcial

¿Cómo se retira el tubo Cantor?

Muy lentamente —retirar 30 cm cada 2 h

¿Qué es un tubo de Miller–Abbott?

Un tubo intestinal largo

¿Quién inventó el tubo Dobbhoff?

No fue el Dr. Dobbhoff; en realidad fueron dos individuos: **Dobbi**e y **Hoff**meister

¿Cuáles son algunos trucos para poder pasar el tubo Dobbhoff más allá del píloro?

Decúbito relajado lateral derecho y metoclopramida

¿Qué debe administrarse durante un colangiograma con tubo en T?

Antibióticos IV

¿Es posible drenar la cavidad peritoneal libre?

No

¿Alguna vez debe sacarse un drenaje del cuerpo a través de una línea de sutura?

No; debe sacarse a través de una incisión separada

¿Cuál es la velocidad máxima recomendada de drenaje de efusión pleural?

No debe exceder de 1 L durante los primeros 30 min de drenaje; una velocidad mayor podría ocasionar edema pulmonar agudo causado por reexpansión pulmonar rápida (poco frecuente)

¿Los antibióticos orales profilácticos han mostrado ayudar a prevenir infecciones del tracto de drenaje después de mastectomía?

Sí; aunque controversial, los antibióticos puede ayudar a prevenir las infecciones del tracto de drenaje cerrado después de mastectomía, de acuerdo con la investigación por Touran y Frost (1990)

¿Cuáles son las dos indicaciones para drenajes intraperitoneales?

1. Cavidad de absceso bien formada
2. Para control de una fístula

Después de su colocación, ¿cuánto tiempo tardan los drenajes peritoneales en rodearse por el epiplón?	48 h
¿Es necesario un drenaje después de una apendicectomia de rutina?	No
¿En general se requieren drenajes después de un apéndice roto?	No, a menos que haya una bolsa de absceso (**recuerde:** la cavidad peritoneal libre no puede drenarse)
¿Debe colocarse un drenaje cerrado después de la remoción de un sarcoma grande?	Sí; siempre colocar el agujero de salida del drenaje cerca de la incisión, para reescisión posquirúrgica fácil en caso de recurrencia
¿Es necesario un drenaje después de colecistectomía?	No
¿Es necesario un drenaje después de una perforación rectal aguda?	Sí; son necesarios drenajes presacros (Jackson-Pratt), junto con una colostomía de derivación, si la perforación es intraperitoneal, luego cierre
¿Qué es la "marsupialización" para un absceso pancreático?	La práctica de empaquetar la herida abierta con Kerlex y otros apósitos de gasa, creando una "bolsa" con la herida, seguido de desbridamiento del páncreas
¿Los drenajes perineales están indicados después del cierre del perineo posterior a una resección abdominoperineal (RAP)?	Sí; el drenaje cerrado del perineo está indicado después del cierre primario
¿Un drenaje después de esplenectomía aumenta o reduce la tasa de infección intraabdominal posterior a lesión concomitante del tracto GI?	Incrementa el riesgo (en especial después de lesión colónica); por ello, la lesión concomitante del tracto GI es una contraindicación relativa para drenaje posesplenectomía
¿Con qué propósito se desarrolló inicialmente el drenaje de Jackson-Pratt?	Para drenaje posquirúrgico de HSD

¿Qué porcentaje de todas las lesiones pulmonares puede tratarse definitivamente con un tubo torácico?

≈ 85%

¿Con qué rapidez se absorberá un neumotórax estable pequeño?

≈ 1% al día; por lo tanto, 10% por volumen se absorberá en ≈10 días

¿Importa si el tubo torácico se retira durante la espiración o inspiración máximas?

No

¿Qué tratamientos están indicados para una lesión vesical extraperitoneal?

Drenaje de la vejiga (con una sonda Foley), en la mayoría de los casos

En la actualidad, ¿qué método de drenaje de abscesos intraperitoneales se usa con mayor frecuencia?

La colocación de un catéter percutáneo, guiado por tomografía computada (TC) o ecografía

¿Cuáles son las seis contraindicaciones relativas para drenaje percutáneo de un absceso intraperitoneal?

1. Ninguna ruta segura al absceso
2. Tabiques múltiples
3. Múltiples abscesos pequeños
4. Acumulación indefinida (flemón)
5. Alergia a medio de contraste (para guía por TC)
6. Coagulopatía

¿Qué es un Hemovac?

Un drenaje con succión en resorte

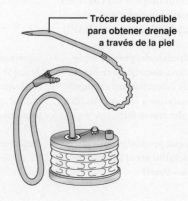

Trócar desprendible para obtener drenaje a través de la piel

¿Qué es un drenaje de Davol?

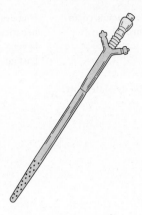

¿Cuál es el propósito de un estudio de contraste por catéter antes de retirar un catéter percutáneo colocado para drenaje de un absceso?

Descartar una fístula al intestino proveniente de la cavidad del absceso

¿Con qué frecuencia es exitosa la colangiografía transhepática percutánea (CTP)?

    Con conductos biliares dilatados

Éxito de ≈ 90%

    Con conductos biliares sin dilatar

Éxito de 75%

¿Qué es un Portacath?

Un catéter central con puerto subcutáneo para inyección en periodos prolongados

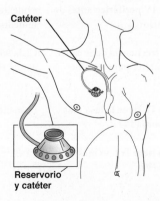

Catéter

Reservorio y catéter

¿Qué es una derivación/corto-circuito de Schrock?

Una desviación o puenteo de la VCI retro-hepática para reparación de una lesión de la vena cava retrohepática desde la aurícula hasta la VCI

¿Qué es un tubo de Malencott?

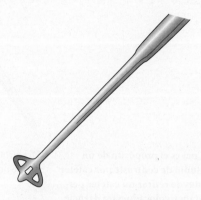

¿Cuándo puede retirarse un tubo biliar en T?

En general después de 3 semanas; si las cifras de bilirrubina no aumentan, no hay signos o síntomas de colangitis después de pinzar y después de obtener un colangio-grama normal del tubo en T

CATÉTERES

¿Qué es un catéter cola de cochino?

Un tubo pequeño con un extremo curvo (cola de cochino) colocado en la cavidad pleural para drenar líquido por gravedad

¿Cuánto tiempo debe dejarse un catéter IV periférico antes de reemplazarlo?

72 a 96 h, a menos que tenga una infección evidente, en cuyo caso debe retirarse de inmediato

¿Con qué frecuencia debe cambiarse el catéter para administración IV?

Cada 96 h, a menos que se infunda NPT, entonces con más frecuencia

¿Qué sitio IV tiene la tasa más baja de flebitis IV?

La mano

¿Qué sitio tiene la tasa más alta de flebitis IV?

La extremidad inferior

¿Qué sitio para catéter central tiene la tasa más alta de infección?

La yugular interna (¡mayor que la vena femoral!)

Cuando se inserta un catéter central, ¿es útil usar bata estéril y campos estériles de longitud completa?

Sí —la tasa de infección es menor si se usa bata, gorro y campos largos estériles

¿Con qué frecuencia deben cambiarse las gasas de un catéter central plástico transparente (poliuretano)?

Cada 7 días (cada 2 días para vendajes de gasa)

¿Deben rotarse los puertos de un catéter central para hiperalimentación (NPT)?

No —usar un puesto exclusivo para NPT

¿Los catéteres centrales cubiertos con antiséptico reducen la tasa de infección central?

Sí; los catéteres cubiertos con clorhexidina/sulfadiazina de plata disminuyen la tasa de infección

¿Cuál es la causa bacteriana más frecuente de infección de catéter central?

Estafilococos coagulasa negativos

Capítulo 19 Anatomía quirúrgica

TIROIDES

¿Qué nervio viaja desde la arteria tiroidea superior ≈ 15% de las veces?

El nervio laríngeo superior

Durante una tiroidectomía, ¿debe seccionarse la arteria tiroidea inferior tan cerca de su origen como sea posible?

No; el flujo sanguíneo de la paratiroides proviene de las arterias tiroideas inferiores; la arteria tiroidea inferior debe seccionarse tan cerca de la tiroides como sea posible

¿Qué son los ganglios delfianos del cuello?

Los ganglios delfianos se localizan en dirección cefálica al istmo sobre la membrana cricotiroidea

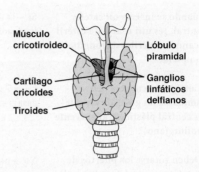

Músculo cricotiroideo

Lóbulo piramidal

Cartílago cricoides

Ganglios linfáticos delfianos

Tiroides

¿Qué es el tubérculo de Zuckerkandl?

La extensión más posterolateral de la glándula tiroides

CUELLO

¿Qué estructura separa el triángulo anterior del posterior del cuello?

El borde posterior del músculo esternocleidomastoideo

¿Dónde está el punto de Erb?

Punto en el triángulo cervical posterior donde se aloja el nervio espinal accesorio

¿Qué músculo se encuentra entre la vena subclavia y la arteria subclavia?

El músculo escaleno anterior

¿Qué nervio corre a lo largo del borde anterior del músculo escaleno anterior?

El nervio frénico (el corte transversal de este nervio paraliza el diafragma)

¿Qué músculo se encuentra entre la arteria y la vena subclavias?

Escaleno anterior

¿Qué nervio yace sobre el músculo escaleno anterior?

¡El nervio frénico!

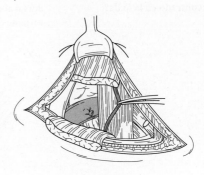

¿Cuáles son las cuatro ramas del tronco tirocervical?

1. Arteria tiroidea inferior
2. Arteria cervical ascendente (de la arteria tiroidea inferior)
3. Arteria cervical transversa
4. Arteria supraescapular

¿Cómo puede recordar las ramas del tronco tirocervical?

Piense: **"STAT"**:
Arteria **S**upraescapular
Arteria cervical **T**ransversa
Arteria cervical **A**scendente
Arteria **T**iroidea (inferior)

¿De qué arteria se ramifica la arteria vertebral?

De la arteria subclavia, bilateral

¿De qué arteria se ramifica la arteria mamaria interna?

De la arteria subclavia, bilateral

¿Cuáles son las ramas de la arteria carótida interna extra-craneana?

Ninguna

¿Dónde se localiza el conducto torácico?

Se vacía dentro de la vena subclavia izquierda

¿Qué es el ganglio de Irish?

Un ganglio en la axila izquierda (relacionado con cáncer gástrico)

¿Qué músculos pierden inervación si se corta el nervio radial en el antebrazo?

Ninguno; sólo se pierde la inervación sensitiva del dorso de la mano

¿Qué es el arco de Langer encontrado en la axila?	Un deslizamiento accesorio del músculo dorsal ancho que atraviesa la axila; es una variante congénita

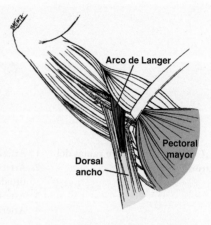

Arco de Langer

Pectoral mayor

Dorsal ancho

¿Dónde se convierte la arteria subclavia en la arteria axilar?	En el borde lateral de la primera costilla
¿Dónde se convierte la arteria axilar en la arteria braquial?	En el borde inferior del músculo redondo mayor
¿Cuáles son los signos clínicos de un corte del nervio torácico largo durante una disección axilar?	Pérdida de la inervación del músculo serrato anterior, que provoca escápula alada
¿Cuál es la distancia usual desde la piel en la vena yugular interna hasta la cuña de la arteria pulmonar?	50 ± 5 cm
¿Cuál es la distancia usual desde la piel en la vena subclavia derecha hasta la cuña de la arteria pulmonar?	45 ± 5 cm
¿Cuál es la distancia usual desde la piel en la vena subclavia izquierda hasta la cuña de la arteria pulmonar?	55 ± 5 cm

Si se empuja a ciegas un tubo endotraqueal hacia el pulmón, ¿a cuál bronquio principal se dirigirá?

Al bronquio principal **derecho** debido a un ángulo menor

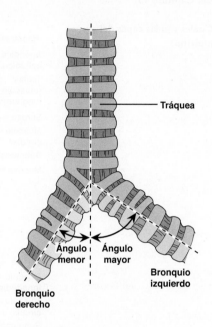

ABDOMEN

¿Qué frase ayuda a recordar la dirección de las fibras oblicuas externas?

"Manos en los bolsillos"

¿Qué frase ayuda a recordar la dirección de las fibras oblicuas internas?

"Mano sobre el corazón"

¿Cuáles son los límites del triángulo de Petit (triángulo lumbar inferior)? (Ver Capítulo 40)

Piense: Petit **DOC**
    Límite posterior: **D**orsal ancho
    Límite anterior: **O**blicuo externo
    Límite inferior: **C**resta iliaca
    (Piso: oblicuo interno y músculo transverso abdominal)

¿Cuáles son los límites del triángulo de Grynfeltt–Lesshaft (triángulo lumbar superior)? (Ver Capítulo 40)

Superior: duodécima costilla
Anterior: oblicuo interno
Piso: cuadrado lumbar

¿Cuáles son las capas del intestino?

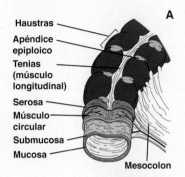

A
- Haustras
- Apéndice epiploico
- Tenias (músculo longitudinal)
- Serosa
- Músculo circular
- Submucosa
- Mucosa
- Mesocolon

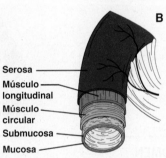

B
- Serosa
- Músculo longitudinal
- Músculo circular
- Submucosa
- Mucosa

¿Dónde se localiza el punto de Larrey?

Subxifoideo

¿Cuál es el nervio criminal de Grassi?

Las ramas posteriores pequeñas del nervio vago en ocasiones se **omiten** durante una vagotomía troncular

¿Cuáles son las venas de Sappey?

Las venas del diafragma que drenan hacia el hígado

¿Qué es la línea de Sappey?

Una línea dibujada alrededor del abdomen cerca de L2; se cree que el drenaje linfático por arriba de la línea de Sappey se dirige a la axila y el que va debajo de la línea se dirige a los ganglios inguinales

¿Qué es el ganglio de Lund?

El ganglio cístico encontrado en el triángulo de Calot (también conocido como ganglio de Calot)

¿Qué es la bolsa de Hartmann?

El infundíbulo de la vesícula biliar

¿Cuál es otro nombre para la arteria suprema de Kirk?

La arteria pancreática dorsal

¿Cuáles son las tres estructuras que constituyen el triángulo hepatocístico?

1. Conducto cístico/vesícula biliar
2. Conducto hepático común
3. Borde inferior del hígado

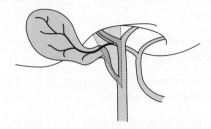

Identifique los segmentos del hígado (sistema francés):

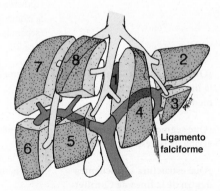

¿Cuál es el fundamento detrás de la anatomía segmentaria?

1. La mayoría de las metástasis locales y a distancia en el hígado siguen el sistema venoso porta
2. La anatomía segmentaria se basa en los sistemas venosos y porta del hígado

¿Cuántos segmentos hay?

8

¿Cuál es el segmento 1?

El lóbulo caudado (recuerde, el lóbulo caudado es caudal al lóbulo cuadrado)

¿Cuál es el acomodo general de los segmentos en el hígado?	En sentido de las manecillas del reloj, comenzando con el segmento 1

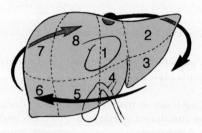

¿Cuál es el segmento 4?	Cuadrado (nombrado así porque tiene cuatro lados, así cuadro = 4)
¿Qué segmento es largo y con frecuencia se subdivide en partes A y B?	El segmento 4
¿Qué segmentos se dividen por el ligamento falciforme?	Éste divide los segmentos 2 y 3 del segmento 4
¿Qué es la línea de Cantlie?	Una línea imaginaria dibujada desde la izquierda de la VCI a través del hígado, justo a la izquierda de la fosa de la vesícula biliar (separa los lóbulos izquierdo y derecho del hígado)
¿Qué segmento se localiza entre la línea de Cantlie y el ligamento falciforme?	El segmento 4
¿Qué segmento se localiza por arriba de la vesícula biliar?	El segmento 5
¿Qué estructura se encuentra dentro de la línea de Cantlie?	La vena hepática media
¿Qué segmentos están seperados por la línea de Cantlie?	El segmento 4 está separado de los segmentos 5 y 8
¿Qué segmentos se resecan en los siguientes procedimientos quirúrgicos?	
Lobectomía hepática derecha	5, 6, 7, 8
Lobectomía hepática izquierda	2, 3, 4 (de manera clásica, el segmento 1 no se elimina)

Trisegmentectomía derecha	1, 4, 5, 6, 7, 8
Segmentectomía lateral izquierda	2, 3
¿Cuál es la vena de Mayo?	La vena vista con frecuencia durante una piloromiotomía para estenosis pilórica sobre el píloro
¿Qué es el ángulo de His?	El ángulo gastroesofágico
¿Cuáles son los límites del trían-gulo de gastrinoma?	1. Tercera porción del duodeno 2. Porta hepática 3. Cuello del páncreas
¿Qué es la arteria sinuosa de González?	Una arcada arterial colateral proximal del colon sigue y es proximal y medial a la arteria marginal

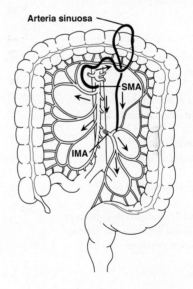

¿Cuáles son dos ventajas de una incisión en la línea media abdominal?	1. Exposición amplia de la cavidad peritoneal 2. No corta vasos importantes, nervios o músculos

¿Cuál es la importancia de una línea arcuata en el cierre abdominal de una incisión en la línea media?	Debajo de la línea arcuata las fascias de los tres músculos de la pared abdominal forman la fascia **anterior** de la vaina del recto (es decir, no hay una fascia posterior); sobre la línea, la fascia del transverso y la mitad de la del oblicuo interno forman la fascia posterior de la vaina del recto
¿Dónde se localiza la línea alba de Hilton?	Entre los esfínteres anales externo e interno
¿Qué es el espacio de Riolan?	El área avascular en el mesenterio a la izquierda de la arteria cólica media
¿Qué son los velos de Jackson?	Pliegues peritoneales a través del colon ascendente, desde el ciego hasta el ángulo cólico derecho
¿Qué son los pliegues de Treves?	Pliegues peritoneales ileocecales avasculares (Treves también fue benefactor del "Hombre Elefante")
En promedio, ¿cuánto mide el colon?	≈ 1.5 m
¿Cuál es la longitud promedio del intestino delgado adulto?	≈ 6 m
En promedio, ¿cuánto mide el ano?	3 a 3.5 cm
¿cuánto mide el recto?	≈ 12 cm
Defina la cantidad de cobertura peritoneal del recto por tercios:	
Tercio proximal	Cubierta peritoneal total
Tercio medio	Superficie anterior cubierta por peritoneo
Tercio distal	Sin cobertura peritoneal

¿Cuál es la localización más frecuente de una fisura anal y por qué?

Posterior, debido al área parteaguas del flujo sanguíneo bajo

¿Cuántas almohadillas hemorroidales anales hay?

Tres —**DDUI:**
Dos a la **D**erecha
Una a la **I**zquierda

¿Qué es el punto de Griffith?

El área parteaguas del flujo sanguíneo entre el intestino medio y el intestino posterior del colon —el área entre los dos tercios proximales y el tercio distal del colon transverso

¿Qué es el punto de Sudeck?

El parteaguas entre la arteria hemorroidal superior y la arteria hemorroidal media

¿Cómo recordar la orientación correcta proximal/distal de los puntos de Sudeck y Griffith?

Sólo piense alfabéticamente **G** luego **S: GS** = primero Griffith, segundo Sudeck

¿Cómo se denomina una vesícula biliar que cuelga del hígado y se dobla a la mitad?

Gorro frigio

Identifique las zonas del retroperitoneo:

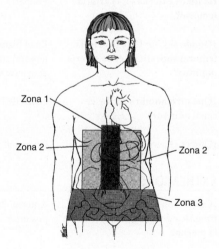

¿Qué es el espacio de Retzius?	El espacio preperitoneal entre el hueso púbico y la vejiga
¿Cuánto líquido en tercer espacio es necesario para aumentar 1 mm el grosor del peritoneo completo?	18 L
¿Qué es el ganglio de Rosenmüller?	Ganglio sobre la unión entre la vena safena mayor y la vena femoral
¿Qué es la fascia de Denonvilliers?	La fascia entre el recto y la vagina o la próstata
¿Qué es el canal de Alcock?	1. Arteria y vena pudendas internas 2. Rama del nervio pudendo (rama del pene o del clítoris)
¿Cuáles son los límites del triángulo femoral?	Piense: "**PAS**": 1. Ligamento de **P**oupart 2. **A**ductor largo 3. **S**artorio
¿Dónde se convierte la arteria iliaca externa en la arteria femoral?	En el ligamento inguinal (ligamento de Poupart)
¿Dónde se convierte la arteria femoral superficial en la arteria poplítea?	En el hiato aductor, donde la arteria femoral superior deja el canal aductor y se convierte en la fosa poplítea
¿Qué otro nombre recibe el canal aductor?	Canal de Hunter
¿Qué es el ganglio de Cloquet?	Un ganglio en el triángulo femoral

EXTREMIDAD INFERIOR

¿Cuáles son los cuatro compartimentos de la región inferior de la pierna?	Anterior, lateral, posterior profundo y posterior superficial

Identifique los huesos y compartimentos de la región inferior de la pierna:

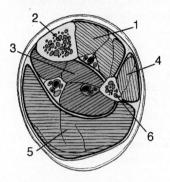

1. Compartimento anterior
2. Tibia
3. Compartimento posterior profundo
4. Compartimento lateral
5. Compartimento posterior superficial
6. Peroné

¿Cómo se encuentra la localización aproximada de la arteria femoral en un paciente sin pulso femoral?

Dos dedos lateral al tubérculo púbico

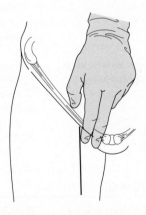

¿Cómo recordar dónde realizar las incisiones cutáneas para una fasciotomía de cuatro compartimentos en la región inferior de la pierna?

PATP:
   Peroné = **A**nterior
   Tibia = **P**osterior

¿Qué es la fascia de Waldeyer?

Fascia presacra

¿Qué nervio puede lesionarse durante la fasciotomía lateral inferior de pierna?

El nervio peroneo superficial, que corre en la cara anterior del compartimento lateral

¿Qué provoca la lesión resultante?	Un pie invertido y pérdida de la sensación en el dorso del pie y los ortejos
¿Por qué podría un paciente con CC presentar paro coronario después de pinzar la subclavia izquierda?	¡El paciente tiene una derivación coronaria de arteria mamaria interna!
¿Sólo los actores tienen venas tebesianas?	No; ¡éstas son las venas que drenan directamente hacia el corazón!
¿Por qué puede ligarse la vena renal izquierda sin consecuencias, pero no la vena renal derecha?	La vena renal izquierda puede drenar a través de la vena gonadal izquierda (testicular/ovárica), la vena gonadal derecha drena hacia la VCI
¿Cuál es el drenaje venoso de las glándulas suprarrenales?	En general una vena central: Derecha = VCI Izquierda = vena renal izquierda (± vena accesoria que drena hacia la vena frénica inferior)
¿Cuál es el riego arterial hacia las arterias suprarrenales?	Tres arterias: 1. Arteria suprarrenal **superior** (rama de la arteria frénica inferior) 2. Arteria suprarrenal **media** (rama de la aorta) 3. Arteria suprarrenal **inferior** (rama de la arteria renal)

EMBRIOLOGÍA GI

¿Cuáles son los sitios más frecuentes del tejido pancreático heterotópico?	El estómago, el intestino delgado y el divertículo de Meckel
¿Cuánto rota el estómago durante el desarrollo?	90° en sentido de las manecillas del reloj; por ello, el vago izquierdo es anterior
¿Cuánto rota el intestino medio durante el desarrollo?	270° en sentido contrario a las manecillas del reloj alrededor de la arteria mesentérica superior, vista en dirección anteroposterior

¿Cuál es el origen embrionario de un divertículo de Meckel?

El conducto vitelino

¿A qué órganos adultos da origen el intestino anterior?

A pulmones, esófago, estómago y duodeno (hasta el ámpula de Vater); páncreas, hígado, conductos biliares y vesícula biliar se forman de yemas del duodeno

¿A qué órganos adultos da origen el intestino medio?

Al duodeno (distal al ámpula de Vater), intestino delgado e intestino grueso (hasta el tercio distal del colon transverso)

¿A qué órganos adultos da origen el intestino posterior?

Al tercio distal del colon transverso hasta el canal anal

¿Qué yema pancreática se conecta con el conducto biliar?

La yema pancreática ventral

¿Qué yema pancreática migra para fusionarse con otra yema?

La yema ventral migra en dirección posterior a la izquierda para fusionarse con la yema dorsal

¿Qué forma la yema pancreática ventral en el páncreas adulto?

El proceso uncinado y la región inferior de la cabeza pancreática

¿Qué forma la yema pancreática dorsal en el páncreas adulto?

La región superior de la cabeza pancreática y el cuerpo y la cola del páncreas

¿De qué yema pancreática se forma el conducto pancreático accesorio pequeño de Santorini?

De la yema dorsal; el conducto principal de Wirsung se forma del conducto pancreático ventral completo, luego se fusiona con el conducto pancreático distal de la yema dorsal

¿Qué anomalía surge si la yema pancreática ventral migra en dirección posterior y anterior para fusionarse con la yema pancreática dorsal?

Páncreas anular

Capítulo 20 Cuidados respiratorios quirúrgicos

¿Cuál es la causa más frecuente de fiebre en las primeras 48 h posquirúrgicas?

Atelectasias

¿Qué son las atelectasias por absorción?

El oxígeno inhalado elevado reemplaza al nitrógeno en los alveolos y ocasiona colapso del saco aéreo (atelectasias); el nitrógeno mantiene abiertos los alveolos al funcionar como "prótesis"

¿Qué es la espirometría incentiva?

El paciente puede documentar el volumen corriente y tendrá un "incentivo" al incrementarlo

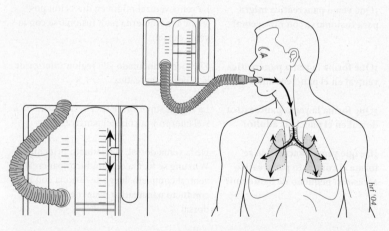

¿Qué es la hipoventilación inducida por oxígeno?

Algunos pacientes con enfermedad pulmonar obstructiva crónica (EPOC) tienen oxígeno bajo como el estímulo principal para el impulso respiratorio; si se les administra oxígeno suplementario presentarán un impulso respiratorio disminuido e hipoventilación

¿Por qué debe administrarse oxígeno suplementario al paciente con neumotórax?

El neumotórax se compone casi por completo de nitrógeno —lo que incrementa el oxígeno en los alveolos y aumenta el gradiente de nitrógeno, ¡esto ocasiona una absorción más rápida del neumotórax!

¿Qué es una mascarilla con reservorio sin recirculación de aire (*nonrebreather mask*)?

Oxígeno al 100% con una bolsa reservorio

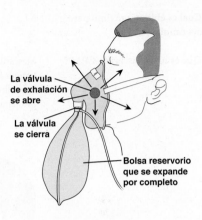

La válvula de exhalación se abre

La válvula se cierra

Bolsa reservorio que se expande por completo

¿Por qué las mascarillas sin recirculación tienen una bolsa "reservorio"?

El flujo a la inhalación excederá la velocidad de entrega de los tubos y la bolsa permite contar con oxígeno adicional

¿Cuál es la FiO$_2$ máxima entregada por una mascarilla sin recirculación?

$\approx$ 80 a 90%

¿Cómo se obtienen PaO$_2$ a partir de Sat O$_2$?

PaO$_2$ de 40, 50, 60 equivalen aproximadamente a 70, 80, 90 en Sat

¿Qué es una cánula nasal para oxígeno?

Oxígeno entregado a través de tubos con puntas en las narinas

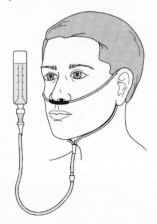

¿Cuánto aumenta FiO$_2$ por cada litro añadido a la cánula nasal? ≈ 3%

¿Cuál es el flujo máximo para una cánula nasal? 6 L

¿Qué es una mascarilla CPAP? Mascarilla con presión positiva continua (*Continuous Positive Air Pressure mask*) —mascarilla no invasiva que proporciona presión positiva para un ciclo respiratorio completo

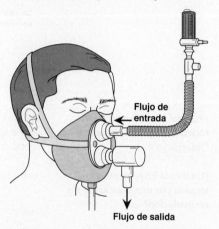

Flujo de entrada

Flujo de salida

¿Qué es un BiPAP nasal? Mascarilla con presión positiva binivel de la vía aérea [*Bilevel Positive Airway Pressure mask*] —mascarilla nasal que, básicamente, proporciona soporte de presión y presión positiva al final de la espiración (PPFE)

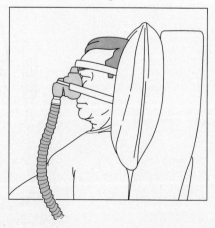

¿Cuál es la razón I:E normal (tiempo para inspiración:tiempo para espiración)?

1:2 a 1:3

¿Qué es "auto PPFE"?

La espiración incompleta ocasiona un aumento de presión en los alveolos después de la espiración

¿Qué complicación infecciosa se observa con la intubación endo-traqueal nasal?

1. Sinusitis
2. Neumonía Relacionada con Ventilador (NRV)

¿Cómo puede buscarse edema laríngeo en el paciente intu-bado?

Desinflar el balón de TET y ocluir TET por un momento, observar si el aire se mueve alrededor del TET

¿Qué es un tubo endotraqueal de "doble luz"?

Permite la ventilación de un solo pulmón

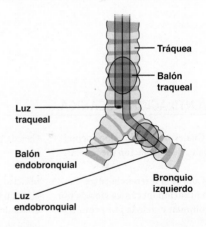

TRAQUEOSTOMÍA

¿La colocación temprana en un paciente traumatológico produce un retiro temprano del ventilador?

Ningún estudio ha mostrado un beneficio claro con la colocación temprana de una traqueostomía

¿Qué debe hacerse si una tra-queostomía se cae antes de que se forme un tracto maduro?

Debe colocarse un tubo endotraqueal oral

¿Qué es un tubo de traqueostomía fenestrado?

Tubo de traqueostomía que permite hablar al paciente

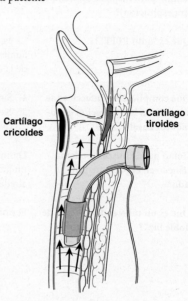

Cartílago cricoides

Cartílago tiroides

VENTILACIÓN MECÁNICA

¿Cuáles son los dos tipos principales de ventilación mecánica?

Ciclado por volumen y ciclado por presión

¿Cuál es la diferencia entre ventilación mecánica ciclada por volumen y ciclada por presión?

El ciclado por volumen proporciona una respiración hasta alcanzar un volumen prescrito; el ciclado por presión brinda una respiración hasta alcanzar una presión prescrita

¿Cuáles son los tipos comunes de ventilación mecánica ciclada por volumen?

Control por **V**olumen/**C**ontrol por **A**sistencia (**CV/CA**) y **V**entilación **M**ecánica **I**ntermitente **S**incronizada (**VMIS**)

¿Cuál es la diferencia entre CA y VMIS?

Ambas proporcionan una respiración a la velocidad prescrita; la diferencia principal es cuando el paciente inicia una respiración; en CA, la respiración tiene soporte completo con un volumen corriente prescrito; en VMIS, el ventilador no da soporte a la respiración a menos que se agregue soporte de presión para que el paciente inicie las respiraciones (VMIS/SP)

¿Qué significa sincronizada en VMIS?

Si el paciente inicia una respiración inmediatamente antes de que el ventilador dé una respiración, la ventilación proporcionará el volumen corriente completo y no respiraciones "superpuestas"

¿Qué es la "superposición de respiraciones"?

Cuando el ventilador brinda una respiración antes de que el paciente exhale por completo la respiración previa; es una complicación temida de CA

¿Cuál es la diferencia entre CA y VMIS en un paciente paralizado o que no respira?

Ninguna

¿Cuáles son los modos comunes de ventilación mecánica ciclada por presión?

Ventilación con Control de Presión (VCP) y ventilación con soporte de presión

¿Qué es VCP?

El ventilador proporciona una respiración hasta alcanzar la presión prescrita. Los volúmenes corrientes variarán según la distensibilidad pulmonar con cada respiración

¿Qué es la ventilación con soporte de presión (SP)?

Después de que el paciente inicia una respiración, el ventilador AUXILIARÁ cada respiración iniciada con presión adicional

¿Qué pasa si el paciente no inicia una respiración espontánea mientras está bajo SP?

No se administrará respiración alguna; el ventilador sólo asistirá las respiraciones espontáneas del paciente en SP

¿Cuál es la mayor preocupación con SP?

La ventilación minuto puede variar en gran medida

¿Cuál es la fórmula general para la cantidad de SP necesaria?

$(PIP - PPEP) \times \frac{1}{2}$

¿Qué es el control volumétrico regulado por presión (CVRP)?

CVRP es un modo ciclado por volumen que ajusta el flujo inspiratorio con cada respiración para alcanzar el volumen prescrito sin presiones altas en las vías respiratorias

¿Cuándo se usa CVRP?

SDRA (síndrome de dificultad respiratoria aguda)

¿Qué es la ventilación asistida proporcional (VAP)?

El ventilador igualará un porcentaje del esfuerzo proporcionado por el paciente con cada respiración; básicamente, una forma elegante de SP

¿Qué es la ventilación con liberación de presión de las vías respiratorias (VLPVR)?

VLPVR son dos niveles de CPAP —Peephigh y Peeplow. El paciente tiene respiración espontánea durante ambos periodos

¿Cuáles son las ventajas de VLPVR?

Disincronía disminuida, mayor oxigenación y gasto cardiaco; todo debido a los efectos de la respiración espontánea

¿Cuál es la VLPVR en un paciente que no tiene respiración espontánea?

Análoga a la razón inversa de la ventilación con control de presión

---

Capítulo 21 Información renal

¿Cuál es el cascanueces anatómico y cuál es su importancia clínica?

El origen de la arteria mesentérica superior (AMS) pasa encima de la vena renal izquierda y la tercera porción del duodeno; la compresión de la vena puede causar dolor abdominal y hematuria

¿Cuál es la relación anatómica entre la arteria renal, la vena renal y la pelvis renal?

Anterior a posterior: vena, arteria y pelvis

Mencione las cinco regiones básicas de la nefrona y la localización donde funcionan los diuréticos clásicos

1. Cápsula de Bowman
2. Túbulo proximal
3. Asa de Henle —rama delgada descendente/gruesa ascendente
4. Túbulo distal
5. Túbulo colector

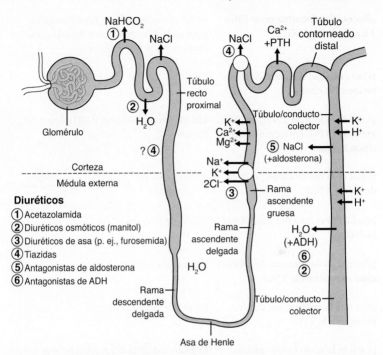

Diuréticos

1. Acetazolamida
2. Diuréticos osmóticos (manitol)
3. Diuréticos de asa (p. ej., furosemida)
4. Tiazidas
5. Antagonistas de aldosterona
6. Antagonistas de ADH

¿Qué estructuras forman el filtro glomerular	Compuesto por tres capas: endotelio capilar, membrana basal y procesos podálicos de los podocitos
Nombre tres factores de una molécula que disminuye la capacidad para filtrarse en la membrana basal glomerular (MBG)	1. Tamaño grande (peso molecular en kilo-daltons) 2. Carga negativa 3. Unión a proteínas plasmáticas (albúmina no se filtra)
¿Qué tamaño de molécula se filtra con libertad?	< 7 000 kDa
¿La hemoglobina puede pasar a través de la MBG normal?	Sí, puede hacerlo después de hemólisis intravascular (68 000 kDa), lo cual puede causar disfunción tubular
¿Qué tamaño de molécula es prácticamente impenetrable a través de la MBG?	70 000 kDa

¿Por qué la albúmina no se filtra a través de la MBG?	La albúmina tiene carga negativa con un peso molecular de 67 000 kDa; esta combinación evita que pueda filtrarse
¿Qué cantidad del gasto cardiaco reciben los riñones?	25%
¿Cuál es la tasa de filtración glomerular (TFG) aproximada del riñón normal?	120 ml/min en hombres y 100 ml/min en mujeres
¿Cuál es la manera más práctica de medir TFG?	$$\text{Depuración de creatinina} = \frac{\text{Ucr} \times \text{GUr (ml/min)}}{\text{Pcr}}$$
¿Qué TFG se necesita para evitar la diálisis?	Mayor de 15 ml/min
¿Por qué la depuración de creatinina sobrestima la TFG?	La creatinina se filtra y se secreta
¿Por qué la depuración de urea subestima la TFG?	La urea se filtra y reabsorbe
¿Cuál es la manera más precisa para estimar la TFG que no sea la depuración de Cr?	El promedio de la depuración de urea y creatinina
Compare la depuración de urea con la depuración de creatinina	La depuración de urea es alrededor de 2/3 la depuración de creatinina; por lo tanto, las cifras de BUN aumentan antes que Cr y disminuyen después que Cr durante el inicio y resolución de la insuficiencia renal aguda (IRA)
¿Qué determina la TFG?	Constricción/dilatación de las arteriolas aferente y eferente
¿Qué medición define el límite superior normal para la excreción de proteínas urinaria diaria?	150 mg/24 h; se necesita > 300 mg/24 h para detectarse por la tira reactiva estándar
¿Qué tipo de anomalía urinaria puede causar la obstrucción de la vena renal?	Proteinuria masiva

¿Cuál es la gravedad específica (ge) en el riñón con la menor carga de trabajo?	1.010 ge; corresponde a ≈ 280 mOsm/L (igual a la del plasma)
¿Cuál es la ge urinaria máxima en el adulto?	1.035 ge
¿Qué cetona se detecta con la tira reactiva estándar?	Acetoacetato; no β-hidroxibutirato
¿Cuál es el intervalo normal de pH en orina?	5 a 8
¿Dónde ocurre la secreción de amoniaco y K^+, así como la acidificación de la orina?	Túbulo distal
¿Qué medicametos alteran la arteriola aferente?	Dopamina y fenoldopam causan vasodilatación de la arteriola aferente para aumentar la TFG
¿Dopamina mejora la supervivencia en la lesión renal aguda?	No, no debe usarse para mejorar la producción de orina
¿Cuál es el mecanismo de fenoldopam?	Agonista potente de dopamina (aumenta 6 veces la vasodilatación aferente en comparación con dopamina)
Defina lo siguiente:	
Azoemia	Exceso de urea y otros desperdicios nitrogenados en la sangre
Oliguria	Excreción urinaria < 0.5 ml/kg/h o ≈ 500 ml/24 h; en general, el nivel debajo del cual la carga osmolar diaria no puede excretarse
Identifique el gasto urinario (GUr) para:	
Anuria	< 100 cc/24 h
Oliguria	< 400 cc/24 h
LRA no oligúrica	> 400 cc/24 h (aumento de creatinina con GUr normal)

¿Cuál es la nueva terminología correcta para la insuficiencia renal aguda?	IRA
¿Qué indica el término "IRA" sobre el GUr?	Nada, es posible que haya IRA oligúrica o no oligúrica
¿Qué se considera la causa de IRA no oligúrica?	La preservación de cierta TFG en presencia de disfunción tubular (¡tiene mejor pronóstico que la IRA oligúrica!)
¿Cuál es el porcentaje de pacientes en la UCI con IRA?	≈ 6%
¿Por qué es importante la IRA en la UCI?	La mortalidad es de 60% —¡mayor que por SDRA!
¿Cuáles son las tres clasificaciones clásicas de IRA?	Piense **PIP** **P**rerrenal **I**ntrarrenal **P**osrenal
¿Cuáles son las causas comunes de IRA en la UCI?	Necrosis tubular aguda (ATN) (45%) Prerrenal (20%) Insuficiencia renal aguda o crónica (13%) Vasculitis (4%) Nefritis intersticial aguda (NIA) (2%) Ateroembolia (1%)
¿Cuáles son algunas pruebas diagnósticas y de laboratorio adecuadas para diferenciar las causas de IRA?	Respuesta a bolo de líquido Na+ en orina y FENa+ Volumen urinario (GUr) Razón BUN/creatinina Examen general de orina y microscopia de sedimento urinario Ecografía renal
¿Cuánto aumentaría la creatinina en las primeras 24 h después de retirar ambos riñones?	1 a 2
¿Cómo puede ser útil la ecografía en la diferenciación de lo anterior?	Puede descartar obstrucción posrenal u otras anomalías estructurales

¿Cómo es útil el Na$^+$ en orina en el estudio de IRA?	Azoemia prerrenal: en general Na$^+$ < 20 mEq/L Azoemia renal: Na$^+$, en general > 30 mEq/L debido a disfunción tubular e incapacidad resultante para reabsorber Na$^+$
¿Cuál es una desventaja de este método?	Las concentraciones de Na$^+$ en orina se afectan por el uso de diuréticos
¿Cuál es la mejor prueba para diferenciar IRA prerrenal de intrarrenal?	$$FENa = \frac{Un}{Pn} \times \frac{Pn}{Un}$$
¿Cuál es el valor de FENa para IRA prerrenal?	< 0.01 (< 1%)
¿Cuál es el valor de FENa para IRA intrarrenal?	> 0.02 (> 2%)
¿Qué otros componentes urinarios son útiles en IRA?	Urea, concentración que no es afectada por diuréticos (cifras altas de urea en orina — azoemia prerrenal)
¿Cuáles son las posibles causas no renales de cifras séricas altas de BUN?	Deshidratación, estados catabólicos, dieta rica en proteína, reabsorción de sangrado GI y anastomosis ureterocólica
¿Cómo es útil la osmolaridad urinaria en IRA?	Prerrenal: > 400 mOsm/L Renal: < 400 mOsm/L, debido a la incapacidad tubular para concentrar la orina
¿Cuáles son los cuatro valores comunes de laboratorio consistentes en azoemia prerrenal?	1. FENa < 0.01 2. Na urinario < 20 3. Osmolaridad urinaria > 400 4. Razón BUN/creatinina > 20
¿Cuál es la causa más frecuente de IRA intrarrenal posquirúrgica?	NTA debida a hipotensión intraoperatoria
¿Cómo puede el examen microscópico del sedimento urinario ayudar en el diagnóstico de NTA?	Los cilindros granulares son patognomónicos de NTA

¿Cómo se diagnostica la NTA?

Primero, por exclusión de causas prerrenales y posrenales, seguida de diferenciación de otras causas renales intrínsecas (NIA o glomerulonefritis/vasculitis)

¿Cuáles son las causas de NTA?

Isquemia, nefrotoxinas, sepsis y mioglobina

¿De qué están formados los cilindros granulares?

De células epiteliales tubulares de NTA

¿Los cilindros hialinos son patológicos?

No, forman parte de la orina normal y aumentan debido a fiebre o la administración de diuréticos de asa

¿Cuál es la importancia de los cilindros eritrocitarios?

La mayoría de los casos son consecuencia de glomerulonefritis, pero también pueden encontrarse en NIA, nefropatía diabética, embolia renal y trombosis venosa renal

¿Cuál es la importancia de los cilindros leucocitarios?

Con frecuencia son resultado de pielonefritis o NIA

¿Qué anomalía urinaria clásica se encuentra en NIA?

Eosinofilia (presente sólo en 15% de los casos)

¿Cuáles son las nefrotoxinas encontradas con mayor frecuencia?

Antibióticos (aminoglucósidos, β-lactámicos, anfotericina B), AINE, IECA, medios de contraste radiológicos

¿La diálisis ayuda a prevenir la lesión renal después de la administración de medio de contraste IV?

NO; el daño ya está hecho

¿Qué medios de contraste IV tienen una menor tasa de lesión renal?

Visipaque (sin iónico isosmolar, no con baja osmolaridad)

¿Cuál es el tratamiento óptimo para la mioglobinuria?

1. La hidratación IV es lo más importante
2. Alcalinizar la orina con bicarbonato IV
3. Diuresis con manitol

¿Cuál es el objetivo de los tratamientos señalados para la mioglobinuria?

Aumentar el flujo urinario (GUr)

¿Cuándo se deja de tratar la mioglobinuria?

Verificar CK < 5 000 y la orina es transparente

¿Cuál es la regla general de oro para determinar la localización de la hematuria?

Eritrocitos dismórficos: proceso glomerular
Eritrocitos isomórficos: proceso no glomerular

¿Cuál es la causa posrenal más frecuente de insuficiencia renal?

Obstrucción mecánica (próstata grande o cálculos)

¿La filtración glomerular se detiene en el lado afectado en la obstrucción unilateral?

No, continúa una pequeña porción de filtración, pero se reabsorbe por completo en los túbulos

¿Cuáles son los problemas emergentes más frecuentes encontrados en IRA?

Hiperpotasiemia, uremia grave, acidosis grave, defectos de coagulación, insuficiencia respiratoria, hipertensión grave

¿Cuál es el tratamiento emergente para hiperpotasiemia?

1. Calcio intravenoso
2. 50 ml de D_{50} W con 10 unidades de insulina
3. Diurético de asa (es decir, furosemida)
4. Bolo de solución salina

¿Cómo funciona el tratamiento antes mencionado?

Causa cambio intracelular de K^+

¿Cuál es la desventaja del tratamiento antes mencionado?

El potasio regresará al compartimento extracelular en 3 a 4 h; ¡esto gana tiempo para establecer la diálisis!

¿Cuáles son las indicaciones para diálisis?

Piense: **AEIOU**
Acidosis
Electrolitos ($\uparrow K^+$)
Inflamación (pericarditis urémica)
SObrecarga/sobredosis (líquido/fármaco)
Encefalopatía **U**rémica

¿Cuáles son las tres modalidades de diálisis?

1. Hemodiálisis (HD)
2. Diálisis peritoneal
3. Hemofiltración veno-venosa continua con o sin HD

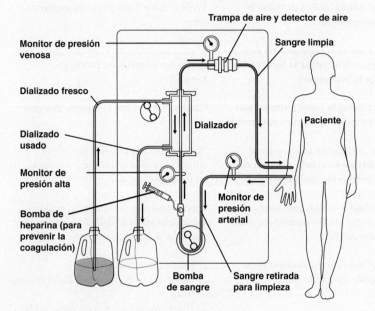

¿Cuáles son los tres principios de la HD?

1. Difusión
2. Ultrafiltración
3. Convección

Describa lo siguiente:

Difusión — Movimiento de solutos de una concentración mayor a una menor

Ultrafiltración — Movimiento de solutos de una presión mayor a una menor (hidrostática)

Convección — Los solutos se arrastran a través de una membrana (oncótica)

¿Cuál es el tamaño de los poros de la membrana de diálisis? — Lo suficientemente grandes para permitir el paso fácil de moléculas de hasta 1 500 a 5 000 Da

¿Cuál es la ventaja de hemodiálisis novenosa continua (HDVVC) *vs*. HD estándar?

HDVVC puede usarse en pacientes con hipotensión

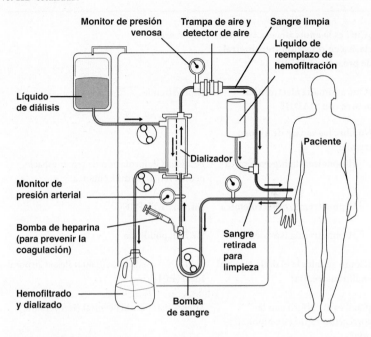

¿Cuál es la desventaja de HDVVC *vs*. HD estándar?

Tarda más tiempo en obtener la misma depuración

¿Cómo se aumenta la depuración de solutos en HDVVC?

Al aumentar la velocidad de flujo del dializado

¿Cuál es la diferencia entre HDVVC y UFVVC?

HD se refiere a la remoción de solutos; ultrafiltrado (UF) se refiere a la remoción de agua; HVVC puede usar uno o ambos en combinación de manera simultánea

Capítulo 22   Líquidos y electrolitos

¿Cuál es la anomalía electrolítica clásica en resección transuretral de próstata (RTUP)?	Hiponatremia
¿Qué anomalía electrolítica ocurre con SIADH?	Hiponatremia
Nombre las causas de hiponatremia:	
Hiponatremia hipovolémica	Pérdidas GI, formación de tercer espacio, pédida renal, pérdida cutánea
Hiponatremia hipervolémica	Cirrosis, RTUP, ICC
Hiponatremia isovolémica	SIADH, polidipsia
¿Cómo se calcula el déficit de Na$^+$ en hiponatremia?	$(140 - Na^+$ medido$) \times (0.60 \times$ **P**eso **C**orporal **I**deal [**PCI**])
¿Cuál es el peligro con la corrección rápida de hiponatremia?	Mielinólisis pontina central (**irreversible**)
¿Qué es la seudohiponatremia?	Valor bajo de Na$^+$ durante hiperglucemia grave; agregar 2 mEq a valor de Na$^+$ para concentraciones de glucosa elevadas en aumentos de 100 por arriba de lo normal
¿Cuál es la causa más frecuente de hipernatremia?	Pérdida de agua libre —en general sin exceso de sodio
¿Ejemplo clásico de hipernatremia isovolémica?	Diabetes insípida —ausencia de ADH
Defina diabetes	Básicamente, poliuria
Defina insípida	Insípida significa "sin sabor", ¡en contraste con la orina "dulce" de la diabetes mellitus!
¿Qué medicamentos causan diabetes insípida nefrogénica?	Anfotericina B

¿Cómo se reemplaza el déficit de agua libre en hipernatremia (en litros)?

$[(\text{pacientes Na}^+/140) - 1] \times (\text{PIC} \times 0.60)$

¿Por qué se usa $D5_W$ en vez de H_2O para reemplazar los déficits de agua libre?

¡H_2O es demasiado hipotónica y ocasionará hemólisis intensa!

¿Cuál es el peligro de la corrección rápida de la hipernatremia?

Edema cerebral que causa crisis convulsivas y daño cerebral permanente

¿Cuál es el catión *intra*celular principal?

Potasio (K^+) cercano a 150 mEq (¡Na^+ sólo se encuentra en 10 mEq!)

¿Cuál es la estimación general para el reemplazo de K^+?

K^+ sérico aumenta 0.25 con cada 100 mEq de KCl

¿Cuáles son dos causas de hipopotasiemia que pueden corregirse con cirugía?

Enfermedad de Conn y pólipos colónicos secretores de moco con alto contenido en K^+

¿Por qué es importante la concentración de potasio en pacientes que reciben digoxina?

Potasio y digoxina compiten por los mismos receptores; de este modo, si las cifras de K^+ son bajas, el paciente es vulnerable a toxicidad por digoxina

¿Qué es más peligroso? ¿Hiperpotasiemia o hipopotasiemia?

¡Hiperpotasiemia!

¿Cuál es el efecto de hipotermia sobre K^+?

Hipopotasiemia

¿Cuál es la fórmula para estimar la concentración "verdadera" de calcio con albúmina baja?

Agregar 0.8 mg a la cifra de calcio por cada 1 g de déficit de albúmina

¿Cuáles son los signos de hipocalciemia?

Signo de Chvostek (el golpeteo del nervio facial produce fasciculaciones), hiperreflexia, entumecimiento/hormigueo perioral, signo de Trousseau (espasmo carpopedal después de inflar el manguito de PA)

¿La hipocalciemia debe tratarse en la rabdomiólisis?

No; hacerlo puede incrementar el depósito de calcio en los músculos lesionados y exacerbar la rabdomiólisis

¿Cuál es la distribución del magnesio?	45% hueso 45% intracelular 10% extracelular
¿La deficiencia de cuáles electrolitos es un signo de una tercera deficiencia electrolítica?	Hipopotasiemia (refractaria a repleción) e hipocalciemia son signos de hipomagnesemia
Mencione las causas de hipofosfatemia	Iatrógeno (ligantes de fosfato, diuréticos), pérdida renal (recuperación de NTA, diuresis), pacientes quemados, síndrome de realimentación, alcalosis respiratoria, deficiencia de vitamina D
¿Signos de hipofosfatemia grave?	Debilidad muscular que da paso a insuficiencia respiratoria y parálisis flácida
¿Tratamiento de hipofosfatemia?	Fosfato de potasio o fosfato sódico IV, según las cifras de Na^+ y K^+
¿Causas de hiperfosfatemia?	Insuficiencia renal, acidosis, hipoparatiroidismo (paratiroidectomía posoperatoria)
¿Signos de hiperfosfatemia?	**Tetania** por hipocalciemia
¿Tratamiento de hiperfosfatemia?	Hidratación y diuresis (acetazolamida es el diurético clásico); ligantes de fosfato VO (hidróxido de aluminio VO); dieta con bajo contenido de fosfato; **diálisis** si es grave y refractaria
¿Cuál es el contenido de los siguientes líquidos intravenosos?	
Solución salina normal	Na^+ 154, Cl^- 154, Lactato 0, pH 4.5, Osmolaridad 308
Ringer lactato (RL)	Na^+ 130, Cl^- 109, Lactato 28, pH 6.5, Osmolaridad 254
D_5W	Na^+ 0, Cl^- 0, Lactato 0, pH 5, Osmolaridad 252
$D_5W\frac{1}{2}$ NS	Na^+ 77, Cl^- 77, Lactato 0, pH 4.4, Osmolaridad 405
¿Cuál es la osmolaridad normal del suero?	285 a 295

¿Qué otros electrolitos se encuentran en RL?	K^+ 4 mEq y Ca^{++} 3 mEq (por litro)
¿Cuánto Na^+ hay en una ámpula de bicarbonato de sodio?	50 mEq/ámpula (una ámpula = 50 ml)

¿Qué anomalías electrolíticas se relacionan con las siguientes afecciones?

Enfermedad de Conn	$\downarrow K^+ \uparrow Na^+$
Crisis de Addison	$\uparrow K^+ \downarrow Na^+$
Vipoma	$\downarrow K^+$
Diabetes insípida	$\uparrow Na^+$
SIADH	$\downarrow Na^+$

Capítulo 23 Números en cirugía y fórmulas quirúrgicas

¿Cuáles son los números para lo siguiente?

ECG (escala de coma de Glasgow) verbal máximo	5
ECG motor máximo	6
ECG ocular máximo	4
Coma por ECG	< 8
IMC mínimo para derivación gástrica con problemas médicos relacionados con el peso	35
IMC mínimo para derivación gástrica sin problemas médicos relacionados con el peso	40

¿Tamaño de un carcinoide apendicular tratado por apendicectomía?	< 1.5 cm
¿Tamaño de un carcinoide apendicular tratado por *Hemi-colectomía derecha*?	> 1.5 cm
¿Bilirrubina total mínima para ictericia?	> 2.5
¿Sangre para hemoptisis *masiva*?	> 600 cc
¿Gasto urinario (GUr) para oliguria?	< 400 cc/24 h
¿GUr para anuria?	< 100 cc/24 h
¿Con qué FeV_1 debe obtenerse un rastreo perfusión-ventilación antes de realizar una cirugía de resección pulmonar?	FeV_1 < 2 L
¿GUr mínimo para adultos?	> 30 cc/h
¿Recuento de eritrocitos para LPD *positivo*?	> 100 000/mm^3
¿Recuento de leucocitos para LPD *positivo*?	> 500/mm^3
¿Indicación de sangre en cc para toracotomía después de colocación inicial de tubo torácico para hemotórax traumático?	> 1 500 cc
¿Indicación para toracotomía por gasto de sangre por hora después de tubo torácico para hemotórax traumático?	> 200 cc/h por 4 h
¿Frecuencia cardiaca para taquicardia?	> 100 latidos/min
¿Contenido calórico de *grasa*?	9

¿Contenido calórico de carbohidratos?	4
¿Contenido calórico de proteínas?	4
¿Valor de FENa prerrenal?	< 1
¿Valor de FENa en causa renal de insuficiencia renal?	> 1
¿Factores de coagulación dependientes de vitamina K?	2, 7, 9, 10
¿Qué factor de coagulación es deficiente en hemofilia A?	8
¿Qué factor de coagulación es deficiente en hemofilia B?	9
¿Diámetro de AAA para reparación quirúrgica?	> 5 cm
¿Límite quirúrgico para melanoma < 1 mm?	1 cm
¿Límite quirúrgico para melanoma > 1 mm?	2 cm
¿CC de sangre para melena?	> 50
¿Cuántos días después de una laparotomía puede observarse aire "libre" en RxAbd?	> 7
¿Cuántos días posoperatorios debe esperar antes de buscar absceso peritoneal por TC?	> 7
¿Sodio (en mEq) en solución salina normal?	154
¿Sodio (en mEq) en RL?	130
¿Cloro (mEq) en solución salina normal?	154

¿Pérdida máxima de sangre en una fractura cerrada de fémur?	1 500 cc
¿Afinidad de hemoglobina por CO_2 *vs.* O_2?	CO_2 es 249 × la afinidad del O_2
¿Longitud del recto?	12 a 15 cm
¿Pérdida máxima de sangre en una fractura cerrada de húmero?	750 cc
¿FeV_1 mínima proyectada posoperatoria para resección pulmonar?	> 800 cc
¿Cómo se convierte el nitrógeno en proteína?	Multiplicar nitrógeno por 6.25 para obtener proteína
¿Porcentaje de gasto cardiaco a cada riñón?	12.5% a cada riñón (o 25% a ambos)
¿Gasto cardiaco al hígado (sólo arteria hepática)?	10% (pero recuerde 2/3 del flujo sanguíneo al hígado proviene de la vena porta; así, el flujo sanguíneo arterial y portal combinado = 25% del gasto cardiaco)
¿Gasto cardiaco al cerebro?	15%
¿Gasto cardiaco al bazo?	¡Sólo 5%!
¿Porcentaje del páncreas que puede resecarse sin disfunción endocrina o exocrina?	Hasta 80%
¿Cómo se convierte el % ASCT (área de superficie corporal total) quemada en superficie corporal en centímetros cuadrados?	Multiplicar % ASCT por 200
¿Longitud de una anastomosis enteroquística para seudoquiste pancreático?	> 3 cm

FÓRMULAS QUIRÚRGICAS

¿Gasto cardiaco?	FC × volumen latido
¿Presión arterial media?	PAM: PAD + 1/3 PAS − PAD
¿Presión de perfusión cerebral?	PAM − PIC
¿Ley de Laplace?	Tensión de pared = radio × presión
¿RVS?	PAM − PVC/GC × 80
¿RVP?	PAP (media) − PCWP/GC × 80
¿IMC?	Peso en kg/Estatura en metros al cuadrado
¿Fórmula de Parkland?	= 4 × kg × % quemadura (para reanimación volumétrica en quemados)
¿FENa?	$\text{FENa} = \dfrac{Na^+ \text{ en orina} \times Cr \text{ en plasma}}{Cr \text{ en orina} \times Na^+ \text{ en plasma}} \times 100$
¿Corrección de cifras de calcio con albúmina baja?	(4 − albúmina medida) × 0.8 agregada a la concentración medida de calcio
¿Velocidad de líquido de mantenimiento?	4 − 2 − 1 (4 × primeros 10 kg, luego 2 × los siguientes 10 kg, luego 1 × los kg restantes)
¿Brecha aniónica?	$Na^+ − (Cl + HCO_3^-)$
¿Presión?	Presión = flujo × resistencia
¿Entrega de oxígeno?	GC × (Hb × Sat O_2)
¿pH y CO_2?	Cada incremento de CO_2 de 10 = disminución de 0.08 de pH
¿*Reanimación* pediátrica inestable?	20 − 20 − 10 = RL 20 cc/kg, luego 20 cc/kg RL, luego 10 cc/kg sangre

RAZONES QUIRÚRGICAS

¿Cociente respiratorio (C/R) para grasa *pura*?	0.7
¿C/R para carbohidratos *puros*?	1
¿C/R para proteína *pura*?	0.8
¿Extubación por índice respiratorio superficial rápido de Tobin?	< 105 (rr/vt)
¿Razón P:F en SDRA?	< 300
¿Razón P:F en SDRA leve (lesión pulmonar aguda)?	200 a 300
¿Razón I:E normal (inspiración:espiración)?	1:2
¿Cantidad a dividir en *French* para obtener el diámetro?	Pi o 3.14
¿Para "SDRA leve"?	200 a 300
¿Razón PaO_2:FiO_2 para SDRA?	< 300

Capítulo 24 Sangre y productos hemáticos

¿Qué componente hemático es la fuente más frecuente de infección bacteriana en una transfusión?	Las plaquetas, debido a que se almacenan a temperatura ambiente y los estafilococos o estreptococos de la piel del donador pueden incubarse
¿Qué porcentaje de una unidad de paquete globular puede hemolizarse en las primeras 24 h después de una transfusión?	¡Hasta 25%!
¿Qué cantidad del recuento plaquetario aumenta con una unidad de plaquetas?	≈ 5 000

En general, ¿cuántas unidades de plaquetas se transfunden?

6 o 10 (6 o 10 "paquetes")

¿Cuál es el riesgo de recibir una unidad de sangre infectada con hepatitis C?

≈ 1 en 100 000

Describa brevemente la hemostasia en un corte de vaso:

Primero, ocurre vasoconstricción; las plaquetas se adhieren y forman un "trombo blanco"; luego una de las vías de coagulación agrega fibrina

Describa la vía de coagulación extrínseca:

7 → 10 → trombina (de protrombina) a fibrina (de fibrinógeno) —piense 7, 10, T, F (la vía extrínseca se evalúa con el tiempo de protrombina [TP])

Describa la vía de coagulación intrínseca:

12 → 11 → 9 → 8 → 10 → trombina (de protrombina) a fibrina (de fibrinógeno) —piense 8 a 12, T, F (la vía intrínseca se evalúa con el tiempo parcial de tromboplastina [TPT])

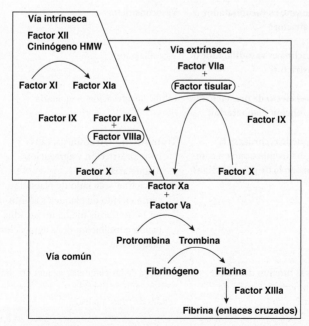

De Ewald GS, McKezie CR, eds. *Manual of Medical Therapeutics,* 28th ed. Boston: Little, Brown, 1995, con permiso.

¿Qué moléculas son responsables de la agregación plaquetaria?	Difosfato de adenosina (ADP), tromboxano y serotonina
¿Qué enzima es responsable de la formación de tromboxano?	Ciclooxigenasa
¿Cuáles son los dos productos principales del ácido araquidónico?	1. Tromboxano 2. Prostaciclina (PGI_2)
¿Qué enzimas son responsables de tromboxano?	1. Ciclooxigenasa 2. Tromboxano sintetasa
¿Qué enzimas son responsables de prostaciclina?	1. Ciclooxigenasa 2. Prostaciclina sintetasa
¿Cuál es la fuente principal de tromboxano?	Plaquetas
¿Cuál es la fuente principal de prostaciclina?	Células endoteliales
¿Tromboxano es vasodilatador o vasoconstrictor?	Vasoconstrictor
¿Prostaciclina es vasodilatador o vasoconstrictor?	Vasodilatador
¿Cuál es el efecto de prostaciclina sobre la función plaquetaria?	Inhibe la agregación plaquetaria
¿Cómo puede recordarse la función del tromboxano en comparación con la de prostaciclina?	**Trombo**xano = **trombo**sis, causa vasoconstricción y agregación plaquetaria Prosta**ciclina** = **ciclado** de plaquetas, causa ciclado de plaquetas al inhibir la trombosis mediante vasodilatación e inhibición de la agregación plaquetaria
¿Cuál es la función del factor de crecimiento derivado de plaquetas?	Se libera de las plaquetas y causa crecimiento y migración de fibroblastos así como de células de músculo liso
¿Qué efecto tiene el óxido nítrico sobre las plaquetas?	Inhibe la agregación plaquetaria

¿Qué forman los fibroblastos? — Colágeno

¿Cómo funciona el factor von Willebrand (FvW)? — Une la plaqueta con el colágeno subendotelial

¿Cuál es el papel de DDAVP en la coagulación? — Causa liberación de FvW y factor procoagulante VIII:C de los depósitos tisulares

¿Cuándo debe administrarse calcio IV después de una transfusión masiva de sangre? — La mayoría de los expertos considera que debe infundirse calcio después de 10 unidades de paquete globular debido al citrato (un ligante de calcio)

¿El paquete globular contiene factores de coagulación? — No

¿Qué porcentaje de los pacientes que recibe heparina IV desarrolla anticuerpos antiplaquetarios? — ¡Hasta 10%!

¿Qué significa "TIH"? — Trombocitopenia Inducida por Heparina

¿Cómo debe tratarse TIH? — Suspender la administración de heparina (siempre vigilar el recuento plaquetario en pacientes que reciben heparina)

¿Heparina puede prolongar TP, así como el tiempo parcial de tromboplastina (TPT)? — En dosis muy altas, TP también puede prolongarse con heparina

¿Cómo funciona heparina? — Activa la antitrombina III

¿Qué efecto colateral se relaciona con la infusión prolongada (> 2 meses) de heparina? — Osteoporosis

¿Qué afección puede inhibir la anticoagulación de heparina? — Deficiencia de antitrombina III

¿Qué factores pueden causar el cambio a la derecha de la curva de disociación de oxihemoglobina? — Acidosis, incremento de 2,3-difosfoglicerato (2,3-DPG), fiebre, PCO_2 elevada

¿Cuál es el tiempo de vida normal de los leucocitos neutrófilos polimorfonucleares (PMN)?	1 día
¿Qué prueba —TP o TPT— mide el sistema de coagulación extrínseco?	TP (piense: p**e**t = **e**xtrínseco)
¿Qué prueba —TP o TPT— mide el efecto de la heparina sobre el sistema de coagulación?	TPT (con frecuencia informado por el laboratorio como "TPT de heparina")
¿Qué sustancia une las plaquetas entre sí?	Fibrinógeno
¿Qué une las plaquetas al colágeno?	FvW
¿Qué sustancia une las plaquetas el FvW?	Glucoproteína plaquetaria Ib (GpIb) [piense: **Gp**Ib = *Grab platelet*]
¿Qué es el síndrome de Bernard–Soulier?	Una afección con sangrado causada por cifras disminuidas de GpIb, factor V y factor IX
¿Qué es la trombastenia de Glanzmann?	Un defecto de la agregación plaquetaria causado por la ausencia de GpIIb y GpIIIa, que unen las plaquetas al fibrinógeno y entre sí
¿Qué hallazgos de laboratorio se relacionan con hemólisis?	Bilirrubina indirecta aumentada, bilirrubina directa normal, hematocrito disminuido, haptoglobina disminuida
¿Qué afección (distinta de hemólisis) puede causar concentraciones bajas de haptoglobina?	Enfermedad hepática; haptoglobina, que se sintetiza por el hígado, se incrementa en las reacciones inflamatorias (es decir, reactante de fase aguda)
¿Cuál es la función de haptoglobina?	Se une a hemoglobina y luego se elimina por los macrófagos
¿Qué enzima causa fibrinólisis?	Plasmina

¿Qué sustancia activa la plasmina?	El activador de plasminógeno tisular (tPA) activa la plasmina a partir de plasminógeno
¿Cómo funciona el ácido ε-aminocaproico (εACA)?	εACA es un antifibrinolítico que impide la conversión de plasminógeno en plasmina, lo que inhibe la fibrinólisis por plasmina
¿Cómo funciona aprotinina?	1. Inhibe la fibrinólisis al inhibir la plasmina y la calicreína 2. Promueve los receptores de adhesión plaquetaria
¿A qué se refiere TCA?	Tiempo de coagulación activada
¿Qué es TCA?	Una medición usada ampliamente para evaluar la anticoagulación por heparina en el quirófano
¿Qué es un TCA anormal?	> 120 sec
¿Qué medicamentos aumentan la degradación de warfarina?	Aquellos que aumentan el metabolismo de las enzimas microsomales hepáticas del citocromo P-450 (p. ej., barbitúricos, carbamazepina)
¿Qué es la enfermedad de Christmas?	Hemofilia B
¿Qué es la hemofilia C?	Una deficiencia de factor XI
¿Qué tipo de hemofilia es más común en EUA?	Hemofilia A es cuatro veces más común que los otros tipos
¿Qué producto hemático, crioprecipitado o plasma fresco congelado (PFC), tiene la mayor concentración de FvW?	Crioprecipitado
¿Qué es un "donador universal" para PFC?	AB
¿Qué es el factor VIIa?	Factor de coagulación VII recombinante; usado en hemofilia y en exanguinotransfusión (p. ej., paciente traumatológico con control de daños)

¿Qué es el factor VIIa recombinante? — Factor VIIa obtenido por ingeniería genética usado en hemorragia masiva

¿Cuál es el objetivo de los factores en el paciente prequirúrgico con hemofilia A? — ≥ 80% valores de factor VIII

¿Cuándo se administra crioprecipitado? — Fibrinógeno < 100

¿Célula hemática relacionada con parásitos? — Eosinófilos

¿Acrónimo para el diagnóstico de eosinofilia? — A MAD PA:
Addison, enfermedad de

Malignidad
Ateroembolia
Drogas

Parásitos
Asma

¿Inmunoglobulina relacionada con anafilaxia? — IgE

¿Qué es el anticoagulante lúpico? — Un anticuerpo relacionado con lupus eritematoso sistémico (LES), procainamida, fenotiazina, hidralazina, quinidina e infección por VIH; puede prolongar TPT *in vitro*, pero no inhibe la hemostasia *in vivo* y en realidad puede causar problemas trombóticos

¿Qué efecto tiene la uremia sobre las plaquetas? — Inhibe la función plaquetaria

¿Cómo debe tratarse la disfunción plaquetaria urémica? — Con diálisis o DDAVP, o ambas

¿Qué puede causar una coagulopatía en pacientes con lesión cerebral? — Tromboplastina cerebral

¿Cuáles son los tres inhibidores principales en la regulación de la coagulación?	1. Antitrombina 2. Proteína C 3. Proteína S
¿Qué función tiene la antitrombina?	Enlaza factores (heparina acelera este proceso)
¿Qué función tiene la proteína C?	1. Inhibe los factores V y VIII 2. Es posible que libere tPA
¿Qué función tiene la proteína S?	Estimula y refuerza los efectos de la proteína C (piense proteína **S** = e**S**timula a la proteína C)
¿Cómo debe tratarse la deficiencia de proteína C en caso de trombosis aguda?	Aunque contradictorio, el PFC es la mejor fuente de proteína C y heparina y debe complementarse con antitrombina III, según sea necesario; (Consultar con un hematólogo)
Si un paciente tiene deficiencia de proteína C, S o antitrombina III, ¿cuál es el efecto sobre el sistema de coagulación?	Un estado hipercoagulable
¿Qué enfermedad renal se relaciona con un estado hipercoagulable?	Síndrome nefrótico con consumo excesivo de proteínas, incluidas las proteínas C y S
¿Cuál es el efecto de la hipotermia sobre la coagulación?	Inhibe los factores de coagulación y la función plaquetaria
¿Usar doble guante disminuye la incidencia de manchado de sangre en el quirófano?	Sí (¡**úselo**!)
En promedio, ¿cuántas partículas de VIH se transmiten en una aguja sólida con sangre?	
¿A través de un guante?	**10** partículas de VIH por punción
¿A través de dos guantes?	¡**1** partícula de VIH por punción!
¿Qué antibiótico puede tener efectos secundarios sobre la coagulación?	Cefotetán

¿Cómo funciona ticlopidina?

Inhibe la agregación plaquetaria al alterar la unión de fibrinógeno a la membrana plaquetaria inducida por ADP; ticlopidina es un sustituto de ácido acetilsalicílico, pero tiene efectos secundarios colaterales: neutropenia y agranulocitosis

¿Qué es la púrpura postransfusional?

Trombocitopenia y púrpura debido a anticuerpos antiplaquetarios después de una transfusión de plaquetas (el paciente tuvo una transfusión previa)

¿Quién puede recibir sangre O$^+$ como donador universal?

Hombres

¿Cuál es el riesgo de muerte por transfusión sanguínea?

1 en ≈ 650 000

¿Cuál es el riesgo de VIH por transfusión sanguínea?

1 en 500 000

¿Cuál es el riesgo de una reacción transfusional hemolítica no fatal?

1 en 6 000

LPART

¿Qué significa LPART?

Lesión Pulmonar Aguda Relacionada con Transfusión

¿Qué es?

Lesión pulmonar debida a transfusión de sangre o productos hemáticos (plaquetas, PFC, paquete globular, sangre total, crioprecipitado)

¿Cuáles son los signos?

Similares a SDRA: infiltrados en parche en la radiografía de tórax (edema pulmonar); difícil de oxigenar con razón $PaO_2:FiO_2$ < 300; PCWP < 18 o ningún signo de sobrecarga; inicio rápido de disnea; fiebre y aumento de frecuencia respiratoria (taquipnea); ± hipotensión

¿Tiene mala reputación?

Causa de muerte más frecuente por transfusión

¿Tasa de mortalidad?

5% (informada 5 a 25%)

¿Diferencia entre SDRA y LPART?	LPART tiene relación temporal y mecánica con la infusión de sangre o productos sanguíneos; inicio < 6 h postransfusión
¿Productos sanguíneos que causan LPART con mayor frecuencia?	Plaquetas (derivadas de sangre total que también tienen plasma) y PFC
¿Causa de LPART?	Muy probablemente multifactorial; es posible que implique anticuerpos que activen PMN/leucocitos
¿Tratamiento?	Soporte y, desde luego, **limitar** todas las transfusiones de sangre y productos sanguíneos
¿Pronóstico?	La mayoría de los pacientes se recupera en 72 h

TROMBOELASTOGRAFÍA (TEG)

¿Qué es TEG?	**T**rombo**e**lasto**g**rafía, es decir, TEG
¿Para qué sirve?	Mide la combinación de todos los factores de coagulación y plaquetas, además de cómo forman un coágulo de manera eficiente
¿Cómo funciona?	Un pequeño frasco con sangre rota alrededor de una barra giratoria; conforme la sangre coagula, hay más resistencia en el sistema, lo cual se grafica en tiempo real
¿Cuáles son los cuatro parámetros en una gráfica de TEG?	

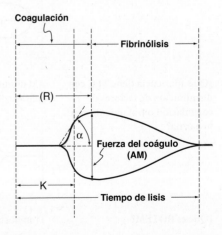

Defina qué representan los siguientes parámetros de TEG:

Tiempo R

El tiempo R es aquel hasta la formación del coágulo

Tiempo K

El tiempo K es aquel desde el inicio de la formación del coágulo (tiempo R) hasta 20 mm, y representa la velocidad de formación del coágulo

Ángulo alfa

Representa la tangente de la formación del coágulo y representa la velocidad de formación del mismo

AM

Altitud máxima; representa la fuerza máxima del coágulo

¿Qué apariencia tiene la fibrinólisis en TEG?

La lisis del coágulo produce una AM disminuida

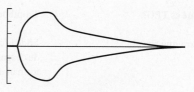

¿Qué apariencia tiene TEG con disminución o disfunción plaquetaria?

AM disminuida y tiempo R normal (ángulo alfa normal y tiempo K prolongado)

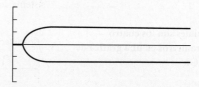

¿Qué apariencia tiene TEG con disminución de factores de coagulación o tratamiento con heparina?

AM disminuida y tiempo R prolongado (ángulo alfa disminuido y tiempo K prolongado)

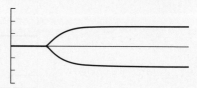

¿Qué es ROTEM?

Tromboelastometría rotacional

Capítulo 25 Hemostasia quirúrgica

¿Cuál es la consigna de la hemostasia con Bovie?

"El carbón no sangra"

¿Qué es un electrocauterio bipolar?

Coagulación entre dos electrodos del electrocauterio

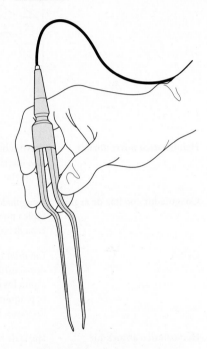

¿Cuáles son dos de los factores necesarios antes de que pueda funcionar la coagulación bipolar?

1. Brecha entre los electrodos metálicos
2. Líquido que contiene electrolitos entre los electrodos

¿La coagulación bipolar requiere una toma de tierra?

No

¿Qué antibiótico puede causar una coagulopatía?

Cefotetán; una cadena lateral (metiltiotetrazol, si debe saberlo) aumenta el tiempo parcial de tromboplastina (TPT)

¿Qué coloide IV se relaciona con   Hetastarch (si se infunden > 1 500 ml)
coagulopatía?

Defina lo siguiente:

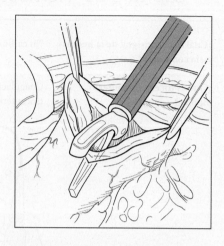

Hemostático microfibrilar   Polvo u hojas de colágeno; actúa como una matriz para factores de coagulación/plaquetas

Coagulador con haz de argón   Coagulador con gas argón para hemostasia tópica por calor; excelente para sangrado en capa del hígado

CUSA   *Cavitron Ultrasonic Surgical Aspirator*: vibrador acústico que rompe el tejido y luego aspira los detritos; se usa para disecar el parénquima hepático mientras no se afecten los vasos, los cuales después se coagulan

Hemostático absorbible   Hojas de matriz de celulosa que refuerzan la coagulación. Se cuenta con dos tipos: original y fibrilar; la forma fibrilar se parece más al algodón

Coaguladores ultrasónicos   Provoca desnaturalización proteínica por vibraciones ultrasónicas en lugar de calor directo, lo cual se correlaciona con menor transferencia de calor a los tejidos circundantes

Capítulo 26 Medicamentos quirúrgicos

Defina el mecanismo de acción para cada uno de los siguientes medicamentos:

Quinolonas	Inhiben la DNA girasa
Prometazina	Fármaco antináusea; afecta la zona desencadenante de quimiorreceptores medulares
Haloperidol	Bloqueador competitivo de los receptores postsinápticos de dopamina en el cerebro (contraindicado en pacientes con enfermedad de Parkinson)
Misoprostol	Análogo de prostaglandina para citoprotección gástrica
Ciclosporina	Inhibe interleucina (IL)-2
FK-506	Inhibe la secreción de IL-2 y bloquea los receptores de IL-2
Bacitracina	Inhibe las paredes celulares bacterianas, en su mayoría cobertura de grampositivos; usada para irrigación peritoneal y tópico sólo debido a que causa nefrotoxicidad grave si se administra de forma sistémica
Digoxina	Inhibe la Na^+-K^+-ATPasa, lo que da paso a un aumento intracelular de Ca^+ (inotrópico positivo y cronotrópico negativo)
Estreptozocina	Captación selectiva y muerte de células β pancreáticas
Sulfasalazina	Se degrada en dos compuestos: 5-aminosalicilato (5-ASA) y sulfapiridina (que se absorbe); 5-ASA se mantiene en el intestino y es más probable que altere las vías araquidónicas

Acetazolamida	Inhibidor de anhidrasa carbónica que provoca excreción urinaria de bicarbonato; uso para alcalosis metabólica
Ácido aminocaproico	Inhibe los activadores de plasminógeno y plasmina; estabilización del coágulo
Argatrobán	Inhibe trombina; causa anticoagulación en HITT (No hay antídoto)
Bumetanida	Diurético; funciona en el asa ascendente de Henle; provoca excreción de K^+, Na^+, Cl^- y H_2O
Dalteparina	Anticoagulante que une AT-III y aumenta la inactivación de trombina (IIa), Xa, IXa, XIa y XIIa; usada para profilaxis de TVP
Lepirudina	Anticoagulante de sanguijuelas (hirudina) que causa inhibición directa de trombina; usada en TTIH
Dexametasona	Tiene 30 veces la potencia de hidrocortisona
Fenoldepam	Agonista del receptor de **dopamina-1**; provoca aumento del flujo sanguíneo renal; puede disminuir la presión arterial
Glicopirrolato	Antisialogogo (reduce la saliva); usado en anestesia
Milrinona	Inhibidor de fosfodiesterasa; inotrópico positivo, vasodilatador
Metoprolol	Bloqueo β-1 adrenérgico (bloqueador selectivo β-1)
Ondansetrón, clorhidrato	**Anta**gonista de serotonina (receptor 5-HT3); usado para náusea y vómito perioperatorios
Fenoxibenzamina	**Anta**gonista α-adrenérgico; usado para pacientes prequirúrgicos de feocromocitoma (piense **Fe**ocromocitoma = **FE**noxibenzamina)

Fenilefrina	**Agonista** α-adrenérgico; usado por anestesia para hipotensión
Neostigmina	Anticolinesterasa; usado para reversión de parálisis y seudoobstrucción colónica Ogilvie
Propranolol	Betabloqueador **no** selectivo

MEDICAMENTOS ENDOCRINOLÓGICOS

¿Cuál es la causa más frecuente de insuficiencia suprarrenal en pacientes quirúrgicos?	Supresión del eje hipotálamo-hipófisis-suprarrenales por la administración terapéutica de esteroides
Después de la discontinuación del uso crónico de esteroides, ¿durante cuánto tiempo está en riesgo el paciente para presentar insuficiencia suprarrenal?	Hasta 1 año
¿Cuál es el tratamiento de elección para insuficiencia suprarrenal aguda?	100 mg de hidrocortisona, cada 8 h
¿Cuáles son las opciones médicas en el tratamiento de la diabetes insípida?	Libre acceso al agua DDAVP (10 a 40 µg por espray nasal, una vez al día) Vasopresina (administración IM de 5 a 10 U cada 24 a 48 h)
¿Cuál es la diferencia principal entre DDAVP y vasopresina?	¡DDVAP no tiene efecto vasoconstrictor! (vasopresina sí)

OTROS FÁRMACOS

¿Cuánto tiempo tarda en recuperar las reservas depletadas de hierro con la terapia típica de Fe (200 a 400 mg/día de Fe elemental)?	3 a 6 meses
¿Qué medicamento nebulizado está contraindicado en pacientes alérgicos a sulfas?	Acetilcisteína, porque contiene sulfa
¿Quién no debe recibir cefalosporinas?	Pacientes con antecedentes de anafilaxia, edema/inflamación o ronchas después de recibir penicilina, debido a que las reacciones cruzadas ocurren en ≈ 8% de los casos

Cuál es la potencia antiinflamatoria relativa de las siguientes sustancias con respecto a cortisol como 1:	
Hidrocortisona	1
Prednisona	4
Prednisolona	4
Metilprednisolona	5
Dexametasona	30 (Piense: Dex = 10 ≥ 10 × potencia)
¿Qué fármaco se usa para tratar el hipo refractario?	Torazina
¿Paracetamol afecta la función plaquetaria?	No
¿Qué medicamento aumenta el metabolismo de warfarina?	Cualquier sustancia que incremente el sistema de enzimas microsomales del citocromo P-450 en el hígado (p. ej., barbitúricos)
Por lo general, ¿cuáles son dos tipos de pacientes que deben evitar betabloqueadores?	Pacientes con asma o enfermedad reactiva de vías respiratorias, debido a que los betabloqueadores pueden causar broncoespasmo (albuterol es un β-agonista) Pacientes que reciben bloqueador de los canales de calcio IV
¿Cuál es el efecto secundario más importante de imipenem?	Crisis convulsivas
¿Qué electrolito causará necrosis muscular/cutánea si se infunde por vía subcutánea (es decir, infiltración IV)?	Calcio
Cuando un paciente no responde a una dosis de furosemida, ¿debe repetirse la dosis? ¿Aumentarse? ¿Disminuirse?	Duplicar la dosis si el paciente no responde a la dosis inicial

¿Por qué la dificultad respiratoria puede aliviarse con mayor rapidez que la diuresis en pacientes con ICC que reciben furosemida?

Porque furosemida es un venodilatador y aumenta la capacitancia venosa más rápido que la diuresis

¿Qué medicamento se usa para tratar la distonía inducida por prometazina?

Administración IV de clorhidrato de difenhidramina

¿Cómo se administra teofilina por vía intravenosa?

No se hace; no hay una forma IV de teofilina; administre en su lugar aminofilina IV

¿Cuál es el antídoto para la sobredosis de paracetamol?

Acetilcisteína

¿Qué fármaco se usa para tratar la hipertermia maligna?

Dantroleno

¿Qué fármaco se usa para tratar una mordedura por araña reclusa marrón?

Dapsona

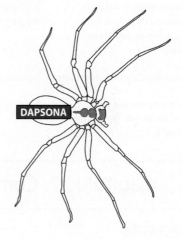

¿Qué debe descartarse antes de iniciar con dapsona?

Deficiencia de glucosa-6-fosfato deshidrogenasa (G-6-PD)

¿Qué antibiótico puede ser un anticoagulante?

Cefotetán

¿Cuál es el tratamiento para la sobredosis de betabloqueador?	Glucagón (¡Sí, glucagón!)
¿Qué deficiencia vitamínica se observa con frecuencia con el uso de antibiótico a largo plazo?	Vitamina K
¿Cuál es la dosis de epinefrina 1:1 000?	1 g en 1 L o 1 mg/ml
¿Cuál es la dosis de epinefrina 1:10 000?	1 g en 10 L o 100 µg/ml (1 mg por 10 ml)
¿Cómo debe dosificarse la mayoría de los pacientes (no personas de edad avanzada) para gentamicina en la actualidad?	Una vez al día
¿Por qué cambió la dosificación de gentamicina?	Misma eficacia, pero menos nefrotoxicidad en personas más jóvenes
¿Cuál es la dosis usual para gentamicina cada 24 h o "dosificación de intervalo extendido"?	5 a 7 mg/kg; luego verificar los valores en sangre y ajustar según nomograma
¿Efecto secundario de etomidato?	Insuficiencia suprarrenal
¿Qué fármaco se usa para tratar el dolor por "miembro fantasma"?	Neurontina

---

Capítulo 27 Complicaciones

ATELECTASIAS

¿Por qué las concentraciones altas de oxígeno inspirado causan atelectasias?	Las concentraciones elevadas de oxígeno eliminan el nitrógeno en los alveolos normales, lo cual ayuda a mantenerlos abiertos

EDEMA PULMONAR

¿Cuáles son los síntomas de edema pulmonar?	Disnea, tos productiva de esputo espumoso, taquipnea, estertores y cianosis

¿Qué son las líneas B de Kerley?	En la radiografía de tórax, **líneas rectas** (¡no curvas!) debidas a engrosamiento por líquido del intersticio pulmonar (líneas B horizontales)
¿Qué es la cefalización en una radiografía de tórax?	Marcas vasculares pulmonares incrementadas superiormente (hacia la cabeza) resultantes de un aumento de la presión venosa pulmonar
¿Cuál es el tratamiento adecuado?	1. Oxígeno 2. Furosemida (diuresis) 3. Si recibe ventilación, presión positiva continua de vías respiratorias/presión positiva al final de la espiración (PEEP/CPAP) 4. Vasodilatadores y dobutamina según sea necesario (prn) 5. Tratamiento de la causa subyacente
En la insuficiencia cardiaca crónica, ¿por qué furosemida comienza a actuar antes de provocar diuresis?	También causa dilatación venosa sistémica y disminución subsecuente de la precarga

TORMENTA TIROIDEA

¿Qué es la tormenta tiroidea?	Hipertiroidismo grave
¿Cuál es el factor de riesgo?	Hipertiroidismo
¿Qué eventos desencadenan esta afección?	Infección, abdomen agudo, cirugía, traumatismo, cualquier factor estresante grave en el paciente ya tirotóxico
¿Cuáles son los signos y síntomas?	Fiebre, taquicardia, psicosis, delirio/confusión, dolor abdominal, náusea/vómito, diaforesis, ICC, edema pulmonar, temblor, hipertensión, fiebre
¿Cuál es el tratamiento apropiado?	1. Terapia de soporte (oxígeno, líquidos, reducción de la fiebre) 2. Propranolol 3. Propiltiouracilo, yodo 4. Hidrocortisona
¿Cuál es la tasa de mortalidad?	10 a 20%

SÍNDROME DE EMBOLIA GRASA

¿Qué es el síndrome de embolia grasa?	Embolización de partículas lipídicas
¿Cuáles son los factores de riesgo?	Fracturas de huesos largos, traumatismos
¿Cuáles son los signos?	*Tríada de Bergman* (cambios del estado mental, petequias y disnea); radiografía de tórax similar a la del síndrome de dificultad respiratoria aguda (SDRA) debido a que las partículas lipídicas causan neumonitis
¿Cuáles son las complicaciones?	Insuficiencia respiratoria, coagulación intravascular diseminada (CID)
¿Cuál es el tratamiento?	Ventilador/soporte con PEEP según sea necesario, ± esteroides y tratamiento de DIG (si se desarrolla)

COMPLICACIONES GASTROINTESTINALES

Síndrome de asa ciega

¿Cuáles son los diagnósticos diferenciales del síndrome de asa ciega?	Estenosis intestinal, enfermedad de Crohn, síndromes posvagotomía, escleroderma, divertículo de intestino delgado, secreción disminuida de ácido gástrico, válvula ileocecal incompetente
¿Cuáles son los signos/síntomas?	Diarrea, esteatorrea, desnutrición, dolor abdominal, hipocalciemia, anema megaloblástica, deficiencia de vitamina B_{12}, deficiencia de hierro
¿Cuál es el tratamiento?	Corrección quirúrgica de la afección subyacente que produce estasis, si es factible; de otro modo, con antibióticos para inhibir la sobrepoblación bacteriana

Pouchitis

¿Qué es pouchitis?	Inflamación de la bolsa de una anastomosis/descenso ileoanal en general después de una colectomía para colitis ulcerativa
¿Cuáles son los signos/síntomas?	Fiebre, cólico abdominal, mayor frecuencia de heces líquidas

¿Cuál es el tratamiento?   Metronidazol VO

Complicaciones posgastrectomía

¿Qué es el síndrome posgastrectomía?

Un síndrome de complicaciones subsecuentes a gastrectomía

Mencione los ocho tipos de síndromes posgastrectomía:

1. Síndrome de asa aferente
2. Síndrome de asa eferente
3. Diarrea posvagotomía
4. Síndrome de vaciamiento rápido
5. Síndrome de estasis de Roux
6. Gastritis por reflujo alcalino (biliar)
7. Atonía gástrica crónica
8. Síndrome del remanente gástrico pequeño

SÍNDROME DE ASA AFERENTE

¿Qué es el síndrome de asa aferente?

Obstrucción de asa aferente de Billroth II (el asa aferente es el asa proximal de duodeno/yeyuno que drena bilis hacia la gastroyeyunostomía)

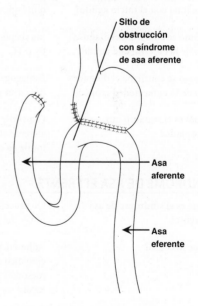

Sitio de obstrucción con síndrome de asa aferente

Asa aferente

Asa eferente

¿Qué es el asa eferente?

El asa distal que drena lejos del estómago (piense: **e**ferente = **e**greso)

¿Cuál es la incidencia?	Menos de 1%
¿Cuáles son las causas?	Torsión, intususcepción, adherencias, vólvulo, hernias del asa aferente
¿Cuáles son los riesgos relacionados?	Asa aferente larga Anastomosis antecólica Anastomosis a curvatura menor del estómago
¿Cuáles son los signos/síntomas de inicio agudo?	Dolor abdominal, masa epigástrica, vómito no biliar (en general, la primera semana), náusea, fiebre
¿Cuáles son los signos/síntomas de la enfermedad crónica?	Dolor abdominal aliviado por emesis biliar pura (por descompresión del asa aferente obstruida)
¿Cuál es la complicación más temida?	Estallamiento de muñón duodenal
¿Qué tasa de mortalidad se relaciona con el inicio agudo?	¡Alrededor de una tercera parte! (urgencia quirúrgica)
¿Cómo se confirma el diagnóstico de la enfermedad aguda?	Masa epigástrica llena de líquido en ecografía o TC
¿Cómo se confirma el diagnóstico de la enfermedad crónica?	Esofagogastroduodenoscopia (EGD; para descartar gastritis por reflujo alcalino)
¿Cuál es el tratamiento apropiado?	Convertir Billroth II en Y de Roux del asa aferente 40 a 50 cm desde la gastroyeyunostomía en el extremo eferente

SÍNDROME DE ASA EFERENTE

¿Qué es el síndrome de asa eferente?	Obstrucción del asa eferente o en la anastomosis del remanente gástrico al asa eferente
¿Qué lo causa?	Adherencias, vólvulo, hernia, pinzamiento epiploico con fibrosis del epiplón, túnel mesocólico estrecho, estenosis de la anastomosis
¿Cómo se confirma el diagnóstico?	Serie GI superior con bario, EGD

¿Cuál es el tratamiento apropiado?	Corrección quirúrgica de la obstrucción o dilatación con balón de la estenosis

DIARREA POSVAGOTOMÍA

¿Qué es la diarrea posvagotomía?	Diarrea después de una vagotomía troncular
¿Cuál es la causa?	Se cree que, después de una vagotomía troncular, el transporte rápido de las sales biliares no conjugadas al colon causa inhibición osmótica de la absorción de agua en el colon, lo que causa diarrea
¿Cuál es la incidencia?	Alrededor de una tercera parte de los pacientes tendrá diarrea después de una vagotomía troncular, pero sólo ≈ 1% tendrá diarrea grave Recostarse después de comer Octreótido Ingesta de carbohidratos para aumentar la glucosa en sangre (para síndrome de vaciamiento rápido tardío)
¿Qué porcentaje de los pacientes con síndrome de vaciamiento rápido se resuelve con tratamiento médico?	≈ 75% en < 1 año
Si la terapia médica falla, ¿cuál es el tratamiento quirúrgico apropiado?	1. Y de Roux 2. Interposición yeyunal de Henley 3. Billroth II convertida en Billroth I

SÍNDROME DE ESTASIS DE ROUX

¿Qué es el síndrome de estasis de Roux?	Estasis del quimo en el remanente gástrico
¿Cuál es la causa?	Pérdida de la motilidad gástrica normal (pérdida de la migración de las ondas motoras del marcapaso normal)
¿Cuáles son los signos/síntomas relacionados?	Dolor abdominal, vómito no biliar, náusea posprandial
¿Cómo se confirma el diagnóstico?	Endoscopia (descartar obstrucción/úlcera del tracto de salida) Estudio de vaciamiento

¿Cuál es el tratamiento médico apropiado?

Metoclopramida, eritromicina

¿Cuál es el tratamiento quirúrgico apropiado?

Gastrectomía subtotal con retiro de > 75% del estómago

GASTRITIS POR REFLUJO ALCALINO (BILIAR)

¿Qué es la gastritis por reflujo alcalino?

Reflujo de bilis hacia el estómago después de Billroth I, Billroth II o piloroplastia

¿Cuáles son los signos/síntomas relacionados?

Ardor epigástrico, dolor abdominal, náusea, pérdida ponderal, anemia, vómito bilioso

¿Cómo se comparan los síntomas con aquellos del síndrome de asa aferente?

En la gastritis por reflujo, el vómito bilioso no alivia los síntomas como en el síndrome de asa aferente crónico

¿Cuáles son los signos/síntomas relacionados?

Diarrea

¿Cuál es el tratamiento médico apropiado?

Colestiramina (se une a las sales biliares), (después de descartar *Clostridium difficile*)

¿Cuál es el tratamiento quirúrgico apropiado?

Interposición invertida de segmento yeyunal o en Y de Roux para casos refractarios

¿Qué es la interposición invertida de asa yeyunal?

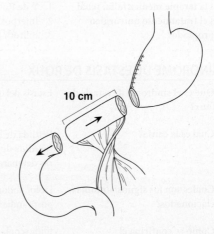

10 cm

SÍNDROME DE VACIAMIENTO RÁPIDO

¿Qué es el síndrome de vaciamiento rápido?

Entrada de quimo hiperosmótico al intestino delgado (en condiciones normales, el estómago disminuirá la osmolalidad del quimo antes de su vaciamiento); se piensa que el vaciamiento rápido tardío es consecuencia de hipoglucemia

¿Con qué condiciones se relaciona?

Cualquier procedimiento con derivación del píloro o que compromete su función (es decir, gastroenterostomías o piloroplastia), causando "vaciamiento" de quimo hacia el intestino delgado

¿Cuáles son los signos/síntomas relacionados?

Diaforesis posprandial, taquicardia, dolor/distensión abdominal, emesis, aumento de flatulencia, mareo, debilidad, pérdida ponderal, cambios del estado mental

¿Cuál es el tratamiento médico apropiado?

Comidas pequeñas, múltiples, con bajo contenido de grasa, rica en carbohidratos y proteínas
Evitar líquidos con las comidas para desacelerar el vaciamiento gástrico

¿Cuál es el factor de riesgo principal para gastritis por reflujo alcalino?

Billroth II

¿Cómo se confirma el diagnóstico?

La EGD revela gastritis/bilis
Rastreo biliar (acumulación de bilis en el remanente gástrico)

¿Cuál es el tratamiento médico apropiado?

Bloqueadores H_2, colestiramina, metoclopramida, sucralfato

¿Cuál es el tratamiento quirúrgico apropiado?

1. Conversión a Y de Roux
2. Enteroenterostomía de Braun
3. Interposición yeyunal de Henley

ATONÍA GÁSTRICA CRÓNICA

¿Qué es la atonía gástrica crónica?

Vaciamiento retardado del remanente gástrico después de vagotomía

¿Cuáles son los factores de riesgo relacionados?

Diabetes, tabaquismo, alcohol, Y de Roux

¿Cuáles son los signos/síntomas relacionados?	Dolor epigástrico, náusea, saciedad temprana, pérdida ponderal, anemia, exacerbación posprandial
¿Cómo se confirma el diagnóstico?	EGD (para descartar úlcera/obstrucción) Estudio de vaciamiento gástrico
¿Cuál es el tratamiento médico apropiado?	Comidas pequeñas, cese de tabaquismo y/o alcohol, metoclopramida
¿Cuál es el tratamiento quirúrgico apropiado?	Gastrectomía cuasi total con Y de Roux (Y de Roux sin resección gástrica es desastrosa)

SÍNDROME DE REMANENTE GÁSTRICO PEQUEÑO

¿Qué es el síndrome de remanente gástrico pequeño?	Pérdida del reservorio gástrico y relajación gástrica receptiva mediada por el vago en pacientes con resección gástrica > 80% y vagotomía
¿Cuáles son los signos/síntomas relacionados?	Saciedad temprana, dolor epigástrico, pérdida ponderal, anemia, desnutrición
¿Cómo se confirma el diagnóstico?	EGD (para descartar obstrucción, úlcera, bezoar, cáncer)
¿Cuál es el tratamiento médico apropiado?	Comidas pequeñas, suplementos líquidos
¿Cuál es el tratamiento quirúrgico apropiado?	Reconsturcción de reservorio yeyunal

INSUFICIENCIA SUPRARRENAL

¿Signos de insuficiencia suprarrenal en pacientes de la UCI?	Hipotensión refractaria a presores o que requieren dosis muy altas de presores, dolor abdominal
¿Fármaco para inducción relacionado con insuficiencia suprarrenal?	Etomidato
¿Mejor momento del día para revisar un cortisol aleatorio en un paciente en la UCI?	No hay un mejor momento; los pacientes en la UCI no tienen variación diurna de cortisol

¿Valor de cortisol aleatorio relacionado con insuficiencia suprarrenal en un paciente en la UCI?	< 15
¿Valor en la prueba de estimulación con ACTH relacionado con insuficiencia suprarrenal en pacientes en la UCI?	Incremento de cortisol sérico de < 9
¿Medicamento para insuficiencia suprarrenal en un paciente en la UCI?	Hidrocortisona 50 a 100 mg IV cada 8
¿Esteroide IV que no afectará las mediciones de cortisol sérico?	Dexametasona IV

TROMBOCITOPENIA INDUCIDA POR HEPARINA

¿Qué es TIH?	Trombocitopenia inducida por heparina
¿Signo de cabecera de TIH?	Necrosis cutánea en los sitios de inyección subcutánea de heparina
¿Momento de TIH?	Si el paciente ha tenido una exposición previa a heparina, el inicio puede ser en unas cuantas horas; sin embargo, es clásico que TIH se desarrolle con exposiciones de 5 días y se observa con mayor frecuencia 5 a 14 días después de iniciar heparina
¿Hallazgos de laboratorio clásicos?	Recuento plaquetario disminuye 30 a 50% por debajo de los valores iniciales 5 a 14 días después de iniciar heparina
¿Incidencia de TIH mediada por anticuerpos?	3 a 5% en infusiones de heparina no fraccionada IV, pero menor con heparina de bajo peso molecular (HBPM) y dosis menores de heparina no fraccionada (p. ej., profilaxis)
¿Qué es TTIH?	Trombosis trombocitopénica inducida por heparina (trombocitopenia y formación de coágulos)
¿Prueba de laboratorio para diagnosticar TIH inducida por anticuerpos?	Disminución de recuento plaquetario; verificar anticuerpos antiheparina-PF4

¿Qué es PF4?

Factor plaquetario 4 liberado de los gránulos α de las plaquetas

¿Qué causa TTIH?

Heparina se une a PF4 y luego se forma un anticuerpo contra los complejos heparina-PF4; el anticuerpo antiheparina-PF4 causa agregación de plaquetas

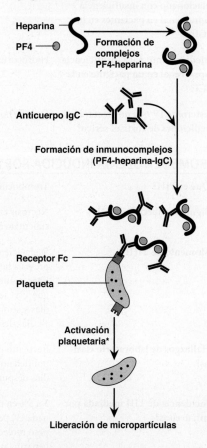

Heparina

PF4

Formación de complejos PF4-heparina

Anticuerpo IgC

Formación de inmunocomplejos (PF4-heparina-IgC)

Receptor Fc

Plaqueta

Activación plaquetaria*

Liberación de micropartículas

¿Dónde se forman los coágulos en TTIH?

Cualquier arteria o vena, pero es común que afecte las arterias femoral e iliaca, así como la aorta distal y la arteria femoral (forman "coágulos blancos")

¿Pruebas para ayudar a confirmar TTIH?

Anticuerpo heparina-PF4 (ELISA), heparina, estudio de liberación de serotonina plaquetaria y agregometría plaquetaria

¿Tratamiento de TTIH? | Suspender **toda** la heparina y las cubiertas con heparina; si se requiere un anticoagulante, considerar hirudina o argatrobán

¿Cómo se administran y vigilan estos anticoagulantes? | Infusión IV y verificar TPTa

¿Cómo se depuran del organismo? | Piense alfabéticamente:
Argatrobán = Depuración hepática
Lepirudina = Renal (por lo tanto, administrar argatrobán en insuficiencia renal)

¿Puede usarse HBPM con TTIH? | No

¿Puede usarse warfarina sola para tratar TTIH? | No; warfarina disminuye la proteína C y puede empeorar TTIH; siempre use un anticoagulante al iniciar warfarina

¿Mortalidad de TTIH? | Hasta 25%

VARIOS

¿Qué problemas nutricionales pueden seguir a una gastrectomía? | Deficiencias de vitamina B_{12} (por pérdida de factor intrínseco), folato, hierro y calcio; pérdida ponderal causada por la poca ingesta de alimentos; sobrepoblación bacteriana; esteatorrea debida a pérdida de enzimas pancreáticas (pérdida de estimulación vagal)

¿Cuál es la incidencia de cáncer gástrico después de una gastrectomía parcial? | Es probable que ligeramente aumentada, en general después de 20 años

¿Cuál es la incidencia de colelitiasis después de vagotomía troncular? | Incrementada, más probable debido a vaciamiento disminuido de la vesícula biliar y abertura reducida del esfínter de Oddi; mayor incidencia después de vagotomía troncular con gastrectomía total

¿Complicaciones de administrar neostigmina para distensión colónica no obstructiva (síndrome de Ogilvie)? | 1. Bradicardia (¡Contar con atropina en la sala!)
2. Perforación colónica

¿Complicación clásica después de la remoción de ganglio linfático en el triángulo cervical posterior?	Lesión del nervio espinal accesorio
¿Complicación por un hematoma no drenado del pabellón auricular?	Oreja de coliflor
¿Complicación por un hematoma no drenado del tabique nasal?	Necrosis septal
¿Complicación si se rasuran las cejas?	¡En ocasiones no crecen de nuevo!
¿Complicación de benzocaína en aerosol?	Metahemoglobinemia
¿Complicación al usar electrocauterio Bovie para abrir la tráquea durante una traqueostomía?	¡Combustión de vías respiratorias!
¿Complicación del uso de heparina a largo plazo?	Osteopenia (activación de osteoclastos)
¿Qué complicación cutánea se relaciona con warfarina?	Necrosis cutánea (debida a trombosis venosa por deficiencia de proteína C)
¿Qué anticoagulante debe prescribirse para pacientes embarazadas?	Heparina (**Nunca usar** warfarina, ¡puede causar defectos congénitos!)

Capítulo 28 Llamadas comunes en la guardia

COMPLICACIONES DE TRAQUEOSTOMÍA

Describa el mecanismo de formación de una fístula traqueoesofágica:	Necrosis por presión del tubo de traqueostomía por aposición con una sonda nasogástrica (SNG)

¿Cuáles son los síntomas?	1. Aumento marcado de secreciones traqueales 2. Distensión gástrica 3. Hipoxia
¿Cuál es la prueba diagnóstica indicada?	Broncoscopia
¿Cuál es el tratamiento apropiado?	Reparación quirúrgica
Describa el mecanismo de formación de una fístula traqueoinnominada:	Necrosis por presión del tubo de traqueostomía contra el tronco braquiocefálico
¿Qué síntoma se relaciona con esta afección?	Sangrado traqueal —varía desde menor (conocido como sangrado "heráldico") hasta exanguinación
¿Qué prueba diagnóstica está indicada en hemorragia menor?	Broncoscopia
¿Qué es la maniobra de Utley?	Presión digital directa sobre el tronco braquiocefálico a través del estoma de traqueostomía (con un dedo sobre o anterior a la tráquea), para controlar una hemorragia masiva por la traqueostomía
¿Qué más puede intentarse para controlar el sangrado?	Hiperinflación del balón traqueal
¿Cuál es el tratamiento apropiado?	Reparación quirúrgica

URGENCIAS ENDOCRINAS

Cetoacidosis diabética

¿Quién está en riesgo de cetoacidosis diabética (CAD)?	Pacientes con diabetes mellitus tipo 1, después del cese de la terapia con insulina o estrés que provoca una dosificación inadecuada de insulina
¿Cuáles son los posibles factores precipitantes?	Infección, lesión traumática, IM, cirugía

¿Cuál es la patogenia?	Las proporciones de glucagón, hormona de crecimiento, catecolaminas y cortisol para aumentar la insulina, que provoca glucogenólisis, gluconeogénesis y cetogénesis sin restricción
¿Cuáles son los síntomas?	Vómito, poliuria, sed, debilidad, estado mental alterado, dolor abdominal, ortostasis e hiperventilación

¿Qué resultados de laboratorio son típicos?

1. Hiperglucemia
2. Cetoacidosis
3. Seudohiponatremia
4. Potasio sérico elevado
5. Cetonas urinarias

¿Cuál es el tratamiento apropiado?

1. Administrar insulina y glucosa para mantener las concentraciones séricas de glucosa entre 200 y 300 mg/dl
2. Administrar solución salina isotónica hasta corregir la hipovolemia, luego la mitad de solución salina normal
3. Administrar potasio cuando los valores sean < 4.5 mEq/L
4. Administrar fósforo, según sea necesario
5. Administrar bicarbonato cuando CAD se acompañe por choque, cuando pH sea < 7.1 o hiperpotasiemia grave

¿Cuáles son las posibles complicaciones?

1. Choque causado por hipovolemia o acidosis
2. Trombosis vascular
3. Edema cerebral
4. Hipopotasiemia
5. Hipofosfatemia

COMPLICACIONES NEUROLÓGICAS

Crisis convulsivas

¿Qué es el estado epiléptico?	Actividad convulsiva continua mayor de 5 min, o por lo menos dos crisis convulsivas secuenciales sin recuperación completa del estado de alerta

¿Cuáles son las acciones iniciales que deben realizarse cuando un paciente presenta una crisis convulsiva?

Use el ABC del soporte vital:
1. Administrar oxígeno por cánula o mascarilla nasal
2. Posicionar la cabeza para permeabilidad óptima de la vía aérea; intubar si es necesario
3. Monitor ECG
4. Establecer acceso IV y solicitar los estudios de laboratorio adecuados
5. SNG para descomprimir el estómago y disminuir la posibilidad de aspiración masiva

¿Cuáles son las pruebas de laboratorio que deben solicitarse de inmediato?

Electrolitos, concentración de fármacos antiepilépticos (si corresponde), gases en sangre arterial, hemograma, examen general de orina, bicarbonato (valores bajos relacionados con crisis convulsivas secundarias a áreas locales de metabolismo anaerobio)

¿Cuál es el tratamiento inicial?

Benzodiacepinas y fenitoína (en diferentes IV)

¿Cuál es el tratamiento secundario si es refractario?

1. Propofol
2. Fenobarbital

¿Cuáles son los cinco factores precipitantes más comunes de estado epiléptico en adultos?

1. Fenómenos vasculares cerebrales (evento vascular cerebral, tumor, hemorragia subaracnoidea, etc.)
2. Medicamentos (p. ej., imipenem)
3. Anoxia
4. Abstinencia de alcohol o drogas
5. Desequilibrios metabólicos/electrolíticos

Toxicidad por digoxina

¿Cuáles son los síntomas?

1. Fatiga, alteraciones visuales, anorexia
2. Bradiarritmias (bloqueo auriculoventricular de segundo o tercer grado)
3. Taquiarritmias (TV o FV)
4. Hipopotasiemia

¿Cuál es la frecuencia?

2 a 5% de los pacientes hospitalizados que reciben digoxina

¿Cuál es el tratamiento emergente para la toxicidad que pone en riesgo la vida?

Fragmentos de anticuerpos específicos para digoxina

Abstinencia de alcohol

¿Cuáles son los síntomas de la abstinencia de alcohol en los siguientes intervalos?

Después de 6 a 8 h   Temblor e irritabilidad

A las 8 a 12 h   Alucinaciones (en general auditivas)

A las 12 a 24 h   Crisis confulsivas generalizadas por abstinencia

A los 3 a 4 días   *Delirium tremens*: confusión, ilusiones, alucinaciones, temblor, agitación, actividad autonómica excesiva (midriasis, fiebre, taquicardia, diaforesis)

¿Cómo se trata?
1. Terapia de soporte: líquidos, tiamina y folato
2. Benzodiacepinas (p. ej., clordiazepóxido, lorazepam)
3. ± Clonidina

Delirio

Describa delirio: Un paciente desorientado en persona, lugar o tiempo con niveles fluctuantes del estado de alerta, también pueden ocurrir alucinaciones, en general visuales

¿Cuál es el tiempo de inicio perioperatorio usual?   Inicia alrededor del tercer día posquirúrgico, aunque es notorio que puede ocurrir en cualquier momento, según el paciente y las circunstancias

¿Cuál es la estrategia terapéutica?
1. Verificar electrolitos, obtener biometría hemática completa (BHC), examen general de orina y saturación de oxígeno para asegurar que los cambios del estado mental no tengan una causa orgánica simple
2. Si el paciente no tiene psicosis franca o está agitado, tranquilizarlo puede ser todo lo necesario
3. Si continúa la agitación, sedar al paciente con haloperidol

¿Con qué hallazgo de ECG está contraindicado haloperidol?	Intervalo QT prolongado
¿Cuándo está indicado un rastreo por TC?	Si la condición persiste sin causa sistémica identificable o con hallazgos focales de cualquier tipo

ANAFILAXIA

¿Qué es anafilaxia?	Una respuesta alérgica aguda mediada por inmunoglobulina (Ig) E que estimula la liberación de histamina, leucotrienos, cininas y prostaglandinas de los mastocitos y basófilos

¿Cuáles son los factores precipitantes?

1. Drogas/fármacos
2. Transfusiones
3. Medios de contraste
4. Picaduras de insecto
5. Alimentos
6. Látex

¿Cuáles son los síntomas?	Prurito, urticaria, angioedema, edema laríngeo, espasmo laríngeo, **broncoespasmo** y colapso vascular

¿Cuál es el tratamiento apropiado?

1. Control de la vía aérea
2. Epinefrina 0.5 mg (5 ml de solución 1:10 000) IV, repetir según sea necesario
3. Oxígeno
4. Líquidos para mantener la presión arterial
5. Difenhidramina
6. Esteroides

Cuánta epinefrina se encuentra en 1 ml de:

Epi 1:100 000	100 μg (1 g/10 L = 100 mg/1 L)
Epi 1:10 000	1 mg (1 g/l L = 1 mg/1 ml)

EPISTAXIS

¿Cuál es el sitio más frecuente de epistaxis?	En la porción inferior del tabique nasal en el triángulo de Kiesselbach (90% de los sangrados ocurre aquí)

Defina el triángulo de Kiesselbach:	Un plexo de vasos en la parte anteroinferior del tabique
¿Cuál es el tratamiento apropiado para el sangrado en este sitio?	Presión simple y vasoconstrictor tópico
¿Cuál es el tratamiento apropiado para un paciente con sangrado de la región posterior de la cavidad nasal?	1. El paciente puede deglutir una gran cantidad de sangre cuando sangra desde este sitio; primero evaluar el estado volumétrico general para asegurar que no está en choque 2. Obstruir el sangrado con un balón inflado de sonda Foley o con empaquetado nasal de gasa y seda 2-0; administrar antibióticos profilácticos para prevenir sinusitis y otitis media. Obtener consulta con otorrinolaringología
¿Cuál es la relación habitual entre hipertensión y epistaxis?	Cuando se producen juntas, la hipertensión con frecuencia es resultado de ansiedad; es raro que sea la causa del sangrado, pero una hemorragia en proceso puede persistir hasta que la presión disminuya

Capítulo 29 Nutrición quirúrgica

EVALUACIÓN

¿Qué es la ecuación de Harris–Benedict?	Una ecuación para calcular el gasto energético basal (GEB) en kcal/día
¿Cuál es la ecuación de Harris–Benedict para hombres?	$66 + (13.7 \times \text{peso en kg}) + (5 \times \text{estatura en cm}) - (6.8 \times \text{edad})$
¿Cuál es la ecuación de Harris–Benedict para mujeres?	$65 + (9.6 \times \text{peso en kg}) + (1.7 \times \text{estatura en cm}) - (4.7 \times \text{edad})$
¿Cuál es la fórmula para cociente respiratorio (CR)?	$CR = \dot{V}CO_2/\dot{V}O_2$
¿Qué indica un CR de 0.7?	Inanición o subalimentación (cetosis)
¿Qué indica un CR de 0.7?	La mayoría del sustrato oxidado es grasa

¿Qué indica un CR de 0.8 a 0.85?	Se oxida una mezcla equilibrada de sustratos
¿Qué indica un CR de 1?	La mayoría del sustrato oxidado es de carbohidratos
¿Qué indica un CR > 1?	Lipogénesis o sobrealimentación
¿Qué es el balance de nitrógeno?	La diferencia entre la cantidad de nitrógeno ingerido y la cantidad excretada
¿Cuál es la fórmula para balance nitrogenado?	**Nitrógeno dentro** (proteína dietética dividida por 6.25) – **Nitrógeno fuera** (nitrógeno urinario + pérdida de nitrógeno GI + pérdida de nitrógeno cutáneo)
¿Cuál es la pérdida GI promedio diaria de nitrógeno?	2 a 4 g
¿Cuál es la pérdida cutánea promedio diaria de nitrógeno?	1 a 4 g
¿Qué indica un balance nitrogenado positivo?	Más proteína ingerida que excretada, indica anabolismo neto
¿Qué indica un balance nitrogenado negativo?	Más proteína excretada que ingerida, indica catabolismo neto
¿Cuál es el objetivo del balance nitrogenado?	En enfermedad crítica, el equilibrio es el objetivo; el balance nitrogenado positivo es más probable durante la recuperación

VARIOS

¿Cuándo se manifiesta el síndrome por realimentación?	En los 2 días siguientes al inicio de la nutrición parenteral y ≈ 5 a 7 días después de iniciar la nutrición enteral
¿Qué condiciones o tratamientos (no nutricionales) pueden incrementar la prealbúmina sérica?	Insuficiencia renal; uso de corticoesteroides
¿Qué es "inmunonutrición"?	Nutrición enriquecida con nucleótidos, arginina, ácidos grasos omega-3 y glutamina para aumentar la función inmunitaria (eficacia bajo estudio)

¿Qué es el síndrome de Kwashiorkor?	Deficiencia de **proteína**
¿Qué es marasmo?	Semiinanición (deficiencia de calorías y proteína)
Con una mucosa intestinal normal, ¿hay alguna ventaja para el uso de alimentación elemental por sonda?	No, ¡excepto que la alimentación elemental por tubo tiene una menor incidencia de que el tubo se tape!
¿Qué ruta de alimentación ha mostrado acelerar el cierre de una fístula enterocutánea?	NPT
¿Cuáles son los mejores aminoácidos en pacientes con insuficiencia hepática?	Controversial: aminoácidos de cadena ramificada (se piensa que los aminoácidos aromáticos se convierten en falsos neurotransmisores)
¿Cuál es la fórmula para estimar la necesidad calórica diaria?	Consumo de oxígeno ($\dot{V}O_2$) × 7
¿Precursor de aminoácido para óxido nítrico (EDRF)?	L-arginina
¿Efectos secundarios de la deficiencia de cobre?	Pancitopenia
¿Nutriente primario para las células cancerosas?	Glutamina
¿Cómo y dónde se metaboliza el lactato en glucosa?	En el hígado: lactato en piruvato en glucosa
¿Mnemotecnia para el nutriente principal del colon?	**Butirato** (piense en **butt** [trasero] [**buti**rato] está cerca del colon)
¿Efecto secundario de la deficiencia de vitamina E?	Neuropatía
¿Efecto secundario de la deficiencia de vitamina D?	Osteomalacia (raquitismo)
¿A qué nivel residual se mantiene la alimentación con sonda?	> 200 cc

Capítulo 30 **Choque**

¿Cuál es la cita clásica del Dr. Gross sobre choque?	Choque es "el desquiciamiento de la maquinaria de la vida". (Samuel Gross, 1872)

Defina lo siguiente:

Tonometría gástrica	Evaluación de choque mediante un monitor de pH intramucoso gástrico a través de una sonda nasogástrica modificada
Choque inflamatorio	Causado por liberación de factores inflamatorios (p. ej., choque séptico, lesión por reperfusión, traumatismo)
Oximetría tisular	Mide las concentraciones de oxígeno en los tejidos **directamente** del lecho tisular periférico (p. ej., músculo) por una sonda percutánea
Síndrome de lavado/depuración	Concentraciones aumentadas de ácido láctico con perfusión mejorada debido a "lavado" de ácido láctico de lechos tisulares subperfundidos con anterioridad (conflicto entre cuadro clínico *vs.* laboratorio)
SRIS	Síndrome de **R**espuesta **I**nflamatoria **S**istémica; manifestado por fiebre, leucocitosis, incremento de frecuencia cardiaca y frecuencia respiratoria
Sepsis	SRIS más infección documentada
Choque séptico	Sepsis con hipotensión refractaria a reanimación con líquidos
¿Un paciente puede presentar tanto *hiper*tensión como *hipo*volemia?	Sí, con tono vascular aumentado por liberación simpática incrementada
¿Un paciente puede tener presión arterial normal y estar en choque?	Sí, en especial si el paciente es hipertenso desde el inicio
¿Cuál es la causa más frecuente de hipotensión en pacientes con lesión cefálica cerrada?	Choque hipovolémico; **NUNCA** asumir que la hipotensión se debe a la lesión cefálica

¿A qué pH se administraría bicarbonato IV para acidosis?

7.2 (en especial cuando la eliminación pulmonar de CO_2 no está alterada)

¿Cuál es la tríada letal en el choque hemorrágico?

ACH: Acidosis, **C**oagulopatía, **H**ipotermia

¿Cuál es la estrategia básica para recalentar un paciente?

Líquidos IV/sangre calientes, habitación caliente (lámparas calientes, termostato), gases calientes en ventilador, *Baer hugger*

¿Qué es un *Baer hugger*?

Una manta plástica con aire caliente circulante interno (llamada así por un videojuego)

¿Cuál es la mortalidad del choque séptico?

50%

¿Cuál es la causa de choque séptico por gramnegativos?

Endotoxina = lipopolisacárido (LPS), que después causa la liberación de factores inflamatorios y disminución subsecuente del tono vascular

En el choque séptico, ¿cuál es el gasto cardiaco clásico?

Elevado debido al aumento de la frecuencia cardiaca, pero con contractilidad **disminuida**

¿Qué agentes presores se utilizan para choque séptico?

Norepinefrina, dopamina

¿La temperatura corporal más baja (< 35.5 °C) es un buen signo en choque séptico?

No; se relaciona con mayor tasa de mortalidad

¿Qué agentes presores se utilizan en el choque neurogénico refractario?

Fenilefrina, norepinefrina (siempre sólo después de la administración de líquido)

ÁCIDO LÁCTICO

¿Cuáles son los "criterios de valoración" de laboratorio de la reanimación?

Ácido láctico y déficit de base son los que se utilizan con mayor frecuencia

¿Qué déficit de base se relaciona con mortalidad de 25% en pacientes con traumatismo?

−12 mmol/L

¿Qué déficit de base se relaciona con mortalidad de 50% en pacientes con traumatismo?	−15 mmol/L
En pacientes con traumatismo, ¿cuál es la mortalidad relacionada hasta la normalización del ácido láctico para los siguientes tiempos posquirúrgicos?	
< 24 h	Mortalidad de ≈ 0%
24 a 48 h	Mortalidad de 22%
> 48 h	Mortalidad de 86%
En el metabolismo *anaerobio* (glucólisis), ¿cuánto trifosfato de adenosina (ATP) se produce?	Dos ATP
En el metabolismo *aerobio* (glucólisis), ¿cuánto ATP se produce?	36 ATP
¿De dónde proviene el lactato?	Glucólisis de **glucosa** durante la glucólisis anaerobia (glucosa → 1 lactato + 2 ATP + H_2O)
¿En qué órganos se metabolizan el lactato y el ácido láctico?	La mayoría en el hígado y los riñones, pero el ácido láctico se metaboliza en todas las células, excepto en los eritrocitos
¿Cómo se metaboliza el ácido láctico?	Regresa a glucosa o CO_2 + y H_2O (lactato → piruvato → glucosa)
¿Cómo se elimina el lactato del torrente sanguíneo?	50% hígado, 25% renal
Además del choque hemorrágico, ¿qué puede causar un aumento de ácido láctico?	Deficiencia de tiamina, crisis convulsivas, cáncer, insuficiencia hepática
Si se administra durante el perioperatorio, ¿qué puede causar un incremento de lactato?	Glucófago, metformina

Capítulo 31 Infecciones quirúrgicas

ANTECEDENTES E INFORMACIÓN GENERAL

¿Qué es lo más frecuente?:

¿Infección nosocomial?	Infección de vías urinarias (IVU)
¿Causa de muerte por infección nosocomial?	Neumonía
¿Bacterias que causan infección de vías respiratorias superiores (IVRS)/neumonía < 5 días en la unidad de cuidados intensivos (UCI)?	Grampositivos
¿Bacterias que causan neumonía en la UCI > 5 días?	Gramnegativos
¿Causa de IVU en pacientes quirúrgicos?	*Escherichia coli* (segunda: *Pseudomonas*)
¿Causa de neumonía en pacientes quirúrgicos?	*Pseudomonas aeruginosa* (segunda: *Staphylococcus aureus*)
¿Causa de infección de heridas?	*S. aureus* (segunda más frecuente: empate entre *E. coli* y *Enterococcus*)
¿Causa de bacteremia en pacientes quirúrgicos?	*Staphylococcus* coagulasa negativo (segunda: *S. aureus*)
¿Causa de infecciones intrabdominales por *Candida*?	Pancreatitis grave
¿Dispositivo relacionado con bacteremia nosocomial?	¡Catéteres intravasculares en > 75% de los casos!
¿Cuándo debe darse tratamiento sistémico por una infección micótica de heridas?	1. Hemocultivo positivo para *Candida* 2. Falla de los antibacterianos para eliminar la infección de la herida 3. Todas las infecciones de heridas esternales con cultivos positivos para *Candida*

ANTIBIÓTICOS

¿Cuáles son los antibióticos profilácticos?

Antibióticos usados para prevenir infecciones

¿Qué son los antibióticos empíricos?

Antibióticos usados para tratar una infección sin identificar una bacteria específica con base en la experiencia previa (resultados de cultivo y sensibilidad)

¿Qué pasa si se inician antibióticos empíricos y la bacteria causante de la infección no es susceptible?

La tasa de mortalidad aumenta para Neumonía Asociada a Ventilador (**NAV**) y bacteremia

¿Cuáles son las indicaciones para antibióticos en infección de heridas?

Primero, siempre abrir la incisión; los antibióticos están indicados si hay celulitis/induración alrededor de la herida abierta

¿Qué antibiótico se usa con frecuencia para infección de herida después de una cirugía limpia?

Cefazolina

¿Cuál es el antibiótico IV usado con frecuencia para infección de heridas después de cirugía intestinal?

Cefoxitina o cefotetán

¿Qué nuevo antibiótico se usa para infección enterocócica resistente a vancomicina (ERV)?

Linezolid

En general, ¿cuánto tiempo deben administrarse los antibióticos para infecciones quirúrgicas?

Principio general: hasta que el paciente demuestre mejoría clínica evidente con una temperatura normal durante por lo menos 48 h

¿Cómo funcionan los antibióticos β-lactámicos?

Se unen a una de las proteínas de unión a penicilina (PUP) e inhiben la síntesis de la pared celular

¿Cuáles son dos efectos secundarios potencialmente graves de carbenicilina y ticarcilina?

1. Carga elevada de sodio
2. Inhibición de la agregación plaquetaria

¿Cuál es el único antibiótico β-lactámico que no tiene una reacción cruzada en pacientes alérgicos a penicilina o cefalosporinas

Aztreonam

¿A qué clase de antibiótico pertenece aztreonam?

Es un monobactámico

¿Contra qué tipo de bacteria es efectivo aztreonam?

Gramnegativos

¿Cuál es el fármaco representativo de la clase carbapenem de los β-lactámicos?

Imipenem

¿Con qué otro fármaco se combina siempre imipenem y por qué?

Cilastatina (inhibidor enzimático), debido a que evita la hidrólisis de la forma activa del fármaco en los riñones

¿Qué efecto secundario de imipenem es importante recordar?

Se relaciona con una incidencia significativamente mayor de **crisis convulsivas**

En comparación con las cefalosporinas de primera elección, ¿qué tipo de espectro tienen las cefalosporinas de segunda generación?

Actividad expandida contra gramnegativos

¿Las cefalosporinas de segunda generación pueden usarse para el tratamiento empírico de la infección adquirida en el hospital por bacilos gramnegativos?

No; en general son eficaces contra las infecciones adquiridas en la comunidad por bacilos gramnegativos con patrones de susceptibilidad conocidos

¿Qué cefalosporinas tienen buena actividad contra anaerobios?

Cefalosporinas de segunda generación: cefoxitina y cefotetán

¿Cuál tiene una vida media más prolongada, cefoxitina o cefotetán?

Cefotetán

¿Cuál es el efecto secundario potencialmente grave único de cefotetán?

Tiempo de coagulación prolongado

¿Qué antibiótico se relaciona con lodo en la vesícula biliar e ictericia colestásica?

Ceftriaxona

¿Contra qué bacterias tienen actividad las cefalosporinas de tercera generación?

Bacilos gramnegativos

¿Qué cefalosporinas de tercera generación tienen mayor actividad contra *Pseudomonas, Acinetobacter* y *Serratia*?

Cefoperazona y ceftazidima

¿Cuál es el mecanismo de acción de trimetoprim–sulfametoxazol?

Trimetoprim es un análogo estructural del ácido fólico y compite con el ácido dihidrofólico por el sitio de unión de dihidrofolato reductasa; sulfametoxazol es un análogo del ácido para-aminobenzoico (PABA), que es necesario para la síntesis de ácido fólico

¿Cuál es el mecanismo de acción de las quinolonas?

Inhiben la girasa de DNA, lo que inhibe la replicación de DNA

¿Qué tipo de antibiótico es vancomicina?

Un glucopéptido

¿Cuál es el mecanismo de acción de vancomicina?

Inhibidor de la pared celular; inhibe la transferencia de subunidades de peptidoglicano al unirse a residuos de D-alanina de fracción pentapéptido

¿Cuál es el mecanismo de acción de anfotericina B?

Forma complejos con esteroles micóticos (con predominio de ergosterol) en la membrana plasmática, altera la permeabilidad de la membrana

¿Cuáles son los efectos adversos de anfotericina B?

Diabetes insípida nefrogénica
Nefrotoxicidad dependiente de la dosis (en hasta 80% de los pacientes)
Fiebre, hipotensión, escalofrío
Anemia
Hipopotasiemia

¿Cuál es el intervalo y horario de dosificación de anfotericina B?

Administración IV de 0.25 a 1 mg/kg una vez al día, según el tipo de infección y función renal

¿Qué alteración electrolítica se relaciona con la administración de anfotericina B?

Hipopotasiemia

MICROORGANISMOS ESPECÍFICOS

¿Cuáles son las causas bacterianas comunes de infección después de una cirugía limpia?

S. aureus
Especies estreptocócicas
O *staph* y *strep* juntos

¿Cuáles son las causas bacterianas comunes de infección de heridas superficiales después de cirugía intestinal/cirugía inguinal?

Mixtas: aerobias y anaerobias

En la mayoría de los casos, ¿cuánto tiempo transcurre hasta que se conoce la bacteria responsable y su sensibilidad?

Bacteria: por lo menos 24 h
Sensibilidad: 48 a 72 h

En general, ¿cómo se tratan las infecciones enterocócicas?

Aunque ningún antibiótico solo erradica las infecciones o bacteremias enterocócicas de manera confiable, la combinación antibiótica más efectiva es gentamicina **más** una penicilina o vancomicina

¿Qué combinación de antibióticos se usa para eliminar *Enterococcus*?

1. Penicilina o vancomicina y
2. Un aminoglucósido

¿Qué amplia clase de bacterias son las habitantes más numerosas del tracto GI, incluida la boca?

Anaerobios

¿Cuál es el aislado anaerobio más frecuente de infecciones quirúrgicas?

Bacteroides fragilis

¿Cómo se observaría la tinción de Gram de clostridios recuperados de una infección de tejidos blandos?

Bacilos grampositivos

Los organismos de *Candida* recuperados de una herida abierta usualmente representan una verdadera infección e invasión, ¿verdadero o falso?

Falso; en general sólo contaminación (pero tratar todas las heridas esternales positivas para hongos)

¿Qué tipos de *Candida* no se tratan por fluconazol?

Candida glabrata y *Candida kruzeii* (piense "Gladis Cruz" = *glab kruz*)

¿Cuál es la causa más frecuente de absceso mamario?

S. aureus; con frecuencia en madres lactantes

¿Qué es linfangitis y cómo se presenta?

Inflamación de los conductos linfáticos en los tejidos subcutáneos

Líneas rojas visibles; puede provocar linfadenitis (inflamación de ganglios linfáticos)

¿Qué bacteria puede causar un absceso esplénico en pacientes con anemia de células falciformes?

Salmonella

¿Microorganismo que simula apendicitis aguda con frecuencia?

Yersinia enterocolitica

¿Cuáles son los tres patógenos más comunes en la tiroiditis supurativa?

1. *S. aureus*
2. *Streptococcus pyogenes*
3. *Streptococcus pneumoniae*

¿Cuál es el tratamiento para la enfermedad pélvica inflamatoria (EPI)?

Ceftriaxona 250 mg IM (antigonococo) y doxiciclina 100 mg vía oral dos veces al día por 7 días (anticlamidia); tratar ambas

¿Cuál es una causa común de sangrado GI superior en individuos infectados por VIH?

Lesiones de sarcoma de Kaposi

¿Cuál es la causa más frecuente de perforación estomacal/duodenal en pacientes con VIH?

Infección local por CMV

¿Cuál es el microorganismo que causa lesiones colónicas con mayor frecuencia en pacientes con VIH?

CMV

¿Cómo se trata la perforación de intestino delgado por CMV en pacientes con VIH?

1. Resección del área perforada
2. Estomas de intestino delgado —¡no anastomosis!

| ¿Los pacientes infectados por VIH asintomáticos sometidos a procedimientos quirúrgicos electivos presentan significativamente más problemas para la curación de la herida e infecciones que sus contrapartes no infectadas? | No |

SÍNDROME DE CHOQUE TÓXICO

¿Qué es el síndrome de choque tóxico?	Un síndrome de fiebre, hipotensión, exantema cutáneo y falla orgánica múltiple (FOM); otros síntomas incluyen diarrea y cefalea
¿Qué lo causa?	Exotoxina de *S. aureus*
¿Cuáles son los factores de riesgo relacionados?	Tampones, infección pélvica y sinusitis (empaquetado nasal)

NAV

¿Qué es "NAV"?	Neumonía Asociada a Ventilador
¿Cómo se diagnostica NAV?	Lavado broncoalveolar (LBA) con 10^4 unidades formadoras de colonias (UFC), infiltrado en la radiografía de tórax, fiebre
¿Factores de riesgo para NAV?	Uso de ventilador (sorpresa), enfermedad pulmonar obstructiva crónica (EPOC), lesión por quemaduras, pacientes neuroquirúrgicos, aspiración, síndrome de dificultad respiratoria aguda (SDRA), reintubación, alimentación enteral
¿Cuál conlleva el mayor riesgo de NAV, intubación oral o nasal?	La nasal tiene una mayor tasa, con probabilidad debido a incidencia aumentada de sinusitis
¿Cambiar los tubos del circuito del ventilador disminuye el riesgo de NAV?	**No,** pero deben cambiarse para cada paciente
¿Los tubos endotraqueales con "succión subglótica" disminuyen la incidencia de NAV?	Sí

¿Cuáles son las medidas preventivas principales?

Mantener la cabecera elevada > 30°, lavarse las manos, higiene oral del paciente, evitar la sobredistensión gástrica

¿Tratamiento para NAV?

Antibióticos **empíricos** de amplio espectro hasta tener los resultados de cultivos (48 a 72 h), después antibióticos específicos con base en la sensibilidad (reducción gradual)

¿Cuál es el resultado si se eligen antibióticos empíricos a los que es resistente?

¡La tasa de **mortalidad** aumenta!

VARIOS

¿Cuál es el microorganismo más frecuente causante de osteomielitis del pie después de una punción ungueal a través de un zapato?

Pseudomonas

¿Qué bacteria se relaciona con infecciones después de mordedura por perro o gato?

Pasteurella multocida

¿Qué bacteria se relaciona con mordedura humana?

Eikenella

¿Con qué frecuencia se cambian los catéteres centrales en pacientes con quemaduras?

Cada 3 días

¿Cuál es la cantidad aceptada de bacterias contaminantes que deben estar presentes para establecer infección clínica en un huésped sin inmunocompromiso?

10^5

¿Cómo aumenta la acumulación de líquido y el edema la probabilidad de infección?

Actúan como medio de cultivo e inhiben la fagocitosis y el recuento leucocitario (leucocitos), así como su migración ("los leucocitos no pueden nadar")

¿En qué porcentaje aumenta la tasa de infección la eliminación de vello por rasurado en comparación con la eliminación por máquina o ninguna eliminación?	100%
¿Cuál es la historia clásica de un absceso epidural?	Estado posquirúrgico; anestesia epidural/espinal con **fiebre** y **dolor de espalda**
¿Qué es LBA?	**L**avado **B**ronco **A**lveolar (irrigar y aspirar los alveolos por un broncoscopio o tubo estéril a través del TET)
¿Qué cantidad de UFC es necesaria para un LBA positivo?	> 10 000 UFC
¿Por qué las infeccciones por _Pseudomonas_ se tratan con dos antibióticos?	La teoría sostiene que usar sólo un antibiótico ocasionará resistencia antibiótica con rapidez
¿Cuál es la mejor prueba diagnóstica para sinusitis?	Rastreo por TC de los senos paranasales
¿Qué marcador serológico es positivo después de inmunización exitosa contra hepatitis B?	Antiantígeno de superficie de hepatitis B (HBsAg)
¿El lavado de manos es capaz de detener la diseminación de _Clostridium difficile_?	No; es necesario usar guantes y clorhexidina

Capítulo 32   Fiebre

¿Dónde se regula la temperatura corporal?	Región anterior del hipotálamo
¿Todos los pacientes con infecciones posquirúrgicas desarrollan fiebre?	**No**; sólo ≈ 50% desarrolla fiebre significativa
Después de cirugía GI, ¿qué puede causar taquicardia y fiebre específicas del tipo de cirugía?	Fuga anastomótica

¿Qué anomalía ácido–base se relaciona con hipertermia maligna (HM)?	Acidosis
¿Qué anomalía electrolítica se relaciona con HM?	Hiperpotasiemia
¿Qué medicamentos se usan para tratar la HM?	**Dantroleno**, bicarbonato de sodio
¿Qué debe hacerse si un paciente desarrolla HM en medio de un procedimiento?	Suspender hasta corregir la hipertermia; cambiar a anestésico diferente y cuando se encuentre estable y afebril continuar el procedimiento
¿Cuáles son dos causas endocrinas frecuentes de fiebre?	Feocromocitoma, tormenta tiroidea
¿Cuál es el riesgo del enfriamiento superficial en un paciente con fiebre?	Puede causar vasoconstricción y temblor (que provocará más calor)
¿Cuál es la causa de fiebre posquirúrgica en las primeras 48 h debido a *Staphylococcus aureus*?	Síndrome de choque tóxico

Capítulo 33 Profilaxis quirúrgica

¿Qué medidas prequirúrgicas pueden ayudar a los pacientes con asma y enfermedad pulmonar obstructiva crónica (EPOC)?	1. Suspender tabaquismo 4 semanas antes de la cirugía 2. Administrar bronchodilatador (p. ej., salbutamol) prequirúrgico
¿Qué tratamiento disminuye la insuficiencia renal antes, durante y después de medio de contraste IV?	1. Líquidos IV solos (dopamina, diuréticos no son útiles) 2. Acetilcisteína vía oral
¿Qué medicamento proporciona protección contra crisis convulsivas en pacientes con lesión cerebral?	Fenitoína × 1 semana

¿Qué antibiótico proporciona protección contra absceso pancreático en casos de necrosis pancreática?	Imipenem IV
¿Qué antibiótico IV proporciona protección contra endocarditis en pacientes con injerto vascular y válvulas cardiacas?	Cefazolina
¿Qué antibiótico IV debe usarse si los pacientes son alérgicos a penicilina?	Vancomicina

¿Qué antibiótico proporciona protección contra infección?:

Durante cirugía colónica	Cefoxitina
En pacientes con traumatismo abdominal	Cefoxitina; cefotetán; ampicilina y sulbactam; (o clindamicina/gentamicina si el paciente es alérgico a penicilina)
En pacientes con apendicitis aguda	Cefoxitina o cefotetán
¿Qué antibiótico proporciona protección contra endocarditis en endoscopia, incisión y drenaje o broncoscopia (rígida) en pacientes en riesgo de endocarditis?	Amoxicilina 2 g vía oral o ampicilina IV
¿Qué jabón quirúrgico es el mejor?	Clorhexidina (¡el jabón de yodopovidona provoca absorción sistémica de yodo!)
¿Qué riesgo se relaciona con el lavado de manos excesivo?	Dermatitis, ¡que transporta bacterias!
¿Cómo puede proporcionar profilaxis un dispositivo de compresión secuencial (DCS) de extremidad superior (brazo) contra TVP de extremidad inferior?	El DCS acciona el activador de plasminógeno tisular (tPA, *tissue plasminogen activator*) —pero esto es una leyenda urbana y no hay datos adecuados que lo respalden

¿Qué medidas proporcionan protección contra infección de vías urinarias (IVU)?	Retirar las sondas de inmediato **Nunca** abrir un sistema de drenaje del catéter (es decir, nunca desconectar el sistema de tubos, ya que hacerlo duplica la tasa de IVU) Obtener todas las muestras de orina con aguja

---

Capítulo 34 Radiología quirúrgica

GENERAL

¿Cuáles son los riesgos del contraste IV?	Nefrotoxicidad inducida por contraste (riesgo de 3 a 7%) Anafilaxia: urticaria, hipotensión, edema facial o laríngeo, broncoespasmo
¿Cómo se encuentra la orientación de las arterias debajo de la rodilla en un angiograma?	**LAMP:** Lateral = tibial Anterior Medial = tibial Posterior

ABDOMEN

¿Qué es el signo de "pico de loro" o "pico de pájaro"?	Evidencia de vólvulo sigmoideo en el enema de bario (EB) Evidencia de acalasia en el trago de bario
¿Cuáles son los diagnósticos diferenciales de la calcificación retroperitoneal?	Pancreatitis, aneurisma de aorta abdominal (AAA), calcificación aórtica generalizada, cálculo renal, carcinoma de células renales, aneurisma de arteria renal (flebolitos, si se observan en la pelvis)
¿Qué significa un signo de "amputación"?	Se encuentra en obstrucción, distensión intestinal y nivel hidroaéreo se "amputan" del intestino normal
¿Qué son las asas centinela?	Distensión y/o niveles hidroaéreos cerca de un sitio de inflamación abdominal (p. ej., en el cuadrante inferior derecho con apendicitis)

¿Qué es la neumatosis intestinal?	Aire en la pared intestinal
¿Cuáles son los cinco signos de obstrucción de intestino delgado (OID) visibles en la radiografía de abdomen (RxAbd)?	1. Asas intestinales distendidas 2. Niveles hidroaéreos 3. Rosario 4. Apariencia de escalera por intestino delgado distendido 5. Escasez de gas en el colon
¿Qué es la apariencia de "escalera" en la RxAbd relacionada con obstrucción de intestino delgado?	Asas dilatadas de intestino delgado alineadas una sobre otra desde el cuadrante inferior derecho hasta el superior izquierdo
¿Qué es el "rosario" en la RxAbd?	Se observa en obstrucción de intestino delgado; pequeñas burbujas de aire (cuentas de rosario) atrapadas y separadas por los pliegues circulares, da la apariencia de un rosario
¿Cuáles son los mejores estudios para evaluar la obstrucción de intestino delgado después de RxAbd?	Rastreo por TC abdominal, estudios con contraste (*Small-Bowel Follow Through*—**SBFT**)
¿Qué hallazgo de RxAbd se relaciona con un íleo difuso?	Asas distendidas con gas en el intestino delgado y el colon
¿Qué es un signo de "cuerda"?	Estudio GI con contraste que revela una estenosis; el contraste parece una "cuerda" que señala la estrechez
¿Cuál es la causa más frecuente de calcificaciones encima del riñón?	Calcificaciones suprarrenales (asegurarse de que no son calcificaciones pancreáticas)
¿Cuál es la mejor radiografía para diagnosticar un AAA?	Lateral a través de la mesa; revela AAA en más de dos terceras partes de los casos por calcificaciones en cáscara de huevo
¿Puede haber aire libre después de un procedimiento de gastrostomía endoscópica percutánea (GEP) exitosa?	Sí

¿Qué es la "tubería de plomo" en EB?

Se observa en la colitis ulcerativa crónica debido a obliteración de las haustras y estrechamiento lisa del colon; el contraste se ve como un tubo de plomo

¿Qué son las úlceras de "botón de camisa" en EB?

Úlceras profundas asintomáticas relacionadas con enfermedad de Crohn

¿Qué es una lesión de "corazón de manzana" en EB con contraste y aire?

Una lesión circunferencial del colon (la vasta mayoría debida a cáncer de colon)

¿Cómo se ven las úlceras aftosas en EB?

Úlceras puntiformes con un "halo lúcido" de edema circundante

¿Qué es el signo de "doble burbuja"?

Se observa en RxAbd con obstrucción duodenal, una burbuja duodenal además de una burbuja gástrica

¿Qué es el rastreo de "Meckel"?

Un rastreo de medicina nuclear en busca de mucosa gástrica ectópica de Meckel

¿Cuál es el signo del ligamento falciforme?

Aire libre que delinea el ligamento falciforme

En la ecografía del hígado, ¿qué es el signo de "escopeta de doble cañón"?

Conducto intrahepático dilatado con la rama venosa portal pareada; se observa como escopeta (debido a obstrucción del conducto biliar distal)

¿Qué es el signo de "doble conducto"?

Conductos pancreático y biliar dilatados causados por obstrucción del conducto biliar común distal/ampolla

¿Qué prueba se usa para localizar un feocromocitoma?

Un rastreo con metayodobenzilguanidina (**MIBG,** *MetaIodoBenzylGuanidine*), un análogo de norepinefrina

¿Qué estudio diagnóstico se usa para evaluar la invasión de cáncer rectal en el preoperatorio?

Ecografía transrectal

¿Qué estudios diagnósticos se usan para localizar la glándula paratiroides en hiperparatiroidismo?

1. Ecografía
2. IRM
3. Centelleografía Sestamibi (los rastreos por TC y talio-tecnesio están perdiendo preferencia)

¿Cuáles son los cinco estudios radiológicos deben considerarse para un paciente en la UCI con fiebre de origen desconocido?

1. Radiografía de tórax (RxT; para descartar neumonía)
2. Radiografías/TC sinusales (para descartar sinusitis)
3. Ecografía, Doppler, venograma de extremidad inferior (para descartar TVP)
4. TC abdominal (para descartar absceso)
5. Ecografía de vesícula biliar (para buscar colecistitis acalculosa)

¿Dónde se acumula el líquido peritoneal en posición de pie?

El saco de Douglas: el espacio anterior al recto y posterior al útero (mujeres) o vejiga (hombres)

¿Qué es el signo de Mickey Mouse?

Orientación del conducto biliar común (oreja derecha), vena porta (cabeza) y arteria hepática (oreja izquierda) se parecen a la cabeza de Mickey Mouse

RADIOLOGÍA TRAUMATOLÓGICA

¿Qué puede omitirse en una RxT anteroposterior en trauma?

Neumotórax anterior

¿Qué es un examen FAST?

Focused Assessment Sonogram for Trauma (evaluación enfocada por sonograma para traumatismo)

¿Cuáles son las cuatro áreas que examina?

Saco pericárdico, vejiga, saco de Morison y bazo

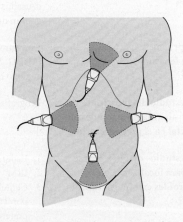

En un paciente de trauma, ¿cuál es la importancia de la fractura de las tres costillas inferiores?

Riesgo incrementado de lesión hepática y esplénica

¿Cuánto tiempo debe transcurrir para que se reabsorba un neumotórax de 10% sin un tubo torácico?

Un neumotórax reabsorbe ≈ 1% de su porcentaje volumétrico medido por día; por tanto, un neumotórax de 10% debe reabsorberse en 10 días

¿Cuánto tiempo después de una laparotomía puede observarse aire libre en RxAbd?

≈ 1 semana

¿Cúal es el estudio de elección para evaluar un traumatismo cefálico?

TC de cabeza **sin reforzamiento** (la sangre se "ilumina")

¿Cuáles son los cuatro signos en el rastreo por TC de presión intracraneal aumentada?

1. Borramiento de los ventrículos
2. Aplanamiento de los surcos cerebrales
3. Pérdida de la interfaz entre sustancia blanca y gris
4. Pérdida de cisternas

¿Qué es LAD?

Lesión **A**xonal **D**ifusa o lesión cerebral por cizallamiento

¿Cuál es la mejor prueba para LAD?

IRM

¿Cuál es el signo de la hoz?

Visto en hemorragia subaracnoidea como tractos de sangre a lo largo de la hoz, provoca una hoz "engrosada" en la TC de cabeza sin reforzamiento

COLUMNA CERVICAL

¿Cuáles son las tres vistas radiográficas que deben obtenerse para evaluar la columna cervical ósea en traumatología?

1. Anteroposterior
2. Lateral
3. Odontoidea

¿Qué debe buscarse al evaluar una radiografía de columna cervical?

1. Adecuación de la radiografía
2. Las cuatro líneas paralelas
3. Grosor de los tejidos blandos
4. Intervalo atlantodontoideo
5. Espacios discales
6. Huesos

¿Qué incluye una radiografía adecuada de columna cervical?

Todas C1–C7 y por lo menos la parte superior de T1

¿Cuáles son las cuatro líneas paralelas a revisar?

Piense **EPAP:**
1. Línea **E**spinolaminar
2. Línea vertebral **P**osterior
3. Línea vertebral **A**nterior
4. **P**untas de las apófisis espinosas

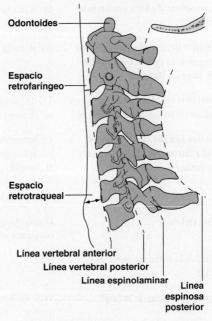

De Gay SB, Woodcook Jr. RJ: *Radiology Recall.* Philadelphia: Lippincott Williams & Wilkins, 2000, p. 301.

¿Cuáles son las medidas típicas de tejidos blandos prevertebrales para una columna vertebral cervical?

< 5 mm de Cl–C3 y < 20 mm en C4–C7 (manera fácil de recordar las medidas básicas: < 6 mm en C2 y < 22 mm en C6 o "6 a las 2 y 22 a las 6")

¿Cuál es el intervalo atlantoodontoideo?

La distancia entre el arco de C1 y la apófisis odontoides de C2 (adulto normal: < 3 mm)

¿Qué lesión puede causar un intervalo atlantoodontoideo incrementado?

Desgarro de ligamento transverso

¿Qué radiografía se usa para buscar lesiones ligamentosas de columna cervical en pacientes despiertos?

Radiografías de columna cervical en flexión y extensión laterales

TÓRAX

¿Qué es el signo de "surco profundo"?	Surco profundo en el ángulo costofrénico en RxT anterior debido a neumotórax oculto
¿Qué es el signo de "borde borroso"?	En la RxT, una bala en el corazón tiene un borde borroso debido a que el corazón siempre está en movimiento
¿Qué puede causar una pierna fría después de HAF torácica?	¡Embolia de bala desde el corazón hasta la arteria femoral!
¿Cuántos lóbulos pulmonares hay del lado derecho?	Tres
¿Cuántos lóbulos pulmonares hay del lado izquierdo?	Dos
¿De qué lóbulo es parte la língula?	Del lóbulo superior izquierdo
¿Qué tamaño tiene un corazón normal?	En condiciones normales, el diámetro cardiaco transversal es aproximadamente la mitad del diámetro transverso del tórax
¿Cuáles son los cinco signos de sobrecarga de líquido en RxT?	1. Corazón grande 2. Cefalización (grandes vasos distendidos en los campos pulmonares superiores) 3. Edema pulmonar 4. Líneas B de Kerley 5. Efusión pleural
¿Qué son las líneas B de Kerley?	Líneas horizontales < 2 cm de largo que se encuentran en las bases pulmonares, en general significan edema pulmonar (líneas **B** = **B**ases)
¿Qué es un broncograma aéreo?	El límite de una vía respiratoria hecha visible por líquido o exudados inflamatorios que llenan los alveolos circundantes
¿Cómo se reconoce un neumotórax a tensión?	**Clínicamente,** pero en RxT: neumotórax con cambio mediastinal lejos del lado afectado y un corazón pequeño
¿Qué radiografía indica si una efusión pleural es libre o loculada?	Una RxT en decúbito lateral ipsilateral; el líquido libre formará "capas"

Si se coloca un tubo endotraqueal (TET) demasiado abajo, ¿cuál bronquio será el que penetre con mayor probabilidad?

El bronquio principal derecho

¿Cuál es la posición ideal para un catéter de Swan–Ganz?

Punta en la arteria pulmonar derecha o izquierda, en general no más de 1 cm lateral al límite mediastinal

¿Cuál es la posición ideal para un catéter venoso central?

Punta en VAS, debajo de las venas braquiocefálicas y por encima de la aurícula derecha

¿Cuál es la posición ideal para TET?

Punta en o debajo de las clavículas y por lo menos 2 cm por arriba de la carina

¿Qué radiografía debe obtenerse después de realizar una traqueostomía?

RxT (para descartar neumotórax)

¿Qué radiografía debe obtenerse después de colocar un catéter central?

RxT para confirmar su colocación y descartar neumotórax

¿Qué radiografía debe obtenerse después de una broncoscopia?

RxT (para descartar neumotórax, lóbulo colapsado)

¿Qué radiografía indica si una efusión pleural está libre o loculada?

Radiografía en decúbito lateral muestra formación de "capas"

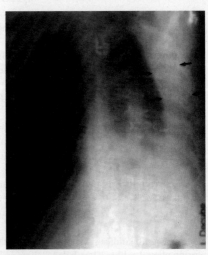

Capítulo 35 **Anestesia**

¿Cuál es la clasificación de la American Society of Anesthesiologists (ASA) para el estado físico? ¿Cuál es su propósito?

Es una calificación del estado (I–VI) asignada a cada paciente antes de recibir anestesia; permite la valoración del desenlace anestésico, pero no pretende predecir el riesgo anestésico y es independiente de la cirugía planeada

Describa las siguientes categorías de ASA para el estado físico:

ASA I

Paciente saludable

ASA II

Paciente con enfermedad sistémica leve a moderada sin alteración significativa de la actividad

ASA III

Paciente con enfermedad sistémica moderada a grave que limita la actividad

ASA IV

Paciente con enfermedad grave, que pone en riesgo la vida

ASA V

Paciente con enfermedad crítica y no se espera que viva más de 24 h

ASA VI

Donador de trasplante

¿Qué denota el sufijo "E" en la clasificación de estado físico de ASA?

Pacientes sometidos a cirugía de urgencia, sin importar el tipo de operación o su clasificación ASA (p. ej., apendicectomía de urgencia en un paciente joven saludable: ASA IE)

¿Cuál es la clasificación para el tamaño lengua:boca para evaluar la "adecuación de la vía aérea"?

Clasificación de **Mallampati**

**De acuerdo con la clasificación
de Mallampati, ¿cuáles son las
categorías?**

Clase I

Puede verse el paladar blando, los pilares
amigdalinos anterior y posterior y la úvula

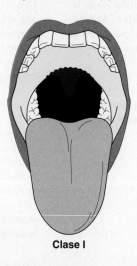

Clase I

Clase II

No pueden verse los pilares amigdalinos

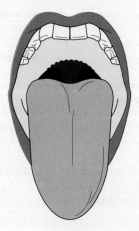

Clase II

Clase III   Sólo puede verse la base de la úvula

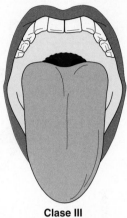

Clase III

Clase IV   No puede verse la úvula

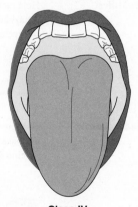

Clase IV

¿Qué es una VAML?

Vía Aérea con Mascarilla Laríngea (*Laryngeal mask airway*)

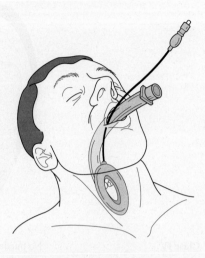

¿Qué es una hoja Miller?

Hoja recta para laringoscopio usada para intubación (Piense: Miller = 2 letras "l" que son rectas)

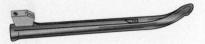

¿Qué es una hoja Macintosh?

Hoja curva para laringoscopio usada para intubación (Piense: curva, como la "c" en Macintosh)

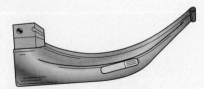

¿Cómo se intuba con una hoja Miller?

La hoja se usa para sostener la epiglotis hacia arriba (posterior a la epiglotis)

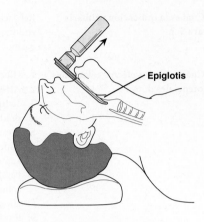

Epiglotis

¿Cómo se intuba con una hoja Macintosh?

La hoja se usa anterior a la epiglotis

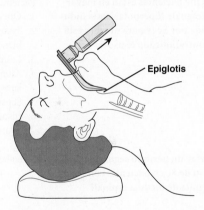

Epiglotis

RELAJANTES MUSCULARES

¿Cuáles son las propiedades sedantes o analgésicas de los bloqueadores neuromusculares (BNM)?

Ninguna; los pacientes son incapaces de moverse, ¡pero pueden estar conscientes por completo de lo que los rodea!

¿Cuáles son las dos clases de BNM?

1. Despolarizantes
2. No despolarizantes (es decir, competitivos)

¿Cuál es la clase, inicio y duración de succinilcolina (Sc)?	Despolarizante, inicio < 1 min, duración 5 a 10 min
¿Cuál es la indicación primaria para Sc?	Relajación muscular rápida para intubación endotraqueal o tratamiento de laringospasmo
¿Cuáles son los efectos colaterales potenciales de Sc?	1. Hipertensión 2. Arritmias cardiacas 3. Taquicardia 4. Bradicardia 5. Presión intracraneal incrementada 6. Hiperpotasiemia (en general un aumento de 0.5 a 1 mEq/L) 7. Parálisis prolongada (en pacientes con colinesterasa plasmática atípica) 8. Hipertermia maligna (HM) 9. Presión intraocular incrementada
¿Qué pacientes están en mayor riesgo de hiperpotasiemia inducida por Sc (y para quienes está contraindicado el uso de Sc)?	Pacientes con: 1. Quemaduras 2. Traumatismo masivo de tejidos blandos 3. Lesión de médula espinal 4. Alteraciones neurológicas/neuromusculares 5. Sepsis intraperitoneal 6. Insuficiencia renal (contraindicación relativa)
¿Hay un periodo seguro para el uso de Sc en pacientes con lesión aguda de médula espinal?	Sí, en las primeras 24 h
¿Cuál es el fármaco primario para tratar HM?	Dantroleno
Mencione dos relajantes musculares no despolarizantes (RMND) de acción prolongada:	1. Pancuronio 2. Metocurina
Mencione tres RMND de acción intermedia:	1. Atracurio 2. Vecuronio 3. Rocuronio

Mencione un RMND de acción breve (relativamente):	Mivacurio
¿Cuáles RMND causan liberación de histamina?	1. Curare 2. Metocurina 3. Atracurio
¿Cuál es el efecto hemodinámico principal de la liberación de histamina?	Presión sanguínea disminuida (y taquicardia refleja)
¿Qué RMND causa estimulación del sistema nervioso simpático?	Pancuronio
¿Cómo se manifiesta?	Incremento de 10 a 15% de la frecuencia cardiaca y presión arterial
¿Cuál es la ventaja de rocuronio?	Su inicio rápido brinda relajación muscular adecuada para intubación de secuencia rápida en pacientes con contraindicación para Sc
¿Qué fármacos se usan para revertir los RMND?	Fármacos anticolinesterasa (neostigmina o edrofonio), que inhiben la degradación de acetilcolina
¿Qué fármacos deben combinarse con estos medicamentos de reversión (y por qué)?	Fármacos anticolinérgicos (glicopirrolato o atropina) se usan para contrarrestar los efectos colinérgicos sistémicos de los compuestos anticolinesterasa
¿Cuáles son los efectos colinérgicos sistémicos de los compuestos anticolinesterasa?	Los efectos vagotónicos pueden causar bradicardia grave, así como calambres abdominales y vómito
¿Qué paralítico se elimina por "degradación de Hoffman"?	Cisatracurio
¿Cuál es el último músculo en paralizarse (y el primero en recuperarse) por los paralíticos?	Diafragma

ANESTÉSICOS INTRAVENOSOS

¿Qué es AIVT?

Anestesia IntraVenosa Total

¿Cuáles son las tres sustancias usadas con mayor frecuencia para inducción?

Tiopental, propofol y etomidato

¿Cuáles son los tres fármacos usados con menor frecuencia para inducción?

Metohexital, ketamina y midazolam

¿Cuáles son algunas ventajas y desventajas de tiopental?

Asequible y predecible, pero causa reducción de la presión arterial dependiente de la dosis, que puede ser especialmente peligrosa en pacientes hipovolémicos y en adultos mayores

¿Qué ventaja se atribuye a etomidato?

Produce pocos cambios hemodinámicos y puede ser conveniente para pacientes hemodinámicamente inestables (traumatismo, hipovolemia, pacientes frágiles o adultos mayores; pacientes con CC)

¿Cuáles son las ventajas de propofol en comparación con benzodiacepinas o barbitúricos cuando se usan para sedación?

Su liposolubilidad alta permite:
1. Cambios rápidos en el grado de sedación (cuando se administra por infusión continua) con sólo cambiar la velocidad de infusión
2. Rápida recuperación (en general en un lapso de 10 a 15 min) después de una dosis en bolo o después de suspender la infusión
3. No parece ocurrir dependencia física
4. Propiedades antieméticas (sugeridas por algunos estudios)
5. Broncodilatación

¿Cuál es el valor nutricional de propofol?

Se suspende en un portador de 10% intralipídica, lo que proporciona 1.1 kcal por ml (como grasa)

¿Cuáles son los efectos de ketamina sobre el SNC?

Produce un estado de "anestesia disociativa", que se acompaña de amnesia y analgesia; los pacientes que reciben dosis grandes de ketamina pueden tener alucinaciones y pesadillas

¿Cuáles son los efectos respiratorios de ketamina?

El impulso respiratorio se preserva en gran medida y los reflejos de protección laríngea permanecen intactos

ANESTÉSICOS INHALADOS

¿Qué significa "concentración alveolar mínima" (CAM)?

La concentración de un fármaco inhalado (a 1 atm) con la que 50% de los pacientes no se mueve en respuesta a estimulación quirúrgica (similar a DE_{50})

¿Cuáles son los cinco anestésicos inhalados usados con mayor frecuencia?

1. Óxido nitroso (gas)
2. Halotano
3. Sevoflurano
4. Isoflurano
5. Desflurano

¿Cuál es el riesgo intraquirúrgico principal del óxido nitroso?

La difusión del óxido nitroso en espacios gaseosos cerrados puede causar complicaciones relacionadas con el área anatómica implicada; la duplicación del tiempo del volumen del gas en asas intestinales cerradas u obstruidas es de alrededor 3 a 4 h, mientras que la duplicación del tiempo para volumen de gas en un neumotórax puede ser de 10 min

¿Qué significa "hipoxia por difusión"?

Al cesar la terapia con óxido nitroso, éste se difunde con rapidez desde la sangre hacia el espacio alveolar y puede diluir la concentración de oxígeno inspirado, en particular si el paciente se encuentra con aire ambiental; colocar al paciente con oxígeno al 100% durante 3 a 5 min puede prevenir esta hipoxia

¿Cuál de los fármacos inhalados volátiles se usa con frecuencia para inducción con mascarilla (o inhalación) y por qué?

Halotano, debido a que tiene el aroma menos picante de los agentes inhalados y tiende a ser el que se irriga menos hacia el árbol respiratorio

¿Cuál de los fármacos inhalados volátiles se relaciona con mayor frecuencia con disritmias cardiacas y por qué?

Halotano, debido a que sensibiliza al miocardio a las catecolaminas endógenas (y exógenas)

¿Qué anestésico inhalado puede causar crisis convulsivas?

Enflurano (¡**no** usar en neurocirugía!)

ANESTESIA REGIONAL

¿Cuáles son los cuatro tipos de anestesia regional?	Local (infiltración) o tópica Bloqueo de nervio periférico (incluidos los bloqueos de ganglios y plexos) Epidural Espinal
¿Cuáles son los dos anestésicos regionales usados con mayor frecuencia?	Lidocaína y bupivacaína; otros usados con menor frecuencia incluyen tetracaína, mepivacaína, procaína, 2-cloroprocaína, prilocaína, etidocaína y ropivacaína
¿Cuáles son los signos de toxicidad sistémica por inyección de anestésico local (en orden ascendente de toxicidad)?	1. Entumecimiento lingual (de lengua), sabor metálico 2. Alteraciones visuales y auditivas 3. Sedación 4. Inconsciencia 5. Crisis convulsivas 6. Depresión respiratoria 7. Arritmias cardiacas 8. Colapso cardiovascular
¿Cuál es la causa más frecuente de valores plasmáticos tóxicos de los anestésicos locales?	Inyección intravascular inadvertida
¿Qué anestésico local es el más cardiotóxico?	Bupivacaína es ≈16 veces más cardiotóxica que lidocaína
¿Cómo altera epinefrina las concentraciones máximas de los anestésicos locales absorbidos?	Disminuye las cifras máximas, quizá al causar vasoconstricción local y con ello disminuir la absorción
¿Cómo afecta la adición de epinefrina la duración de los anestésicos locales?	Incrementa la duración, quizá también por vasoconstricción local y al disminuir la depuración sanguínea del anestésico
¿En qué casos se desaconseja la adición de epinefrina a los anestésicos locales?	1. Hipertensión descontrolada 2. Arritmias cardiacas 3. Angina inestable 4. Insuficiencia uteroplacentaria

5. Infiltración local de los tejidos con flujo sanguíneo colateral bajo o ausente (dedos, orejas, punta de la nariz, pene)
6. Anestesia regional IV

¿Qué es un bloqueo Bier?

Anestesia regional de una extremidad al colocar un torniquete y luego infundir un anestésico local en una **vena**

¿Por qué los tejidos infectados son difíciles de anestesiar con la infiltración de un anestésico local?

La acidosis tisular local presente en tejidos infectados tiende a ionizar los anestésicos locales, lo que previene su diseminación y penetración a las vainas nerviosas

ANESTESIA ESPINAL Y EPIDURAL

¿Qué dermatomas inervan la cavidad peritoneal?

T6–T12

¿Qué es una "espinal alta"?

Un nivel elevado en exceso de anestesia espinal que ocasiona depresión respiratoria; los síntomas varían desde dificultad para respirar hasta apnea

¿Cuáles son los factores de riesgo para cefalea espinal/cefalea pospunción dural (CPPD)?

1. Pacientes más jóvenes (< 50 años)
2. Género (mujeres > hombres, en especial parturientas)
3. Uso de agujas más largas (calibre 22 *vs.* 25)

¿Cuáles son las características de una CPPD?

Cefalea frontal u occipital intensa que empeora al sentarse; de gravedad creciente, la cefalea se torna circunferencial y puede causar alteraciones visuales, auditivas o vestibulares

¿Cuáles son los diagnósticos diferenciales de cefalea grave después de anestesia epidural o espinal?

1. CPPD
2. Abstinencia de cafeína
3. Cefalea migrañosa
4. Meningitis
5. Trombosis de vena cortical
6. Hematoma intracraneal

¿Cuál es el tratamiento apropiado para CPPD?	1. Reposo en cama 2. Hidratación adecuada 3. Cafeína (IV) 4. Analgésicos 5. Parche hemático epidural (en general para cefaleas que duran más de 24 h)
¿Qué es un parche hemático epidural?	Se inyecta sangre en el espacio epidural para formar un "parche" sobre la punción dural
¿Qué es un "bloqueo en silla de montar"?	Anestesia espinal baja que afecta principalmente el perineo (es decir, las partes que tocaría una silla de montar); se realiza con soluciones de anestésico hiperbárico (de mayor peso que LCR) con el paciente sentado hasta facilitar la diseminación caudal del anestésico
¿Qué es un bloqueo caudal?	Un bloqueo epidural obtenido al acceder al espacio espidural a través del hiato sacro; el espacio epidural puede canularse o puede administrarse una sola dosis de anestésico a través de la aguja

OTROS DATOS SOBRE ANESTESIA

¿Qué fármaco para inducción se relaciona con insuficiencia suprarrenal?	Etomidato
¿Cuál es el diagnóstico diferencial de una disminución intraoperatoria del CO_2 al final de la espiración?	Desplazamiento/desconexión del tubo ET, asístole, hipotensión profunda, edema pulmonar, neumotórax a tensión
¿Cuáles son las ventajas de propofol?	Broncodilatador, mínima náusea, rapidez de "encendido y apagado"
¿Por qué no usar pancuronio en pacientes con traumatismos?	Puede causar **taquicardia**, y con ello confundir el estado hemodinámico del paciente

¿Cuál es un error común al proporcionar sedación consciente?

No esperar por lo menos **2 min** entre dosis de sedante (puede provocar sobresedación = ¡sedación inconsciente!)

¿Qué es la crema EMLA?

Una crema tópica de lidocaína y prilocaína que causa anestesia cutánea, pero puede tardar 2 h en actuar

¿Qué es la maniobra de Sellick?

El uso de presión **cricoidea** durante la intubación de secuencia rápida

---

Capítulo 36 Úlceras quirúrgicas

¿Qué es una "úlcera por crack"?

Úlcera gástrica puntiforme pequeña observada en usuarios de cocaína crack

Defina los diferentes tipos de úlceras gástricas:

Tipo I

Una úlcera en el cuerpo del estómago proximal a la incisura y lejana a la unión gastroesofágica; la mayoría en la curvatura menor

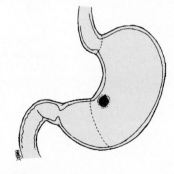

Tipo II   Una úlcera tipo I y una úlcera duodenal en el cuerpo del estómago (piense: tipo **II** = **2** úlceras)

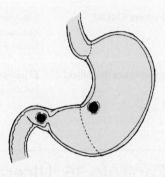

Tipo III   Una úlcera en el área pilórica o prepilórica (piense: tipo **III** = **pre**pilórica, o **3** = **pre**)

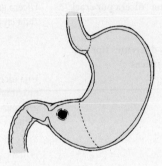

Tipo IV   Una úlcera cerca de la unión gastroesofágica (piense: **4** cerca de la **"puerta"** al estómago)

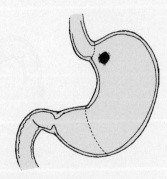

Capítulo 37   **Oncología quirúrgica**

Defina los siguientes términos:

RTIQ

Radio Terapia IntraQuirúrgica

Aneuploidía

Cantidad anormal de DNA/cromosomas

Potencial maligno

La capacidad de un tumor para invadir y producir metástasis

Hiperplasia

Cantidad incrementada de células

Hiperplasia atípica

Cantidad incrementada de células anormales

Metaplasia

Cambio de un tipo de célula a otro

En promedio, ¿cuántas duplicaciones deben llevarse a cabo para que una célula se vuelva un tumor con un volumen de 1 cm^3?

≈ 30

¿Qué es la citometría de flujo?

DNA teñido que atraviesa un haz de láser para identificar DNA anormal de las células tumorales

¿Cuál es la duración del ciclo celular en los tumores?

2 a 5 días

Mencione los tumores relacionados con los siguientes oncogenes:

C-myc

Cáncer de mama y pulmón

N-myc

Neuroblastoma
(piense: **N**-myc = **N**euroblastoma)

L-myc

Cáncer pulmonar
(piense: **L**-myc = pu**L**món)

Erb B-2

Cáncer de mama y ovario

K-ras

Cáncer de páncreas y colon

¿Cómo funciona la radioterapia?	1. Causa rotura en el DNA
	2. Forma radicales libres que dañan el DNA y los componentes intracelulares

MARCADORES TUMORALES

Mencione los tumores con una relación frecuente con los siguientes marcadores tumorales:	
Antígeno carcinoembriona-rio (ACE)	Cáncer de colon
α-fetoproteína (AFP)	Hepatoma (carcinoma hepatocelular)
CA 19–9	Cáncer de páncreas
CA 125	Cáncer de ovario
Gonadotropina coriónica humana (β-hCG)	Cáncer de testículo
PSA	Cáncer de próstata
CA 50	Cáncer de páncreas
Enolasa neuronal específica	Cáncer pulmonar de células pequeñas
CA 15–3	Cáncer de mama
Ferritina	Hepatoma

OTROS DATOS SOBRE TUMORES

¿La vigilancia posquirúrgica de los valores de ACE han probado prolongar la supervivencia en pacientes con cáncer de colon después de resección?	No
¿Cuál es el sitio primario más frecuente con ganglios linfá-ticos axilares metastásicos en mujeres?	Cáncer de mama

¿Cuál es la causa maligna más frecuente de adenopatía axilar?

Linfoma

¿Cuál es el sitio más frecuente de metástasis por sarcoma?

Pulmones (vía hematógena)

¿Cuál es el factor pronóstico más importante para sarcoma?

El grado del tumor

¿Qué son los tumores de Lynch?

Síndromes familiares de cáncer de colon sin relación con poliposis

¿Cuántos tipos de síndrome de Lynch se han identificado?

Dos

¿Qué es el síndrome de Lynch I?

Herencia autosómica dominante
Inicio temprano de cáncer de colon
Localización del tumor en colon proximal
(piense: Lynch 1 = 1 cáncer)

¿Qué es el síndrome de Lynch II?

Cáncer de colon y
cáncer gástrico y/o
cáncer ovárico y/o
cáncer endometrial

¿Mnemotecnia para síndrome de Lynch II?

Lynch II = Lynch 2 = **GECO**
G = Cáncer gástrico
E = Cáncer de endometrio
C = Cáncer de colon
O = Cáncer de ovario

¿A qué porcentaje de todos los cánceres de colon corresponden los cánceres de colon por síndrome de Lynch?

$\approx 7\%$

Además del cáncer de próstata, ¿qué otro tipo de cáncer debe descartarse en hombres con concentraciones elevadas de PSA?

Cáncer de mama

¿Qué bacteremia se relaciona con cáncer de colon?	*Clostridium septicum*
¿Qué tumores se relacionan con adenopatía supraclavicular izquierda?	Tumores GI (¡el conducto torácico está justo ahí!)
¿Por qué meperidina está contraindicada para el control del dolor a largo plazo en pacientes con cáncer?	Por la acumulación de normeperidina, un metabolito tóxico que causa crisis convulsivas y movimientos mioclónicos
¿Qué notoria toxicidad se ha relacionado con bleomicina?	Fibrosis pulmonar (relacionada con la dosis; 1% de los pacientes tratados con bleomicina morirá por esta complicación)

QUIMIOTERAPIA

Metotrexato

¿Cuál es su mecanismo de acción?	Un análogo de ácido fólico que inhibe la dihidrofolato reductasa (DHFR, *dihydrofolate reductase*), una enzima que reduce dihidrofolato (FH_2) en tetrahidrofolato (FH_4); FH_4 es necesaria para la transferencia de un carbono que ocurre en la síntesis de purinas, glicina, metionina y timidilato. Sin ella se altera la síntesis de DNA, RNA y proteína; el efecto más importante y letal es la inhibición de la síntesis de timidilato
¿Qué es el "rescate" con leucovorina?	Leucovorina es ácido folínico; desvía la necesidad de FH_4, lo que alivia los efectos inhibitorios letales de MTX; las células normales con sistemas de transporte intactos captan leucovorina y se rescatan. Las células tumorales resistentes con transporte activo disminuido no captan leucovorina y mueren. (¡Mata las células malas, salva las buenas!)

Mercaptopurina (6-MP) y tioguanina (6-TG)

Describa el mecanismo de acción:

Análogos de purinas que se convierten en nucleótidos; inhiben tanto la síntesis *de novo* de purinas como la interconversión de moléculas precursoras en ATPd y GTPd, lo que disminuye la síntesis de DNA, RNA y proteínas

Fluorouracilo (5-FU)

Describa su mecanismo de acción:

Un análogo fluorado del precursor de pirimidinas uracilo; su forma activa, F-dUMP, forma un complejo covalente con FH_4 y timidilato sintasa (TS), lo que inhibe a TS y disminuye la síntesis de DNA

¿Para qué tipo de cáncer está aprobado el tratamiento con interleucina-2 (IL-2)?

Metástasis de cáncer de células renales

Identifique las toxicidades únicas:

Bleomicina

Fibrosis pulmonar (Bleo = **BLEW** = fibrosis pulmonar)

6-MP

Colestasis

MTX

Hemorragia y perforación GI

Cisplatino

Pérdida auditiva

Ciclofosfamida

Cistitis (recuerde **ci** = **ci**stitis)

Capítulo 38 Fisiología y hormonas gastrointestinales

GLUCAGÓN

¿Cuál es su papel en general?	El uso de energía
¿Cuál es su fuente?	**Células α de los islotes pancreáti-cos** —glucagón pancreático **Estómago** —glucagón gástrico **Intestinos** —enteroglucagón
¿Qué estimula su liberación?	Hipoglucemia Cifras séricas incrementadas de aminoáci-dos (alanina, arginina) Colinérgicos (estimulación neural; β-adrenérgicos; estimulación débil) Péptido inhibidor gástrico (**GIP,** *Gastric-Inhibiting Peptide*; sólo *in vitro*, no *in vivo*) Péptido liberador gástrico (**GRP,** *Gastrin-Releasing Peptide*)
¿Qué inhibe su liberación?	Hiperglucemia Insulina Somatostatina α-adrenérgicos (estimulación neural) Péptido parecido a glucagón 1 (GLP-1, *Glucagón-like peptide 1*; control por retroalimentación)
¿Cuál es su objetivo?	El tejido adiposo hepático
¿Cuál es su mecanismo de acción?	Incrementa la glucogenólisis y la gluconeo-génesis hepática (es decir, moviliza glucosa hacia el torrente sanguíneo) Incrementa la lipólisis y la cetogénesis
¿Con qué otras acciones se relaciona?	Inhibe la secreción de ácido gástrico Causa relajación y dilatación del estómago y el duodeno

Incrementa la motilidad intestinal y el tiempo de tránsito

Inhibe la secreción pancreática de agua y bicarbonato

¿Cuáles son sus usos clínicos? Disminuye la motilidad del estómago y del duodeno para endoscopia y radiografía

PÉPTIDO INHIBIDOR GÁSTRICO (GIP)

¿Cuál es su fuente? Células K de las glándulas de duodeno, yeyuno e íleon terminal

¿Qué estimula su liberación? Aminoácidos duodenales
Glucosa
Ácidos grasos de cadena larga
Hiperglucemia

¿Cuál es su objetivo? Células de los islotes pancreáticos
Estómago

¿Cuál es su mecanismo de acción? Refuerza la liberación de insulina
Inhibe la secreción de ácido gástrico

POLIPÉPTIDO INTESTINAL VASOACTIVO

¿Cuál es su fuente? Un patrón difuso de células a lo largo del intestino y el páncreas
Fibras nerviosas periféricas

¿Qué estimula su liberación? Grasa intragástrica
Nervio vago

¿Cuáles son sus efectos? Vasodilatación
Relajación de las células de músculo liso
Incremento general de la secreción de agua y electrolitos por las células de la mucosa intestinal
Inhibe la secreción de ácido gástrico
Inhibe la contracción de la vesícula biliar

POLIPÉPTIDO PANCREÁTICO

¿Cuál es su fuente?	Las células de los islotes pancreáticos y de otros tejidos del páncreas
¿Qué estaimula su liberación?	Alimentos, información vagal, hipoglucemia, entre otros Hormonas GI (p. ej., colecistocinina)
¿Cuál es su mecanismo de acción?	Inhibe la secreción de agua y bicarbonato por el páncreas en el estado posprandial Inhibe la contracción de la vesícula biliar Puede ayudar a regular la motilidad intestinal Causa cambios en los patrones de ayuno a digestivo
¿Cuál es su importancia clínica?	Marcador tumoral para tumores apudomas pancreáticos

PÉPTIDO YY

¿Cuál es su fuente?	Células en la región distal del íleon, colon y recto
¿Qué estimula su liberación?	Grasa intraluminal en el intestino
¿Cuál es su objetivo?	Estómago
¿Cuál es su mecanismo de acción?	Inhibe el vaciamiento gástrico Inhibe la secreción de ácido estimulada por gastrina Inhibe la secreción exocrina pancreática estimulada por colecistocinina Puede mediar el "freno ileal"

NEUROTENSINA

¿Cuál es su fuente?	Células N en la región distal del intestino delgado (mucosa ileal)
¿Qué estimula su liberación?	Grasa intraluminal
¿Cuál es su mecanismo de acción?	Inhibe la secreción de ácido gástrico Inhibe la motilidad intestinal Estimula la secreción pancreática de agua y bicarbonato Desencadena vasodilatación mesentérica Tiene efectos tróficos para la mucosa del intestino delgado o grueso

MOTILINA

¿Cuál es su fuente?	Células a lo largo del intestino (la concentración máxima está en duodeno y yeyuno)
¿Qué estimula su liberación?	Ácido y alimento en duodeno Tono vagal Péptido liberador de gastrina
¿Qué inhibe su liberación?	Somatostatina Secretina Polipéptido pancreático Grasa duodenal o alimento mixto
¿Cómo funciona eritromicina?	Es un agonista de motilina
¿Cuál es el mecanismo de acción de motilina?	Incrementa la motilidad intestinal interdigestiva (piense; **M**otilina = **M**otilidad = CMM) Inicia CMM
¿Qué es un CMM?	**C**omplejo **M**ioeléctrico **M**igratorio
¿Cuál es su relevancia clínica?	Eritromicina y otros macrólidos pueden estimular la motilidad gástrica como agonistas del receptor de motilina

FISIOLOGÍA GASTROINTESTINAL

¿Cuáles son las capas histológicas del tracto gastrointestinal?	Mucosa (epitelio, lámina propia, muscular de la mucosa), submucosa Muscular externa (circular interna, longitudinal externa), serosa
¿Cuál es la capa estructural más fuerte?	Submucosa (má**S** fuerte = **S**ubmucosa)
¿Dónde se localiza el plexo neural intramural?	**Meissner** —submucoso **Auerbach** —mientérico (entre las capas circular y longitudinal)
¿Qué neurotransmisores se relacionan con la inervación externa del intestino?	Acetilcolina (parasimpático) Norepinefrina (simpático)

¿Qué estructuras se relacionan con la inervación simpática del intestino?

Cuerpos celulares de las neuronas adrenérgicas posganglionares localizadas en los plexos prevertebrales y paravertebrales (celiaco, mesentérico superior, mesentérico inferior, plexo hipogástrico)

¿Cuál es el efecto de la estimulación simpática del intestino?

Inhibe la motilidad
Causa vasoconstricción
Estimula la contracción de los esfínteres

¿Cuál es el efecto de la estimulación parasimpática del intestino?

Estimula la motilidad, la secreción y la digestión

¿Cuáles son las fuentes dietéticas principales de carbohidratos?

Almidones de plantas (p. ej., amilosa y amilopectina)
Lactosa de la leche
Fructosa de las frutas

¿Cuáles son los pasos en la digestión de los carbohidratos?

Boca —amilasa salival
Estómago —amilasa inactivada por el ácido
Intestinos —amilasa pancreática
Borde en cepillo intestinal —oligosacaridasas (p. ej., sacarasa, lactasa, maltasa)

¿Cuáles son los productos de la digestión del almidón por amilasa?

Amilasa hidroliza los enlaces α-1,4- glucosídicos y básicamente produce maltosa (*gluc-gluc*) y maltotriosa (*gluc-gluc-gluc*)

DIGESTIÓN

¿Cuáles son los ácidos grasos esenciales?

Linoleico (18-carbonos)
Linolénico (20-carbonos)
(Piense: **LL**eno = Linoleico y Linolénico)

¿Cuál es la primera enzima en hidrolizar la grasa?

Lipasa lingual; hidroliza los triglicéridos de la dieta y es estable a un pH de 2.2 a 6

Describa la digestión de los lípidos:

Inicia como gotitas de grasa
Emulsificación por sales biliares y fosfatidilcolina para formar micelas en el duodeno

Los lípidos en micelas se hidrolizan por la
lipasa pancreática, la esterasa de colesterol
y la fosfolipasa A2

Los lípidos en las micelas difunden a través de
la membrana luminal de los enterocitos

¿Cuáles son los tipos de lipo-
proteínas y qué función tiene
cada uno?

VLDL (*Very Low-Density Lipoprotein*; lipoproteína de muy baja densidad) —transporte
de triglicéridos desde el hígado

IDL (*Intermediate-Density Lipoprotein*; lipoproteína de densidad intermedia) —se
forma en plasma por la degradación de
VLDL

LDL (*Low-Density Lipoprotein*; lipoproteína de
baja densidad) —formada en el plasma a
partir de IDL; transporte de ésteres de colesterol a los tejidos corporales

HDL (*High-Density Lipoprotein*; lipoproteína
de alta densidad) —transporte de colesterol al hígado

¿Dónde se absorbe la mayoría
de los lípidos?

En los 2/3 proximales del yeyuno

¿Cuáles son los aminoácidos
esenciales?

Fenilalanina
Lisina
Valina
Leucina
Metionina
Treonina
Triptófano
Histidina
Isoleucina
(Piense: **FE**rnanda, **LIS**a y **VA**-**LE**ria **MET**ie-
ron el **TRE-TRI-HIS** para obtener el
ISO-9000)

Describa la digestión de las
proteínas:

Estómago —se desnaturalizan por el ácido; se
hidrolizan por pepsina

Páncreas —secreta múltiples endopeptidasas y
carboxipeptidasas hacia el intestino;
tripsina, quimotripsina y carboxipeptidasa
hidrolizan las proteínas en péptidos
pequeños y aminoácidos

Alrededor de la mitad de la digestión y la
absorción proteínica se completa en el
borde en cepillo del duodeno

Los dipéptidos, tripéptidos y aminoácidos libres se forman por la acción de aminopeptidasas y dipeptidasas

Describa la absorción de los productos de la digestión de proteínas:

Los enterocitos absorben dipéptidos, tripéptidos y aminoácidos libres

Los dipéptidos y tripéptidos se digieren en aminoácidos libres por las enzimas citosólicas

La digestión y la absorción proteínicas se completan por la región media del yeyuno

¿Cuáles son las características de la pepsina?

Se almacena como proenzima inactiva (pepsinógeno) en las células principales como gránulos de zimógeno

Se secreta a partir de las células principales por exocitosis en la superficie apical

La secreción se estimula por el ácido gástrico y por estimuladores de la secreción de ácido gástrico

Actúa sobre $\approx$ 20% de las proteínas intragástricas

Requiere un ambiente ácido para la acción enzimática

Se inactiva de manera permanente en el ambiente duodenal neutro

¿Cuáles son las características de enterolinasa?

Se secreta por la mucosa duodenal

Activa tripsinógeno, quimiotripsinógeno y procarboxipeptidasa

¿Cuáles son las características de tripsina?

Se secreta por las células de los acinos pancreáticos

Activa la proenzima tripsinógeno

A su vez, activa quimiotripsina, elastasa y carboxipeptidasas

¿Cuáles son las características de quimiotripsina?

Se secreta por las células de los acinos pancreáticos

Inactiva la proenzima quimiotripsinógeno

Se activa por tripsina

Hidroliza proteínas en aminoácidos libres

¿Cuáles son las características de carboxipeptidasa?

Se secreta por las células de los acinos pancreáticos

Inactiva la proenzima procarboxipeptidasa

Se activa por tripsina

Hidroliza proteínas en aminoácidos libres

SECRECIÓN DE ÁCIDO GÁSTRICO

¿Cuáles son los tres agonistas principales que actúan sobre las células parietales para secretar ácido?

1. Acetilcolina en los receptores colinérgicos muscarínicos
2. Histamina en los receptores H_2
3. Gastrina en los receptores de gastrina

¿Cuáles son las fases de la secreción de ácido gástrico?

Cefálica
Gástrica
Intestinal

¿Qué estimula la fase cefálica?

El pensamiento, aroma, gusto o presencia de alimento en la boca (los experimentos clásicos de Pavlov)

¿Cuáles son las dos vías de la fase cefálica de la secreción de ácido?

1. El núcleo del tracto solitario en el telencéfalo → núcleo motor dorsal → fibras eferentes colinérgicas muscarínicas vagales → células parietales (receptores colinérgicos) → secreción de ácido
2. Nervio vago a células G → secretan gastrina → a células parietales (receptores de gastrina) → secretan ácido (las células principales también incrementan la secreción de pepsinógeno en la fase cefálica)

¿Qué estimula la fase gástrica?

La distensión gástrica

¿Cuáles son las vías de la fase gástrica de la secreción de ácido?

Reflejos local y vagovagal → células G → gastrina → células parietales (receptores de gastrina) → secretan ácido

Reflejos local y vagovagal → células parietales (receptores de colinérgicos) → secretan ácido

Mastocitos gástricos → histamina → células parietales (receptores de histamina-2) → secretan ácido

¿Qué inhibe la fase gástrica?

Acidificación del antro

¿Cómo se mide la secreción gástrica?

Salida basal de ácido (BAO, *basal acid output*) —4 a 6 mEq/h
Salida máxima de ácido (MAO, *maximal acid output*) —30 a 40 mEq/h

COLON

¿A través de qué red se inerva el colon?	Dos plexos intramurales: 1. Plexo submucoso (de Meissner); el más interno entre la muscular de la mucosa y la muscular propia circular 2. Plexo mientérico (de Auerbach); el más externo entre las capas musculares circular y longitudinal
¿Cuáles son los tipos principales de motilidad colónica y cómo funcionan?	Contracciones anulares: Contenido mixto Mueven el contenido (anterógrado o retrógrado) Refuerzan el contacto de la superficie con el contenido Colon izquierdo —contracciones migratorias gigantes sostenidas: Impulsan las heces hacia el recto Vacían el colon de su contenido luminal
¿Qué estimula la motilidad colónica?	Ácidos grasos, ácidos biliares, partículas de alimento sin digerir, distensión luminal, estimulación colinérgica
¿Cuál es la función de la carga bacteriana del colon?	Degradación de carbohidratos en ácidos grasos de cadena corta, los cuales pueden absorberse después

Capítulo 39 Abdomen agudo y dolor referido

"La regla general puede resumirse en que la mayoría de los dolores abdominales intensos que se establecen en pacientes que antes se encontraban bien, y que dura hasta 6 horas, es causada por enfermedades con relevancia quirúrgica."

Sir Zachary Cope
(1881–1974)

¿Cuáles son algunas posibles causas de dolor abdominal difuso?

Uremia, porfiria, peritonitis difusa, gastroenteritis, enfermedad inflamatoria intestinal (EII), cetoacidosis diabética (CAD), etapa temprana de apendicitis, obstrucción de intestino delgado (OID), crisis de células falciformes, enfermedad isquémica mesentérica, aneurisma aórtico, envenenamiento por plomo, mordedura por araña viuda negra, pancreatitis, víscera perforada, torsión testicular

En los pacientes < 50 años de edad, ¿cuáles son las tres causas más frecuentes de dolor abdominal quirúrgico?

1. Apendicitis aguda
2. Colecistitis
3. OID

En los pacientes > 50 años de edad, ¿cuáles son las tres causas más frecuentes de dolor abdominal quirúrgico?

1. Colecistitis
2. Apendicitis aguda
3. OID

¿Qué porcentaje de los pacientes que se presentan con el médico con dolor abdominal necesitan cirugía?

¡≈ 33%!

¿Cuáles son los sitios clásicos de dolor abdominal anterior referido?

A: Esófago
B: Estómago
C: Vesícula biliar
D: Duodeno/píloro
E: Apendicitis temprana
F: Colon
G: Riñones
H: Uréter

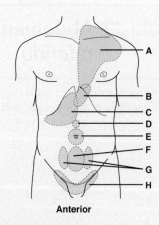

Anterior

¿Cuáles son los sitios clásicos de dolor abdominal posterior referido?

A: Diafragma
B: Cólico biliar
C: Cólico renal/pancreatitis
D: Útero/recto

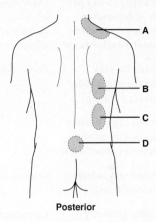

Posterior

SIGNOS DE ABDOMEN AGUDO

¿Qué es el signo de Markle?

Hipersensibilidad abdominal **"en sacudida"**, provocado al agitar la cama, los pies o la pelvis; signo de inflamación peritoneal

¿Qué es el signo de Blumberg?

Hipersensibilidad al rebote

¿Que condiciones intrabdominales pueden ocasionar muerte en un lapso de minutos?

Todas aquellas que impliquen hemorragia masiva: embarazo ectópico con rotura, aneurisma de aorta abdominal roto, fístula aortoentérica, aneurisma esplénico roto, rotura esplénica (en general, después de mononucleosis, malaria, traumatismo, etc.), aorta disecante rota hacia el abdomen (muy rara), útero roto (durante el embarazo), hemangioma hepático roto (tumor benigno más frecuente del hígado), hematoma hepático subcapsular roto, traumatismo abdominal

¿Qué signos/síntomas se relacionan con gastroenteritis?

Vómito, seguido de dolor abdominal, con o sin diarrea; en general, los síntomas se resuelven en < 12 h

¿Cuál es la posición clásica para disminuir el dolor abdominal en pacientes con pancreatitis?

Con frecuencia el dolor se alivia al sentarse

¿Cuál es la secuencia clásica de vómito y dolor abdominal en apendicitis aguda u otras alteraciones abdominales quirúrgicas?

Dolor seguido de vómito, en la mayoría de los casos
El dolor activa el vómito a través de la médula

¿Cuál es el tipo de IM más frecuente relacionado con dolor abdominal, náusea y vómito?

IM inferior

Mencione la única causa posible de dolor abdominal no quirúrgico en las siguientes situaciones:

Afroamericano con antecedente de dolor articular

Crisis de células falciformes

Niño que come pintura y tiene antecedente de dolor recurrente en el cuadrante inferior derecho sin evidencia de hipersensibilidad verdadera en dicho cuadrante o signos peritoneales

Envenenamiento por plomo

Paciente con dolor abdominal y porfibilinógeno elevado en orina

Porfiria aguda, en general en mujeres de 30 a 40 años de edad con antecedente de dolor abdominal recurrente irradiado hacia la espalda desproporcionado con respecto a los hallazgos de la exploración física abdominal; fiebre; recuento leucocitario elevado (frecuente)

Paciente bajo tratamiento esteroideo preoperatorio

Crisis addisoniana (insuficiencia suprarrenal aguda)

Dolor de pared abdominal en paciente tratado con warfarina

Hematoma de vaina rectal

Paciente con TVP

Embolia pulmonar

Paciente con hiperestesia cutánea de distribución por dermatomas

Herpes

Individuo de ascendencia judía o armenia con antecedentes de dolor abdominal epigástrico recurrente; después de dos laparotomías exploratorias negativas; fiebre de hasta 39 °C	Fiebre mediterránea familiar (herencia autosómica recesiva)

¿Cuáles son los diagnósticos diferenciales de causas ginecológicas de dolor en cuadrantes inferiores?

Mittelschmerz, quiste ovárico, endometriosis, fibroides (con o sin necrosis; encontrados en ≈ 20% de las mujeres < 40 años de edad), torsión ovárica, enfermedad pélvica inflamatoria (EPI), tumor ovárico (p. ej., tumor de Krukenberg/teratoma), embarazo ectópico, adherencias en la pelvis, embarazo, infección uterina después de procedimientos ginecológicos, amenaza de aborto, dolor de ligamento redondo posembarazo

¿Qué es el dolor de ligamento redondo?

Dolor en cuadrante inferior secundario al estiramiento del ligamento redondo adherido al útero (recuerde, el ligamento redondo, en lugar del cordón espermático, viaja a través del conducto inguinal en mujeres); puede confundirse con apendicitis en el embarazo

¿Cuáles son los síntomas de endometriosis?

Tríada clásica de las tres **D**:
1. **D**isquecia (defecación dolorosa)
2. **D**ispareunia (coito doloroso)
3. **D**ismenorrea (menstruación dolorosa); además, manchado, dolor e infertilidad

ENFERMEDAD PÉLVICA INFLAMATORIA

¿Cuáles son los signos/síntomas relacionados con la enfermedad pélvica inflamable (EPI)?

Dolor abdominal bilateral en cuadrantes inferiores, secreción vaginal, hipersensibilidad al movimiento del cérvix, fiebre

Durante el ciclo menstrual, ¿en que fase es más frecuente que ocurra EPI?

En general durante la primera mitad

¿Cuáles son los microorganismos más frecuentes responsables de EPI?

1. *Neisseria gonorrhea*
2. *Chlamydia*

¿Qué complicaciones a largo plazo se relacionan con EPI?

1. Dolor pélvico
2. Embarazo ectópico
3. Infertilidad

Capítulo 40 Hernias

Defina los siguientes tipos de hernias:

de Petit	Hernia a través del triángulo de Petit (poco frecuente)
de Grynfeltt	Hernia a través del triángulo de Grynfeltt
Properitoneal	Hernia intraparietal entre el peritoneo y la fascia transversal
de Cooper	Hernia que afecta el canal femoral y los tractos hacia el escroto o los labios mayores
de Velpeau	Hernia a través del ligamento de Gimbernat (es decir, hernia del ligamento de Laugier lacunar)
de Hesselbach	Hernia femoral que pasa lateral a los vasos femorales
Ciática	Hernia a través del foramen sacrociático en la pelvis
de Cloquet	Hernia femoral que penetra la fascia del músculo pectíneo (músculo del muslo lateral al músculo aductor largo)
Paraestomal	Hernia a través de la misma abertura fascial creada para colostomía o ileostomía
de Serafini	Hernia femoral que viaja por debajo de los vasos femorales

"Heráldica"

Una hernia que "advierte" sobre una afección médica más grave como cáncer de colon, cáncer de próstata, hiperplasia prostática benigna o cáncer pulmonar; debida al incremento de la presión intrabdominal (p. ej., pujar a la defecación, tos)

Hernia de Amyand

Un saco herniario que contiene un apéndice roto

¿Cuáles son los límites del triángulo de Petit?

Piense: "petit **EDI**" (Eddi pequeño):
Oblicuo **E**xterno
Dorsal ancho
Cresta **I**liaca

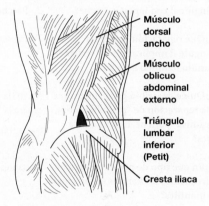

Músculo dorsal ancho

Músculo oblicuo abdominal externo

Triángulo lumbar inferior (Petit)

Cresta iliaca

¿Cuáles son los límites del triángulo de Grynfeltt?

Piense: Petit y Grynfeltt "**SOI-12**":
Músculo **S**acroespinoso
Músculo **O**blicuo **I**nterno
12ª Costilla

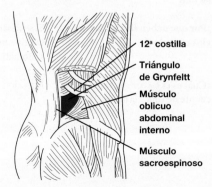

12ª costilla

Triángulo de Grynfeltt

Músculo oblicuo abdominal interno

Músculo sacroespinoso

¿Cuáles son los límites de una hernia femoral?	1. Tracto iliopúbico 2. Ligamento de Cooper 3. Vena femoral
¿Cómo puede evitarse una hernia paraestomal después de una ileostomía o colostomía?	Colocar un estoma a través de la vaina rectal
¿Cuál es la complicación más frecuente que surge después de la reparación de una hernia inguinal?	Retención urinaria
¿Qué es la reparación de hernia inguinal con tapón y parche?	1. **Tapón** (Ver Capítulo 13) 2. **Parche**
¿Qué reparación de hernia inguinal implica sólo estrechar el anillo inguinal interno?	Tratamiento de Marcy
¿Quién describió por primera vez la reparación de "pantalón sobre camisa" para hernias umbilicales?	Mayo (la mayoría de los cirujanos ahora repara la "mayo sostiene el ombligo")
¿En qué tipo de paciente son más frecuentes las hernias umbilicales infantiles?	Lactantes afroamericanos
¿Por qué una hernia de pared abdominal incarcerada reducida aún puede progresar a estrangulación?	La hernia se encuentra fuera del defecto de la fascia, ¡pero aún dentro del saco herniario! (es decir, reducción **en masa**)
¿Por qué deben ligarse los nervios cortados?	Si se desarrolla un neuroma, lo hará en la vaina nerviosa y por ello será menos sintomático
¿Cuál es el factor causal más frecuente de una hernia incisional?	Infección de la herida

Capítulo 41 **Laparoscopia**

¿Cuándo debe suturarse el sitio del trócar?	Se recomienda suturar los sitios > 0.7 cm
Defina las medidas que ayudarán a prevenir las lesiones del conducto biliar común durante una colecistectomía laparoscópica:	
Tipo de lente	30° (en especial en pacientes con obesidad)
Retracción del fondo	Cefálico firme
Retracción del infundíbulo	Retracción lateral
Disección del cuello de la vesícula biliar	Identificación y movilización completas del cuello
Unión de la vesícula biliar y el conducto cístico	Identificación completa de la unión entre vesícula biliar y conducto cístico con vista de 360°
Sangrado de porta hepática	Ningún clip ciego o electrocauterio
Anatomía poco clara	Incisión abierta
¿Por qué está indicado el electrocauterio para transección de tejidos entre clips?	Debido al potencial de lesión térmica del tejido circundante y el arco de la corriente
¿Cuál es la causa más frecuente de lesión del conducto biliar común?	Confundir el conducto biliar común por el conducto cístico
¿Qué es el síndrome del "conducto evanescente"?	Debido a inflamación y cicatrización crónicas, el conducto cístico es inexistente y la vesícula biliar está adherida al conducto biliar común
¿Se cuenta con alguna evidencia de que la colangiografía intra-quirúrgica de rutina disminuya el riesgo de lesión del conducto biliar común?	No

¿Cuál es la vista "crítica" durante una colecistectomía laparoscópica?

1. La vista de 360° de la unión entre vesícula y conducto cístico
2. Triángulo de Calot abierto y amplio
3. Triángulo hepatocístico abierto amplio

¿Qué instrumento laparoscópico es responsable de la mayoría de las lesiones viscerales?

La aguja de Veress

¿Qué acción debe realizarse si se lesiona una estructura vascular principal por una cánula de trócar?

Abrir el abdomen a través de una incisión en la línea media

¿Cómo debe tratarse una punción vesical con aguja de Veress?

Drenaje posquirúrgico con sonda de Foley

¿Cómo debe tratarse una lesión vesical por trócar?

Sutura y drenaje de Foley

¿Cuál es la causa más frecuente de una fuga de orina en el sitio de trócar periumbilical posquirúrgica?

Transección del uraco permeable

¿Cómo puede evitarse colocar un trócar a través de un vaso epigástrico?

Transiluminar la pared abdominal e identificar los vasos antes de colocar el trócar

¿Qué problema cardiaco se relaciona con neumoperitoneo y distensión peritoneal?

Estimulación vagal y bradicardia

¿La iluminación de la cámara endoscópica puede causar lesión del intestino delgado?

Sí; la fuente de luz de xenón puede calentarse bastante y quemar un agujero en la pared intestinal

¿Qué es el "trapezoide maldito" relacionado con reparación laparoscópica de hernia inguinal?

El trapezoide lateral a los vasos femorales y debajo el tracto iliopúbico en el cual corren varios nervios; si se coloca una grapa en esta región puede ocurrir una neuralgia dolorosa posquirúrgica

¿Qué nervios se localizan en el "trapezoide maldito"?	Rama femoral del nervio genitofemoral Nervio cutáneo lateral del muslo Nervio femoral
¿Qué complicación es más común con la técnica de Hasson?	La infección de la herida es más común debido a mayor disección y manipulación
¿Qué complicación es más común con la colocación de un trócar con aguja de Veress que con la colocación de un trócar de Hasson?	Lesión vascular importante (debida a colocación relativamente a ciegas)
¿Cómo se descomprime una vesícula biliar muy distendida?	Drenar el líquido de la vesícula biliar con una aguja ginecológica grande
¿Qué relaja el esfínter de Oddi?	Glucagón IV
¿Cómo se hace a un lado el intestino durante una colecistectomía laparoscópica?	1. Trendelenburg inverso (cabeza hacia arriba) 2. Rotar la mesa a la izquierda 3. Tubo OG en succión
¿Qué puede ayudar a mover el contraste CIO hacia los conductos intrahepáticos?	1. Morfina (puede causar contracción del esfínter de Oddi) 2. Trendelenburg (cabeza hacia abajo)
¿Cuál es el trimestre más seguro para laparoscopia en mujeres embarazadas?	Segundo

EMBOLIA GASEOSA DE CO_2

¿Qué es?	Embolia gaseosa (burbujas) causada por la liberación de CO_2 hacia el torrente sanguíneo por aguja de Veress
¿Cómo cambia el volumen al final espiratorio de CO_2 con una embolia?	Disminuye (la burbuja de CO_2 obstruye el flujo de sangre a través del lado derecho del corazón)
¿Qué tipo de soplo lo causa?	Soplo de "rueda de molino"

¿Cuál es el tratamiento apropiado de la embolia por CO_2?	Colocar al paciente en posición de Durant (Trendelenburg con el lado derecho hacia arriba) e intentar la aspiración del gas a través de un catéter central
¿Cómo puede prevenirse una embolia de CO_2 al usar un coagulador láser de argón laparoscópico?	Con un puerto abierto, de tal modo que la presión intraperitoneal no se incremente

Capítulo 42 Trauma

HISTORIA

¿Cuál es el acrónimo para la historia de un traumatismo contuso?	**H-PARV–BATAM**
	¿**H**istoria médica previa (HMP)?
	¿**P**érdida del estado de alerta?
	¿**A**lergias?
	¿**R**estricción?
	¿**V**elocidad de colisión?
	¿**B**olsa de Aire?
	¿Estado con respecto a **T**étanos?
	¿**A**siento en el auto? (p. ej., conductor *vs.* pasajero en asiento trasero)
	¿**M**edicamentos?

FUNDAMENTOS DE TRAUMATOLOGÍA PEDIÁTRICA

¿Cuál es la razón de ventilación por cricotiroidotomía con aguja?	1 encendida, 4 apagada
En general, ¿cómo se estima el tamaño del tubo ET en niños:	Aproximadamente el tamaño del meñique del niño
Defina la regla "20, 20, 10" de la reanimación pediátrica con líquidos:	**20** ml RL/kg, luego **20** ml RL/kg; si aún está inestable, entonces **10** ml PG/kg
¿Cuál es la respuesta clínica fisiológica primaria a choque hipovolémico en niños?	Taquicardia

Describa la calificación verbal de la escala de coma de Glasgow (ECG) para niños pequeños:

5	Palabras, sonrisa social, fija y sigue
4	Llanto consolable
3	Irritable (persistente)
2	Agitado, inquieto
1	No responde

¿Cuál es la fórmula para la presión arterial sistólica (PAS) normal en pacientes pediátricos?

80 más dos veces la edad del paciente (p. ej., en un niño de 5 años de edad, la PAS normal deberá ser $\approx 90 = 80 + [5 \times 2]$)

CIRCULACIÓN

¿Cómo deben vigilarse por clínica los resultados de un reto con líquidos?

Gasto urinario, estado mental, llenado capilar, frecuencia cardiaca, PAS, frecuencia respiratoria

¿Cuál es el criterio de valoración de laboratorio para reanimación a seguir?

Lactato

HERIDAS POR ARMA DE FUEGO

¿Qué es una bala con punta hueca?

Una bala con un extremo hueco que forma un "hongo" al salir por el impacto con un objeto sólido (p. ej., un humano)

¿Qué es más grande: una bala calibre 22 o una calibre 44?

Una bala calibre 44; el calibre es una estimación general del tamaño de la bala en pulgadas (es decir, una bala calibre 44 tiene un diámetro ≈ 1.12 cm (0.44 pulgadas)

¿Qué es una escopeta?

Un arma de fuego de gran calibre que dispara múltiples municiones por descarga (hasta 50)

¿Qué es más grande una escopeta calibre 28 o una de calibre 12?

Un barril de escopeta calibre 12 es más grande; (el calibre se determina por la cantidad de bolas de plomo del mismo diámetro que el barril que toma lo equivalente a 0.45 kg (1 libra); para un calibre 12, 12 bolas de plomo igual a 1 libra, y para un calibre 28, 28 bolas de plomo)

¿Cuál es la manera más simple de describir las municiones pequeñas *vs*. grandes para escopeta?

Munición pequeña = caza de aves
Municiones grandes = caza de ciervos

¿Qué es el bandazo de la bala?

Desviación de la bala de su proyección longitudinal

¿Qué es el tropiezo de la bala?

Voltereta de cabeza sobre los talones

¿Qué material debe buscarse en todas las heridas por escopeta?

El forro plástico o de cartón: una pequeña "copa" que sostiene las municiones

¿Pueden determinarse las heridas de entrada y salida de manera confiable?

En general, las heridas de salida son más grandes que las heridas de entrada; esta última puede determinarse de manera confiable sólo por evidencia de tatuajes por pólvora

¿Qué es la cavitación?

Cuando una bala de alto poder entra al organismo, transfiere su energía cinética a los tejidos circundantes, los cuales se empujan con violencia desde el camino de la bala en dirección radial, formando una "cavidad" y lesionando los tejidos que no están en el camino real de la bala

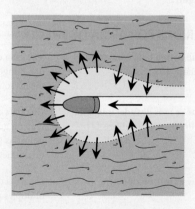

TORACOTOMÍA EN EL SERVICIO DE URGENCIAS

¿Por qué debe realizarse una toracotomía en el servicio de urgencias (SU)?

Como un último esfuerzo por salvar un paciente en extremo grave
Objetivos:
1. Incrementar el flujo sanguíneo al cerebro y al corazón
2. Detener una hemorragia distal

¿Cuáles son las indicaciones de la Western Trauma Association para toracotomía en el SU?

Sin signos vitales (sin pulso, sin presión sanguínea) o hipotensión grave (PAS < 60) y en extremos:
1. Lesión penetrante con signos de vida en el SU o en el campo, o SIN signos de vida pero RCP < 15 minutos
2. Traumatismo contuso con signos de vida en el SU o SIN signos de vida y RCP < 10 minutos

Defina signos de vida:

PERM:
Reacción **P**upilar
Actividad eléctrica en **E**CG
Respiraciones
Movimiento

¿Qué incisión se usa en una toracotomía en el SU?

Toracotomía anterolateral izquierda (quinto espacio intercostal)

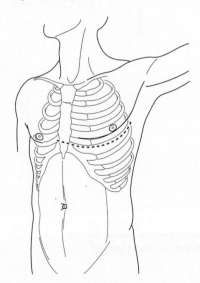

¿Qué se realiza después de entrar al tórax?

Pinzar la aorta
Abrir el pericardio
¡Ligar la arteria mamaria interna!

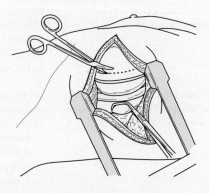

¿Dónde se abre el pericardio?

Anterior al nervio frénico (piense:
AP = **A**nterior-**P**osterior = **A**nterior al Frénico)

¿Qué debe hacer para alcanzar la región derecha del tórax?

Realizar una incisión en almeja (*clamshell*)

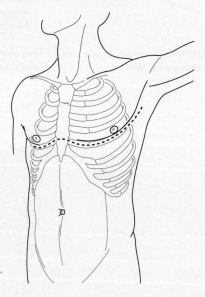

¿Cómo se abre el pericardio con hemopericardio a tensión?

Escalpelo

Describa los desenlaces después de una toracotomía en el SU para:

Traumatismo contuso, sin signos vitales	1 a 2% sobrevive
Herida penetrante por puñalada, sin signos vitales	7% (5% para herida por arma de fuego [HAF])

MANEJO DE TRAUMATISMOS

¿Por qué la pierna de un paciente traumatológico debe prepararse en el campo?	Para acceder a la vena safena para procedimiento vascular
¿Qué porcentaje de los pacientes con traumatismo penetrante del páncreas tendrá cifras séricas elevadas de amilasa?	Sólo ≈15%

¿Cuál es el tratamiento apropiado de cada una de las siguientes heridas?:

Contusión pancreática debida a lesión por cavitación de HAF	Hemostasia y drenaje cerrado externo ancho
Transección de conducto pancreático distal por HAF	Pancreatectomía distal (casi siempre con esplenectomía)
Lesión de conducto pancreático proximal	1. Pancreatectomía distal o 2. Pancreatoyeyunostomía en Y de Roux (en especial si la resección distal dejaría < 15% de remanente pancreático)
Laceración pequeña del intestino delgado por HAF	Cerrar en dos capas en forma transversal (mejor corto que estrecho)
¿Cuál es el tratamiento apropiado para dos perforaciones de intestino delgado que se encuentran una junto de otra?	Unirlas en una sola perforación y cerrar en forma transversal

¿Qué tipos de hematoma retroperitoneal por HAF no deben explorarse?	Hematoma retrohepático estable Hematoma renal estable (controversial)
¿Cuál es el tratamiento apropiado de un hematoma pélvico por traumatismo penetrante?	Abrirlo después de control proximal (aorta/vena cava) y distal (vasos iliacos), en contraste con traumatismo contuso
¿Puede ligarse la vena porta?	Repararla si es posible; de otro modo, puede ligarse si la lesión es aislada, pero con mortalidad de por lo menos 50%
¿Cuáles son las principales complicaciones quirúrgicas y posquirúrgicas que pueden seguir a la ligadura de la vena porta?	1. Secuestro masivo de líquido en el lecho vascular esplácnico; cantidad masiva de cristaloides para reanimación 2. Necrosis intestinal
¿Puede ligarse la arteria hepática propia o común?	Sí, en especial proximal a la rama gastroduodenal, ya que esta arteria proporciona flujo colateral de la arteria mesentérica superior a través de las arcadas pancreatoduodenales
¿Puede ligarse la arteria hepática derecha o izquierda?	Sí, en especial si la vena porta está intacta, debido a que la vena porta entrega ≈ 50% del O_2 al hígado
¿Puede ligarse un conducto biliar lobar?	Sí, y sin ictericia en la mayoría de los pacientes
¿Cómo se cierra una laceración de estómago?	Dos capas: 1. Continuo absorbible 2. Capa externa con sutura de Lembert con seda
¿Cuál es el tratamiento apropiado para las siguientes heridas?:	
Lesión penetrante de vena poplítea	Reparar; puede ligarse
Lesión de vena cava suprarrenal	Reparar; no ligar

Lesión de vena cava infrarrenal	Reparar si es posible; de otra manera, ligar
Lesión de vena yugular interna	Venografía lateral, si es posible; de otra manera, ligar
Lesión bilateral de vena yugular interna	Debe repararse por lo menos una vena yugular interna
Transección de vena femoral	Reparar si es posible; de otra manera, ligar
Transección de una sola arteria de la región inferior de la pierna debajo de la rodilla	Ligar
¿Cuántas arterias trifurcadas deben ser permeables para que un pie sea viable?	Una
¿Qué procedimiento debe realizarse con una ligadura de arteria hepática común o propia por trauma?	Colecistectomía
En el paciente con heridas penetrantes tanto en estómago como en diafragma, ¿qué debe hacerse además de cerrar los orificios?	Irrigar la cavidad pleural a través del orificio del diafragma o de un tubo torácico, debido a que el empiema es un problema frecuente después de la combinación de estas lesiones
¿Qué es una herida inferior de tórax?	Debajo del pezón y por arriba del borde costal
¿Cuál es un tratamiento seguro para una HAF torácica inferior?	Exploración abdominal, debido a que la lesión diafragmática es frecuente
¿Qué porcentaje de lesiones parenquimatosas pulmonares solitarias se trata sólo mediante tubo torácico?	> 85%

¿Cuáles son las opciones terapéuticas de una hemorragia venosa retrohepática profusa?

1. Aislamiento vascular con reparación mediante sutura directa
2. Derivación auriculocava
3. Oclusión de vena cava con balón en catéter

¿Qué es la derivación auriculocava?

En general, un tubo torácico modificado que se coloca en la aurícula derecha y desciende dentro de la VCI más allá de la lesión retrohepática de la vena cava; permite el tratamiento de las lesiones venosas retrohepáticas, el control de la pérdida de sangre y el regreso venoso al corazón (relacionado con mortalidad significativa); es poco frecuente que se realice, si es que se lleva a cabo

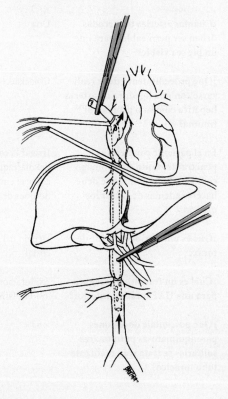

Defina los signos y síntomas de las siguientes lesiones con traumatismo penetrante de cuello:

Lesión esofágica en cuello	Odinofagia Disfagia Crepitación subcutánea Hematemesis
Lesión vascular en cuello	Hematoma estable/expansivo Hemorragia Choque Pérdida del pulso Déficit neurológico focal
Lesión laríngea/traqueal	Aire/crepitación subcutánea Disfonía Hemoptisis Disnea
¿Qué determina con mayor precisión la penetración peritoneal por una herida abdominal punzante: el sondeo o la exploración local?	La exploración local
Después de un traumatismo penetrante de abdomen, ¿la administración perioperatoria de antibióticos durante > 24 h tiene algún beneficio?	No; ya que los antibióticos tienen cobertura anaerobia y aerobia, 24 h es satisfactorio
¿Cuánto tiempo se administran antibióticos IV después de una lesión penetrante de colon (sin importar el manchado?	¡Sólo 24 h!
¿Las fracturas esternales en pacientes que usaban cinturones de seguridad al hombro se relacionan con lesión aórtica?	No
¿Cuál es la diferencia entre la exposición para "control proximal" izquierdo *vs.* derecho en lesiones subclavias proximales?	Derecha = esternotomía media Izquierda = toracotomía segunda intercostal

¿Cómo debe prepararse y cubrirse al paciente traumatológico para una laparotomía?

Exponer ambas ingles para cosechar la vena, exponer el tórax para poder realizar una toracotomía y exponer el cuello para poder realizar una esternotomía media

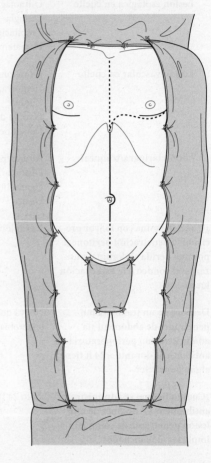

¿Cuál es la incisión de libro de texto para el control proximal de la arteria subclavia *derecha*?

Esternotomía media

¿Cuál es la incisión de libro de texto para el control proximal de la arteria subclavia *izquierda*?

Toracotomía anterior lateral de segundo o tercer EIC

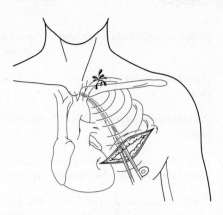

¿Debe cerrarse la piel después de una resección de colon por traumatismo?

No; dejar la piel abierta; de otro modo, hay una tasa elevada de infección de la herida ($\approx 50\%$)

¿ABI se relaciona con lesión arterial de la pierna?

< 0.9

¿Debe abrirse un hematoma pericolónico?

Sí; para descartar perforación

¿Cuál es la regla de los 5 para fractura pélvica en libro abierto?

5% de todas las fracturas pélvicas y **50%** de todas las muertes por fractura pélvica

¿Cuánto tiempo esperaría para solicitar una *segunda* radiografía de tórax en un paciente con herida penetrante de tórax sin neumotórax a la admisión?

6 h

CONTROL DE DAÑOS

¿Cuál es la "trilogía" para el control de daños?

1. **Operación abreviada** (clásicamente una laparotomía)
2. **UCI** para reanimación
3. Retorno a quirófano para **operación definitiva** (Rotondo et al. *J Trauma* 1993; 35:375–383)

¿Por qué debe realizarse control de daños?	Para evitar o aminorar la tríada letal (o círculo vicioso) de acidosis, hipotermia y coagulopatía
¿Cómo se recuerda la tríada letal?	Piense **CHA** = Coagulopatía, Hipotermia, Acidosis
¿La acidosis afecta la coagulación?	**Sí**; inhibe la coagulación
¿La hipotermia afecta la coagulación?	**Sí**; inhibe los factores de coagulación y la función plaquetaria
¿Cuál es la maniobra clásica para laparotomía de control de daños?	Empaquetar la hemorragia con gasas para laparotomía
¿La fascia abdominal debe cerrarse de inmediato después de una laparotomía para control de daños?	**No**; dejarla abierta con cierre temporal (p. ej., vacío para herida, bolsa de Bogotá, etc.)
¿Por qué?	Para evitar la complicación de síndrome compartimental abdominal (SCA)
¿Qué es DCR?	Reanimación intravenosa que acompaña la cirugía para control de daños
¿Cuáles son los tres dogmas de DCR?	1. Reemplazar la hemorragia de sangre total por componentes que reflejan la sangre completa "" "PG:PFC:Plaquetas" en una razón "1:1:1" 2. Minimizar los cristaloides 3. Hipotensión hasta hemostasia quirúrgica (< 90 PAS)
¿Cuáles son los signos de SCA?	1. Gasto urinario reducido 2. Incremento de la presión máxima de la vía aérea 3. Presión vesical > 25
¿En qué porcentaje de los pacientes no se puede cerrar la fascia abdominal?	≈ 20%

¿Cuáles son los objetivos en la UCI después de control de daños?	Calentar a > 36 °C Corregir acidosis Fijar TP con PFC (± factor VIIa si es grave), plaquetas > 50 000, déficit de base > –5 Normalizar lactato Gasto urinario > 50 cc/h Crioprecipitado si fibrinógeno < 100
¿Qué se hace en la operación definitiva?	Retirar el empaquetado, lavar, Anastomosis del intestino, madurar colostomías, reparación vascular, intentar el cierre de la fascia
¿Qué implica el control de daños vascular?	Colocar una derivación o si el paciente está en extremo grave, entonces incluso ligar
¿Qué debe considerarse en cada paciente que recibe control de daños EI (extremidad inferior) con procedimiento vascular?	Fasciotomía de cuatro compartimentos de la pierna
¿Cuál es la medida clásica _ortopédica_ para control de daños?	Colocar fijadores externos con rapidez
¿Cuál es la morbilidad con laparotomía para control de daños?	40%
¿Cuál es la mortalidad de la laparotomía para control de daños?	50% (reportes de resultados mucho mejores con DCR)

ESCALAS DE LESIONES EN TRAUMA

¿Qué escalas de trauma deben conocerse?	Hígado Bazo
¿Cuáles son los dos tipos de lesión que definen la mayoría de los grados para hígado y bazo?	1. Hematoma 2. Laceración

Escala de lesiones de hígado

Defina lo siguiente:

Lesión hepática grado 1

Hematoma —sangre subcapsular < 10% del área de superficie del hígado (no expansivo)

Laceración con profundidad < 1 cm, desgarro capsular (no sangrante)

(Piense: Grado 1 = 1 cm de profundidad y 10% del área de superficie)

Lesión hepática grado 2

Hematoma —subcapsular, < 50% del área de superficie; intraparenquimatoso, < 10 cm de diámetro (ambos no expansivos)

Laceración con profundidad 1 a 3 cm y < 10 cm de longitud

Lesión hepática grado 3

Hematoma subcapsular, > 50% del área de superficie (no expansivo); o expansivo; o roto con sangrado activo

Hematoma intraparenquimatoso, > 10 cm de diámetro o expansivo

Laceración > 3 cm de profundidad (piense: 3 = 3)

Lesión hepática grado 4

Laceración —destrucción parenquimatosa masiva: 25 a 75% de lóbulo hepático o 1 a 3 segmentos de Couinaud (los segmentos de Couinaud en el sistema francés)

Lesión hepática grado 5

Laceración —destrucción parenquimatosa masiva > 75% del lóbulo hepático o > 3 segmentos de Couinaud

Lesión vascular —lesión venosa retrohepática (es decir, VCI, lesión de vena hepática importante)

Lesión hepática grado 6

Lesión vascular —avulsión hepática total

¿Qué es la técnica de "fractura digital" para hemostasia hepática?

"Fractura" lejos del parénquima hepático con los dedos para exponer los vasos hepáticos sangrantes, que luego se ligan

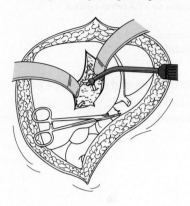

Repaso rápido de los grados de lesión hepática

Defina el grado de las lesiones siguientes:

Avulsión hepática	6
Laceración de 1 cm de profundidad	1
Expansivo 25 y hematoma subcapsular	3
Hematoma subcapsular no expansivo de 11%	2
Hematoma intraparenquimatoso de 3.4 cm de diámetro	3
Hematoma roto central	4
Destrucción parenquimatosa lobular de 36%	4
Hematoma subcapsular no expansivo de 10%	1
Destrucción parenquimatosa lobular de 90%	5

Laceración de 2.4 cm de profundidad y 8 cm de longitud	2
Lesión de VCI retrohepática	5
Laceración de 3.5 cm de profundidad	3

Escala de gravedad de lesión de bazo

Defina lo siguiente:

Lesión de bazo grado 1	Hematoma subcapsular, < 10% del área de superficie, no expansivo (como en la lesión la hepática grado 1) Laceración < 1 cm de profundidad con desgarro capsular, pero no sangrante (como en la lesión hepática grado 1)
Lesión de bazo grado 2	Hematoma subcapsular 10 a 50% del área de superficie; hematoma intraparenquimatoso < 5 cm Laceración —desgarro capsular de 1 a 3 cm de profundidad, no deben involucrar los vasos trabeculares
Lesión de bazo grado 3	Hematoma subcapsular > 50% o hematoma subcapsular expansivo; hematoma subcapsular roto o parenquimatoso; hematoma contenido > 5 cm; o hematoma subcapsular expansivo contenido, laceración parenquimatosa > 3 cm de profundidad o que afecta los vasos trabeculares
Lesión de bazo grado 4	Hematoma intraparenquimatoso roto con sangrado activo; laceración que afecta vasos segmentarios o hiliares con desvascularización importante (> 25% del bazo)
Lesión de bazo grado 5	Laceración —bazo destrozado (masiva) Lesión vascular —lesión hiliar que desvasculariza por completo el bazo

¿Qué ligamentos deben transecarse antes de movilizar el bazo?

1. Esplenorrenal (pronunciada)
2. Frenoesplénico (pronunciada)
3. Esplenocólico: ligado debido a los grandes vasos, luego llevado a la línea media por la mano **no** dominante

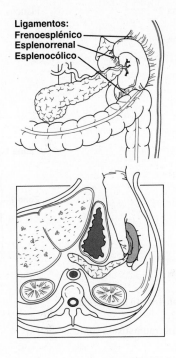

Ligamentos:
Frenoesplénico
Esplenorrenal
Esplenocólico

Escala de lesión de riñón

Grado 1	Contusión renal
Grado 2	Laceración menor
Grado 3	Laceración mayor
Grado 4	Riñón destrozado
Grado 5	Lesión vascular mayor

TRAUMATISMO RETROPERITONEAL

Defina las zonas de traumatismo retroperitoneal:

    Zona 1   Cara central y medial del retroperitoneo

    Zona 2   Flancos

    Zona 3   Pelvis

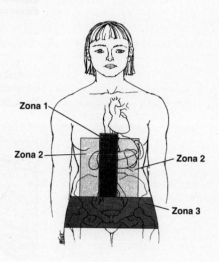

¿Debe abrirse un hematoma pélvico?:

    En un traumatismo contuso   No

    En un traumatismo penetrante   Sí

Repaso rápido de hematomas retroperitoneales

Mencione el tratamiento apropiado de cada uno de los siguientes hematomas por lesión *penetrante*:

Pélvico	Abrir
Paraduodenal	Abrir
Porta	Abrir
Retrohepático	No abrir en pacientes estables con hematomas estables

Supramesocólico en la línea media	Abrir
Inframesocólico en la línea media	Abrir
Perirrenal	Si está estable, no abrir (controversial)
Pericolónico	Abrir

¿Qué debe hacerse con los siguientes hematomas retroperitoneales por *traumatismo contuso*?

Pélvico	No abrir
Retrohepático	No abrir si el hematoma es estable
Porta	Abrir
Pericolónico	Abrir
Supramesocólico en la línea media	Abrir
Inframesocólico en la línea media	Abrir
Perirrenal	No abrir

¿Cuáles son las complicaciones posquirúrgicas importantes de una laparotomía negativa por traumatismo contuso?	1. Obstrucción de intestino delgado ($\approx$ 5%) 2. Hernia incisional (5%)

TRAUMATISMO URETRAL

¿Qué porcentaje de los pacientes con lesiones uretrales tiene fractura pélvica?	95% (en general implica las ramas o la sínfisis)

LESIONES DUODENALES

¿Cuál es el tratamiento apropiado de un hematoma duodenal intramural?	Puede ser tratamiento conservador si se excluye perforación (es decir, descompresión con sonda nasogástrica, líquidos IV y NPT)

¿Cuál es la causa clásica de hematoma duodenal en pediatría?

Manubrios de bicicleta en el abdomen

¿Qué es la exclusión pilórica?

1. Cerrar el píloro (engrapado o suturado)
2. Gastroyeyunostomía

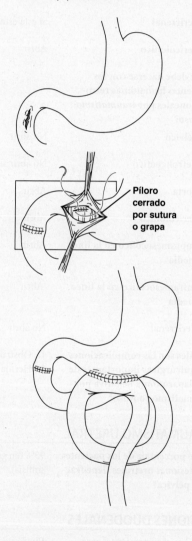

Píloro cerrado por sutura o grapa

**¿Qué es la diverticulización
duodenal?**

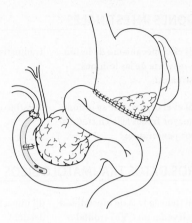

**¿Cuál es el mejor tratamiento
quirúrgico para lesión duodenal
grave con pérdida significativa
de tejidos?**

Aumento duodenal: anastomosis en Y de
Roux lado a lado de la lesión

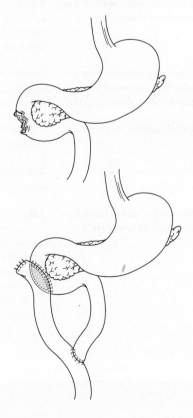

LESIONES INTESTINALES

¿Cuál es el mecanismo de lesión de la mayoría de las lesiones intestinales?	Traumatismo penetrante (> 90%)
¿Cuál es el órgano que se lesiona con mayor frecuencia en traumatismos penetrantes?	Intestino delgado

OTROS DATOS TRAUMATOLÓGICOS

¿Cuál tiene la tasa de mortalidad más elevada: un CVM frontal o un CVM por impacto lateral?	¡El impacto lateral tiene tasa de mortalidad del doble!
¿Qué es el tratamiento RICE para lesiones de extremidades?	**R**eposo **I**ce (*hielo*) **C**ompresión (p. ej., vendaje Ace) **E**levación
Mencione una mnemotecnia para recordar la posición del brazo de decorticación *vs.* decerebración	De**corticación**: los brazos y manos forman una "o" como en dec"**o**"rticado (o las manos hacia el "centro")
¿Qué es el examen "terciario"?	Exploración física en busca de lesiones omitidas después de un estudio traumatológico; los estudios han encontrado que hasta 40% de los pacientes cuenta con lesiones omitidas (en general en extremidades)
¿Cuáles son las lesiones torácicas de la "docena de la muerte"?	**Letal 6:** vía aérea obstruida, neumotórax a tensión, taponamiento cardiaco, hemotórax masivo, tórax inestable, neumotórax abierto **Oculta 6:** contusión cardiaca grave, contusión pulmonar, rotura esofágica, lesión de aorta torácica, lesión traqueobronquial, rotura diafragmática

¿Qué momento tiene mayor tasa de neumotórax después de tirar de un tubo torácico: final de la espiración o final de la inspiración?

¡**No** hay diferencia!

¿Qué es un sciwora?

Spinal Cord Injury WithOut Radiographic Abnormality (lesión de médula espinal sin anomalía radiográfica)

¿Cuándo se convierte una herida torácica en una herida torácica "succionante"?

¡Cuando el área de la lesión de la pared torácica crece más que el área transversal de la tráquea!

¿Cuál es el factor de riesgo principal para infección después de lesión de colon?

¡Transfusión sanguínea!

¿Qué es el pulso paradójico?

Disminución > 10 mm Hg de PAS a la inspiración (visto en taponamiento pericárdico)

¿Qué es una pupila de "Marcus Gunn"?

Clínicamente, colocar la luz intermitente en ambos ojos ("prueba de balanceo luminoso") que ocasiona **dilatación** de las pupilas con lesión grave de retina o nervio óptico

¿Cuál es la calificación de McKenney para hemoperitoneo en un examen FAST?

La profundidad anteroposterior de la acumulación de líquido abdominal más grande más la cantidad de todas las demás áreas positivas para líquido (una puntuación > 3 equivale a una probabilidad de 85% de laparotomía terapéutica)

¿Qué es la tríada de Waddle?

Tríada de lesiones por colisión de automotor con peatón (CACP):
1. Fractura de tibia–peroné
2. Lesión de tronco
3. Lesión cefálica

¿Cuáles son los signos de infección con leucocitosis posquirúrgica por esplenectomía por traumatismo?

1. Leucocitos > 15
2. Razón plaquetas:leucocitos < 20

¿Qué es la "caja"?

Clavículas, pezones hasta la línea que cruza el borde costal (es decir, la "caja de la muerte")

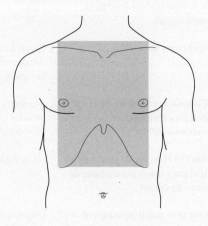

¿Qué pasaría si un paciente tiene una lesión penetrante en la Caja y está *en extremo grave*?

Toracotomía de urgencia

¿Qué pasaría si un paciente tiene una lesión penetrante en la Caja y está *estable*?

Evaluación FAST del pericardio

¿Debe sondearse una lesión penetrante de tórax?

Nunca —¡puede causar neumotórax!

En las fracturas tibiales abiertas, ¿debe usarse irrigación con presión baja o alta?

Presión baja

¿Qué es lo único que ha demostrado un beneficio sobre la mortalidad en heridas por combate en caso prehospitalario?

¡Torniquetes!

Para descomprimir un neumotórax a tensión, ¿cuánto tiempo es necesario que permanezca la aguja para descompresión?

Por lo menos 3.25 horas

Capítulo 43 **Quemaduras**

¿Qué es un dermatomo de Watson?

Cuchilla usada para escisión tangencial de áreas grandes de piel quemada

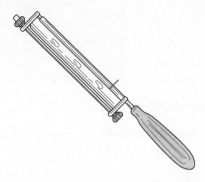

¿Qué es un dermatomo de Goulian (también llamado "WECK")?

Cuchilla usada para escisión tangencial de áreas pequeñas de piel quemada

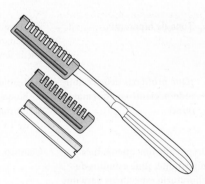

¿Cuáles son las tres zonas de lesión después de una lesión por quemadura?	Coagulación, estasis, hiperemia

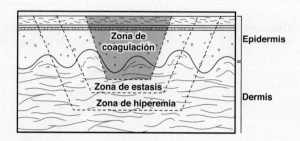

Defina lo siguiente:

Zona de coagulación	Zona de lesión por quemadura directa/contacto caracterizada por **coagulación/necrosis**; es decir, todas las células muertas
Zona de estasis	Zona caracterizada por vasoconstricción y fuga capilar; es decir algunas células están vivas
Zona de hiperemia	Zona caracterizada por **vasodilatación**; es decir, todas las células están vivas, pero puede tardar 1 semana en recuperarse
¿Qué profilaxis debe recibir todo paciente con quemadura?	1. Toxoide **tetánico** 2. Bloqueador H_2 3. Enoxaparina (o heparina para profilaxis de TVP)
Después de una quemadura importante, ¿qué estudios de laboratorio específicos para quemaduras es necesario solicitar?	**Cianuro**, monóxido de carbono
¿Cómo se trata la toxicidad por cianuro?	1. Nitrito de sodio 2. Tiosulfato de sodio

¿Dónde se realizan las incisiones clásicas para escarotomía?

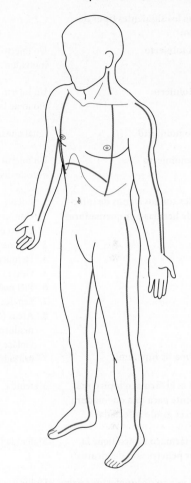

¿En qué tipo de paciente está contraindicada la sulfadiazina de plata?

Aquellos con deficiencia de glucosa-6-fosfato deshidrogenasa (G-6-PD) y alergia a sulfas

¿Cuál es el efecto secundario principal del nitrato de plata?

Pérdida de electrolitos (sal, calcio, potasio; piense en nitrato de plata como dos electrolitos, por lo tanto, la pérdida de éstos es el efecto secundario)

Defina los siguientes tipos de injerto:

Autoinjerto	Un injerto cutáneo proveniente del mismo individuo
Aloinjerto	Un injerto cutáneo proveniente de un individuo de la misma especie (cadáver)
Homoinjerto	Igual que un aloinjerto
Xenoinjerto	Un injerto cutáneo proveniente de una especie distinta (porcina)

¿Cuáles son los signos de infección de heridas por quemaduras?

1. Edema periférico de la herida
2. Conversión de quemadura de segundo grado en quemadura de tercer grado
3. Ectima gangrenoso
4. Hemorragia de tejidos subyacentes
5. Grasa verdosa
6. Piel negruzca alrededor de la herida
7. Separación rápida de escara
8. Áreas focales en una herida por quemadura que se torna negra, marrón o violácea-rojiza o muestra cambios generalizados de coloración

¿Cuál es el fármaco tópico más frecuente para una quemadura de tercer grado infectada?

Mafenida

¿Qué fármaco tópico tiene la mayor penetración de escaras?

Mafenida (piense: **M**afenida = **M**ás)

¿Cuál es uno de los efectos secundarios de acetato de mafenida?

Dolor y acidosis metabólica, reacción alérgica (Piense **AC**etato de **M**afenida = **AC**idosis **M**etabólica)

¿Cuál es la infección viral más frecuente de heridas por quemadura?

Herpes (tipo I)

¿Qué recuento de organismos tisulares se correlaciona con la ausencia de infección invasiva de heridas por quemadura?

$< 10^5$ organismos por gramo de tejido quemado

¿Qué porcentaje de los pacientes con recuentos tisulares > 10^5 organismos por gramo de tejido quemado tendrá una infección invasiva de herida por quemadura?

Sólo ≈ 50%; la histología es necesaria para diagnosticar una infección invasiva

¿Cuál es el tratamiento apropiado de tromboflebitis en pacientes con quemaduras?

Completar la escisión de las venas/pus (cambiar los sitios IV/catéteres centrales cada 3 días ayuda a prevenir esta complicación)

¿Cuál es la causa más frecuente de muerte en lesiones por quemaduras?

Inhalación de humo

¿Cuál es la mejor indicación clínica en pacientes con quemaduras con reanimación adecuada con líquidos?

Gasto urinario

¿Qué vitamina puede disminuir los requerimientos iniciales de líquido y el edema de heridas por quemaduras?

Vitamina C (ácido ascórbico) en dosis IV elevadas

¿Cómo se estima el porcentaje de quemaduras en niños?

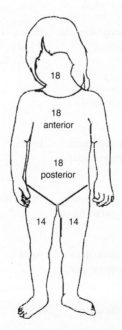

¿Cuál es la afinidad de hemoglobina por CO *vs.* oxígeno?	CO tiene 240 × mayor afinidad que el oxígeno
¿Cuál es el tratamiento para quemadura por ácido fluorhídrico?	Gluconato de calcio → gel, subcutáneo y en raras ocasiones intrarterial
¿Los pacientes quemados o con lesión por inhalación deben recibir antibióticos profilácticos?	No
¿Cómo se protege la vía aérea si el paciente presenta esputo carbonáceo?	**Intubar** —el edema de las vías respiratorias empeora con el tiempo
¿Cuál es el tratamiento para carboxihemoglobina?	Oxígeno al 100%
¿Qué electrolito es necesario vigilar en la reanimación para quemaduras?	Sodio
¿Qué puede convertir una quemadura de grosor parcial en una quemadura de grosor total?	Infecciones
¿Cómo se trata la mioglobinuria debida a lesión eléctrica?	Piense: **HAM** = Hidratación (gasto urinario > 100 cc/h), **A**lcalizar la orina con bicarbonato (2 ámpulas IV), y **M**anitol (25 g IV)
En general, ¿qué es peor, una quemadura por ácido o por álcali?	Álcali
¿Cuál es el mejor método para alimentar al paciente con quemaduras?	Enteral
¿Cuáles son los requerimientos nutricionales de los pacientes con quemaduras?	¡Hasta el doble de lo normal!
¿Cuál es el mejor líquido para irrigación en quemaduras por ácido o álcali?	Agua
¿Cuál es la vida media de carboxihemoglobina?	2.5 h

¿En qué medida reduce el oxígeno al 100% la vida media de carboxihemoglobina?	Cinco veces o ≈ 30 min
¿Cuál es el porcentaje mínimo de quemadura que requiere reanimación con líquidos?	Adultos: > 15% Niños < 10 años de edad: > 10%
¿En qué momento es peor la "fuga" capilar?	Las primeras 8 h
¿La alimentación gástrica disminuye la ulceración por estrés debido a quemaduras?	No
¿Las quemaduras por inhalación se deben al calor del fuego?	No; se deben a químicos (las vías respiratorias enfrían los gases con gran eficiencia)
¿Qué debe considerarse en un paciente con 80% del área de superficie corporal total (ASCT) quemada, volumen corriente disminuido y presiones máximas de vía aérea aumentadas?	Escarotomía de tórax
¿Cuál es un hallazgo oftalmológico común en la lesión eléctrica?	Catarata
¿Cuáles son las contraindicaciones de la sulfadiazina de plata?	1. Alergia a sulfas 2. Deficiencia de G-6-PD
¿Qué es un "injerto cutáneo combinado" o "injerto emparedado"?	**Autoinjerto** de malla amplia (paciente) cubierto con un **aloinjerto** con una malla menos extensa (cadáver); usado cuando el autoinjerto tiene malla 3 a 1 o mayor
¿Los bolos IV se prefieren durante la reanimación inicial para quemaduras?	No; los bolos incrementan la presión capilar, lo que aumenta la "fuga" capilar
¿Qué electrolito puede aumentar con rabdomiólisis?	Hiperpotasiemia
¿Cuál es el voltaje de una lesión eléctrica de *baja* tensión?	< 1 000 V

¿Cuál es el voltaje de una lesión eléctrica de *alta* tensión?	> 1 000 V
¿Cuál es el tejido con la *menor* resistencia eléctrica?	Nervios
¿Cuál es el tejido con la *mayor* resistencia eléctrica?	Hueso (¡y por lo tanto generan el **mayor calor**!)

Califique los tejidos comunes desde la resistencia eléctrica mínima a la máxima:

#1	nervio	MENOR
#2	vasos sanguíneos	
#3	músculo	
#4	piel	
#5	grasa	
#6	hueso	MAYOR

¿Por qué las quemaduras por álcali causan mayor daño de tejidos que las quemaduras por ácido?	Los ácidos causan coagulación, lo que evita la invasión profunda del ácido; los álcalis causan licuefacción, ¡lo que permite que el líquido alcalino difunda a mayor profundidad de los tejidos!
¿Carboxihemoglobina puede recogerse por una saturación de O$_2$ baja?	**No**; la saturación de O$_2$ puede ser normal con carboxihemoglobina significativa
¿Qué debe considerarse si se observan quemaduras aisladas en los glúteos de un niño?	**Abuso infantil** hasta probar lo contrario, debida a lesión por inmersión
¿Las lesiones por inhalación disminuyen los requerimientos del líquido?	**No**; aumentan los requerimientos de líquido
¿Cuál es la temperatura del alquitrán?	Hasta 149 °C (300 °F)
¿Cuál es el tratamiento para una quemadura por alquitrán?	Agua corriente, luego solvente lipofílico
¿Cuáles son los hallazgos séricos de laboratorio en una lesión por inhalación de cianuro?	Acidosis láctica
¿Cuál es uno de los mediadores celulares principales de la lesión por inhalación?	Neutrófilos
¿Cuál es la capacidad calorífica aumentada del vapor *vs.* aire seco?	¡El vapor tiene una capacidad calorífica **4 000 veces** la del aire seco!

¿Qué ha demostrado disminuir la mortalidad en pacientes pediátricos con quemaduras con lesión por inhalación?	Acetilcisteína con heparina inhalada
¿Qué amina vasoactiva se libera en las quemaduras?	Histamina
¿Cuál es el efecto de esta amina vasoactiva?	¡Histamina provoca edema local y distante a la quemadura! Además aumenta la vasodilatación
¿Cuál es la respuesta de la región posterior de la hipófisis a una lesión por quemadura?	Liberar ADH
¿Cuál es la fuente endógena de bacterias en la piel quemada?	Folículos pilosos y glándulas sebáceas (103 estreptococos/estafilococos)
¿Qué porcentaje de quemadura ocasiona "fuga" capilar en áreas lejanas a la quemadura?	> 25%
¿Qué factor en la cascada del complemento es la fuente principal de inflamación en las quemaduras?	C5a
¿Cuál es la actividad de este factor del complemento?	C5a incrementa histamina, xantín oxidasa y TNF
¿Qué función tiene la xantín oxidasa?	Aumenta los radicales libres de oxígeno
¿Cuáles son las sustancias inhaladas con más frecuencia en fuegos caseros?	1. CO 2. Cianuro
¿Cuál es el tratamiento para quemadura por ácido fluorhídrico?	Gluconato de calcio (local)
¿Cuál es la anomalía electrolítica en una quemadura por ácido fluorhídrico?	Hipo**calciemia**

¿Qué sustancia secretan las pla-quetas que aumenta el edema en los tejidos quemados?	Serotonina

ENFERMEDADES EXFOLIATIVAS CUTÁNEAS

¿Qué son?	Enfermedades que causan necrosis y exfo-liación de la piel
¿Qué las ocasiona?	Reacción inmunitaria a anticuerpos extraños
¿Cuál es la causa más frecuente?	80% son resultado de medicamentos; también es causada por hongos, bacterias y virus
¿Cuáles son los factores de riesgo?	Ser mujer o adulto mayor
¿Cuál es la incidencia?	7/1 000 000
¿Cuáles son los signos?	Pródromo: tos, fiebre, fatiga Cutáneos: vesículas, bulas, epidermólisis, descamación epidérmica, signo de Nikolsky, lesiones mucosas, conjuntivitis
¿Qué es el signo de Nikolsky?	La presión digital provoca que la epidermis se desprenda en láminas
¿Cuáles son las dos enfermedades exfoliativas más comunes?	1. Síndrome **de** Stevens-Johnson (**SSJ**) 2. **N**ecrólisis **E**pidérmica **T**óxica (**NET**)
¿Cuál es el factor determinante principal en el diagnóstico entre SSJ y NET?	ASCT
¿Cuál es el ASCT de SSJ?	< 10%
¿Cuál es el ASCT para NET?	ASCT > 30%
¿Qué pasa si el paciente tiene un ASCT entre 10 y 30%?	Entonces (créalo o no), se denomina SSJ/NET

¿Cuál es el tratamiento?	Líquidos IV, retirar la epidermis descamada y luego cubrir la piel (es común usar nitrato de plata) y consulta oftalmología; ¡no usar sulfadiazina de plata si la causa es el uso de sulfas!
¿Los esteroides o IGG han demostrado con claridad tener algún beneficio?	No
¿Cuáles son las complicaciones?	#1, neumonía; luego edema epiglótico que requiere intubación y complicaciones oftalmológicas
¿Cuáles son las complicaciones oftalmológicas?	Cicatrización conjuntival, obliteración de conducto lagrimal, ectropión, entropión, infecciones, ceguera
¿Cuál es la mortalidad?	SSJ — ≈ 25% NET — ≈50%
Si un paciente tiene SSJ o NET causados por uso de sulfametoxazol/trimetroprim, ¿por qué debe evitarse el uso de Silvadene?	Silvadene es **sulfa**diazina de plata, ¡así que contiene un componente sulfonamida!

Capítulo 44 Sangrado gastrointestinal superior

¿Qué pacientes con sangrado del tracto gastrointestinal (GI) pueden estudiarse como ambulatorios?	Melena o sangrado oculto en pacientes hemodinámicamente estables (aquellos con hematoquecia y hematemesis deben hospitalizarse)
¿Cuál es el tratamiento para un leiomioma gástrico sangrante?	Resección en cuña
¿Qué es una úlcera de Cameron?	Úlcera lineal al nivel del diafragma en pacientes con hernias hiatales paraesofágicas (en raras ocasiones, puede causar sangrado masivo GI superior)
¿Cuál es el tratamiento de una fístula aortoentérica?	Resección de injerto y derivación extraanatómica

¿Cuál es el tratamiento de un divertículo duodenal o yeyunal sangrante?	Resección

GASTRITIS HEMORRÁGICA AGUDA

¿Cuál es el tratamiento inicial?	Reducir la producción de ácido con un bloqueador H_2 o inhibidor de la bomba de protones y tratamiento para *Helicobacter pylori*
¿Cuáles son las opciones para hemorragia refractaria descontrolada?	1. Vasopresina a través de la arteria gástrica izquierda 2. Último recurso: resección gástrica

HEMOSUCCUS PANCREATICUS

¿Qué es?	Sangre del conducto pancreático hacia el ámpula de Vater, luego hacia el duodeno
¿Cuáles son los signos?	Sangrado GI superior a través del ámpula de Vater, dolor abdominal superior, melena
¿Cuál es el factor de riesgo principal?	Pancreatitis crónica
¿Cuáles son las causas anatómicas?	1. Sangrado hacia seudoquiste 2. Seudoaneurisma de arteria esplénica 3. Erosión hacia la rama arterial pancreática más pequeña o esplénica
¿Cuál es el tratamiento?	Con frecuencia requiere pancreatectomía distal y ligadura de arteria esplénica o embolización por angiograma

ÚLCERA DUODENAL SANGRANTE

¿Cómo se sutura o liga una úlcera duodenal sangrante?	Por el "principio de ligadura de vaso de tres puntos" de la úlcera posterior expuesta a través de duodenotomía o como parte de una piloroplastia
¿Qué arterias se ligan?	1. Arteria gastroduodenal proximal 2. Arteria gastroduodenal distal 3. Arteria pancreática transversa

Ilustre la ligadura de tres puntos
para úlcera duodenal sangrante:

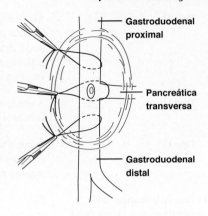

Gastroduodenal
proximal

Pancreática
transversa

Gastroduodenal
distal

Capítulo 45 Estómago

ÚLCERAS GÁSTRICAS (VER TAMBIÉN DIAGRAMAS EN EL CAPÍTULO 36))

Defina:

Tipo I	A lo largo de la curvatura menor
Tipo II	En el cuerpo del estómago, en combinación con una úlcera duodenal (piense: tipo **II** = **2** úlceras)
Tipo III	Úlcera prepilórica (piense: tipo **III** = **pre**pilórica)
Tipo IV	Junto a la unión gastroesofágica (GE)
Tipo V	Cualquier sitio debida a AINE

¿Cuáles son las operaciones más frecuentes para cada uno de los siguientes tipos de úlcera?

Tipo I	Gastrectomía distal con Billroth I (tasa de recurrencia 3%; recurrencia 15%)

Tipo II	Antrectomía con vagotomía troncular (debido al incremento de la secreción de ácido, como lo evidencia la úlcera duodenal), vagotomía troncular y piloroplastia o vagotomía troncular y drenaje
Tipo III	Antrectomía y vagotomía con incorporación de la úlcera en la muestra
Tipo IV	Escisión de la úlcera o gastrectomía distal con extensión vertical de la resección de la muestra para incluir la úlcera
¿Es necesario realizar una vagotomía en una úlcera tipo I en un paciente sin antecedente de úlcera duodenal?	No
¿Qué es una úlcera de Dieulafoy?	Una malformación vascular gástrica en la cual un pequeño defecto de la mucosa (2 a 4 mm) sagra desde una arteria submucosa grande, lo que provoca hematemesis indolora
¿Cuál es el tratamiento apropiado de una úlcera de Dieulafoy?	Coagulación endoscópica o resección quirúrgica

CÁNCER GÁSTRICO

¿Cuándo está indicada una esplenectomía?	**Sólo** si el cáncer invade directamente el bazo
¿Cuándo está indicada una pancreatectomía distal?	**Sólo** cuando hay invasión directa por el cáncer
Mencione las etapas del cáncer gástrico mediante el sistema de estadificación de tumor (T), ganglio (N, *node*), metástasis (M) [TNM]:	
Etapa Ia	T1 (a lámina propia/submucosa), N0, M0
Etapa Ib	1. T1 con N1 (+ ganglios linfáticos [GL] perigástricos) 2. T2 (*muscularis propria*/subserosa), N0, M0

Etapa II	1. T2 (*muscularis propria*/subserosa), N1 (+ GL perigástricos), M0
	2. T1 (lámina propia/submucosa), N2 (+ GL > 3 cm de estómago/hígado/bazo/ celiaco)
	3. T3 (a través de la serosa), N0, M0
Etapa IIIa	1. T2, N2, M0
	2. T3, N1, M0
	3. T4 (invade los tejidos circundantes), N1, M0
Etapa IIIb	1. T3, N2, M0
	2. T4, N1, M0
Etapa IV	1. METS a distancia (cualquier T, cualquier N, M1)
	2. T4, N2, M0
¿Cómo se designan los ganglios linfáticos?	D1, D2, D3, D4
Defina:	
D1	Seis ganglios: cardias izquierdo, cardias derecho, curvatura menor, curvatura mayor, suprapilórico e infrapilórico

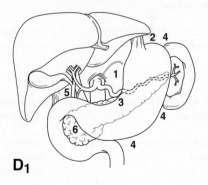

D2   Arteria gástrica izquierda, arteria hepática
                                común, arteria celiaca, hilio esplénico,
                                arteria esplénica

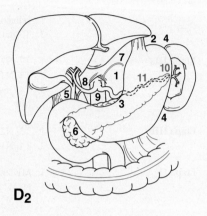

D₂

¿Qué porcentaje de los pacientes   75%
tiene metástasis al momento del
diagnóstico?

LINFOMA GÁSTRICO

¿A qué edad se nota la mayor   Máxima a los 60 a 70 años de edad
incidencia?

¿Cuál es el sitio GI más fre-   Estómago (> 50% de los linfomas GI surgen
cuente?   en este sitio; órgano afectado con mayor
                                    frecuencia en linfoma no Hodgkin extra-
                                    ganglionar)

¿Cuáles son los síntomas relacio-   Dolor epigástrico, anorexia, náusea y
nados?   vómito, pérdida ponderal

¿Cómo se confirma el diagnós-   Endoscopia es el método de elección; la
tico?   biopsia con cepillado proporciona un diag-
                                   nóstico en más de 90% de los casos

¿Qué más debe hacerse si la biop-   La evaluación para afección sistémica es
sia para linfoma es positiva?   necesaria e incluye TC de tórax y abdo-
                                   men, biopsia de médula ósea y biopsia de
                                   ganglios linfáticos periféricos aumentados
                                   de tamaño

Defina las siguientes etapas de linfoma gástrico:

Etapa I	Confinado al estómago
Etapa II	Diseminado a los ganglios perigástricos
Etapa III	Diseminado a los ganglios distintos de los perigástricos
Etapa IV	Diseminado a otros órganos abdominales

¿Cuál es el tratamiento de linfoma gástrico?

(Controversial) Ya sea:
1. Quimioterapia con radioterapia o cirugía para enfermedad recurrente o refractaria (M.D. Anderson),
o
2. Gastrectomía

¿Qué quimioterapia se utiliza?

Doxorubicina y ciclofosfamida

SARCOMA GÁSTRICO

¿Cuál es la incidencia?

Edad promedio de 60 a 70 años de edad; la incidencia es la misma en hombres y mujeres

¿Cuál es la histología?

La mayoría son leiomiosarcomas

¿Cuáles son los síntomas relacionados?

Similares a los de adenocarcinoma; en general, las masas alcanzan un gran tamaño antes de causar síntomas

¿Cuál es su apariencia?

Macroscópicamente, son masas grises-blanquecinas firmes que en ocasiones contienen una seudocápsula

¿Qué determina el comportamiento de estos tumores?

La cantidad de mitosis por campo de alto poder (hpf, *high-power field*), con 5 a 10 figuras mitóticas/hpf que muestran propensión aumentada de metástasis

¿Cuál es la ruta más frecuente de metástasis?

Hematógena (90%)

¿Cuál es el tratamiento apropiado?	Resección quirúrgica del tumor con bordes negativos
¿Cuál es el pronóstico?	Bajo grado: tasa de supervivencia a 5 años 75% Alto grado: tasa de supervivencia a 5 años 33%

CARCINOIDE GÁSTRICO

¿Cuál es un factor de riesgo importante?	Anemia perniciosa
¿Qué prueba confirma el diagnóstico?	Esofagogastroduodenoscopia (EGD) con biopsia
¿Cuáles son los hallazgos relacionados?	Nódulos gástricos submucosos amarillos o rosáceos
¿Cuál es el tratamiento apropiado?	Resección para cura

Capítulo 46 Cirugía bariátrica

¿Qué es una derivación gástrica de extremidad larga?	Prolongación de la extremidad en Y de Roux para añadir un componente de malabsorción a la derivación gástrica
¿Quién es elegible para derivación gástrica de extremidad larga?	En pacientes con "Superobesidad"
¿Cuál es la mortalidad operatoria de una derivación gástrica?	0.5 a 1%
¿Cuál es la complicación operatoria más temida después de una derivación gástrica?	¡Fuga anastomótica!
¿Cuáles son los signos de una fuga anastomótica?	**Taquicardia**, taquipnea; fiebre y leucocitosis posterior; ¡con frecuencia es difícil detectar peritonitis en personas con obesidad mórbida!

¿Cuál es el tratamiento para una fuga anastomótica?

Quirófano inmediato para reparación, lavado, ± colocación de drenaje

¿Qué complicación puede anunciar el hipo posquirúrgico?

¡La obstrucción de la extremidad de Roux en la anastomosis de la yeyunoyeyunostomía (bolsillo gástrico distendido en la radiografía de abdomen) puede dar paso a perforación del bolsillo gástrico!

¿Qué porcentaje de los pacientes desarrolla una úlcera marginal?

10%

¿Cuál es el tratamiento para una estenosis de gastroyeyunostomía?

Dilatación con balón

¿Cuál es la causa más frecuente de neuropatía posquirúrgica después de derivación gástrica?

Deficiencia de tiamina

¿Qué porcentaje de los pacientes desarrollará colelitiasis después de derivación gástrica y pérdida ponderal?

33%

¿Cómo se previenen los cálculos biliares como complicación posquirúrgica?

1. Colecistectomía, o
2. Por lo menos 6 meses de ácido ursodesoxicólico

¿Qué es una lap-band?

Banda colocada por **Lap**aroscopia alrededor del estómago con un puerto subcutáneo para ajustar la constricción; produce un reservorio gástrico más pequeño

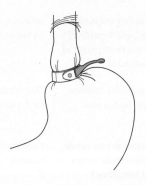

¿Qué es una derivación yeyunoileal?

Cirugía usada inicialmente para obesidad mórbida; deriva el íleon con una anastomosis extremo a extremo entre el yeyuno proximal y el íleon distal; ya no se realiza debido a las complicaciones

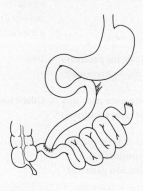

Capítulo 47 Ostomías

¿Cuál es otro nombre para la ileostomía continente?

Bolsa de Kock

¿Cuál es la concentración usual de sodio en el efluente de ileostomía?

~ 115 mEq/L

Durante el periodo posquirúrgico inmediato, ¿qué líquidos IV deben usarse para reemplazar el gasto de la ileostomía?

Solución salina normal o RL con 40 KCl/L en volúmenes iguales (ml por ml)

¿Qué tipo de anomalía hídrica presentan los pacientes con ileostomía?

Deshidratación leve con un estado crónico de depleción de sodio y agua

¿Qué tipo de estomas son candidatos para el método de irrigación de control intestinal?

Colostomías de colon descendente y sigmoides

¿Qué ayuda a prevenir la técnica de eversión de ileostomía de Brooke?

Serositis, que provoca obstrucción y diarrea de gasto alto por la ileostomía con deshidratación/anomalías electrolíticas relacionadas; protege la piel

¿Qué ayuda a prevenir la colocación de una ostomía a través del músculo rectal?

Prolapso de hernia paraestomal

En general, las ostomías deben colocarse a través de la pared abdominal anterior dentro de un triángulo compuesto por: ¿cuáles puntos de referencia?

El triángulo de estoma: ombligo, pubis y espina iliaca superoanterior

Al completar una ileostomía terminal, ¿qué tanto debe protruir el "bulbo" en la piel?

2 a 3 cm

¿A través de qué músculo debe colocar siempre una ostomía de formación propia de ileostomía?

Músculo recto abdominal

¿Dónde debe colocarse un estoma en un pliegue de grasa abdominal inferior pequeño?

Si es factible, en el ápex (no encima, ni debajo del pliegue)

En general, en un paciente muy obeso con numerosos pliegues cutáneos, ¿dónde debe colocarse un estoma? ¿En la región superior o inferior del abdomen?

Región superior del abdomen, por arriba del panículo

¿Qué longitud del íleon debe sacarse sobre la piel para formar una ileostomía terminal?

4 a 6 cm

Al crear un estoma, ¿cuántos dedos de tamaño "promedio" debe ser capaz de admitir a través de la fascia y la piel?

Dos

¿Cuál es la incidencia promedio de obstrucción de intestino delgado después de ileostomías de asa?

10%

¿La incidencia de obstrucción de intestino delgado con ileostomías de asa es mayor o menor que para colostomías de asa?	Mayor
¿La hernia paraestomal es más común en ileostomía o colostomía?	Colostomía
¿Cuál es el problema dermatológico más frecuente relacionado con estomas?	Irritación química por efluente
¿Cuál es el organismo más frecuente relacionado con infección cutánea periestomal?	*Candida albicans*
¿Cuáles son las cinco complicaciones más comunes de la colostomía?	1. Isquemia 2. Retracción 3. Estenosis 4. Prolapso 5. Hernia peristomal
¿Qué es la colitis por desviación?	Inflamación de la porción desviada distal del colon
¿Cuál es la causa de colitis por desviación?	Se cree que es secundaria a la ausencia de factores tróficos en la mucosa, en particular ácidos grasos de cadena corta
¿Cuál es el tratamiento apropiado de la colitis por desviación?	Reversión de la colostomía es curativa (si es factible)
¿Cuál es la mejor opción quirúrgica para hernia paraestomal?	Relocalización del estoma
En general, ¿qué anomalías de sodio y potasio tienen los pacientes con diarrea profusa por la ileostomía?	Hiponatremia e hipopotasiemia
¿Cuál es la causa más frecuente de estenosis de la colostomía?	Isquemia
¿Cuál es la causa más frecuente de absceso pericolostomía?	Perforación causada por dispositivo de irrigación

¿Cuál es el error técnico más frecuente en la construcción del estoma que provoca hernia periestomal?	Estoma llevado hacia afuera lateral al recto
¿Cuál es la complicación más frecuente subsecuente al cierre de una colostomía?	Infección de la herida
¿Cuál es la causa más frecuente de fístulas de ileostomía?	Enfermedad de Crohn
¿Cuál es la causa más frecuente de isquemia por insuficiencia en colostomía?	Desbridación excesiva de mesenterio del intestino
¿Cuál es el tratamiento apropiado de estenosis leve de colostomía?	Dilatación
¿Cómo puede evaluarse la profundidad de la isquemia/necrosis en una ileostomía?	Al insertar un pequeño tubo de prueba en el estoma e iluminar con lámpara para evaluar la mucosa hacia abajo y por debajo de la fascia
¿Por qué los pacientes con ileostomía tienen incidencia incrementada de cálculos biliares?	Enfermedad ileal o resección interrumpe la circulación enterohepática al disminuir la disponibilidad de ácidos biliares y favorecer la precipitación de cálculos de colesterol
Por lo general, ¿cuál extremo está implicado en el prolapso de una colostomía de asa?	Distal
¿Qué tipo de alteración ácido-base puede ocasionar una ileostomía de gasto elevado?	Acidosis metabólica, secundaria a la pérdida excesiva de bicarbonato a través de la ileostomía
¿Cuál es el tipo más frecuente de lito urinario en pacientes con ileostomía?	Cálculos de ácido úrico (60%)
¿Qué condición médica ocasiona complejos venosos periestomales?	Hipertensión portal (básicamente cabezas de medusa periestomales [*caput medusae*])

Capítulo 48 Intestino delgado

OBSTRUCCIÓN DE INTESTINO DELGADO

Íleo

¿Qué es la obstrucción de intestino delgado (OID)?

El íleo paralítico es una obstrucción funcional del intestino delgado que ocurre en la mayoría de los pacientes después de cirugía abdominal y es resultado de factores neurales, humorales y metabólicos; también se produce con procesos inflamatorios en el abdomen (p. ej., pancreatitis, peritonitis), hemorragia retroperitoneal, lesión medular, alteraciones electrolíticas y medicamentos

¿Cuáles son los signos relacionados con íleo?

Ausencia de ruidos intestinales, distención intestinal, ausencia de flatulencias y heces ± emesis

¿Cuáles son otras de las causas frecuentes de íleo?

Opiáceos, hipopotasiemia, hiponatremia

¿Cuál es el orden en que regresa la motilidad después de cirugía abdominal?

1. Intestino delgado
2. Estómago
3. Colon

Mencione una teoría con respecto al mecanismo fisiológico del íleo:

Hiperactividad simpática, lo cual hace más lenta la propulsión GI y constriñe los esfínteres

¿Cómo se confirma el diagnóstico de íleo?

Historia clínica y exploración física Radiografía simple de abdomen que demuestra aire a lo largo del tracto GI con o sin niveles hidroaéreos

¿Cuál es el tratamiento apropiado del íleo?

Conservador: nada por la boca, sonda nasogástrica (SNG), líquidos IV hasta que el paciente pase flatulencia; reemplazo electrolítico según sea necesario

Obstrucción inducida por anticoagulante

¿Qué es la obstrucción inducida por anticoagulante?
Los pacientes que reciben warfarina pueden desarrollar un hematoma intramural del intestino delgado

¿Cuál es el sitio más frecuente?
Yeyuno proximal

¿Cuáles son los signos/hallazgos de laboratorio relacionados?
Incremento del tiempo de protrombina (TP), equimosis, hematuria

¿Cuáles son los hallazgos radiológicos relacionados?
El segmento afectado se observa estrecho y rígido; apariencia de "cerca de madera" de la mucosa

¿Cuál es el tratamiento inicial apropiado?
Discontinuar el anticoagulante, vitamina K Succión nasogástrica/líquidos IV

Obstrucción de intestino delgado

¿Cómo pueden recordarse los cinco signos inminentes de isquemia/necrosis intestinal en obstrucción de intestino delgado?
FATAL:
Fiebre
Acidosis
Taquicardia
Dolor **A**bdominal
Leucocitosis

TUMORES DE INTESTINO DELGADO

¿Cuál es el diagnóstico diferencial de los tumores benignos de intestino delgado?
Leiomioma, lipoma, linfangioma, fibroma, adenoma, hemangioma

¿Cuál es el tumor benigno más frecuente de intestino delgado?
Leiomioma (seguido de lipoma y adenoma)

¿Cuál es el diagnóstico diferencial de los tumores malignos de intestino delgado?
Adenocarcinoma, tumor carcinoide, linfoma

¿Cuál es el tumor maligno más frecuente de intestino delgado?
Adenocarcinoma

¿Cuál es la incidencia de cánceres de intestino delgado?
< 2% de todos los cánceres surge en el intestino delgado

¿Cuáles son los cinco factores importantes en la prevención de cáncer en intestino delgado?	Tránsito intestinal rápido, lo que limita el contacto de los carcinógenos con la mucosa pH alcalino y contaminación bacteriana disminuida Actividad aumentada de benzopireno hidroxilasa, la cual desintoxica de carcinógenos Recambio rápido de las células de la mucosa IgA secretora
¿Cuál es la presentación habitual?	Inicio insidioso, pérdida ponderal, anorexia, malabsorción con esteatorrea, dolor sordo, síntomas de obstrucción, sangre oculta o hemorragia masiva
¿Cómo se identifican los tumores?	Serie gastrointestinal superior (GIS) con enteroclisis Esofagogastroduodenoscopia (EGD) para lesiones duodenales

ADENOCARCINOMA DE INTESTINO DELGADO

¿Cuál es la incidencia de adenocarcinoma?	Neoplasia de intestino delgado más frecuente; 30 a 50% de todos los cánceres de intestino delgado
¿Cuál es la edad promedio?	Muestra un pico a los 60 a 70 años de edad (semejante a adenocarcinoma colónico)
¿Cuál es la localización más frecuente del adenocarcinoma?	El duodeno, en especial en la región periampular, que incluye dos tercios de todos los adenocarcinomas de intestino delgado; el íleon es el sitio menos frecuente
¿Cuáles son los signos de adenocarcinoma duodenal/ ampular?	Obstrucción biliar extrahepática
¿Cuál es la presentación habitual de adenocarcinoma?	Duodenal/periampular —ictericia obstructiva Yeyunoileal —obstrucción progresiva, lenta
¿Cuál es el tratamiento apropiado de adenocarcinoma?	Resección quirúrgica con escisión de ganglios linfáticos de drenaje

¿Cuál es el pronóstico?

En general malo, ya que los pacientes se presentan con enfermedad avanzada

Con metástasis de ganglios linfáticos —tasa de supervivencia a 5 años de 15%

Sin metástasis de ganglios linfáticos —tasa de supervivencia a 5 años de 50 a 70%

¿Cómo se compara el pronóstico de una neoplasia periampular con el de cáncer pancreático?

Con mayor frecuencia es resecable para cura que para el cáncer pancreático; tasa de supervivencia a 5 años de 40%, en comparación con < 10% para cáncer pancreático

LINFOMA DE INTESTINO DELGADO

¿Cuál es la incidencia de linfoma?

10 a 15% de todos los cánceres de intestino delgado; la afección primaria del intestino delgado es la segunda más frecuente después del estómago

¿Cuál es la edad promedio en que ocurre?

Muestra un pico de 50 a 60 años de edad

¿Cuál es el tipo celular relacionado?

Practicamente todos los linfomas primarios de intestino delgado son linfomas no Hodgkin de células B

¿Cuál es la localización más frecuente en el intestino delgado?

Íleon (recuerde las placas de Peyer = tejido linfático)

¿Cuál es la presentación habitual?

Fatiga, malestar general, pérdida ponderal, dolor abdominal, obstrucción intestinal, fiebre y sudoración nocturna, malabsorción, guayaco positivo

¿Cómo se realiza el diagnóstico?

Serie GIS con enteroclisis (demuestra nódulos submucosos, ulceraciones o engrosamiento mucoso difuso)

TC (demuestra nódulos abultados y engrosamiento de la pared intestinal)

¿Cuáles son las enfermedades relacionadas?

Enfermedad celiaca, enfermedad de Crohn, SIDA, lupus eritematoso sistémico (**LES**), enfermedad de Wegener, agammaglobulinemia ligada a X

¿Cómo es la estadificación?	Sigue la clasificación de Ann Arbor: Etapa I —confinado al intestino delgado Etapa II —con ganglios linfáticos regionales Etapa III —con ganglios no resecables más allá de los ganglios regionales Etapa IV —metástasis a otros órganos en y más allá del abdomen
¿Cuál es el tratamiento apropiado?	Cirugía; resección con anastomosis primaria y eliminación de los ganglios linfáticos de drenaje
¿Cuál es la indicación para quimioterapia posquirúrgica?	Linfoma de grado intermedio/alto

INFECCIONES ENTERALES

¿A través de qué mecanismos actúan las infecciones enterales?	Osmótico Secretor (es decir, cólera) Inflamatorio (es decir, *Shigella*)
¿Qué pruebas diagnósticas están indicadas?	Frotis de heces, tinción de Wright para leucocitos, Prueba Hemoccult, cultivo de heces, búsqueda de huevos y parásitos
¿Cuáles son los sitios de afección intestinal?	Intestino delgado (cólera, *Escherichia coli*, *Giardia*, virus) Íleon y colon (*Salmonella*, *Yersinia*, *Campylobacter*) Colon (*Shigella E. coli* [invasiva, hemorrágica], *Amoeba*, *Giardia*)
¿Cuál es la causa más frecuente después de beber de un manantial/arroyo?	*Giardia*
¿Qué produce intoxicación alimentaria?	Toxinas preformadas elaboradas por *Staphylococcus aureus*, *Clostridium perfringens* o *Bacillus cereus*
¿Qué parte de la historia clínica diferencia las gastroenteritis?	El vómito es **seguido** por dolor y diarrea

SÍNDROME DE ASA CIEGA

¿Qué es el síndrome de asa ciega?

Sobrepoblación bacteriana en el intestino delgado; los organismos tienden a aumentar en número superando la flora normal del intestino delgado, pero son más representativas de la flora colónica (p. ej., bacterias gramnegativas [*E. coli*]); con frecuencia la sobrepoblación es de bacterias anaerobias estrictas, como *Clostridium* y *Bacteroides*

¿Cuáles son las causas?

Cualquiera que altere el flujo normal del contenido intestinal (es decir, que cause estasis): estrechez, enfermedad de Crohn, posvagotomía, escleroderma, divertículos, secreción disminuida de ácido gástrico y válvula ileocecal incompetente

¿Cuáles son los signos y síntomas relacionados?

Diarrea, esteatorrea, desnutrición, dolor abdominal, hipocalciemia, deficiencia de B_{12} y anemia megaloblástica resultante

¿Cuál es la patogenia de la deficiencia de B_{12}?

1. Utilización bacteriana de B_{12}
2. Toxinas bacterianas que inhiben la absorción de B_{12} a través de la mucosa del intestino delgado

¿Qué pruebas diagnósticas están indicadas?

Prueba de Schilling —demuestra malabsorción de B_{12} resistente a factor intrínseco

Prueba de hidrógeno en aliento —se deglute lactosa y se vigila la espiración de hidrógeno; en la sobrepoblación bacteriana hay producción incrementada de H_2 con mayor prontitud que lo normal

¿Cuál es el tratamiento apropiado?

Corrección quirúrgica de la afección subyacente, si es factible; de otro modo, antibióticos para inhibir la sobrepoblación bacteriana

¿Cuáles son otras causas de deficiencia de B_{12}?

Gastrectomía (secreción disminuida de factor intrínseco) y escisión del íleon terminal (sitio de absorción de B_{12})

Capítulo 49 **Apéndice**

¿Quién describió por primera vez la patogenia de la apendicitis aguda?	**Fitz** en 1886 (patólogo de Harvard)
¿Cuál era la mortalidad para apendicitis aguda en 1886?	¡45% fallecía!
¿Qué es el signo de Dunphy?	Exacerbación de dolor abdominal con la **tos** (visto en peritonitis por apendicitis)
¿Cuál es el signo de la "hamburguesa"?	Preguntar al paciente con sospecha de apendicitis si le gustaría una hamburguesa o su comida favorita; si puede comer, cuestionar seriamente el diagnóstico
¿Qué sucede con frecuencia a la leucocitosis en apendicitis aguda poco después de perforación del apéndice?	¡El recuento leucocitario disminuye!
¿Qué valor de laboratorio (usado en con poca frecuencia) casi siempre está elevado en apendicitis aguda?	Proteína C reactiva
¿Qué porcentaje del tiempo se observará aire libre en una radiografía de abdomen con apéndice perforado?	≈ 1% de las veces
¿Qué tipo de rastreo por TC debe obtenerse para la evaluación de la apendicitis aguda?	TC espiral
¿Cuáles son los hallazgos por TC en apendicitis aguda?	1. Apéndice engrosado > 6 mm 2. Trabeculación de grasa 3. Engrosamiento cecal 4. Apendicolito 5. Ningún contraste en el apéndice (sin opacidad) 6. Signo de punta de flecha

¿Cuál es el signo de "punta de flecha" en TC para apendicitis aguda?

Contraste en el **ciego** forma una "punta de flecha" dirigida al orificio apendicular ocluido

Anatómicamente, ¿dónde se encuentra el apéndice en el cuadrante inferior derecho en un embarazo de 5 meses?

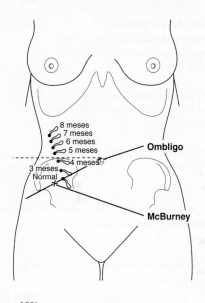

¿Cuál es la mortalidad fetal con apendicitis aguda *no* perforada durante el embarazo?

< 10%

¿Cuál es la mortalidad fetal con apendicitis *perforada* durante el embarazo?

33%

¿Cuál es la incidencia de infección de la herida después de apendicectomía *no* perforada?

¡Sólo ≈ 3%!

¿Qué es pieloflebitis?

Complicación posapendicitis poco frecuente marcada por fiebre e ictericia debido a coágulo séptico en vena porta

Debido a que la apendicectomía incidental es controversial, ¿en qué grupo casi *nunca* se indica?

En adultos mayores

¿Cuál es la mortalidad para un apéndice perforado en adultos mayores *vs.* jóvenes?	Jóvenes: < 1% Adultos mayores: 5%
¿Qué debe solicitarse si la muestra apendicular del paciente regresa con un patógeno oportunista raro?	Prueba de VIH para el paciente
¿Qué porcentaje de todas las muestras apendiculares revela un tumor?	1%
¿Qué es un "seudomixoma peritoneal"?	La cavidad peritoneal está llena de secreción mucinosa y diseminación difusa e implantes de células carcinomatosas mucinosas
¿Qué tumor apendicular puede causar peritoneo seudomixomatoso?	**Cistadenocarcinoma** mucinoso del apéndice después de rotura de mucocele apendicular
¿Qué es un mucocele apendicular?	Bloqueo de la luz apendicular y acumulación de moco que forma una masa grande llena de moco en el apéndice
¿Cuál es la causa de un mucocele apendicular?	Cistadenoma benigno o cistadenocarcinoma maligno
¿Cuál es el tratamiento de seudomixoma peritoneal?	1. Resección amplia primaria (hemicolectomía derecha) 2. Desbridamiento amplio de todos los implantes peritoneales factibles de escisión
¿Cuál es el tratamiento de cistadenoma apendicular?	Apendicectomía
¿Cuál es el tratamiento de un cistadenoma apendicular roto con ascitis mucinosa?	Apendicectomía sola (ascitis mucinosa benigna no contiene células)

Capítulo 50 Tumores carcinoides

PATOLOGÍA/HISTOLOGÍA

¿Qué son las taquicininas?

Una familia de hormonas peptídicas vasoactivas con vidas medias muy cortas

¿Qué porcentaje de los pacientes con tumores carcinoides tiene cifras elevadas de serotonina?

≈ 60%

¿Qué porcentaje de los pacientes con sobreproducción de serotonina presenta síntomas?

≈ 66%

¿Las cifras elevadas de serotonina son responsables del síndrome carcinoide?

No por completo, las concentraciones excesivas de serotonina parecen estar implicadas en la diarrea y la enfermedad valvular; sin embargo, los otros síntomas clásicos podrían ser debido a otros productos vasoactivos/endocrinos

¿Cuáles son las lesiones valvulares relacionadas?

Más frecuentes en la válvula tricúspide, regurgitación y estenosis de arteria pulmonar (predominan las lesiones valvulares del lado derecho)

¿Qué ocasiona las lesiones valvulares?

Fibrosis subendocárdica, se piensa que es secundaria a las concentraciones incrementadas de serotonina

¿Por qué las lesiones valvulares predominan del lado derecho?

Los pulmones, como el hígado, actúan como un filtro para desactivar la carga de sustancias humoralmente activas y así proteger el lado izquierdo del corazón

¿Los cambios desmoplásicos (fibróticos) también ocurren en otros sitios?

Sí; con mayor frecuencia, la pared intestinal, los vasos mesentéricos y el retroperitoneo; con menor frecuencia, la fascia peneana y las articulaciones

¿Estos cambios fibróticos pueden causar problemas?

Por supuesto; la fibrosis intensa mesentérica y de la pared intestinal es la causa más frecuente de obstrucción intestinal en pacientes con tumores carcinoides; la fibrosis vascular mesentérica puede ocasionar isquemia intestinal

¿Qué producto humoral causa rubor?	Se piensa que bradicinina es el culpable más probable

MANIFESTACIONES CLÍNICAS

¿El sangrado GI es común con tumores carcinoides?	No; los carcinoides son submucosos y no es frecuente que sangren; sin embargo, se observa sangrado en carcinoides rectales
¿Qué enfermedad se relaciona con tumores carcinoides del ámpula de Vater?	Neurofibromatosis
En pacientes con neoplasia endocrina múltiple-I (NEM-I), ¿cuáles son las localizaciones más frecuentes de tumores carcinoides?	Hombres —timo Mujeres —pulmones
¿Qué sitio(s) primario(s) son los que tienen la mayor relación con síndrome carcinoide?	66% de todos los casos ocurre con primarios ileales

TRATAMIENTO

¿Dónde se localizan los carcinoides apendiculares?	Punta —70% Cuerpo —20% Base —10%
¿Cuál es la tasa de supervivencia a 5 años para carcinoides apendiculares?	99%
¿Qué tan frecuentes son las metástasis por carcinoides apendiculares?	Poco frecuentes y casi siempre limitadas a los ganglios linfáticos regionales
¿Cuál es el cáncer GI primario metacrónicos más frecuente?	Adenocarcinoma de colon
¿Qué es el octreótido y cómo funciona?	Un análogo sintético de somatostatina; se piensa que inhibe la liberación de productos humorales por el carcinoide
¿Cuáles son los efectos colaterales de octreótido?	Esteatorrea Colelitiasis secundaria a estasis biliar

¿Qué tan efectivo es octreótido?

Tasa de respuesta de 60 a 80%, con excelente alivio de la diarrea y el rubor; sin embargo, se produce taquifilaxia con el tiempo en la mayoría de los pacientes debido a regulación descendente del receptor, con una mediana de tiempo de respuesta de 9 meses

¿Qué tan efectivo es interferón alfa (IFN-α)?

Tasa de respuesta de 50 a 80% con alivio de los síntomas; también ocurre taquifilaxia con IFN-α, con mayor probabilidad debido al desarrollo de anticuerpos

¿En qué casos debe intentarse la resección hepática?

Sólo en pacientes de bajo riesgo en quienes > 90% de la masa de un tumor metastásico puede extirparse de manera segura

¿La resección hepática puede considerarse curativa en algún caso?

Sí, si toda la enfermedad abdominal primaria y todas las metástasis se resecan

¿Por qué está indicada la colecistectomía al momento de la operación inicial para tumores carcinoides?

Dos razones:
1. Para prevenir isquemia potencial de la vesícula biliar, si es necesaria la embolización ulterior de la arteria hepática
2. Debido al aumento de riesgo de cálculos biliares con octreótido

¿Cuál es el flujo sanguíneo para la mayoría de las metástasis hepáticas de carcinoide?

Arteria hepática (no la vena porta)

¿Cuál es el fundamento para la embolización de la arteria hepática?

El hígado tiene un flujo sanguíneo dual, y por ello dos fuentes de oxígeno; la arteria hepática ramificada para irrigar al tumor y puede ocluirse sin causar daño excesivo al hígado normal

¿Cuáles son los efectos secundarios potenciales de la embolización en pacientes con carcinoide?

Liberación incrementada de sustancias humorales desde el tumor; infección del hígado necrótico

¿Qué precauciones deben tenerse antes de la embolización o manipulación del tumor o inducción de anestesia?

"Bloqueo" con octreótido, para prevenir la liberación excesiva de productos humorales desde el tumor

¿Cuál es la terapia quirúrgica apropiada para carcinoide bronquial?	Para carcinoides típicos, la escisión local es adecuada Si el carcinoide es atípico, la lesión debe tratarse como un carcinoma broncogénico
¿Qué es una crisis carcinoide?	Calambres intensos, dolor abdominal y diarrea, con o sin alteraciones cardiacas (hipotensión o taquicardia) y sibilancias
¿Qué causa una crisis carcinoide?	Cifras en extremo altas de productos humorales (en especial serotonina, que en grandes concentraciones puede causar vasoconstricción mesentérica) Los síntomas GI son consecuencia de isquemia, no por obstrucción mecánica
¿Por qué deben evitarse las catecolaminas en el tratamiento del broncoespasmo carcinoide?	Se cuenta con evidencia de que la liberación de productos humorales por células enterocromafines puede controlarse por adrenorreceptores, ¡y así las catecol/agonistas pueden en realidad empeorar la broncoconstricción al aumentar la liberación de los factores causales!
¿Cuál es la terapia apropiada para una crisis carcinoide?	Octreótido; administrar líquidos para aliviar la hipotensión de modo agudo; administrar aprotinina para broncoespasmo, si lo hay
¿Qué es aprotinina?	Un inhibidor de calicreína
¿Los tumores carcinoides pueden causar síndromes paraneoplásicos?	Sí; los carcinoides son una causa común de secreción ectópica de cortisol (síndrome de Cushing); también se han informado acromegalia e hipercalciemia
¿Qué deficiencia nutricional se presenta en ocasiones secundaria a tumores carcinoides?	**Pelagra**
¿Qué ocasiona pelagra en carcinoide?	Triptófano es un precursor de niacina; en carcinoides todo el triptófano se convierte en serotonina, lo que provoca deficiencia de niacina
¿Cuándo se considera la quimioterapia citotóxica?	En variantes anaplásicas de carcinoide, etopósido y cisplatino producen una tasa de respuestas de 67%; esta terapia no es útil en otras variantes

Capítulo 51 Fístulas

¿Cuál es la causa más frecuente de fístulas enterocutáneas?

Operaciones abdominales (fuga anastomótica y enterotomías inadvertidas)

¿Qué factor *CRIDEN* (*C*uerpo extraño, *R*adiación, *I*nfección, obstrucción *D*istal, *E*pitelialización, *N*eoplasia) es la razón más común para mantener una fístula abierta?

Obstrucción *D*istal

¿Cuál es la diferencia entre fístulas externas e internas?

La externa es cutánea (p. ej., colocutánea)
La interna conecta con órganos huecos internos (p. ej., colovesical)

Defina lo siguiente:

    Fístula simple

Un tracto (las fístulas complicadas tienen múltiples tractos)

    Fístula de gasto bajo

< 500 cc gasto por día

    Fístula de gasto alto

> 500 cc gasto por día

¿Cuál es la causa más frecuente de muerte por una fístula?

Infección

¿Cuáles son las opciones de terapia médica para disminuir el gasto de una fístula proximal (p. ej., gástrica)?

Bloqueador H_2 (p. ej., ranitidina) y somatostatina

Después de una cirugía definitiva para una fístula enterocutánea, ¿cuál es la tasa de recurrencia posquirúrgica?

10%

¿Qué longitud de una fístula enterocutánea tiene mayor probabilidad de cerrar?

> 2 cm de longitud

¿Qué porcentaje de fístula enterocutánea cierra en 6 semanas?	≈ 60% (piense: **60**% en **6**)
¿Octreótido (somatostatina) ha demostrado disminuir el gasto de una fístula enterocutánea?	Sí (disminución de 50 a 85%)
¿Octreótido ha demostrado acelerar el cierre de una fístula enterocutánea?	No

Capítulo 52 Colon y recto

ANATOMÍA Y FISIOLOGÍA DE COLON

¿Dónde se localiza de manera consistente la unión rectosigmoidea?	15 a 18 cm desde el borde anal
¿Qué es el arco de Riolano?	Colateral proximal en el mesenterio colónico que une la arteria mesentérica superior (AMS) y la arteria mesentérica inferior (AMI)
¿Una colostomía sigmoidea debe llevarse a través de los músculos rectos y oblicuos?	Músculos rectos (menor incidencia de hernias periestomales)
¿Qué procedimiento tiene la mayor morbilidad, una colostomía en asa o una colostomía terminal?	Colostomía terminal
¿Qué ión tiene preferencia de absorción a partir de la luz colónica normal?	Na$^+$

¿Qué iones tienen preferencia para secreción por el epitelio colónico normal?	K^+, HCO_3^-
¿Dónde se realiza la mayoría de la absorción de H_2O en el tracto GI?	Colon ascendente
¿A través de qué mecanismo ocurre la absorción de H_2O?	Difusión pasiva, que se vincula con transporte de Na^+
¿Cuál es el efecto de los ácidos biliares sobre el epitelio colónico?	Los ácidos biliares producen diarrea secretora al inducir la secreción de Na^+ y H_2O

CÁNCER DE COLON

¿Cuáles son las indicaciones para resección colónica después de polipectomía endoscópica de lesiones malignas?	1. Borde positivo 2. Invasión angiolinfática 3. Invasión de mucosa *muscularis* (Haggitt nivel 3) 4. Invasión de submucosa en pólipo sésil (Haggitt nivel 4) 5. Poco diferenciado
¿Cuál es más precisa para evaluar la distancia de un tumor rectal desde el ano: la sigmoidoscopia rígida o la flexible?	Rígida
¿Cuál es el valor de la maniobra de Valsalva al realizar un examen rectal digital?	Un tumor rectal alto puede descender al alcance del dedo del evaluador
¿Qué procedimiento debe realizarse primero: la maduración de la colostomía o el cierre abdominal?	El cierre abdominal (riesgo disminuido de infecciones)
¿Qué fármacos quimioterapéuticos se consideran el estándar para cáncer de colon?	
Etapa III	5-fluorouracilo (5-FU) y levamisol
Etapa IV	5-FU y leucovorina

¿Por qué la radioterapia (RT) no es una terapia adyuvante estándar para cáncer de colon?	Debido a las complicaciones frecuentes de enteritis por radiación y lesión renal
¿Cuáles son las contraindicaciones para resección hepática por metástasis hepáticas de cáncer de colon?	1. > 5 metástasis 2. Otras metástasis a distancia 3. Ganglios linfáticos porta/celiacos positivos
¿Qué bordes son necesarios para resección de metástasis hepáticas?	1 cm
¿Qué porcentaje de los pacientes sobrevive 3 años después de resección hepática?	≈ 33% está vivo a los 3 años
¿Qué porcentaje de los pacientes sobrevive 5 años después de resección de una metástasis hepática SOLITARIA?	¡Hasta 60% está vivo a los 5 años!
¿Qué se hace en caso de recurrencia después de resección exitosa para metástasis colorrectales hepáticas?	Nueva resección con bordes de 1 cm

OBSTRUCCIÓN COLÓNICA

En la obstrucción colónica, ¿la perforación es más probable con una válvula competente o incompetente?	Competente; provoca una obstrucción de asa cerrada a través de una válvula unidireccional
¿Cuál es el estudio diagnóstico para obstrucción colónica?	Radiografía de abdomen (RxAbd), enema con gastrografin
¿Cuáles son las causas principales de obstrucción colónica?	Cáncer (causa #1) Vólvulo Diverticulitis Enfermedad inflamatoria intestinal
¿Cuáles son las indicaciones para una cecostomía con distensión de colon con obstrucción colónica?	Inestable, pronóstico muy malo

¿Qué se utiliza para colocar un tubo de cecostomía abierta?	Catéter de Malecot o Foley

SÍNDROME DE OGILVIE

¿Qué es el síndrome de Ogilvie?	Distensión colónica no obstructiva (seudobstrucción)
¿Cómo se evalúa?	RxAbd (para descartar aire libre/medir el ciego) Enema con gastrografin (para descartar obstrucción) Concentraciones de electrolitos
¿A qué diámetro cecal hay riesgo de perforación?	> 12 cm en alto riesgo de perforación
¿Cuál es el tratamiento si no se observa aire libre?	Neostigmina IV (parasimpaticomimético) o descompresión colónica
¿Cómo funciona neostigmina?	Como inhibidor de colinesterasa
¿A qué diámetro cecal se justifica el tratamiento?	> 12 cm o si no mejora en 36 h

COLITIS ISQUÉMICA

¿Qué es la colitis isquémica?	Flujo sanguíneo bajo al colon
¿Cuáles son los signos y síntomas de colitis isquémica?	Dolor abdominal, hematoquecia, diarrea
¿Cuál es la prueba diagnóstica?	Rastreo por TC
¿Cuál es el papel de la angiografía en la isquemia colónica?	¡No se usa!
¿Cuál es el tratamiento?	NPO, líquidos IV, antibióticos de amplio espectro
¿Cuáles son las indicaciones para laparotomía y resección?	Peritonitis, aire libre, necrosis transmural

Después de resección, ¿qué procedimiento debe realizarse?	Colostomía/fístula mucosa es la elección más segura

CÁNCER RECTAL

Mencione la estadificación original de Dukes (simplificada):	
A	Limitado a mucosa/submucosa
B	Invasión de *muscularis propria*
C	Ganglios linfáticos regionales positivos
D	¡Dukes no describió una etapa D!
¿Para qué afección se describió originalmente la clasificación de Dukes?	Cáncer rectal (no cáncer de colon)
¿Qué es TRUS?	*TransRectal UltraSound* (ecografía transrectal)
¿Cuáles son las etapas de la ecografía para cáncer rectal?	
En uT1	Tumor confinado a mucosa/submucosa
En uT2	Invade la *muscularis propria*
En uT3	Invade la grasa perirrectal
En uT4	Invade órganos adyacentes
En N0	No se observa aumento de tamaño de los ganglios linfáticos
En N1	Aumento de tamaño de los ganglios linfáticos
¿Qué tumores rectales reciben quimioterapia y radioterapia prequirúrgicas (neoadyuvante)?	Todos los tumores rectales excepto uT4
¿Qué tratamiento neoadyuvante se usa para cáncer rectal?	5-FU y leucovorina Radioterapia con 5 000 cGy Seguida de quimioterapia y radioterapia por 6 semanas

¿Qué se la escisión mesorrectal total?

Eliminación total del mesorrecto con sus ganglios linfáticos

¿Qué es una anastomosis coloa-nal?

Para tumores rectales distales: Anastomosis de una bolsa J colónica con el ano

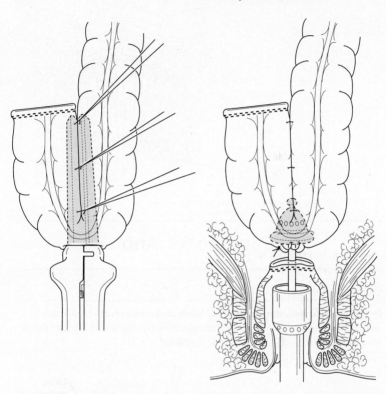

¿Cuáles son los criterios para resección transanal de cáncer rectal?

Tumor pequeño (< 4 cm), bien o mode-radamente diferenciado, distal, menos de un tercio de la circunferencia de la luz, sin invación linfática o vascular compro-bada por biopsia, T1 (submucosa), sin nódulos positivos

OTROS

¿Qué es el procedimiento de
Delorme para prolapso rectal?

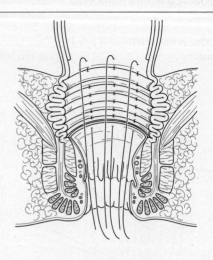

Capítulo 53 Ano

CÁNCER ANAL

Defina el borde anal, el margen anal y el canal anal:

El borde anal separa el canal anal desde el margen anal; el margen anal son los 5 cm de piel perianal

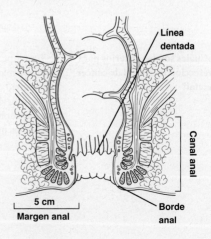

Línea dentada

Canal anal

5 cm
Margen anal

Borde anal

¿Cuáles son los factores de riesgo para cáncer anal?	Virus del papiloma humano (VPH), VIH, cualquier estado inmunosupresor, coito receptor anal
¿Cuáles son los signos y síntomas de cáncer anal?	Sangrado, dolor, prurito, tenesmo, cambios de hábitos defecatorios
Defina tenesmo:	Sensación de necesidad de defecar con **puja** dolorosa e "ineficaz"
¿Cuál es la prueba diagnóstica para tumores del canal anal?	EAUS = ultrasonido endoanal (*endoanal ultrasound*)

Describa las etapas del cáncer anal:

Etapa I	Tumor < 2 cm, sin nódulos afectados, sin metástasis (T1, N0, M0)
Etapa II	Tumor > 2 cm, (T2, N0, M0)
Etapa IIIA	1. Tumor > 2 cm con ganglios linfáticos perirrectales positivos, sin metástasis (T1–3, N0, M0) 2. Tumor que invade órgano adyacente (T4, N0, M0)
Etapa IIIB	1. Tumor que invade órganos adyacentes y tiene ganglios perirrectales positivos (T4, N1, M0) 2. Cualquier tumor con ganglios inguinales o iliacos positivos (cualquier T, N2–3, M0)
Etapa IV	Metástasis a distancia (cualquier T, cualquier N, M1)

En general, ¿a qué cadena de ganglios linfáticos se disemina el cáncer anal *distal* a la línea dentada (margen anal y canal anal distal)?	Ganglios inguinales
En general, ¿hacia dónde se diseminan los tumores de canal anal *proximales* a la línea dentada?	Ganglios linfáticos mesentéricos inferiores, mesorrecto, ganglios linfáticos paravertebrales (como los cánceres rectales)

¿Qué debe realizarse si un tumor residual permanece en el canal anal después de tratamiento según el protocolo NIGRO?

Quimioterapia con fármaco diferente a radioterapia

¿Qué debe realizarse si la enfermedad recurre o un tumor residual permanece en el canal anal después de dos intentos de quimioterapia y radiación?

Resección Abdomino Perineal (**RAP**)

¿Qué porcentaje de los pacientes tiene respuesta completa al tratamiento con protocolo NIGRO modificado?

90%

Después de tratamiento con protocolo NIGRO modificado, ¿qué porcentaje de los pacientes sobrevive hasta 5 años?

85%

¿Cuál es el sitio más frecuente de metástasis a distancia con cáncer anal?

Hígado

ABSCESO ANORRECTAL

Defina el absceso:

1. Supraelevador
2. Perianal
3. Interesfintérico
4. Isquiorrectal

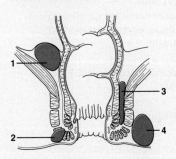

¿Dónde debe drenarse un absceso supraelevador simple aislado?

A través del recto

¿Qué prueba es muy útil cuando hay sospecha de absceso supraelevador?	Rastreo por TC

CONDILOMA ANAL

¿Qué causa un condiloma anal?	VPH
¿Cuál es el periodo de incubación?	6 semanas hasta los signos
¿Cuáles son los tratamientos no quirúrgicos?	Imiquimod, crema de 5-fluorouracilo (5-FU), inyección intralesional de interferón, podofilina
¿Qué es imiquimod?	Una crema que es inmunoestimulante
¿Cuál es el tratamiento de la enfermedad de canal anal?	Resección quirúrgica e inyecciones intralesionales de interferón
¿Cuál es el tratamiento de la enfermedad perianal externa?	Escisión quirúrgica o medicamento tópico

VARIOS

¿Cuál es la causa más frecuente de estenosis anal?	Hemorroidectomía
¿Cuál es la causa más frecuente de prurito anal?	**Idiopática**; otras causas incluyen tumores, infecciones, afección anorrectal, alteraciones cutáneas (p. ej., psoriasis), ictericia

Capítulo 54 Sangrado GI inferior

¿Qué es un sangrado GI inferior masivo?	> 3 unidades de sangre en 24 h
¿Por qué el estudio nuclear de eritrocitos marcados no se usa para sangrado masivo GI inferior como prueba de primera elección?	¡Porque > 50% de los pacientes no se localizará hasta después de 6 h!

¿Qué ocasiona sangrado GI inferior agudo en pacientes después de una reparación de aneurisma de aorta abdominal (AAA)?

Isquemia de colon izquierdo debida a pérdida proveniente de la Arteria Mesentérica Inferior (**AMI**)

¿Qué condición ocasiona sangre rojo brillante por recto y boca?

Fístula aortoduodenal (¡sangrado de gran volumen!)

¿En qué porcentaje de los casos el intestino delgado es la fuente de sangrado GI inferior?

≈ 4%

¿Cuál es la causa más frecuente de sangrado GI inferior por intestino delgado?

Angiodisplasia

¿Cómo se evalúa el intestino delgado en busca de masas o anomalía mucosa?

Enteroclisis (sin estudio GI superior), ¡pero ésta no diagnostica angiodisplasia!

¿Cuál es la causa más frecuente de sangrado GI inferior en niños y adolescentes?

Divertículo de Meckel con mucosa gástrica ectópica que provoca úlcera

¿Qué porcentaje de sangrado significativo se origina en el tracto GI superior *vs.* inferior?

85% es GI **superior** ("la causa más frecuente de sangrado masivo por recto es el sangrado GI superior")

¿Qué es angiodisplasia?

Malformación arteriovenosa; vasos dilatados (ectásicos) en la submucosa; la degradación de la mucosa suprayacente ocasiona sangrado

¿Cuál es la localización más común de la angiodisplasia colónica?

Lado **derecho**

¿Por qué la angiodisplasia del lado derecho sangra con mayor frecuencia que el lado izquierdo?

Se piensa que se debe a que la pared colónica derecha tiene menos músculo (es decir, es más delgada)

Diagnóstico diferencial de sangrado GI inferior en adolescentes:	Divertículo de Meckel (mucosa gástrica ectópica), Enfermedad Inflamatoria Intestinal (**EII**), pólipos
Mencione un examen que requiere numerosos pacientes antes de laparotomía por sangrado GI inferior:	Esofagogastroduodenoscopia (EGD; para descartar sangrado UGI)
¿Cómo puede marcarse el punto donde sangra el colon para localización en la laparotomía?	¡Inyectar **tinta de India** a través del colonoscopio!
¿Con qué frecuencia el tratamiento colonoscópico es definitivo para angiodisplasia colónica?	≈ 85% de las veces
¿Qué porcentaje de los pacientes con sangrado GI inferior que se detiene de manera espontánea volverá a sangrar?	¡Hasta 25%!
¿Cuál es el diagnóstico diferencial del sangrado GI inferior con dolor?	EII, isquemia intestinal, AAA roto con oclusión de AMI, divertículo de Meckel con úlcera, intususcepción

---

Capítulo 55 Enfermedad inflamatoria intestinal: enfermedad de Crohn y colitis ulcerativa

---

¿Cuál es el tratamiento para estenosis de un segmento corto de intestino delgado en enfermedad de Crohn?	Estenoplastia de Heineke-Mikulicz

¿Cuál es el tratamiento quirúrgico de una estenosis de segmento largo de intestino delgado en enfermedad de Crohn?

Estenoplastia isoperistáltica latero-lateral:
  Transección del intestino estenosado
  Extremos superpuestos
  Anastomosis latero-lateral para agrandar la luz

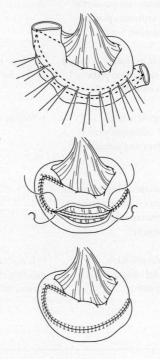

En general, ¿en alguna ocasión el intestino delgado debe derivarse quirúrgicamente en enfermedad de Crohn?

No (mayor riesgo de cáncer, sangrado y perforación)

¿Cuál es la excepción con respecto a la derivación en enfermedad de Crohn?

Afección **duodenal**: "derivación" con gastroyeyunostomía

Mencione una contraindicación relativa de resección colónica en enfermedad de Crohn:

En un paciente sometido a múltiples resecciones de intestino delgado, el intestino se vuelve muy importante para la absorción de agua y electrolitos; debe considerarse la "estenoplastia" de intestino grueso

¿Cuál es una anastomosis quirúrgica popular después de colectomía abdominal total para colitis ulcerativa?

Anastomosis ileoanal —crear una bolsa a partir del íleon y luego Anastomosis del ano/recto

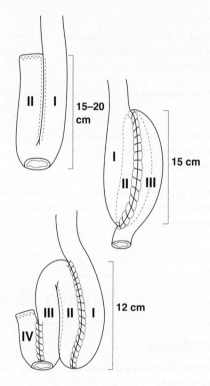

¿Cuál es la función de las "bolsas"?

Actúan como reservorio para las heces

¿Cuál es una contraindicación relativa para anastomosis ileoanal?

Controversial, pero la mayoría cree que no debe realizarse anastomosis ileoanal en enfermedad de Crohn

¿Cuántas evacuaciones por día tienen los pacientes después de una anastomosis ileoanal?

En promedio 4 a 7

¿Cuál es el tratamiento para fístulas colónicas distinto de otras fístulas orgánicas en enfermedad de Crohn?

Resección de segmento colónico

¿Cuál es el papel de infliximab en enfermedad de Crohn?	Inmunosupresor; un anticuerpo contra receptores del factor de necrosis tumoral, lo que ocasiona lisis de las células inflamatorias
¿Cuál es el papel de ciclosporina en la enfermedad inflamatoria intestinal (EII)?	En general, se considera un último recurso (en casos refractarios)
¿Qué es olsalazina?	Dímero de 5-ASA (degradado por las bacterias colónicas)
¿Qué porcentaje de los pacientes con enfermedad de Crohn tiene afección anal?	33% (la afección rectal es poco frecuente)
¿Cuál es el tratamiento para colitis ulcerativa con sangrado intratable grave?	Colectomía subtotal

Capítulo 56 Hígado

ANATOMÍA

¿A qué fisura entra el ligamento falciforme?	Fisura umbilical
¿Cuáles son los bordes del lóbulo caudado?	VCI, fisura umbilical, fisura hiliar transversa
¿Cuáles son los tres bordes del lóbulo cuadrado?	Fisura hiliar transversa Fisura umbilical Fosa de la vesícula biliar
¿Las venas hepáticas siguen la anatomía lobular segmentaria del hígado?	No
¿La vena porta tiene válvulas?	No

¿Cómo se llama la vena umbilical obliterada?	Ligamento redondo
¿Qué porcentaje de las arterias hepáticas izquierdas se reemplazan por completo por una rama de la arteria gástrica izquierda?	≈ 10%
¿Qué porcentaje de las arterias hepáticas izquierdas se reemplazan de manera parcial por una rama de la arteria gástrica izquierda?	≈ 10%
¿Qué porcentaje de las arterias hepáticas derechas surge de la arteria mesentérica superior?	≈ 10% (¿Habrá un patrón?)
¿Qué porcentaje de las arterias hepáticas derechas pasa anterior al conducto biliar hepático común?	≈ 25%
¿Qué porcentaje de las arterias hepáticas derechas pasa posterior a la vena porta?	≈ 10%
¿Cuál es el nombre de los macrófagos localizados en el hígado?	Células de Kupffer
¿Cuáles son los componentes de la tríada porta?	1. Arteriola (hepática) 2. Vénula porta 3. Conducto biliar

QUISTES HIDATÍDICOS HEPÁTICOS

¿Cuál es el tratamiento apropiado de la rotura de un quiste y la obstrucción de conducto biliar?	Colangio Pancreatografía Retrógrada Endoscópica (**CPRE**) con papilotomía
¿Cuáles son las tres capas de un quiste hidatídico?	Periquiste del huésped Ectoquiste (del parásito) Endoquiste (del parásito)

¿Qué capas deben eliminarse en el quirófano?	Endoquiste y ectoquiste, porque ambas capas pueden contener parásitos vivos
¿Cuál es la tasa de recurrencia posquirúrgica de los quistes hidatídicos?	≈ 20%

TUMORES DEL HÍGADO

Hemangioma cavernoso

¿Cuáles son los dos tipos de hemangioma hepático?	Hemangioma capilar Hemangioma cavernoso
¿Cuál es la importancia de los hemangiomas capilares hepáticos?	Tienen significancia clínica
¿Qué tan frecuentes son los hemangiomas cavernosos?	Incidencia ≈ 7% (estudios en autopsias)
¿Qué porcentaje de los hemangiomas cavernosos es múltiple?	≈ 10%
¿Cuáles son los signos/síntomas relacionados?	Dolor/masa en cuadrante superior derecho, choque, ICC
¿Cuáles son las posibles complicaciones?	Hemorragia, ICC, coagulopatía
¿Cuáles son las pruebas diagnósticas indicadas?	TC con contraste IV
¿Debe realizarse biopsia?	No; hay probabilidad de hemorragia profusa con la biopsia
¿Cuál es el tratamiento apropiado?	Observación; resección si el paciente está sintomático/hemorragia
¿Cuáles son las opciones terapéuticas no quirúrgicas?	Esteroides, radiación

Adenoma de conducto biliar

¿Qué es un adenoma de conducto biliar?	Tumor benigno < 1 cm compuesto por conductos biliares y material fibroso

¿Cuál es la incidencia?	Casi una tercera parte de todas las personas tiene estas lesiones
¿Cuál es el tratamiento apropiado?	Dejarlo en paz

Hepatoma (carcinoma hepatocelular)

¿Cuál es el sitio más frecuente de metástasis?	Pulmones
¿Qué porcentaje de los pacientes que recibe trasplante hepático por hepatoma tendrá una recurrencia?	≈ 50%
¿Qué opciones están disponibles para tratar un hepatoma solitario pequeño en un paciente que no es candidato a cirugía?	Inyección de etanol guiado por ecografía Ablación por radiofrecuencia
¿Qué subtipo tiene el mejor pronóstico?	Hepatoma fibrolamelar (adultos jóvenes); sin relación con incremento de alfa-fetoproteína (AFP)

Describa la estadificación del hepatoma:

Etapa I	Tumor < 2 cm (T1, N0, M0)
Etapa II	T2, N0, M0: 1. Tumor < 2 cm con invasión vascular 2. Tumor > 2 cm sin invasión vascular 3. Tumores múltiples en un lóbulo < 2 cm sin invasión vascular
Etapa III	Nódulos positivos (T1–3, M0)
Etapa IVA	T4, cualquier N, M0: 1. Tumores múltiples en > 1 lóbulo 2. Invasión de estructura venosa importante
Etapa IVB	Metástasis a distancia con tumores múltiples en > 1 lóbulo o invasión de estructura venosa importante (T4, cualquier N, M1)

¿Cuáles son las resecciones estándar de hígado?

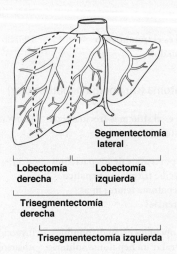

Segmentectomía lateral

Lobectomía derecha

Lobectomía izquierda

Trisegmentectomía derecha

Trisegmentectomía izquierda

¿Cuáles son los tres factores que se relacionan más con morbimortalidad durante y después de resección hepática por hepatoma?

Pérdida de sangre, transfusión sanguínea y tiempo quirúrgico

Quistes hepáticos benignos

¿Cuál es la diferencia entre un quiste simple y cistadenoma o cistadenocarcinoma?

Quiste simple: sin tabiques o masa relacionada, bordes regulares

Cistadenoma/cistadenocarcinoma: **tabiques**, bordes irregulares, loculaciones

¿Cuál es el tratamiento de los cistadenomas?

Resección completa debido al riesgo de **transformación** en cistadenocarcinoma

¿Cuál es el tratamiento de los quistes hepáticos simples *asintomáticos*?

Observación

¿Cuál es el tratamiento quirúrgico para los quistes hepáticos simples *sintomáticos*?

Fenestración/destechamiento (en malos candidatos quirúrgicos, aspiración guiada por radiología con inyección de alcohol es una opción)

OTROS DATOS SOBRE HÍGADO

¿Qué es el síndrome de Kasabach-Merritt?

Se observa con hemangiomas hepáticos: anemia hemolítica, atrapamiento plaquetario, pérdida de fibrinógeno

¿Qué tasa de supervivencia a 5 años se relaciona con metástasis de carcinoma colorrectal al hígado sin resección quirúrgica?

0 a 7%

¿Qué tasa de supervivencia a 5 años se relaciona con metástasis de carcinoma colorrectal al hígado en pacientes sometidos a resección?

≈ 25 a 35% (con bordes negativos)

Si el riñón de un paciente con síndrome hepatorrenal se trasplanta a un paciente con función hepática normal, ¿el riñón recupera su función?

Sí

Si un paciente con síndrome hepatorrenal recibe un trasplante de hígado, ¿qué pasa con los riñones?

Recuperan su función

¿De dónde reciben flujo sanguíneo los tumores metastásicos al hígado?

La gran mayoría recibe sangre de la arteria hepática

¿Cuál es el aminoácido "favorito" del hígado para gluconeogénesis (formación de glucosa)?

Alanina

¿Cuáles son las dos pruebas serológicas más sensibles para daño del parénquima hepático?

Aspartato aminotransferasa (AST) y alanino aminotransferasa (ALT)

¿Cuál es la prueba más sensible y específica para lesión del hepatocito?

ALT

¿Cuáles son las tres pruebas sensibles para daño o patología de conducto biliar?

1. Fosfatasa alcalina
2. GGT
3. 5′ nucleotidasa

¿Cuál es el tumor hepático más frecuente?

La enfermedad metastásica supera en número a los tumores primarios 20:1 (en general, el sitio primario es el tracto GI)

¿Qué defecto hepático se relaciona con síndrome de Dubin-Johnson?

Excreción fallida de bilirrubina conjugada por el hígado (piense: **D**ubin = **D**esembarco fallido)

¿Qué es el síndrome de Gilbert?

Deficiencia parcial de glucuroniltransferasa, que provoca ictericia intermitente asintomática en la segunda o tercera décadas de vida

¿Qué es el síndrome de Crigler-Najjar?

Ausencia genética poco frecuente de la actividad de glucuronosiltransferasa, que provoca hiperbilirrubinemia desconjugada, ictericia y muerte por kernicterus (en general, en los primeros años de vida)

¿Qué defecto hepático se relaciona con síndrome de Crigler-Najjar?

Conjugación fallida de bilirrubina (piense: **C**rigler = defecto de **C**onjugación)

¿Qué defecto hepático se relaciona con síndrome de Rotor?

Excreción fallida de bilirrubina conjugada debida a un defecto en el almacenamiento de bilirubina (piense: **R**otor = defecto de **R**etención)

¿Qué hacen las derivaciones de Denver y LeVeen?

Drenan líquido ascítico (líquido de ascitis) de la cavidad peritoneal al sistema venoso central

¿Qué complicación temida se relaciona con las derivaciones de Denver y LeVeen?

CID (¡si ocurre CID refractaria, la derivación debe ligarse de urgencia!)

¿Qué tipo de aminoácido debe limitarse en pacientes con insuficiencia hepática?

Los aminoácidos aromáticos, debido a que se piensa que son precursores de falsos neurotransmisores implicados en la encefalopatía hepática

¿Qué aminoácidos se piensa que son benéficos en pacientes con encefalopatía hepática?

Aminoácidos ramificados (**L**eucina, **I**soleucina, **V**alina; piense: **LIV** = **LIV**er [hígado])

¿Qué vitamina debe recibir todo paciente con insuficiencia hepática y una coagulopatía?

Vitamina K (recuerde: 2, 7, 9 y 10 son factores de coagulación hepáticos)

Defina la maniobra de Pringle

Compresión del ligamento hepatoduodenal y su contenido (es decir, arteria hepática y vena porta) para ayudar a controlar el sangrado proveniente del hígado

¿Qué es el síndrome hepatorrenal?

Insuficiencia renal de origen desconocido en pacientes con insuficiencia hepática (¡los riñones funcionan bien cuando se trasplantan a un paciente con hígado normal!)

Capítulo 57 Hipertensión portal

¿Qué presión de la vena porta se relaciona con hipertensión portal?

> 18 mm Hg

¿Cuál es la causa más frecuente de hipertensión portal en el mundo?

Esquistosomiasis

¿Cuáles son las tres clases de hipertensión portal?

Presinusoidal
Sinusoidal
Postsinusoidal

Mencione dos ejemplos de hipertensión portal presinusoidal

Esquistosomiasis
Trombosis de vena porta

Mencione un ejemplo de hipertensión portal sinusoidal

Cirrosis

Mencione un ejemplo de hipertensión portal postsinusoidal

Síndrome de Budd-Chiari (causa más frecuente de hipertensión portal con sangrado GI superior en niños)

¿Cuál es la causa principal de várices gástricas aisladas?

Trombosis de vena esplénica secundaria a pancreatitis

¿Cuál es el tratamiento médico común a largo plazo de hipertensión portal?

Betabloqueador (p. ej., propranolol, nadolol) ± nitrato de acción prolongada (p. ej., isosorbida, 5-mononitrato)

Si se produce resangrado después de episodios múltiples de escleroterapia, ¿cuáles son las opciones?

DPIT, procedimiento Shunt (de derivación) o trasplante

¿Qué significa DPIT?

Derivación Portacava Intrahepática Transyugular: una derivación metálica colocada desde la vena hepática hacia la vena porta derecha por medio de un catéter introducido a través de la vena yugular interna

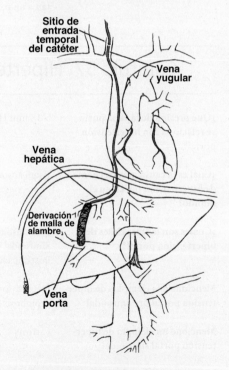

¿Qué pacientes son buenos candidatos para DPIT?

Aquellos con mayor probabilidad de someterse a trasplante posterior de hígado
Malos candidatos para cirugía

Ilustre las siguientes derivaciones:

Injerto "H" de derivación mesocaval

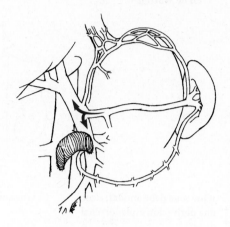

Derivación portacava latero-terminal

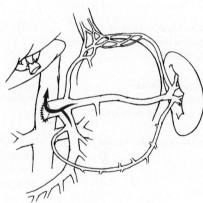

Derivación portacava latero-lateral

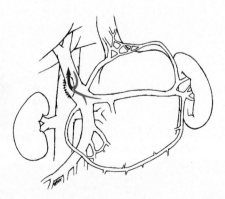

Derivación esplenorrenal distal de Warren

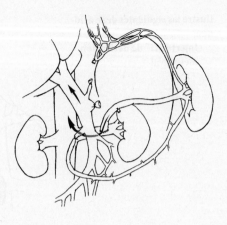

¿Qué vena debe anudarse con una derivación esplenorrenal distal?

La vena coronaria

¿Cuál es la ventaja de una derivación esplenorrenal distal de Warren?

Menor tasa de encefalopatía

¿Cuáles son las contraindicaciones relativas para la derivación de Warren?

Ascitis de difícil control (es decir, la derivación de Warren causa ascitis con frecuencia)

¿Qué es una derivación parcial?

No desvía toda la sangre portal (es decir, disminuye el sangrado varicoso, pero permite cierto flujo sanguíneo hepático para evitar encefalopatía) como se ilustra:

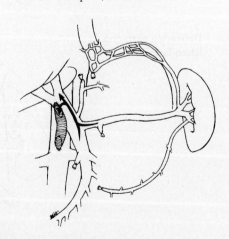

¿Qué es un procedimiento de Sugiura?	Se usa en pocas ocasiones, el **esófago** se **transeca** y **reanastomosa**, con esplenectomía y desvascularización gástrica

HIPERTENSIÓN PORTAL Y ASCITIS

¿Por qué los pacientes con cirrosis e hipertensión portal tienen concentraciones elevadas de aldosterona?	Tasa de filtración glomerular (GFR, *glomerular filtration rate*) disminuida y flujo sanguíneo renal reducido
¿Las concentraciones de sodio en orina son bajas o altas?	Bajas
¿Por qué los pacientes con hipertensión portal y ascitis tienen baja GFR y flujo sanguíneo renal disminuido?	En la hipertensión portal, el volumen sanguíneo esplácnico aumenta en forma drástica con vasodilatación venosa significativa, lo que provoca la reducción del volumen intravascular y disminución del flujo sanguíneo renal y de la GFR
¿Cuáles son las dos anomalías electrolíticas más frecuentes en pacientes con cirrosis y ascitis?	Hiponatremia Hipopotasiemia
¿Cuál es la mejor manera de prevenir la hiponatremia en pacientes con cirrosis y ascitis?	Limitar la ingesta de H_2O, ya que el sodio corporal total es normal o alto
¿Cómo funciona espironolactona?	Es un antagonista de aldosterona (provoca pérdida de sodio/H_2O y retención de potasio)
¿Cuál es el riesgo de la terapia con espironolactona en el paciente con cirrosis y disfunción renal leve?	Síndrome hepatorrenal

Capítulo 58 **Tracto biliar**

ANATOMÍA BILIAR

¿Qué es el triángulo hepatocístico?

1. Borde hepático
2. Conducto cístico
3. Conducto hepático común

¿Qué son los senos de Rokitansky-Aschoff?

Evaginaciones ramificadas desde la luz hacia la mucosa y la capa muscular de la vesícula biliar

¿Qué provoca la formación de estos senos?

Incremento de la presión intraluminal en la vesícula biliar

¿El flujo sanguíneo predominante de los conductos biliares es arterial o venoso?

Arterial

Describa la anatomía de las arterias del conducto biliar:

Dos vasos principales en dirección axial (longitudinal) cerca de las 3 y 9 en el reloj

Surgen principalmente de la arteria retroduodenal por debajo y de la arteria hepática derecha por arriba

La mayoría del flujo sanguíneo axial al conducto biliar común (CBC) proviene de abajo

¿Cuáles son los efectos de la inervación vagal sobre la vesícula biliar?

Excitatorios (vaciamiento)

¿Cuál es el efecto de la estimulación simpática sobre la vesícula biliar?

Predomina el efecto motor inhibitorio sobre la vesícula biliar

METABOLISMO/FISIOLOGÍA BILIAR

¿Cuáles son los componentes químicos principales de la bilis?

Agua, electrolitos, sales biliares, colesterol, lecitina, pigmentos biliares (bilirrubina)

¿Qué función tiene la bilis?

Emulsifica las grasas

¿Cuál es el volumen de bilis secretado por día?

≈ 600 ml

¿De qué sustancia están formados los ácidos biliares?

Colesterol

¿Cuál es la fuente de esta sustancia?

1. Colesterol sintetizado "*de novo*" en el hígado
2. Dieta

¿Cuáles son los dos ácidos biliares primarios?

Ácido cólico y ácido quenodesoxicólico

¿Cuáles son los dos ácidos biliares secundarios?

Litocolato y desoxicolato

¿Qué produce los ácidos biliares secundarios?

La actividad bacteriana

¿Qué paso realizan los ácidos biliares primarios antes de secretarse como sales biliares?

Se conjugan en el hígado con glicina o taurina

¿Qué es una sal biliar?

Un ácido biliar conjugado en un pH neutro produce una sal iónica, es decir, una sal biliar

¿Qué es la circulación enterohepática?

Secreción de sales biliares al intestino, reabsorción y regreso al hígado

¿En qué parte del intestino se reabsorben las sales biliares?

En el íleon terminal, por transporte activo

¿Cuál es el pigmento biliar principal?

Glucurónido de bilirrubina

¿A partir de qué sustancia surge?

80 a 85% de la bilirrubina se deriva del catabolismo de los eritrocitos senescentes por el sistema reticuloendotelial (de hemo)

¿Qué enzimas participan en esta conversión?

1. Hemo oxigenasa convierte hemo en biliverdina
2. Biliverdina reductasa convierte biliverdina en bilirrubina

¿Con qué se conjuga bilirrubina?	Ácido glucurónico, por glucuroniltransferasa
¿Cuál es la importancia del urobilinógeno en la orina?	El urobilinógeno se produce en el íleon terminal por la degradación de glucurónido de bilirrubina por actividad bacteriana; cierta cantidad se reabsorbe hacia el torrente sanguíneo; si se encuentra urobilinógeno en la orina (después de absorberse en el tracto GI), entonces la obstrucción biliar completa es **ausente**
¿Qué inhibe el vaciamiento de la vesícula biliar?	Somatostatina Estimulación simpática (piense: es imposible digerir alimento y "huir" al mismo tiempo)
¿Cuáles son los efectos de los procesos reproductivos femeninos sobre la contracción de la vesícula biliar?	La eficiencia de la contracción de la vesícula biliar disminuye de manera significativa durante la última mitad del ciclo menstrual y durante el último trimestre del embarazo
¿En qué concentración sérica de bilirrubina total es evidente la ictericia?	En general, 2.5 a 13 mg/dl
De modo clásico, ¿cuál es el primer sitio anatómico donde es evidente la ictericia?	Bajo la lengua
¿Cuál es la diferencia entre la ictericia relacionada con obstrucción por cálculo *vs.* cáncer?	Los cálculos forman una "válvula de balón" y es usual que sea < 6; el cáncer puede causar obstrucción completa y es frecuente que sea > 6
¿Cuál es la concentración máxima aproximada de bilirrubina?	Cuando la pérdida diaria urinaria de bilirrubina iguala la producción de bilirrubina, la ictericia se estabiliza en una concentración de ≈ 30 mg/dl
¿Qué enzima se encuentra en el endotelio biliar?	Fosfatasa alcalina (¡también encontrada en hueso!)

IMAGENOLOGÍA BILIAR

¿Con qué frecuencia puede diagnosticar dilatación ductal la ecografía?	> 80% de las veces

¿Con qué frecuencia puede diagnosticar coledocolitiasis la ecografía?	¡Sólo alrededor de 33% de las veces!
¿Con qué frecuencia puede diagnosticar obstrucción biliar la ecografía?	Sólo alrededor de 50% de las veces
¿Cuál es la diferencia entre obstrucción distal *vs.* obstrucción proximal?	Los conductos biliares proximales están dentro o cerca del hígado y los distales están cerca del duodeno (¡la bilis fluye proximal a distal —como la sangre arterial!)
¿Cuál es la prueba diagnóstica para discinesia biliar?	1. Ecografía (descartar cálculos) 2. Rastreo nuclear (HIDA, *Hepatobiliary Iminodiacetic Acid*) con colecistocina (CCK, *cholecystokinin*) y fracción de eyección
¿Cuál es el valor predictivo positivo de un signo de Murphy ecográfico y cálculos biliares?	≈ 90%

DISCINESIA BILIAR

¿Qué es la discinesia biliar?	Cólico biliar debido a disfunción de la vesícula biliar —**no** a cálculos
¿Cuáles son los signos de discinesia biliar?	Rastreo nuclear: FE (fracción de eyección) < 35%, o reproducción del dolor con la inyección de CCK
¿Cuáles son las indicaciones para cirugía?	FE < 35% Dolor consistente con cólico biliar
¿Cuál es el tratamiento?	Colecistectomía laparoscópica
¿Qué porcentaje de los pacientes estará asintomático después de cirugía?	Si FE < 35% y cólico biliar presente antes de la cirugía, ≈ 90% será asintomático
¿Qué porcentaje de los pacientes tendrá signos de inflamación crónica en patología?	> 66%

CÁLCULOS BILIARES

¿Cómo se clasifican los cálculos biliares?

Cálculos de colesterol (predominantes en EUA)

Cálculos de pigmento, marrones o negros (predominantes en Asia)

¿Qué porcentaje de todos los cálculos biliares incluyen las siguientes clases?

Colesterol ≈ 75%

Negros ≈ 20%

Marrones ≈ 5%

¿Qué tipo de cálculo tiene mayor probabilidad de ser intrahepático?

Cálculos de pigmento (≈ 95%)

¿Cuáles son los tres pasos en la formación de cálculos biliares de colesterol?

1. Saturación de colesterol
2. Nucleación
3. Crecimiento del cálculo

¿Qué es el triángulo de Admirand?

Un diagrama de fase de tres coordenadas que describe las concentraciones de sales biliares, colesterol y lecitina; ¡observe la pequeña área (sombreada) donde el colesterol es soluble por completo!

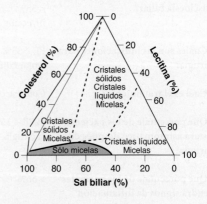

¿Qué sustancias están implicadas en la nucleación de los cálculos de colesterol?

Calcio, moco de vesícula biliar

¿Qué tumor se relaciona con la formación de cálculos biliares?	Somatostatinoma
¿Cuáles son los seis factores que predisponen a la formación de cálculos de pigmento?	Enfermedades hemolíticas Cirrosis Infecciones biliares Infecciones parasitarias Resección ileal NPT a largo plazo
¿Cuál es el mecanismo de acción de la formación de cálculos de pigmento?	La bilirrubina no conjugada se precipita para formar bilirrubinato de calcio y sales insolubles; el bilirrubinato de calcio es el componente principal de los cálculos de pigmento
¿Cuáles son las características de los cálculos de pigmento "negros"?	En general negruzcos y alquitranados Con frecuencia relacionado con hemólisis o cirrosis Casi siempre se localizan en la vesícula biliar Casi nunca se relacionan con infección
¿Cuáles son las características de los cálculos de pigmento "marrones"?	Marrones, terrosos, friables Es típico que se encuentren en pacientes asiáticos Con frecuencia relacionados con infección Los cálculos en el conducto común primario son casi siempre de este tipo
¿Cuál es el mecanismo de acción de la formación de los cálculos de pigmento "marrones"?	El estancamiento de la bilis con bacterias permite la hidrólisis enzimática de glucurónido de bilirrubina en bilirrubina libre y ácido glucurónico; la bilirrubina no conjugada libre (insoluble) se combina con calcio en la bilis para producir una matriz de bilirrubinato de calcio —el componente predominante de la mayoría de los cálculos de pigmento
¿Qué enzima está implicada en este proceso?	β-glucuronidasa bacteriana
¿Qué bacterias producen esta enzima con frecuencia?	*Escherichia coli* y *Klebsiella*

¿Qué es el síndrome de Mirizzi?   Impactación de un cálculo biliar grande en el conducto cístico, con obstrucción extrínseca del conducto hepático común adyacente

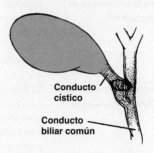

Conducto cístico

Conducto biliar común

¿Qué antibiótico se relaciona con ictericia colestásica y lodo de vesícula biliar?   Ceftriaxona

COLANGIOPANCREATOGRAFÍA RETRÓGRADA ENDOSCÓPICA (CPRE)/EXTRACCIÓN DE CÁLCULOS EN CBC

¿Qué tasa de morbilidad se relaciona con la extracción endoscópica de cálculos?   ≈ 5 a 10%

¿Cuál es la tasa de mortalidad relacionada?   ≈ 1%

¿Cuáles son cuatro complicaciones específicas relacionadas con este procedimiento?   Hemorragia GI
Perforación duodenal
Sepsis biliar
Pancreatitis

¿Deben revisarse en forma rutinaria los resultados de laboratorio matutinos pos-CPRE para amilasa y lipasa?   ¡No! A menos que el paciente tenga dolor abdominal, casi todos los pacientes tendrán pancreatitis "química" después de CPRE

EXPLORACIÓN DE CBC

¿Qué tamaño de CBC es una contraindicación relativa para exploración de CBC?   < 6 mm

¿Qué maniobra debe realizarse antes de exploración de CBC?

Maniobra de Kocher

¿Cómo se reparan las siguientes lesiones de CBC durante una colecistectomía laparoscópica?

    Lesión con diámetro < 50%

Reparar con suturas absorbibles alrededor de un tubo T

    Lesión con diámetro > 50%

Coledocoyeyunostomía en Y de Roux

¿Qué tipo de sutura debe usarse al suturar el CBC después de colocar un tubo T?

Absorbible

¿Cuál es la orientación correcta para incisiones en el CBC?

Longitudinal (paralela al flujo sanguíneo) entre dos suturas de fijación

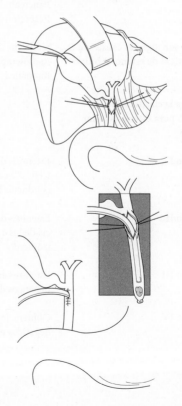

¿Qué procedimiento de respaldo puede usarse en el raro caso de que algún cálculo impacte en el conducto común distal y no pueda retirarse con manipulación transductal?	Una esfinterotomía transduodenal

ESTENOSIS BILIAR

¿Cuál es la causa más frecuente de estenosis biliares benignas?	Iatrogénica
¿Qué procedimientos preceden por lo general a las estenosis benignas posquirúrgicas?	> 90% es resultado de colecistectomías (incidencia de 1/400 a 1/500 casos) ≈ 5% sigue a la exploración de los conductos biliares Gastrectomía subtotal o parcial Pancreatoduodenectomía Resección hepática por traumatismo
¿Cuáles son algunas causas no iatrogénicas de estenosis biliar?	Síndrome de Mirizzi Radioterapia (poco frecuente) Idiopática
Describa la clasificación de Bismuth para estenosis biliar benigna:	
Grado I	Estenosis de conducto hepático común CHC > 2 cm desde la confluencia de los conductos hepáticos derecho e izquierdo
Grado II	Estenosis de CHC < 2 cm desde la confluencia de los conductos hepáticos derecho e izquierdo
Grado III	Estenosis en la confluencia de los conductos hepáticos derecho e izquierdo
Grado IV	Obliteración de todos los conductos extrahepáticos por estenosis

¿Cuál es la tasa de éxito de la reparación biliar en la clasificación de Bismuth?

Estenosis Bismuth grado I o II

Tasa de éxito a largo plazo 75 a 90% para reparación

Lesiones Bismuth grado III

Tasa de éxito ≈ 70%

Lesiones Bismuth grado IV

50% de los pacientes tendrá colangitis recurrente en el seguimiento

¿El uso de drenaje biliar transhepático percutáneo externo es benéfico antes de la cirugía en caso de obstrucción biliar con ictericia?

No; el drenaje preoperatorio no ha demostrado beneficio

COLANGIOHEPATITIS ORIENTAL

¿Qué es la colangiohepatitis oriental?

Colangitis recurrente, relacionada con formación recurrente de cálculos en el conducto común primario

¿Con qué enfermedades se relaciona?

Infección parasitaria: *Clonorchis sinensis, Ascaris lumbricoides, Trichuris trichiura* (los parásitos puede causar estasis, daño de los conductos biliares)
Colonización bacteriana por *E. coli* (produce β-glucuronidasa, que causa desconjugación de bilirrubina y producción subsecuente de cálculos de pigmento*)*

¿Cuál es el área endémica?

Asia

¿Cuál es el tratamiento apropiado?

Coledocoenterostomía y medicamentos antiparasitarios

ENFERMEDAD DE CAROLI

¿Qué es?

Un quiste tipo V de colédoco; dilatación congénita de los conductos biliares intrahepáticos

¿Cuáles son las cuatro "C" para la enfermedad de Caroli?	Caroli Congénita Quiste de Colédoco Colangitis
¿Cuál es la presentación clínica?	Con frecuencia se presenta como colangitis recurrente
¿La terapia quirúrgica se recomienda bajo cualquier circunstancia?	La lobectomía hepática es la terapia de elección si sólo un lóbulo hepático está afectado

TUMORES PERIAMPULARES

¿Cuál es la definición?	Tumores malignos que surgen adyacentes a o desde el ámpula de Vater
¿Cuáles son los cuatro posibles sitios anatómicos de origen?	Conducto pancreático distal (40 a 60%) El ámpula por sí sola (20 a 40%) Conducto biliar distal (10%) Duodeno (10%)
¿Cuáles son los tipos celulares más frecuentes?	Adenocarcinoma, pero el cáncer puede surgir de cualquier tipo celular en la región
¿Por qué se agrupan a pesar de sus variaciones en anatomía e histología?	Debido a que tienen el mismo modo de presentación (ictericia), y se realiza la misma operación (pancreatoduodenectomía) como un intento curativo
¿Cuál es la presentación habitual de los tumores periampulares?	Ictericia es el signo más frecuente (80 a 90% de los pacientes); 75% de los pacientes pierde peso
¿Cuál es el marcador tumoral para tumores periampulares?	CA 19–9 tiene la mejor sensibilidad y especificidad (ambos cercanos a 90%)
¿Cuál es la tasa de mortalidad quirúrgica de la pancreatoduodenectomía, pasada y presente?	La mortalidad quirúrgica ha disminuido de 25% en informes más antiguos a 1 a 2% en la mayoría de las series actuales

¿Cuál es la tasa de supervivencia después de pancreatoduodenectomía realizada "para cura"?	La tasa de supervivencia a 5 años depende del tipo celular:
	    Pancreático (15 a 20%)
	    Conducto biliar distal (40%)
	    Duodenal (40%)
	    Ampular (50 a 70%)

TUMORES DE VESÍCULA BILIAR

¿Cuál es la incidencia de cáncer de vesícula biliar en comparación con cáncer de CBC?	El cáncer de vesícula biliar es casi cuatro veces el de CBC
¿Cuáles son los factores de riesgo para cáncer de vesícula biliar?	**Cálculos biliares**, vesícula biliar de porcelana, adenoma de vesícula biliar, infección por *Salmonella typhi* de los conductos biliares/vesícula biliar
¿Cuál es la tasa de presentación incidental de cáncer de vesícula biliar?	≈ 1% de todas las muestras de colecistectomía laparoscópica
¿Qué porcentaje de todos los cánceres de vesícula biliar se descubre de manera incidental?	≈ 20 a 30%
¿Cuáles son los síntomas de cáncer de vesícula biliar?	Dolor, náusea/vómito, pérdida ponderal, ictericia
¿Qué tan efectiva es la ecografía para el diagnosticar cáncer de vesícula biliar?	≈ 75% de los cánceres de vesícula biliar pueden diagnosticarse por ecografía, pero ≈ 50% de los diagnósticos por ecografía de cáncer de vesícula biliar son falsos positivos
¿Cuál es el tipo celular más frecuente?	Adenocarcinomas (85%); el resto son carcinomas indiferenciados o escamosos
Describa las etapas del cáncer de vesícula biliar:	
Etapa I	T1, N0, M0: invade mucosa, sin ganglios ni metástasis a distancia
Etapa II	T2, N0, M0: invade el tejido conjuntivo perimuscular (debajo de la serosa)

Etapa III	T3, N0, M0: a través de la serosa, < 2 cm hacia el parénquima hepático
Etapa IVA	T4, N0–1, M0: tumor > 2 cm hacia el hígado, o invade dos órganos adyacentes
Etapa IVB	1. Cualquier T, cualquier N, M1: metástasis a distancia 2. Cualquier T, N2, M0: nódulos positivos alrededor del páncreas/duodeno/arteria mesentérica superior/celiaca

Describa el tratamiento del cáncer de vesícula biliar por etapa:

Etapa I	Colecistectomía laparoscópica
Etapa II	Colecistectomía radical, disección de nódulos (N2)
Etapa III	Colecistectomía radical, disección de nódulos (N2)
Etapa IVA	Colecistectomía radical y disección de nódulos (N2 peripancreáticos/duodenales, arteria mesentérica superior/celiaca)
Etapa IVB	**No quirúrgico** —sólo paliativo
¿Cuál es la tasa de resecabilidad a la presentación?	La mayoría de los pacientes se presenta con enfermedad avanzada caracterizada por invasión local extensa y tasa de resecabilidad baja (25%)
¿Qué es una colecistectomía radical?	Resección del lecho de la vesícula biliar con vesícula biliar en bloque, con márgenes de 2 cm de hígado alrededor de la vesícula biliar
¿Cuál es el pronóstico?	supervivencia a 5 años para etapa I: ≈ 50% supervivencia a 5 años para etapa IVB: 0%
¿Cuál es el tratamiento apropiado de la vesícula biliar de porcelana?	Resección a la identificación, porque 25 a 75% de los pacientes desarrolla cáncer

HEMOBILIA

¿Cuáles son las causas?	Traumatismos, otras enfermedades, tumores accidentales, traumatismo penetrante o contuso, aneurismas quirúrgicos/intervencionistas, cálculos biliares e inflamación
¿Cuál es la evaluación apropiada?	Arteriografía, que con frecuencia es terapéutica por medio de embolización

CIRROSIS BILIAR PRIMARIA

¿Cuál es la etiología/histología de la cirrosis biliar primaria (CBP)?	Una enfermedad autoinmune que causa destrucción granulomatosa de los conductos biliares intrahepáticos de tamaño mediano
¿Cuál es la vía final común?	El evento final es el ataque de las células T citotóxicas sobre el epitelio biliar, las células T supresoras están disminuidas en número y función
¿Cuál es la presentación/ evolución clínica habitual?	Destrucción distal que provoca colestasis, con cirrosis subsecuente, hipertensión portal e insuficiencia hepática
¿Cuáles son los signos/síntomas relacionados?	Fatiga y prurito (en general, se producen en fases tempranas) Ictericia (usual en etapas tardías; no siempre se correlaciona con el prurito) Xantelasmas y xantomas (aparecen como signos de hepatopatía crónica) Evidencia de una afección autoinmune extrahepática, como síndrome de Sjögren o artritis reumatoide (incidencia de hasta 80%)
¿La terapia médica es efectiva?	No; una variedad de fármacos inmunosupresores y penicilamina no han demostrado tener éxito
¿Cuál es el tratamiento quirúrgico apropiado?	Trasplante de hígado; CBP es la indicación más frecuente para trasplante en el grupo de pacientes colestásico

Capítulo 59 **Páncreas**

ANATOMÍA

¿Sobre qué estructura descansa la cabeza del páncreas?

Sobre la vena cava inferior (VCI) y vasos renales

¿Sobre qué estructura descansa el proceso uncinado (una prolongación de la cabeza pancreática)?

La aorta

¿Qué se encuentra detrás del cuello pancreático?

Los vasos mesentéricos superiores

¿De dónde proviene la irrigación de la cabeza del páncreas desde el eje celiaco?

Ramas de la arteria gastroduodenal hacia las arterias pancreatoduodenales superiores posterior y anterior

¿Cómo se realiza la irrigación de la cabeza del páncreas que proviene de la arteria mesentérica superior (AMS)?

La AMS se ramifica en las ramas inferiores posterior y anterior de las arterias pancreatoduodenales

¿Qué arterias irrigan el cuerpo y la cola del páncreas?

La arteria pancreática dorsal de la arteria esplénica se ramifica y se une a las ramas de la AMS para formar la arteria pancreática inferior; múltiples ramas de la arteria esplénica, junto con la arteria pancreática inferior, irrigan la cola

¿Hacia qué venas drenan las venas pancreáticas?

La vena esplénica y la vena porta

¿Qué grupos ganglionares drenan el páncreas?

De la cabeza —ganglios en el asa pancreaticoduodenal drenan hacia los ganglios subpilóricos, portales, mesocólicos y aortocavos

Del cuerpo y la cola —ganglios retroperitoneales en el hilio esplénico drenan hacia los ganglios celiacos, mesocólicos, mesentéricos o aortocavos

FISIOLOGÍA

¿Qué producen los islotes de Langerhans?	Insulina —células β Glucagón —células α Somatostatina —células δ Polipéptido pancreático, gastrina y péptido intestinal vasoactivo (PIV)
¿Qué tipos de células constituye el páncreas exocrino?	Células acinares, centroacinares, ductales intercaladas y ductales

Describa la composición de las secreciones pancreáticas:

pH	$pH = 8$
Concentración de HCO_3	30 a 120 mEq/L
Cl	30 a 100 mEq/L
Enzimas	Formas inactivas de peptidasas: tripsina, quimotripsina, elastasa, calicreína, carboxipeptidasa A y B, fosfolipasa, lipasa, colipasa, carboxilesterasa, amilasa, ribonucleasa, desoxirribonucleasa

¿Qué estimula la secreción exocrina?	Eferentes vagales y secretina estimulan la secreción de HCO_3; colecistocinina y acetilcolina estimulan la secreción enzimática
¿Qué otra hormona GI tiene estructura similar a colecistocinina?	Gastrina, lo cual podría explicar por qué es un estimulador débil de la secreción de enzimas pancreáticas
¿Cómo se activan las peptidasas?	Intraluminalmente por enterocinasa

PANCREATITIS

Pancreatitis crónica

¿Qué es un procedimiento de Duval?	Resección de la cola del páncreas, y luego anastomosis del remanente pancreático y el asa de la Y de Roux

Pancreatitis por cálculos biliares

¿Cuál es la causa más frecuente de pancreatitis grave fatal?	Cálculos biliares
¿Cuáles son las indicaciones para colangiopancreatografía retrógrada endoscópica (CPRE) en pancreatitis por cálculos biliares?	Colangitis Pancreatitis refractaria grave con coledocolitiasis

FÍSTULAS PANCREÁTICAS

¿Cómo se manejan las efusiones pleurales y peritoneales pancreáticas?	Al inicio no son quirúrgicas: NPO, evacuación percutánea repetida y NPT
¿Qué cantidad define una fístula pancreática de gasto elevado?	> 200 cc/día
¿Cómo deben manejarse las fístulas pancreatocutáneas?	Al inicio no son quirúrgicas con NPT, reemplazo electrolítico y cuidados cutáneos; octreótido puede ayudar a reducir el gasto; la mayoría de las fístulas tendrá cierre espontáneo
¿Cuál es el manejo quirúrgico de las fístulas pancreáticas refractarias?	Las fístulas refractarias de conducto distal se manejan mejor con pancreatectomía distal, las fístulas de conducto proximal con pancreaticoyeyunostomía
¿Qué efecto secundario se relaciona con somatostatina?	Cálculos biliares y lodo de vesícula biliar

NECROSIS PANCREÁTICA

¿Los pacientes con pancreatitis necrótica deben recibir antibióticos profilácticos?	Sí; los antibióticos disminuyen la tasa de conversión de necrosis pancreática en necrosis pancreática infectada
¿Qué compuesto ha demostrado funcionar como antibiótico profiláctico?	Imipenem
En general, ¿qué tipo de bacteria infecta el tejido pancreático necrótico?	Organismos gramnegativos (p. ej., *Escherichia coli*, *Pseudomonas*)

¿Cuál es la indicación para desbridamiento quirúrgico?

Tejido pancreático necrótico infectado

PÁNCREAS *DIVISUM*

¿Cómo se produce el pancreas *divisum*?

Los sistemas ductales primordiales no se fusionan

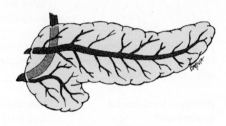

¿Qué porcentaje de la población tiene páncreas *divisum*?

≈ 5%

¿Qué porcentaje de los pacientes sometidos a CPRE por pancreatitis idiopática tiene páncreas *divisum*?

Hasta 50%

¿Cómo determina el cirujano si el tumor ha invadido la VCI?

Maniobra de Kocher; después, si la mano no puede pasar a través del plano entre el páncreas y la VCI, es consistente con invasión de VCI

¿Cómo se asegura el cirujano de que el cáncer pancreático no ha invadido la arteria mesentérica superior (AMS)?

Disección entre dedos índice bajo el cuello pancreático y sobre la AMS

OTROS TUMORES PANCREÁTICOS

¿Cuáles son los diferentes tumores endocrinos del páncreas?

Insulinoma, glucagonoma, tumores de péptido intestinal vasoactivo (VIPoma), somatostatinoma, gastrinoma; también, tumores secretores de polipéptido pancreático, calcitonina y neurotensina

¿Cuál es el tumor endocrino pancreático más frecuente?

Insulinoma

¿Cuál es la manifestación clásica de los insulinomas?

Tríada de Whipple: glucosa sanguínea en ayuno < 50 mg, síntomas de hipoglucemia en ayuno, alivio sintomático después del reemplazo de glucosa

¿Cómo se diagnostica el insulinoma?

Vigilancia de ayuno de 72 horas con concentraciones de glucosa e insulina en sangre, razón insulina:glucosa > 0.4, péptido C y proinsulina elevados

¿Debe realizarse un estudio de imagen con sospecha de tumor endocrino pancreático?

Sí; con frecuencia la TC con contraste ayuda a localizar el tumor

¿Dónde se localizan los insulinomas?

Cabeza (1/3)
Cuerpo (1/3)
Cola (1/3)

¿Cómo deben tratarse los insulinomas?

Resección: enucleación para lesiones pequeñas, pancreatectomía distal para lesiones grandes

¿Cuál es el papel del diazóxido para pacientes con enfermedad irresecable?

Puede atenuar la hipoglucemia

¿Qué es el síndrome de Zollinger-Ellison?

Úlceras pépticas en sitios inusuales, hipersecreción refractaria de ácido gástrico, tumor endocrino pancreático que secreta gastrina (gastrinoma)

¿Hay algún factor hereditario relacionado con el síndrome de Zollinger-Ellison?

Sí, en algunos casos; la mayoría de las veces es esporádica, pero algunos se relacionan con síndrome de NEM I

¿Qué es el síndrome de Verner-Morrison?

Síndrome **WDHA**:
Diarrea acuosa (**W**atery **D**iarrhea)
Hipopotasiemia
Aclorhidria, relacionada con VIPoma

¿Dónde se localizan los VIPomas?

De manera típica en el cuerpo y la cola

¿Los VIPomas deben resecarse?

Sí, aunque más de la mitad de los pacientes tiene metástasis al diagnóstico

¿Qué debe hacerse si no se identifica tumor en un paciente con síndrome WDHA?

En ocasiones, la hiperplasia difusa de las células de los islotes puede causar WDHA; en dicho caso, la pancreatectomía subtotal es una opción

¿Qué afección es probable que haya desarrollado un paciente con diabetes y exantema migratorio?

Glucagonoma es el tumor que se relaciona con este eritema migratorio necrolítico característico; estos pacientes también pueden tener anemia, glositis y pérdida ponderal

¿Cómo se diagnostica?

Concentraciones séricas de glucagón elevadas

En general, ¿dónde se encuentran estos tumores?

Cuerpo y cola

¿Cómo deben tratarse?

La resección para cura es posible sólo en la tercera parte de los casos; esteroides, zinc y octreótido han servido en el tratamiento del exantema; octreótido también puede ayudar en el control de la hiperglucemia

¿Qué es un somatostatinoma y cuál es el tratamiento apropiado?

Un tumor muy raro, en general en la cabeza del páncreas; puede presentarse con diabetes, esteatorrea y cálculos biliares; si es posible, debe tratarse con escisión y colecistectomía

¿Porqué con colecistectomía?

Por la tasa elevada de formación de cálculos biliares con somatostatinoma

¿Los tumores no funcionales de células de los islotes son malignos?

Sí, en 90% de los casos; sin embargo, es usual que tengan una evolución indolente

¿Cuál es la neoplasia benigna más frecuente en el páncreas?

Cistadenoma

¿Cuál es la lesión quística más frecuente del páncreas?

Seudoquiste pancreático

¿Cuál es el manejo apropiado de las lesiones quísticas del páncreas que se encuentran de manera incidental?

El diagnóstico histológico debe confirmarse; es imposible distinguir el cáncer por medios radiológicos; si la lesión no se relaciona con pancreatitis (es decir, no es un seudoquiste), debe resecarse

¿Cómo se diagnostica y trata el linfoma pancreático?

Biopsia percutánea con aguja guiada radiográficamente con estadificación apropiada, seguida de quimioterapia

---

Capítulo 60 **Mama**

ANATOMÍA/HISTOLOGÍA

Cuando se eleva un colgajo cutáneo, ¿entre qué capas debe realizarse la disección?

En el plano subdérmico avascular; el grosor final del colgajo debe ser ≈ 4 mm en el límite y < 6 mm en la base

¿Qué estructura es responsable de la movilidad de la mama y entre qué capas de fascia se localiza?

Bolsa/bursa retromamaria, formada por la capa profunda de la fascia superficial y la fascia profunda del músculo pectoral mayor

¿Cuáles son las arterias que irrigan a la mama?

1. Arteria mamaria interna (a través de perforantes)
2. Arterias intercostales
3. Arteria axilar (a través de las arterias torácica lateral y toracoacromial)

¿Cuáles son las tres venas que drenan sangre de la mama?

1. Vena axilar (ruta de drenaje principal)
2. Vena mamaria interna
3. Venas intercostales

¿Qué plexo es probable que medie la mayor parte de las metástasis de cáncer de mama al cráneo, columna vertebral, SNC y pelvis?

El plexo venoso vertebral de **Batson**: circunda las vértebras desde el cráneo hastas el sacro y comunica con las vísceras torácicas, abdominales y pélvicas

¿Qué nervios proporcionan inervación sensitiva a la mama?

Ramas lateral y anterior cutáneas de los nervios **intercostales** 2 a 6

¿Cuántos orificios lactíferos hay en un pezón?

≈ 15 a 20

¿En qué etapa del ciclo mens- | Fase **premenstrual** (es decir, lútea tardía)
trual las mamas tienden a ingur-
gitarse y ser dolorosas?

¿Por qué esto tiene importancia | Las mamas pueden ser nodulares, que
clínica? | quizá puede provocar preocupación de
cáncer, por lo tanto, es el momento menos
favorable para un examen mamario

FISIOLOGÍA

Secreción de prolactina (PRL)

¿Qué sustancia controla princi- | Dopamina
palmente la secreción de PRL?

Defina el papel de cada una de
las siguientes hormonas en el
desarrollo mamario:

Estrógeno | Inicia el desarrollo ductal, regulación ascen-
dente de receptores epiteliales E y P

Progesterona | Implicada en la diferenciación celular epite-
lial y desarrollo de lóbulos

PRL | Implicada en el desarrollo de tejido adiposo
y epitelial mamarios; regulación ascendente
de receptores E; sinergia con E en el desarrollo ductal y con P en el desarrollo lobular

Secreción mamaria

¿Qué tipo de secreción sugiere | Unilateral, sanguinolenta (o positiva para
cáncer subyacente? | hemo) que proviene de un conducto

¿Cuál es la probabilidad de que | Se encuentra cáncer en sólo ≈ 5% de
dicha secreción indique un carci- | los casos
noma subyacente (en ausencia de
una masa palpable)?

¿Qué es una microductectomía/ | Escisión quirúrgica de conducto y lóbulo
microdoquectomía? | mamarios después de marcar el conducto
con la inyección de tinte

CÁNCER DE MAMA

¿Qué es la "tríada de error" en cáncer de mama?	La **tríada** de riesgo por omitir un diagnóstico de carcinoma mamario: 1. Paciente joven (< 45 años de edad) 2. Mamografía negativa 3. Masa encontrada por el paciente
¿Cuál es el riesgo relativo?	Razón de [riesgo de enfermedad en presencia de alguna característica] a [riesgo en ausencia de la característica]

¿Qué riesgo relativo de cáncer de mama se relaciona con los siguientes factores?:

Antecedentes familiares de madre < 60 años de edad con cáncer de mama	2
Antecedentes familiares de dos familiares de primer grado (es decir, madre, hermana) con cáncer de mama?	5
Edad de menarca < 15 *vs.* 16 años de edad	1.3
Nulípara *vs.* < 20 años de edad al nacimiento del primogénito	2
Menopausia después de los 55 años *vs.* 45 a 54 años	1.5
Hiperplasia atípica *vs.* sin biopsia previa	4

¿En qué cuadrante mamario se encuentra cáncer con mayor frecuencia?	Superior externo (≈ 50%)

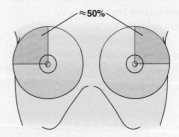

MAMOGRAFÍAS

¿Qué tipo de masa tiene mayor probabilidad de omitirse y en qué tipo de mama?	Lesiones grandes sin calcificación en mamas radiológicamente densas (común en mujeres premenopáusicas)
¿Qué porcentaje de masas palpables se omite por mamografía?	≈ 5 a 15%
Para el diagnóstico mastográfico de cáncer de mama:	
¿Cuál es la sensibilidad?	> 90%
¿Cuál es la especificidad?	> 90%
¿Cuál es el valor predictivo positivo?	10 a 40%
¿Cuántos casos de cáncer tienen probabilidad de detectarse si las mamografías se leen "dos veces" (por dos radiólogos diferentes?	≈ 15%
¿Qué porcentaje de los cánceres de mama se detectan por mamografías como una masa o racimos de calcificaciones?	≈ 80%
¿El cáncer de mama tiende a ser más o menos radiodenso que el tejido mamario normal?	En general, el cáncer es más radiodenso
¿Con qué frecuencia una lesión radiolúcida es cáncer?	En raras ocasiones
¿Qué cualidad mastográfica es la más sugestiva de cáncer de mama?	Un borde irregular o espicular
¿Con qué frecuencia una masa con límite demarcado es cáncer?	≈ 5% de los casos

¿Qué porcentaje de los cánceres de mama tiene calcificaciones detectadas por mastografía?	Tanto como 50%
En general, ¿qué porcentaje de las microcalcificaciones en racimo en ausencia de una masa probará ser cáncer?	Hasta 33%
¿Cuál es la técnica mastográfica que desplaza un implante mamario para visualizar el tejido mamario?	Eklund
¿Cuáles son las indicaciones para biopsia abierta después de biopsia de núcleo o mamótomo?	1. Hiperplasia atípica 2. Cicatriz radial 3. La patología no tiene sentido con base en el hallazgo mastográfico

ESTADIFICACIÓN DEL CÁNCER DE MAMA

¿Qué indica una "X"?	El parámetro no puede evaluarse
¿Qué indica un "0"?	Sin evidencia para ese rasgo
¿Qué representa "Tis"?	Carcinoma *in situ* o enfermedad de Paget del pezón sin otro tumor
¿Cuáles son las divisiones clave de diámetro que separan T1 a 3?	T1: < 2 cm T2: 2 a 5 cm T3: > 5 cm
Defina T4:	Invasión de pared torácica y/o piel (cualquier tamaño) o carcinoma inflamatorio
Defina N1 a N3:	N1: ganglios linfáticos axilares positivos ipsilaterales N2: igual que N1, pero fijos o apelmazados N3: ganglios linfáticos mamarios internos positivos ipsilaterales
Defina M1:	Metástasis a distancia o ganglios linfáticos supraclaviculares positivos

Etapas 0 a IV

Defina la etapa IV

M1 más cualquier otra cosa

Defina la etapa 0

Tis/N0

Defina la etapa I

T1/N0

Defina la etapa IIIB

El peor T (T4) con cualquier N o el peor N (N3) con cualquier T (piense: 3B = peor N o T; ¡ahora puede olvidarse de T4 y N3!)

¿Qué separa las etapas II y III?

Una vez que se ha llegado hasta N2 o T3, N1, se encuentra en etapa III

¿Cuál es la diferencia entre IIA y IIB?

IIA: suma de T y N es menor o igual a 2
IIB: suma de T y N es 3 (piense: IIB = 3; recuerde no hay N2 en esta etapa)

Defina la etapa IIIA

N2 con cualquier T, pero agregue T3, N1

¿Qué factor de estadificación predice de modo más confiable la supervivencia a largo plazo?

La cantidad de ganglios linfáticos positivos por patología (la exploración física no es confiable para el pronóstico)

¿Cuál es la tasa de supervivencia a 5 años aproximada para cada una de las siguientes cifras de ganglios linfáticos axilares positivos por patología?

Ninguno

80%

1 a 3

60%

> 3

30%

¿Cuál es el sitio distante más frecuente al que se metastatiza el cáncer de mama?

Metástasis óseas presentes en ≈ 50% de los casos

¿Cuáles son otros sitios frecuentes a los que el cáncer de mama se metastatiza?

Pulmón (20%), pleura (15%), tejidos blandos (10%) e hígado (10%)

Metástasis ganglionares

¿Cuál es la secuencia general en que los niveles I a III se vuelven positivos?

I–II–III

¿Qué nivel es un signo ominoso si es positivo?

III

Defina los siguientes tipos de recurrencia:

    Local

Resurgimiento de cáncer en mama, piel, pared torácica, músculos subyacentes ipsilaterales y otros tejidos blandos asociados

    Regional

Resurgimiento de cáncer en ganglios linfáticos regionales (por ejemplo, mamarios internos, axilares, supraclaviculares y/o de Rotter)

¿Cómo deben orientarse las incisiones para biopsia mamaria para resultados cosméticos óptimos?

Curvilíneas, siguiendo las líneas de Langer

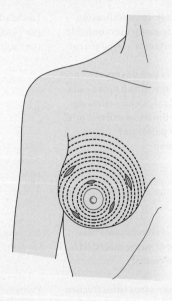

CONCENTRACIONES DE RECEPTOR DE ESTRÓGENO (RE) Y RECEPTOR DE PROGESTERONA (RP) EXPRESADOS EN CÁNCERES DE MAMA

En general, ¿un resultado positivo RE/RP es más frecuente para cánceres de mama en mujeres pre o posmenopáusicas?	Mujeres posmenopáusicas
En general, ¿qué porcentaje de los cánceres de mama es positivo tanto para RE como RP?	Casi la mitad (45% en premenopáusicas, 65% en posmenopáusicas)
En general, ¿qué porcentaje de los cánceres de mama es negativo tanto para RE como RP?	≈ 10% (15% en premenopáusicas, 5% en posmenopáusicas)

¿Cuál es la tasa de respuesta aproximada a la terapia endocrina en pacientes con el siguiente estado de RE y RP?

RE + RP+	80%
RE + RP−	35%
RE − RP+	45%
RE − RP−	10%

HER-2/*NEU* (C-*ERB* B2)

¿En qué fracción de los cánceres de mama se amplifica (y sobreexpresa)?	Un tercio
¿Cuál es su receptor homólogo?	El receptor del factor de crecimiento epidérmico (EGF, *epidermal growth factor*)
¿Cuál es su importancia pronóstica en cáncer de mama?	La sobreexpresión se correlaciona con disminución de la supervivencia libre de enfermedad

CATEPSINA D

¿Qué es?	Proteasa lisosomal secretada por las células tumorales mamarias estimulada por estrógeno
¿Qué proceso se piensa que facilita en la historia natural del cáncer de mama?	Metástasis
¿Cuál es su importancia pronóstica?	Las cifras más elevadas correlacionan con menor supervivencia general y libre de enfermedad
¿Qué oncogén se amplifica (en # de copias génicas) en 20 a 30% de los cánceres de mama?	Myc
¿Por qué es importante este hecho?	Representa un peor pronóstico

GENES/PROTEÍNAS SUPRESORES DE TUMORES

¿Qué supresor tumoral no se encuentra (por lo menos funcionalmente) en casi la mitad de los cánceres de mama?	p53
¿Qué función tiene en circunstancias normales?	Previene la replicación de DNA si se detecta daño del mismo
¿Porqué su función es importante?	Ayuda a evitar mutaciones/desarreglos diseminados del genoma y, por lo tanto, la transformación a cáncer

BRCA1/BRCA2

¿Qué son?	Genes heredados relacionados con cáncer de mama; son mutaciones de genes supresores de tumores
¿Cómo se heredan?	Herencia autosómica dominante con grados variables de penetrancia
¿Qué porcentaje de todos los cánceres de mama se piensa que se relaciona con estos genes heredados?	Sólo 5%

De todos los cánceres de mama "heredados", ¿qué porcentaje se debe a *BRCA1* o *BRCA2*?	> 75%
¿Cuál es el riesgo de desarrollar cáncer de mama si el paciente es portador de *BRCA1*?	> 50% (50 a 85%)
¿Cuál es el riesgo de desarrollar cáncer ovárico si la paciente es portadora de *BRCA1*?	≈ 33% (15 a 45%)
¿Cuáles son las opciones preventivas para cáncer ovárico y mamario en mujeres portadoras de *BRCA*?	1. Tamizaje muy agresivo 2. Mastectomía y ooforectomía bilateral profiláctica

CARCINOMA DUCTAL *IN SITU* (CDIS)

¿Qué quimioterapia se usa ahora para el tratamiento de CDIS?	Tamoxifeno, posquirúrgico, para profilaxis de cáncer

Capítulo 61 Endocrinología

SUPRARRENALES

Anatomía

¿Cuál es su peso normal?	≈ 4 g
¿Cuál es la fuente de irrigación arterial?	Variable; usualmente de las arterias frénica inferior, arterias renales y ramas directas de la aorta
¿Cuál es el drenaje venoso de la glándula suprarrenal derecha?	VCI
¿Cuál es el drenaje venoso de la glándula suprarrenal izquierda?	Vena renal izquierda

¿De qué tejido embrionario deriva la corteza suprarrenal?	Mesodermo
¿Cuáles son las tres capas histológicas de la corteza suprarrenal?	1. Zona **G**lomerulosa (piense "sal") 2. Zona **F**ascicular (piense "azúcar") 3. Zona **R**eticular (piense "sexo") (Piense: **GFR** = sal, azúcar, sexo)
¿Qué se produce en la zona glomerulosa?	Mineralocorticoides (p. ej., aldosterona) = "sal"
¿Qué se produce en la zona fascicular?	Glucocorticoides = "azúcar"
¿Qué se produce en la zona reticular?	Andrógenos y estrógenos = "sexo"
¿De qué tejido embrionario deriva la médula suprarrenal?	Cresta neural
¿Qué se produce en la médula suprarrenal?	Catecolaminas
¿Cuáles son los dos sitios más comunes de tejido ectópico de médula suprarrenal?	Paraganglionar simpático a lo largo de la aorta Mediastino
¿Qué es el órgano de Zuckerkandl?	Paraganglios simpáticos cerca de la bifurcación aórtica (sitio frecuente de feocromocitoma extrasuprarrenal)
¿Cuáles son los tres sitios más frecuentes de tejido cortical extrasuprarrenal?	Ovarios, testículos y riñones

GLUCOCORTICOIDES

¿Dónde se producen?	Zona fascicular
¿Cómo se regulan?	Hormona adrenocorticotrópica (**ACTH**, *AdrenoCorticoTropic Hormone*), por el factor liberador de corticotropina hipofisario

MINERALOCORTICOIDES

¿Dónde se producen?	Zona glomerulosa

FEOCROMOCITOMA

¿Dónde se producen las catecolaminas?	En la médula suprarrenal
En circunstancias normales, ¿qué controla la síntesis y liberación de las catecolaminas?	Inervación simpática
¿Cuáles son los cuatro subtipos de receptores adrenérgicos?	α-1, α-2, β-1, y β-2
¿Qué media el receptor α-1?	Vasoconstricción, dilatación pupilar, relajación intestinal y contracción uterina
¿Qué media el receptor α-2?	Vasoconstricción, inhibición por retroalimentación de la liberación de NE por las neuronas simpáticas; inhibe la liberación de renina y de insulina
¿Qué media el receptor β-1?	Incrementa la fuerza y frecuencia de la contracción del músculo cardiaco; aumenta la lipólisis y la producción de amilasa
¿Qué media el receptor β-2?	Relaja el músculo liso; aumenta la glucogenólisis; incrementa la secreción de insulina y glucagón; aumenta la secreción de renina
¿Qué síndromes familiares se relacionan con feocromocitoma?	Feocromocitoma familiar aislado NEM IIa NEM IIb Neurofibromatosis de Von Recklinghausen
¿Los pacientes con feocromocitoma tienen hipertensión no episódica?	Sí; la mitad de los pacientes puede tener hipertensión sostenida sólo como una manifestación de feocromocitoma

¿Cuáles son las complicaciones poquirúrgicas clásicas?	Hipertensión persistente Hipotensión Hipoglucemia Broncoespasmo
¿Por qué se produce hipoglucemia?	Disminución de las catecolaminas circulantes; liberación aumentada de insulina
¿Por qué se produce broncoespasmo posquirúrgico?	Activación disminuida de β-2 después de retirar el feocromocitoma
¿Cuál es la tasa de recurrencia después de resección?	≈ 5 a 10% (vigilar las concentraciones de catecolamina de forma anual durante los primeros 5 años)
¿Qué porcentaje de los pacientes con síndrome de von Hippel–Lindau tiene feocromocitoma?	¡50%!
¿Cual es el sitio de tumor más probable en un paciente con palpitaciones, cefalea y diaforesis a la micción?	Feocromocitoma vesical
¿Qué riesgo se relaciona con angiografía para localizar un feocromocitoma?	Puede precipitar una crisis hipertensiva

SÍNDROME DE CUSHING

¿Qué hallazgos en la prueba de dexametasona en dosis altas se relacionan con las siguientes condiciones?	
Paciente saludable	**Disminución** de 17-hidroxicorticoesteroide (OHCS) en orina/cortisol sérico a casi la mitad de las cifras iniciales previas
Enfermedad de Cushing (causa hipofisaria)	**Disminución** de 17-OHCS en orina/cortisol sérico a casi la mitad de las cifras iniciales previas
Tumor productor de ACTH ectópico	**Sin efecto** en > 70% de los casos (sin respuesta a cortisol; producción autónoma de ACTH)

Tumor suprarrenal	**Sin efecto** (producción autónoma de cortisol)

¿Qué hallazgo en la prueba de estimulación con hormona liberadora de corticotropina (CRH, *corticotropin-releasing hormone*) se relaciona con las siguientes condiciones?

Paciente saludable	**Aumento leve** de ACTH/cortisol
Enfermedad de Cushing (causa hipofisaria)	**Aumento importante** de ACTH/cortisol
Tumor productor de ACTH ectópico	**Sin efecto** (ACTH ya está elevada)
Tumor suprarrenal	**Sin efecto** (la producción de cortisol no responde a ACTH)

¿Qué tipo de "muestreo" puede distinguir una fuente hipofisaria *vs.* ectópica de ACTH?	Muestreo sinusal petroso inferior
¿Qué es mitotano?	Medicamento que **mata selectivamente las células que producen cortisol** (elimina las zonas fascicular y reticular); usado en casos inoperables de carcinoma suprarrenal (Piense: **MIT**otano = **MU**er**T**e de células productoras de cortisol)

INSUFICIENCIA ADRENOCORTICAL

¿Qué epónimo se refiere a esta afección?	Enfermedad de Addison
¿Cuál es la causa más frecuente?	Supresión iatrogénica de la secreción de ACTH por esteroides exógenos
¿Cuáles son otras posibles causas?	Enfermedad autoinmune Histoplasmosis Hemorragia suprarrenal bilateral TB suprarrenal bilateral Infección micótica suprarrenal

¿Mnemotecnia para enfermedad de Addison?	Piense: **ADD**ison = **ADD** = *ADrenal Down*
¿Qué es el síndrome de Waterhouse–Friderichsen?	Necrosis hemorrágica aguda suprarrenal causada por bacteremia, usualmente *Meningococcus*
¿Qué es una crisis addisoniana?	Insuficiencia adrenocortical aguda (urgencia médica)
¿Qué tipo de paciente tiene mayor probabilidad de desarrollar esta afección?	Pacientes con insuficiencia crónica sometidos a estrés (p. ej., cirugía)
¿Cuál es la fisiopatología?	En respuesta al estrés, la secreción inadecuada de mineralocorticoides y glucocorticoides ocasiona incapacidad para retener Na^+, secretar K^+ y mantener el volumen intravascular adecuado; la hipovolemia y el desequilibrio electrolítico se exacerban por vómito
¿Cuáles son los signos/síntomas relacionados de la insuficiencia adrenocortical?	Debilidad, fatiga, pérdida ponderal, náusea, vómito, hipotensión, dolor abdominal, fiebre, diarrea; progresa con rapidez a letargo, debilidad y colapso cardiovascular
¿Cuáles son los hallazgos de laboratorio relacionados?	**Hiponatremia, hiperpotasiemia**, hipoglucemia, acidosis, aumento de BUN, disminución de cloro y cortisol plasmático
¿Cuál es el tratamiento inicial apropiado?	1L NS más 200 mg hidrocortisona para 30 min Seguido de NS más 100 mg hidrocortisona/L, con glucosa, reemplazar electrolitos Identificar y tratar las causas subyacentes (p. ej., infección y traumatismo)
¿Qué medidas preventivas deben tenerse en pacientes con insuficiencia suprarrenal conocida que se someterán a cirugía?	Dosis de estrés de esteroides: 100 mg cortisol IV el día de la cirugía y luego cada 8 h Reducción gradual posquirúrgica a tolerancia hasta la dosis de mantenimiento

TUMORES GI NEUROENDOCRINOS

¿Cuáles son las células de origen?	Células **APUD** (*Amine Precursor, Uptake and Decarboxylation*; precursoras de aminas, captura y descarboxilación); tumor = **APUD**oma
¿Cuál es la causa?	Esporádica Familiar (NEM I) ≈ 5% de insulinomas se relacionan con NEM ≈ 30% de gastrinomas se relacionan con NEM
¿Cuál es la incidencia general?	< 10 casos por millón por año
¿Cuál es la edad promedio al diagnóstico?	Cuarta década
¿Cuál es la fuente más frecuente de síntomas?	En general causados por una sola hormona secretada; el efecto de masa es poco frecuente
¿Un solo tumor puede secretar múltiples hormonas?	En raras ocasiones
¿Cuál es el tratamiento apropiado?	Escisión quirúrgica
¿Cómo funciona octreótido?	Como análogo de somatostatina; inhibe la liberación de hormonas
¿Cuál es la complicación principal de octreótido?	Cálculos biliares, en 25 a 30% de los casos
¿Cuál es la mejor manera para prevenir complicaciones?	Colecistectomía al momento de la cirugía para aquellos bajo tratamiento crónico con octreótido

GLUCAGONOMA

¿De qué células de los islotes emergen estos tumores?	Células α
¿Qué porcentaje de todos los tumores de células de los islotes incluye?	≈ 1%

¿Cuál es la tríada clínica para diagnosticar glucagonoma?	1. Dermatitis migratoria necrolítica 2. Diabetes mellitus 3. Pérdida ponderal
¿Qué prueba de laboratorio confirma el diagnóstico?	Cifras de glucagón plasmáticas aumentadas > 150 pg/ml (numerosos pacientes tendrán > 1 000 pg/ml)
¿Cuál es la tasa de cáncer?	66% de los casos
¿Cuál es la localización más frecuente?	Páncreas
¿Qué prueba se usa para ubicar la localización?	TC
¿Cuál es el tratamiento apropiado?	Quirúrgico; la resección del tumor debe incluir un anillo de tejido normal o pancreatectomía distal si se localiza en la cola del páncreas
¿Qué otro tratamiento puede ser benéfico?	Quimioterapia u octreótido
¿Cuál es el tratamiento apropiado para metástasis?	Escisión quirúrgica, si es posible
¿Cuáles son los sitios más frecuentes de metástasis?	Hígado y ganglios linfáticos
¿Cuál es el pronóstico?	Sólo 33% de los pacientes se cura; la recurrencia es frecuente; la terapia agresiva puede estar indicada debido a que el tumor es de crecimiento lento; en general, la tasa de supervivencia a 5 años es 50%

INSULINOMA

¿A qué porcentaje de las células de los islotes corresponde?	≈ 25%; casi todos son adenomas pequeños únicos
¿De qué células de los islotes emergen estos tumores?	Células β
¿Cómo puede distinguirse un insulinoma de hiperinsulinemia facticia?	Insulinoma —péptido C:insulina = 1:1 Enfermedad facticia —péptido C: insulina < 1:1

¿Cuál es la razón normal insulina:glucosa?	≤ 0.25; útil para detectar secreción anormal de insulina en caso de concentraciones normales de ésta
¿Cuál es la tasa de cáncer?	≈ 10%
¿Cómo se determina cáncer?	Sólo por evidencia de invasión local o metástasis a ganglios linfáticos o hígado
¿Qué pruebas son útiles para localización antes de la cirugía?	TC y IRM (no son muy buenas) Ecografía endoscópica Angiografía Muestreo venoso Rastreo con octreótido marcado con indio
¿Cuál es el tratamiento apropiado?	Cirugía, varía desde enucleación hasta pancreatectomía subtotal, según la localización
¿Cuál es el tratamiento médico apropiado?	Quizá diazóxido, octreótido o 5-fluorouracilo (5-FU) y estreptozotocina
¿Cuál es el pronóstico?	Tasa de cura de hasta 95%

TUMOR NO FUNCIONAL DE LAS CÉLULAS DE LOS ISLOTES

¿Qué es?	Un tumor de células de los islotes que no causa un síndrome relacionado con secreción hormonal excesiva
¿A qué porcentaje de todos los tumores de los islotes corresponde?	Hasta 30% (segundo a insulinomas entre los **apud**omas)
¿Cuál es la edad promedio al inicio?	Sexta década (en comparación con la cuarta década para otros tumores de células de los islotes)
¿Cuáles son los hallazgos histológicos relacionados?	Tinción del tipo celular de los islotes para enolasa específica neuronal o cromografina
¿Cuáles son los signos/síntomas relacionados?	Dolor epigástrico o de espalda indeterminado, en general por efecto de masa o posiblemente ictericia
¿Cuál es la tasa de cáncer?	Casi 100%

¿Cuál es el tamaño usual de los tumores?	Grande (≈ 10 cm)
¿Son frecuentes las metástasis?	Sí, a hígado, ganglios linfáticos, peritoneo, huesos y pulmones
¿Cómo se realiza el diagnóstico?	Historia clínica, cifras séricas hormales normales y hallazgos histológicos
¿Qué pruebas proporcionan la localización?	Ecografía, TC, IRM
¿Cuál es la localización más frecuente?	Páncreas
¿Cuál es el tratamiento apropiado?	Resección quirúrgica, de acuerdo con la localización (p. ej., resección de páncreas subtotal o total)
¿Cuál es el tratamiento no quirúrgico apropiado?	Posiblemente 5-FU y estreptozotocina
¿Cuál es el pronóstico?	Variable, pero la tasa de supervivencia a 10 años puede ser de hasta 50%

VIPOMAS

¿Qué significa VIP?	**Polipéptido intestinal vasoactivo** (del inglés, *Vasoactive Intestinal Polypeptide*)
¿Qué es un VIPoma?	Un tumor que surge de las células secretoras de VIP en el tracto GI
¿Cuáles son otros nombres para esta enfermedad?	Síndrome de Verner–Morrison; síndrome WDHA (Ver Capítulo 52)
¿A qué porcentaje de todos los tumores de los islotes corresponde?	< 2% (poco frecuente)
¿Cuáles son los signos/síntomas relacionados?	Diarrea secretora intensa, provoca deshidratación, hipopotasiemia y acidosis, aclorhidria
¿Cuáles son los hallazgos de laboratorio relacionados?	En general, las cifras de VIP están aumentadas Anomalías electrolíticas, en especial hipopotasiemia y acidosis

¿Qué otras hormonas se encuentran elevadas?	Polipéptido pancreático Neurotensina Prostaglandina (PGE_2)
¿Qué pruebas proporcionan la localización?	Ecografía, TC (con frecuencia el tumor es de 3 cm o más), angiografía (segunda elección)
En general, ¿dónde se localiza?	Páncreas ($\approx$ 90% de los casos)
¿Cuál es la tasa de cáncer?	$\approx$ 50%
¿Cuál es el tratamiento apropiado?	Enucleación o resección quirúrgica, de acuerdo con la localización

SOMATOSTATINOMAS

¿Qué porcentaje de todos los tumores de los islotes incluye?	< 1%
En general, ¿dónde se encuentra?	Páncreas —50% Fuera del páncreas (p. ej., duodeno, ámpula de Vater) —50%
¿Las metástasis son frecuentes?	Sí; por lo general en el hígado y los ganglios linfáticos
¿Cuál es la cantidad y tamaño usuales de los tumores primarios?	Únicos y grandes ($\approx$ 5 cm)
¿Hay alguna relación entre somatostatinomas y síndrome NEM I?	Sí; $\approx$ 50% de los pacientes con somatostatinomas tiene NEM I
¿Cuáles son los síntomas clínicos relacionados?	En general ninguno, pero hay una tríada sindromática inhibitoria relacionada: Diabetes mellitus leve Colelitiasis Diarrea
¿Cómo se realiza el diagnóstico?	Elevación marcada de las concentraciones de somatostatina
¿Cuál es la concentración normal de somatostatina?	< 100 pg/ml

¿La localización es necesaria antes de la cirugía?	Sí; TC, ecografía o angiografía son suficientes debido a que este tipo de tumor con frecuencia es grande
¿Cuál es el tratamiento apropiado?	Resección y colecistectomía
¿Cuál es el manejo apropiado de la enfermedad irresecable?	Debulking
¿Cuál es el tratamiento médico apropiado?	Posiblemente estreptozotocina y 5-FU
¿La cura es posibe?	Sí, para enfermedad localizada Mal pronóstico para enfermedad avanzada (tasa de supervivencia a 5 años de 15%)

Capítulo 62 Glándula tiroides

ANATOMÍA

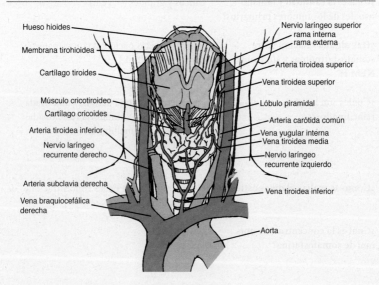

Hueso hioides
Membrana tirohioidea
Cartílago tiroides
Músculo cricotiroideo
Cartílago cricoides
Arteria tiroidea inferior
Nervio laríngeo recurrente derecho
Arteria subclavia derecha
Vena braquiocefálica derecha

Nervio laríngeo superior
rama interna
rama externa
Arteria tiroidea superior
Vena tiroidea superior
Lóbulo piramidal
Arteria carótida común
Vena yugular interna
Vena tiroidea media
Nervio laríngeo recurrente izquierdo
Vena tiroidea inferior
Aorta

¿Qué es un nervio laríngeo no recurrente?	Variante en la cual el nervio laríngeo pasa desde el vago directamente hacia la laringe al nivel del cuerno inferior del cartílago tiroides
¿Qué tan frecuentes son los nervios laríngeos no recurrentes?	1/200 casos
¿De qué lado es probable encontrar un nervio laríngeo no recurrente?	Casi siempre del lado derecho (puede observarse con una arteria subclavia derecha anormal)
¿Cuál es la función del nervio laríngeo superior?	Función motora al cricotiroideo y sensitiva a la faringe supraglótica
¿Qué estructura tiene una relación estrecha con el nervio tiroideo superior?	Arteria tiroidea superior
Para evitar lesionar el nervio laríngeo superior, ¿dónde debe ligarse la arteria tiroidea superior?	El punto en el que la arteria tiroidea superior entra a la glándula tiroides
¿Cuál es la relación del nervio laríngeo recurrente posterior con la arteria tiroidea inferior?	Variable; el nervio es inferior a la arteria tiroidea entre las ramas de la arteria (7%); el nervio es superficial a la arteria (20%)
¿Cuál es la incidencia de tiroides lingual?	1/3 000
¿Cuál es la presentación habitual?	Disfagia o problema para hablar debido a crecimiento del bocio

FISIOLOGÍA

Resuma los pasos básicos de la síntesis y liberación de hormonas tiroideas:	1. Captación de yodo por síntesis en el tracto GI y conversión a I^-; I^- concentrado por la tiroides
	2. Peroxidasas acoplan I^- con residuos de tirosina en tiroglobulina, formando mono y diyodotirosina (MIT y DIT)

DIT + DIT → 3,5,3′,5′-tetrayodotironina (tiroxina o T_4)

DIT + MIT → 3,5,3′ triyodotironina (T_3)

3,3′,5′ triyodotironina (T_3 inversa)

3. Acoplamiento de MIT y DIT forma T_3; DIT y DIT forman T_4 (aún unida a tiroglobulina)
4. A la secreción, las enzimas lisosomales desprenden T_3 y T_4 de tiroglobulina

¿Qué es T_3?	3,5,3′ triyodotironina
¿Qué es T_4?	Tiroxina = 3,5,3′,5′-tetrayodotironina
¿Qué es el bloqueo de Wolff–Chaikoff–White?	El fenómeno en el cual la unión de yodo por la tiroides y la producción de T_3 y T_4 se inhiben por las concentraciones plasmáticas de yodo aumentadas hasta un nivel crítico ($\approx$ 25 mic/100 ml)
En clínica, ¿por qué esto es relevante?	El yodo es el medio más efectivo para disminuir con rapidez las concentraciones de hormonas tiroideas (solución de Lugol, ipodato de Na)
¿Qué es la solución de Lugol?	Yoduro de potasio
¿Dónde se produce T_4?	Glándula tiroides (única fuente)
¿Qué secretan las células parafoliculares de la tiroides?	Calcitonina, en respuesta al aumento sérico de Ca^{2+}
¿Qué función tiene calcitonina?	Inhibe la actividad osteoclástica

¿Qué función tienen los osteoclastos?	Resorción ósea
¿Qué función tienen los osteoblastos?	Formación ósea
¿Qué es la T_3 inversa (RT_3)?	Forma más inactiva de T_3 producida por la misma enzima que convierte T_4 en T_3
¿Cuándo se incrementa RT_3?	Enfermedad grave (p. ej., estados eutiroideos enfermos; Ver Capítulo 69)

PRUEBAS DE FUNCIÓN TIROIDEA

¿Qué mide T_4 en suero?	T_4 sérica total
¿Qué mide la tiroxina libre (FT_4)?	T_4 circulante sin unir
¿En qué situaciones es útil FT_4?	Es la prueba de elección para dar seguimiento después de terapia para hipertiroidismo
¿Qué mide la recaptura de T_3 con resina (RT_3U)?	Las cifras relativas de globulina fijadora de tiroxina (GFT)
¿Qué indican las cifras elevadas de RT_3U?	Hipertiroidismo o GFT disminuida
¿Qué indican las cifras disminuidas de RT_3U?	Hipotiroidismo o GFT aumentada
¿Cuáles son los diagnósticos diferenciales para incremento de la recaptura de ^{123}I por la tiroides?	Enfermedad de Graves, bocio nodular tóxico, síndrome nefrótico temprano de Hashimoto, embarazo, dieta deficiente de yodo
¿Cuáles son los diagnósticos diferenciales para disminución de la recaptura de ^{123}I?	Tiroiditis subaguda, lesión de glándula tiroides (por cirugía, radiación, tiroiditis), medios de contraste yodados circulantes, tiroides ectópica, hipopituitarismo, enfermedad de Graves avanzada
¿Qué prueba es el indicador más sensible y específico de función tiroidea?	Hormona estimulante de tiroides (TSH, *thyroid-stimulating hormone*)

TIROIDITIS

Tiroiditis aguda

¿Qué es?
Inflamación de la glándula tiroides, en general causada por infección bacteriana (forma menos frecuente de tiroiditis)

¿Cuál es la causa?
Infección supurativa, usualmente por estructuras contiguas a la tiroides; puede ser causada por siembra hematógena por traumatismo local (poco frecuente)

¿Cuál es la causa más frecuente de casos recurrentes?
Fístula de seno piriforme

¿Esta afección se relaciona con hipertiroidismo?
No; en general las pruebas de función tiroidea (PFT) son normales

¿Cuáles son los signos/síntomas relacionados?
Inicio súbito de crecimiento difuso doloroso de tiroides con fiebre, escalofrío y disfagia

¿Cuál es la infección más frecuente antes de tiroiditis aguda?
Casi siempre sigue a una infección respiratoria superior en niños y adolescentes

¿Cuáles son los hallazgos diagnósticos relacionados?
PFT normales, recaptura normal de radioyodo; la ecografía puede mostrar absceso

¿Cuáles son los organismos causales más frecuentes?
Streptococcus, Staphylococcus, Pneumococcus

¿Cuál es el tratamiento apropiado?
Drenaje quirúrgico y antibióticos
Fistulectomía, si está indicada
La recuperación en general ocurre en 48 a 72 h

Tiroiditis subaguda

¿Cuál es otro nombre para esta afección?
Tiroiditis de Quervain

¿Cuál es la causa?
Viral

¿Quién tiene mayor probabilidad de desarrollar esta enfermedad?
Adultos de 30 a 50 años de edad; mujeres con cinco veces mayor probabilidad que hombres

¿Cuáles son los signos/síntomas relacionados?	Crecimiento difuso, ardor faríngeo
¿Hipertiroidismo o hipotiroidismo?	Ambos; hipertiroidismo transitorio seguido de eutiroidismo, después hipotiroidismo
¿Cuáles son los hallazgos de laboratorio relacionados?	Incremento de velocidad de sedimentación globular (VSG) y γ-globulina sérica; hormonas tiroideas normales o elevadas; poca recaptura de radioyodo
¿Cuál es el tratamiento apropiado?	Autolimitada en 2 a 6 meses Fármacos antiinflamatorios no esteroideos (AINE), betabloqueadores (los fármacos antitiroideos no son eficaces para tratar la fase hipertiroidea)

Tiroiditis crónica

¿Cuál es otro nombre para esta afección?	Tiroiditis de Hashimoto
¿Cuál es la incidencia?	Frecuente (1.5/1 000); causa más frecuente de hipotiroidismo con bocio en adultos
¿Quién tiene mayor probabilidad de desarrollar esta enfermedad?	Las mujeres tienen 10 veces mayor probabilidad de los hombres; pico a la edad de 30 a 50 años
¿Cuál es la causa?	Autoinmune
¿Qué es el signo de Pemberton?	Plétora facial observada al elevar ambos brazos, causada por oclusión de las venas yugulares internas por el bocio
¿Cuáles son los signos/síntomas relacionados?	Glándula indolora con crecimiento difuso, en ocasiones nodularidad; hipotiroidismo
¿Cuáles son los hallazgos diagnósticos relacionados?	Incremento de antimicrosomales séricos y anticuerpos antitiroglobulina; T_3 y T_4 pueden encontrarse dentro de los límites normales; recaptura reducida de radioyodo
¿Cuál es el tratamiento apropiado?	Reemplazo de hormonas tiroideas a largo plazo

Tiroiditis fibrosa

¿Cuál es otro nombre para esta enfermedad?	Tiroiditis de Riedel
¿Cuál es la incidencia?	Muy poco frecuente
¿Cuál es la fisiopatología?	Reemplazo de tiroides por tejido fibroso; causa desconocida
¿Cuáles son los signos/síntomas relacionados?	Glándula dura como piedra, con o sin invasión hacia estructuras adyacentes; síntomas por compresión, hipotiroidismo (el diagnóstico diferencial es cáncer)
¿Cuál es el tratamiento apropiado?	Cirugía, si los síntomas por compresión requieren alivio Puede ser necesaria la tiroidectomía subtotal, aunque puede ser difícil debido a fibrosis extensa

NÓDULO TIROIDEO

Evaluación del nódulo tiroideo

¿Qué implica la evaluación inicial?	Historia clínica y exploración física, pruebas de función tiroidea (PFT), calcitonina (si se sospecha cáncer medular)
¿Qué prueba se usa si las PFT son normales?	Aspiración con aguja fina (AAF)
¿Qué prueba se usa si las PFT están elevadas?	Rastreo con ^{131}I
¿Qué precisión tiene AAF?	≈ 70 a 97% (varía según la experencia del cirujano y del citopatólogo)
¿Cuál es la tasa de falsos-positivos relacionada con AAF?	≈ 6%
¿Cuál es la tasa de falsos-negativos relacionada con AAF?	≈ 5%
¿Qué porcentaje de AAF es positiva?	≈ 10%

¿Qué porcentaje de AAF es negativa?	≈ 70%
¿Qué proporción de AAF es indeterminada?	≈ 20%
De las lesiones indeterminadas, ¿qué porcentaje es cáncer?	≈ 20%

Terapia supresora de nódulos

¿Qué es?	El intento por reducir el tamaño de los nódulos tiroideos mediante reemplazo de hormonas tiroideas (tiroxina) para suprimir TSH
¿Qué porcentaje de nódulos benignos disminuirá su tamaño con la terapia supresora?	20%
¿Porqué la terapia supresora es controversial?	Incluso si el nódulo se encoge, no se puede tener la seguridad de 100% de que no sea cáncer; ¡hasta 50% de los nódulos benignos se encoge de modo espontáneo en algún momento!

LESIÓN DE NERVIO LARÍNGEO RECURRENTE

¿Qué acción prequirúrgica debe llevarse a cabo?	Evaluar la función de los nervios de las cuerdas vocales y documentar cualquier anomalía
¿Cuál es el riesgo de dañar el nervio laríngeo recurrente durante una tiroidectomía?	< 5%
¿Qué pasos preventivos deben realizarse?	Identificar el nervio intraoperatoriamente
¿Cuáles son los puntos en los cuales es mayor el riesgo de lesión del nervio laríngeo recurrente?	Disección alrededor del ligamento de Berry Ligadura de la arteria tiroidea inferior Disección alrededor de la entrada torácica
¿Cómo puede diagnosticarse la lesión del nervio laríngeo recurrente?	Laringoscopia posquirúrgica

¿Qué hallazgos se relacionan con lesión unilateral?	La cuerda del lado afectado se encuentra en posición paramediana
¿Qué hallazgos se relacionan con lesión bilateral?	Ambas cuerdas se encuentran en la línea media (compromiso de vía aérea con estridor)
En caso de parálisis temporal, ¿cuándo debe esperarse que regrese la función?	En un lapso de 6 a 8 semanas
Si es evidente que el nervio se lesiona intraquirúrgicamente, ¿debe intentarse la reparación?	Controversial; la reparación se relaciona con menor atropia de cuerda, pero mayor espasmo del aductor de la cuerda debido a reinervación aleatoria

HIPOPARATIROIDISMO POSQUIRÚRGICO

¿Cuáles son los factores de riesgo relacionados?	La magnitud de la cirugía (es decir, el riesgo de tiroidectomía total es mayor que el de la istmectomía) Cirugía tiroidea previa Cirugía para cáncer tiroideo con linfadenectomía
¿Cuál es la incidencia?	Entre 0.6 y 17% (según la experiencia del cirujano)
¿Cuál es la causa más frecuente?	Desvascularización de la glándula paratiroides
¿Cuál es la fuente principal de flujo sanguíneo de la paratiroides?	Arteria tiroidea inferior (80%)
¿Cómo puede prevenirse el hipoparatiroidismo posquirúrgico?	Evitar la ligadura de la arteria tiroidea inferior en su tronco principal; ligar las ramas cerca de la glándula tiroides
¿Cuál es el tratamiento para la hipocalciemia asintomática leve?	1. Carbonato de calcio vía oral 2. Vitamina D (1,25-dihidroxivitamina D_3)
¿Cuál es el tratamiento para la tetania hipocalcémica?	Gluconato de calcio IV o cloruro de calcio IV

Capítulo 63 **Paratiroides**

¿Quién descubrió las glándulas paratiroides y cómo?

¡La leyenda dice que Sir Richard Owen descubrió las glándulas paratiroides mientras realizaba una autopsia a un rinoceronte!

FISIOLOGÍA

¿Cuál es la importancia del producto fosfato de calcio?

Si el producto es > 40, entonces existe la posibilidad de precipitación de sales en los tejidos

¿Cuánto calcio está ionizado?

$\approx$ 50%

¿Cuál es la concentración normal de hormona paratiroidea (PTH, *parathyroid hormone*)?

$\approx$ 20 mEq/ml o menos

¿Qué cifras de PTH se relacionan con hiperparatiroidismo?

$\approx$ 60 mEq/ml o más

¿Cómo funciona PTH?

Incrementa la resorción ósea de calcio y fosfato
Aumenta la reabsorción renal de calcio
Incrementa la secreción renal de fosfato
Estimula la formación de vitamina D

¿Qué estimula la secreción de PTH?

Disminución de calcio

¿Cómo funciona la vitamina D?

Incrementa la absorción intestinal de calcio y fosfato

¿Cómo funciona la calcitonina?

Inhibe la resorción ósea y es probable que aumente la excreción urinaria de calcio

¿Cómo funciona la mitramicina?

Inactiva los osteoclastos, inhibe la síntesis de RNA

¿Dónde se absorbe el calcio?

Duodeno y yeyuno proximal

HIPERPARATIROIDISMO POSQUIRÚRGICO PERSISTENTE Y RECURRENTE (LA GLÁNDULA "OMITIDA")

¿Qué porcentaje de las paratiroidectomías provocará hiperparatiroidismo posquirúrgico por "glándula omitida"?

≈ 5%

¿Cuáles son los sitios potenciales de glándula paratiroides ectópica?

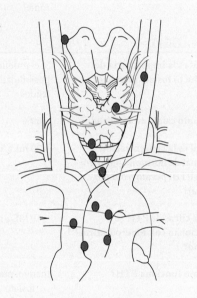

Defina lo siguiente:

Hiperparatiroidismo persistente

Hiperparatiroidismo posquirúrgico < 6 meses después de la operación

Hiperparatiroidismo recurrente

Hiperparatiroidismo posquirúrgico > 6 meses después de la operación

¿Cuál es el diagnóstico diferencial de hiperparatiroidismo posquirúrgico?

1. Glándula paratiroides omitida en la primera cirugía
2. Cinco glándulas
3. Diseminación metastásica de cáncer paratiroideo
4. Cáncer paratiroideo residual
5. Glándula **ectópica**
6. PTH secretada por otro carcinoma (p. ej., carcinoma pulmonar)
7. Hiperplasia de tejido paratiroideo auto-trasplantado

**Después de una paratiroidecto-
mía, ¿dónde se encuentran las
glándulas omitidas?**

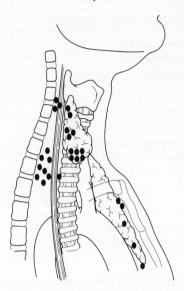

**¿Se requiere alguna localización
prequirúrgica?**

El sentido común dictaría la localización
prequirúrgica para cualquier reoperación

**¿Cuáles son los mejores estudios
para localizar paratiroides
cervicales?**

Rastreo con sestamibi (tecnecio Tc 99m
    Sestamibi)
Ecografía
Muestreo venoso para PTH

**¿Cuáles son los mejores estudios
para localizar una glándula
ectópica en el mediastino?**

Sestamibi
TC
IRM
Muestreo venoso
Angiograma

CRISIS HIPERCALCÉMICA

**¿Cuáles son los síntomas de
crisis hipercalcémica?**

Poliuria, deshidratación (que provoca
aumento de calcio), debilidad muscular,
náusea, vómito, letargo y coma

**¿Cuál es el tratamiento
apropiado de la crisis
hipercalcémica?**

Líquidos
Furosemida (si está hidratado)
Calcitonina
Mitramicina
Bisfosfonatos

AUTOTRASPLANTE PARATIROIDEO

¿Qué sitio se usa para autotrasplantar una paratiroides?	1. Patología paratiroidea = antebrazo no dominante 2. Sin patología paratiroidea (p. ej., lesión paratiroidea inadvertida durante tiroidectomía) = músculo esternocleido-mastoideo
¿Cómo se trasplanta la paratiroides en el antebrazo?	Deslizar en pequeños trozos ($\approx 1 \times 1 \times 3$ mm), implantar ≈ 20 piezas en varios sitios en los músculos del antebrazo no dominante, luego marcar con sutura de polipropileno
¿Por qué marcar la glándula paratiroides autotrasplantada?	La sutura con sutura de polipropileno permite la identificación si el tejido paratiroideo debe retirarse después
¿Cuándo reasume su función el tejido trasplantado?	≈ 3 semanas

Capítulo 64 Bazo

¿Cuál es la masa individual más grande de tejido linfático en el organismo?	El bazo
¿Mediante qué ligamento se adhiere el bazo al estómago?	El ligamento gastrolienal (gastroesplénico)
¿Qué estructuras importantes están contenidas en el ligamento gastrolienal?	Los vasos gástricos cortos y los vasos gastroepiploicos izquierdos
¿Qué ligamento adhiere el bazo con el riñón?	El ligamento lienorrenal (esplenorrenal)
¿Qué órgano se encuentra muy cerca del bazo?	La cola del páncreas (que es propensa a lesión durante esplenectomía); es clásico que la cola le hace "cosquillas" al bazo

¿Qué proporción de las plaquetas circulantes se encuentra usualmente dentro del bazo?	≈ 33%
¿Qué son los cuerpos de Howell–Jolly?	Remanentes nucleares de los eritrocitos, en general eliminados por el bazo
¿Por qué la ausencia de cuerpos de Howell–Jolly en el frotis hemático es importante después de una esplenectomía?	Puede significar la presencia de tejido esplénico accesorio sin resecar
¿Cuál es el mejor momento para vacunar después de una esplenectomía por traumatismo?	A los 14 días posquirúrgicos es el momento óptimo (¡pero no siempre es posible debido a que numerosos pacientes no regresan para seguimiento!)
¿Cómo diferenciar entre leucocitosis posesplenectomía normal y leucocitosis debida a infección posquirúrgica?	Si está presente lo siguiente, tiene una relación estrecha con infección posquirúrgica: 1. Leucocitos > 15 000 2. Razón de recuento plaquetario:leucocitario < 20
¿Cómo encontrar bazo(s) accesorio(s) en un paciente posesplenecnetomía en PTI?	Centelleografía con radionúclido de plaquetas autólogas marcadas con indio 111 (localización pre e intraquirúrgica)

ENFERMEDADES DEL BAZO

Púrpura trombocitopénica inmunitaria (PTI)

¿Cuál es la causa de PTI?	Inmunoglobulina circulante (Ig)G dirigida contra antígeno relacionado con plaquetas, provoca la destrucción plaquetaria por el sistema reticuloendotelial
¿Cuáles son los signos/síntomas relacionados?	Reducción persistente del recuento plaquetario, equimosis fáciles, petequias, sangrado de mucosas, menorragia, recuento elevado de megacariocitos en aspirado de médula ósea
¿La PTI es más frecuente en hombres o mujeres?	Mujeres (en particular mujeres jóvenes)

¿Cuál es el tratamiento apropiado?	Prednisona Puede ser necesaria la transfusión plaquetaria para complicaciones hemorrágicas Plasmaféresis
¿Cuál es la indicación para esplenectomía en PTI?	Cuando el paciente es refractario al manejo médico
Con el tiempo, ¿qué porcentaje de los pacientes requiere esplenectomía?	≈ 75%
¿Cuál es el pronóstico después de esplenectomía?	En cerca de 80% de los pacientes, el recuento plaquetario regresa a concentraciones normales a la sexta semana posquirúrgica; otro 15% mejora lo suficiente para no requerir esteroides
¿Qué condición puede causar recurrencia de la trombocitopenia después de esplenectomía por PTI?	La presencia de un bazo accesorio que no se resecó durante la esplenectomía inicial

Púrpura trombocitopénica trombótica (PTT)

¿Cuál es la péntada de manifestaciones clínicas relacionada con PTT?	1. Trombocitopenia 2. Fiebre 3. Cambios neurológicos 4. Insuficiencia renal 5. Anemia hemolítica microangiopática
¿Cuál es la causa de PTT?	1. Familiar = ADAM TS-13 (una enzima metaloproteasa) 2. No familiar = anticuerpo IgI contra proteasa divisoria factor von Willebrand (FVW)
¿Quién es el paciente típico con PTT?	Mujer de 30 a 40 años de edad
¿Cuál es el hallazgo histológico relacionado con PTT?	Oclusión capilar y arteriolar por agregados de fibrina y plaquetas
¿Cuál es el tratamiento médico actual de PTT?	Fármacos antiplaquetarios, plasma fresco congelado y corticoesteroides
¿Cuál es la indicación para esplenectomía en caso de PTT?	Falla en la respuesta al tratamiento médico

¿Qué porcentaje de los pacientes responderá al tratamiento médico?	≈ 80%

Síndrome de Felty

¿Cuáles son las manifestaciones clínicas?	Tríada de "**GER**": **G**ranulocitopenia **E**splenomegalia Artritis **R**eumatoide
¿Cuál es la causa subyacente?	Formación de anticuerpos contra granulocitos

Esferocitosis hereditaria

¿Cuál es la causa?	Un defecto genético provoca una **membrana eritrocitaria** anormal que ocasiona aumento de atrapamiento y destrucción de los eritrocitos por el bazo
¿Cuál es el déficit molecular relacionado?	Defecto de la proteína esquelética de membrana espectrina
¿Cuáles son los signos/síntomas relacionados?	Anemia, fatiga, ictericia, cálculos biliares pigmentados y esplenomegalia
¿Cuál es el tratamiento apropiado?	Esplenectomía

Trombosis de vena esplénica

¿Cuál es la causa más frecuente?	Pancreatitis
¿Cuáles son los signos relacionados?	Várices **gástricas** aisladas, episodios de sangrado GI superior
¿Cómo se realiza el diagnóstico?	Angiografía o ecografía celiaca
¿La trombosis de vena esplénica es una indicación para esplenectomía?	Sí

TUMORES ESPLÉNICOS

¿Cuál es el tumor principal más frecuente del bazo?	Hemangioma benigno
¿Cuál es el tumor linfoide principal más frecuente del bazo?	Linfoma (nota: los tumores pueden afectar de manera difusa el bazo y presentarse como esplenomegalia en lugar de lesiones en masa)
¿Cuáles son los tipos de quistes esplénicos?	Postraumáticos Parasitarios (por lo general *Echinococcus*) Quiste principal (con cubierta epitelial)
¿Cuáles son las indicaciones para escisión de un quiste esplénico "verdadero"?	Un quiste > 10 cm de diámetro debe eliminarse debido a que el riesgo de rotura y hemorragia subsecuente aumenta de manera considerable

Capítulo 65 Hipertensión corregible por cirugía

¿Cuáles son las causas de hipertensión corregible por cirugía?	Neuroblastoma Feocromocitoma Estenosis de arteria renal Coartación de aorta Hiperparatiroidismo Síndrome de Conn Síndrome de Cushing Presión intracraneal incrementada Cáncer Enfermedad del parénquima renal
¿Qué porcentaje de pacientes hipertensos tiene una de estas enfermedades?	Entre 5 y 10%
¿Quién debe evaluarse para cualquiera de estas afecciones?	Pacientes jóvenes con hipertensión Pacientes sin antecedentes familiares de hipertensión Pacientes con presión arterial diastólica > 110 mm Hg que no puede controlarse con medicamentos

¿Cuál es la evaluación inicial apropiada?	Historia clínica y exploración física Electrolitos séricos BUN y creatinina séricos Radiografía de tórax

NEUROBLASTOMA

¿Qué es?	Tumor embrionario originado en la cresta neural; observado en niños
¿Cuál es la causa de la hipertensión (HTN) en neuroblastoma?	Aumento de catecolaminas

FEOCROMOCITOMA

¿Qué es?	Tumor de la médula suprarrenal y tejidos similares (p. ej., ganglión simpático) que produce catecolaminas (adrenalina, noradrenalina y dopamina)
¿Cuál es la causa de HTN en feocromocitoma?	Aumento de catecolaminas

ESTENOSIS DE ARTERIA RENAL

¿Qué es?	Estrechamiento de la arteria renal que provoca perfusión disminuida del aparato yuxtaglomerular y activación subsecuente del sistema aldosterona-renina-angiotensina
¿Cuáles son los signos/síntomas?	La mayoría de los pacientes es asintomática Algunos tienen cefalea, HTN diastólica, frémito en flancos (presentes en 50% de los casos) y función renal reducida ***Nota:*** ≈ 7% de los pacientes con HTN esencial también tiene frémito en flancos

COARTACIÓN DE AORTA

¿Qué es?	Anomalía congénita consistente en estenosis de aorta torácica con o sin "repisa" intraluminal (doblez interno de la media), usualmente encontrada cerca del conducto/ligamento arterioso

¿Cuál es la causa de HTN en la coartación?	Incremento de la resistencia del flujo a las regiones distales del cuerpo, lo que provoca flujo aumentado en la región superior del organismo

HIPERPARATIROIDISMO (AUMENTO DE HORMONA PARATIROIDEA [PTH])

¿Qué es el aumento de PTH?	Incremento de la **secreción** de PTH
¿Qué porcentaje de los pacientes con hiperparatiroidismo tiene HTN?	≈ 10%
¿Cuál es la causa de HTN en hiperparatiroidismo?	Hipercalciemia

SÍNDROME DE CONN

¿Qué es?	Hiperaldosteronismo; la aldosterona se secreta de manera anómala por un adenoma/carcinoma/hiperplasia suprarrenal o por un tumor ovárico
¿Cuáles son los dos signos clásicos de síndrome de Conn?	HTN e hipopotasiemia
¿Cuál es la causa de HTN en síndrome de Conn?	Hipervolemia

SÍNDROME DE CUSHING

¿Qué es?	Producción excesiva de cortisol
¿Qué porcentaje de los pacientes con síndrome de Cushing tiene HTN?	> 75%
¿Cuál es la causa de HTN en síndrome de Cushing?	Hipervolemia

PRESIÓN INTRACRANEAL (PIC) INCREMENTADA

¿Cuál es la causa de HTN en PIC incrementada?	La respuesta de Cushing (reflejo), que consiste en HTN y bradicardia

CÁNCER

¿Cuál es la causa de HTN en cáncer?	Síndromes paraneoplásicos

ENFERMEDAD DEL PARÉNQUIMA RENAL

¿Cuál es la causa de HTN en enfermedad del parénquima renal?	Hipervolemia Aumento de renina (la cual aumenta angiotensina [vasoconstricción] y aldosterona [hipervolemia])

Capítulo 66 Sarcomas de tejidos blandos y linfomas

LINFOMA NO HODGKIN (LNH)

¿Qué es LNH?	Un linfoma distinto de la enfermedad de Hodgkin El LNH tiene un origen celular establecido (por lo general células B monoclonales, pero además se origina en las células T) con base en las etapas de diferenciación linfocitaria
¿Cómo se clasifica el LNH?	Nodular (bajo grado) *vs.* difuso (alto grado); los grupos Working Classification agrupan el LNH según su historia natural y su respuesta terapéutica
¿Qué es peor, alto grado o bajo grado?	Alto grado
¿Cómo difiere la presentación comparada con la de enfermedad de Hodgkin?	En general, los pacientes con LNH son de mayor edad (con frecuencia debilitados), pero con menor frecuencia tienen síntomas B. Es frecuente que LNH se presente con enfermedad ganglionar periférica (en especial epitroclear) o extraganglionar; puede presentarse como una masa retroperitoneal o mesentérica o como hepatomegalia y/o esplenomegalia
¿Cómo se disemina LNH?	A través del torrente sanguíneo, por lo que afecta áreas no contiguas

¿Cuáles son algunas de las presentaciones más drásticas de LNH?	Síndrome de vena cava superior Síndrome por compresión aguda de médula espinal Obstrucción ureteral Afección meníngea
¿Cómo se realiza el diagnóstico?	Biopsia
¿Cuáles son los cánceres más frecuentes que requieren cirugía abdominal en pacientes con SIDA?	LNH Sarcoma de Kaposi (SK)
¿Cuándo está indicada la esplenectomía en LNH?	Esplenomegalia sintomática Pancitopenia, secundaria a hiperesplenismo Infartos esplénicos recurrentes
¿Qué es hiperesplenismo?	Hiperfuncionamiento del bazo Pérdida documentada de elementos hemáticos (leucocitos, hematócrito y plaquetas) Esplenomegalia Médula ósea

LINFOMA GÁSTRICO

¿Cuál es el sitio más frecuente de LNH extraganglionar?	El estómago
¿Cuáles son los signos/síntomas de linfoma gástrico?	Dolor abdominal y pérdida ponderal (80%) Signos B (40%) Náusea, vómito y malestar general (posiblemente) Sangrado GI superior (poco frecuente)
¿Cuáles son los diagnósticos diferenciales principales?	Adenocarcinoma gástrico Enfermedad de Ménétrier Síndrome de Zollinger–Ellison Gastritis hipertrófica
¿Cuáles son las pruebas diagnósticas indicadas?	Endoscopia GI superior con biopsia es el método de elección Macroscópicamente, las lesiones son úlceras estelares superficiales bien demarcadas que afectan un área extensa del estómago

¿Qué signos aparecen en la serie GI superior?	Pueden mostrar una masa, úlceras, pliegues mucosos aumentados de tamaño y/o motilidad gástrica disminuida
¿Cuál es el tratamiento apropiado de la enfermedad confinada al estómago?	**Controversial:** 1. Resección quirúrgica ± radioterapia y quimioterapia posquirúrgicas, o 2. Quimioterapia y radioterapia solas
¿Cuál es la incidencia de perforación gástrica con quimioterapia?	5%

SARCOMA DE TEJIDOS BLANDOS (STB)

¿Qué tipo de tumor se relaciona con exposición a cloruro de polivinilo y arsénico?	Angiosarcoma hepático
¿Dónde se encuentra el cloruro de polivinilo?	En la industria del plástico
¿Qué es el síndrome de Stewart–Treves?	Un angiosarcoma que se desarrolla en una extremidad con linfedema, de manera clásica después de mastectomía radical y disección de ganglios linfáticos axilares por cáncer de mama
¿Cuál es la importancia de los clips quirúrgicos después de la resección de sarcoma?	Los sitios de mayor riesgo de recurrencia deben marcarse con clips radiopacos para radioterapia

METÁSTASIS PULMONARES

¿Cuál es el tratamiento apropiado?	Las metástasis pulmonares aisladas pueden resecarse; la resección agresiva mejora la supervivencia
¿Qué características se relacionan con una mejoría del pronóstico?	Tiempo de duplicación más lento Enfermedad unilateral En TC, tres nódulos o menos

HISTIOCITOMA FIBROSO MALIGNO (HFM)

¿Qué es HFM?	Un sarcoma originado de células fibroblásticas (histiocitos)
¿Dónde se presenta?	Es más frecuente en los tejidos blandos profundos de las extremidades y en las áreas abdominal/retroperitoneal
¿Qué tan frecuente es?	Incluye ≈ 20% de todos los casos de STB en adultos El HFM pleomorfo es el sarcoma posradiación más frecuente
¿Cuál es la tasa de recurrencia local?	≈ 25%
¿Cuáles son las dos rutas de metástasis?	Vía hemática (la mayoría de los casos), más frecuente al pulmón (90% de los casos) Vía linfática (poco frecuente)
¿Cuál es el tratamiento apropiado?	Cirugía radical más radioterapia o quimioterapia adyuvantes

LIPOSARCOMA

¿Qué es?	Un sarcoma originado de las células adiposas
¿Cuál es la presentación habitual?	Más frecuente en hombres que en mujeres A menudo se desarrolla como tumor único en el muslo o retroperitoneo, pero puede ser multicéntrico En raras ocasiones se encuentra en el tejido subcutáneo
¿Cuál es la característica única de este tipo de sarcoma?	STB adulto frecuente (23%) El sarcoma más grande (en promedio) Sarcoma retroperitoneal más frecuente
¿Cuáles son los diversos tipos?	Bien diferenciado —sin metástasis; recurrencia local extensa; tasa de supervivencia a 10 años de 40 a 60%; puede desdiferenciarse Mixoide Pleomorfo/células redondas —metástasis temprana; mal pronóstico (tasa de supervivencia a 5 años < 20%)

| ¿Cuál es el tratamiento apropiado? | Cirugía más radioterapia |

RABDOMIOSARCOMA (RMS)

| ¿Qué es RMS? | Un sarcoma originado de las células de músculo esquelético |

| ¿Qué tan frecuente es? | El RMS embrionario es el sarcoma de tejidos blandos más frecuente en lactantes y niños |

| ¿Cuáles son los tres tipos de RMS? | 1. Embrionario
2. Alveolar
3. Pleomorfo |

| ¿Qué es el RMS embrionario? | Uno de los tumores "malignos de células azules pequeñas" de niños; se produce en las primeras dos décadas de la vida; se presenta en cabeza, cuello o regiones genitourinarias |

| ¿Qué es el RMS alveolar? | Se observa en adolescentes/adultos jóvenes |

| ¿Qué es el RMS pleomorfo? | Poco frecuente; se observa en adultos |

| ¿Cuáles son los otros tumores "malignos de células azules pequeñas"? | Linfoma, sarcoma de Ewing y neuroblastoma |

| ¿Qué es el sarcoma botrioides? | Un RMS embrionario consistente en **masas parecidas a uvas** que afecta una superficie mucosa o vísceras tubulares |

| ¿Qué porcentaje de los pacientes con RMS tiene metástasis en ganglios linfáticos? | $\approx 10\%$ |

| ¿Qué porcentaje de los pacientes con RMS tiene enfermedad metastásica a distancia al momento del diagnóstico? | $\approx 30\%$ |

| ¿Cuál es el tratamiento apropiado de RMS localizado (etapa I)? | Resección completa quirúrgica más quimioterapia adyuvante |

¿Cuál es el tratamiento apropiado de RMS avanzado (etapa II o más)?	Terapia combinada: resección quirúrgica, radioterapia y quimioterapia; si el tumor se considera irresecable al inicio, puede administrarse quimioterapia primaria o quimioterapia primaria con radioterapia, seguidas de cirugía y quimioterapia adyuvante
¿Cuál es la tasa de supervivencia a 5 años para RMS embrionario?	80 a 90%
¿Cuál es la tasa de supervivencia a 5 años para RMS alveolar?	≈ 50%

FIBROSARCOMA

¿Qué es?	Un sarcoma originado de los tejidos fibrosos intermusculares o intramusculares, tendones fasciales y aponeurosis
¿Qué tan frecuente es?	Segundo sarcoma más frecuente en niños; con menor frecuencia en adultos
¿Qué tipo de paciente se encuentra en mayor riesgo?	Hombres afroamericanos
¿Cuál es la presentación habitual?	Ocurre con mayor frecuencia en los tejidos blandos profundos de las extremidades
¿Cuál es la tasa de supervivencia a 5 años?	≈ 50%
¿Cuál es el tratamiento apropiado?	Escisión amplia más radioterapia

TUMORES DESMOIDES

¿Qué son?	Tumores fibrosos benignos que ocurren en tejidos faciales; pueden presentarse en áreas de cicatrización previa
¿Cuál es la localización más frecuente?	Pared abdominal anterior

¿Es probable que este tipo de tumor ocasione metástasis?	No; los tumores desmoides no tienen cápsula y se diseminan por invasión local
¿Cuáles son las posibles complicaciones?	Dolor, obstrucción intestinal/ureteral, fístulas
¿Cuál es el tratamiento apropiado?	Escisión quirúrgica amplia ± quimioterapia y radioterapia
¿Cuál es el tratamiento farmacológico apropiado?	1. Tamoxifeno 2. El antiinflamatorio no esteroideo sulindaco
¿Cuál es el pronóstico?	Alta probabilidad de recurrencia local (19 a 77% con límites adecuados; 90% con bordes mínimos)
¿Con qué síndrome se relacionan los tumores desmoides?	Síndrome de Gardner

SARCOMA DE KAPOSI (SK)

¿Qué es SK?	Un sarcoma vascular que afecta la proliferación de las células endoteliales con elementos linforreticulares reactivos
¿Cuál es la presentación usual de SK?	Inicia como parches purpúreos o azulados que se tornan placas y nódulos
¿Cuáles son los diversos tipos?	Clásico —afecta a pacientes de ascendencia mediterránea y judíos europeos Africano —afecta a hombres jóvenes de raza negra en la región subsahariana Iatrogénico/por inmunosupresión —afecta receptores de trasplante renal Epidémico —afecta individuos positivos para VIH (SIDA)
¿De qué manera difieren los tipos clásico y epidémico con respecto a su presentación?	Clásico: afecta hombres adultos mayores en las extremidades inferiores, sólo con afección visceral ocasional Epidémico: distribución preferencial en la cabeza, cuello y tronco con afección mucosa oral/perioral en 55% de los casos

¿De qué modo difieren los tipos clásico y epidémico con respecto a su pronóstico?	Clásico: progresión lenta; tasa de supervivencia de 10 a 15 años en promedio Epidémico: en raras ocasiones la causa de muerte en personas positivas para VIH; su tratamiento es paliativo
¿Cuál es el tratamiento apropiado de las lesiones localizadas?	Radioterapia local o vinblastina intralesional
¿Cuál es el tratamiento apropiado de SK diseminado?	Quimioterapia más inmunoterapia
¿Con qué frecuencia ocurre afección GI en SK epidémico?	≈ 40% de los casos
¿Cuáles son los signos/síntomas relacionados con afección GI?	Dolor abdominal, hemorragia masiva, perforación, malabsorción, enteropatía perdedora de proteína, obstrucción intestinal, ictericia obstructiva, tenesmo, síndrome parecido a colitis ulcerativa o disfagia
¿Qué tumor tiene la relación más frecuente con SIDA?	SK

Capítulo 67 Lesiones cutáneas

¿Cuáles son los cánceres más frecuentes en EUA?	Cánceres de piel distintos de melanoma
¿A que porcentaje de todos los cánceres corresponde?	33%
¿Cuáles son los tres tipos de carcinoma de células basales (CCB)?	1. Nodular 2. Morfeiforme 3. Superficial
¿Cuál es el tipo más frecuente de CCB?	Nodular (> 75%) Superficial (10%) Morfeiforme (2%)
¿Qué apariencia tiene CCB morfeiforme?	Placas, con frecuencia parecidas a cicatriz estelar

¿Fue un dermatólogo quien inventó la cirugía de Mohs?

No; Frederic Mohs fue un **cirujano general**

¿Cuál es el tratamiento de las lesiones cutáneas por sarcoma de Kaposi?

No quirúrgico; observar si son asintomáticas o usar crioterapia, radioterapia o quimioterapia

¿Qué es un carcinoma de células de Merkel?

Lesión cutánea agresiva con potencial metastásico elevado

¿Cuál es la apariencia de un carcinoma de células de Merkel?

Nódulo rojizo/purpúreo con telangiectasia

¿Qué otro cáncer debe descartarse con un carcinoma de células de Merkel?

Carcinoma pulmonar de células en avena, ya que las metástasis cutáneas se parecen al carcinoma de células de Merkel en la microscopia

---

Capítulo 68 Melanoma

¿A partir de qué tejido embrionario surgen los melanocitos?

De las células de la cresta neural

¿En qué parte de la piel normal residen los melanocitos?

En la capa basal de la epidermis

¿Qué es un melanoma amelanótico?

Un melanoma que no está pigmentado; ocurre cuando la transformación maligna del melanocito provoca la pérdida de producción de pigmento

Los pacientes se presentan con melanomas no pigmentados, que pueden pasar inadvertidos y sin tratamiento por un largo periodo

¿Qué es la recurrencia local?

Un tumor que se encuentra < 5 cm del sitio primario

¿Cuál es la incidencia de recurrencia local en un melanoma tratado?

≈ 15%

¿Qué es la recurrencia regional?	De manera usual, metástasis a ganglios linfáticos, que son la manifestación más frecuente de melanoma recurrente
¿Cuáles son los sitios más frecuentes de metástasis a distancia en melanoma?	Pulmones e hígado
¿Qué porcentaje de los melanomas son lesiones oculares?	2 a 5%
¿En qué parte del ojo se presenta el melanoma ocular?	En el tracto uveal (iris, cuerpos ciliares y coroides), conjuntiva o retina
¿Cuál es el sitio más frecuente de mestástasis desde una lesión del tracto ocular?	El hígado (el tracto uveal carece de drenaje linfático)
¿Los primarios viscerales son frecuentes en pacientes con melanoma?	No; representan < 0.1% de todos los melanomas
¿Qué porcentaje de melanomas se presenta como metástasis desde primarios desconocidos?	≈ 5%
¿Cómo se presenta la mayoría de los primarios desconocidos?	Con metástasis a ganglios linfáticos
¿Cuál es el manejo apropiado de dichas lesiones?	Descartar lesiones primarias cutáneas, oculares o de membranas mucosas; enseguida tratar las metástasis, usualmente por resección
La tasa de supervivencia después de melanoma que se produce durante el embarazo es peor que la de pacientes sin embarazo con melanoma ¿verdadero o falso?	Falso; informes recientes han indicado que, aunque las pacientes que se presentan con melanoma durante el embarazo pueden tener predilección por desarrollar metástasis a ganglios linfáticos, la supervivencia es comparable con la de controles pareados
¿Cuál es la tasa de mortalidad relacionada con metástasis pulmonares?	Las metástasis pulmonares se relacionan con una tasa de mortalidad de 70% durante el primer año y una tasa de supervivencia a 5 años de 4%

¿Cómo deben manejarse las metástasis pulmonares aisladas?	Las metástasis pulmonares aisladas deben resecarse
En general, ¿cómo se descubren las metástasis GI?	Usualmente, causan sangrado, intususcepción u obstrucción de intestino delgado
¿Qué porcentaje de los melanomas < 1 mm ("delgados") tienen metástasis ganglionares positivas?	10%
¿Qué porcentaje de los melanomas de 1 a 4 mm ("intermedios") tiene metástasis a ganglios linfáticos positivos?	25%
¿La biopsia rutinaria de ganglio centinela en pacientes con melanoma ha demostrado mejorar la supervivencia?	Sí (datos "sugerentes")
Al realizar linfocentelleografía, ¿qué recuento gamma se considera clásico para un ganglio centinela de melanoma?	El recuento gamma es 10× mayor que el recuento del trasfondo
¿Debe obtenerse una sección CONGELADA del ganglio centinela?	No
¿Qué bordes son necesarios para las recurrencias locales?	1 cm
¿Qué es la "enfermedad en tránsito"?	Metástasis cutáneas o subcutáneas entre el primario y la base ganglionar regional
¿Qué porcentaje de los pacientes desarrollará "enfermedad en tránsito"?	2%
¿Cuál es el tratamiento de la "enfermedad en tránsito"?	Resección con bordes de 1 cm

Capítulo 69 Cuidados intensivos quirúrgicos

FÓRMULAS EN LA UNIDAD DE CUIDADOS INTENSIVOS (UCI)

Defina:

VO_2	Consumo de oxígeno
EO_2	Entrega de oxígeno
GC	Gasto cardiaco
CaO_2	Contenido arterial de oxígeno
CVO_2	Contenido venoso de oxígeno
PAP	Presión de la arteria pulmonar
PCPC	Presión capilar pulmonar en cuña

¿Cuál es la fórmula para O_2 que está unido a hemoglobina?	$Hgb \times SaO_2 \times 1.34$
¿Cuál es la fórmula para contenido de O_2 que no está unido a hemoglobina?	$PaO_2 \times 0.0031$
¿Cuál es la fórmula completa para CaO_2 total?	Unido a Hgb más O_2 disuelto = $(Hgb \times SaO_2 \times 1.34) + (PaO_2 \times 0.0031)$
¿Cuál es la fórmula para EO_2?	$GC \times CaO_2 \times 10$
¿Cuáles son los valores normales de DO_2?	600 a 1 000 ml/min
¿Cuál es la fórmula para VO_2?	$GC \times (CaO_2 - CVO_2) \times 10$
¿Cuáles son los valores normales para VO_2?	110 a 150 ml/min/m^2

¿Cuál es la fórmula para resistencia vascular pulmonar (RVP)?	$80 \times (PAP - PCPC)/GC$
¿Cuáles son los valores normales para RVP?	100 a 200 dinas/seg/cm^{-5}
¿Cuál es la fórmula para gradiente de oxígeno alveolar-arterial (A-a)?	O_2 alveolar $- O_2$ arterial $= P(A\text{-}a)O_2$
¿Cuáles son los valores normales para gradiente de oxígeno alveolar–arterial?	FIO_2 21% = 4 a 25 FIO_2 100% = 10 a 60
¿Qué es la distensibilidad?	El cambio de volumen dividido por el cambio de presión (▲V/▲P)
¿Qué es PPC (presión de perfusión cerebral)?	PAM − PIC
¿Cuál es el valor normal para PPC?	> 70 mm Hg

CRITERIOS PARA REANIMACIÓN

¿Por qué los criterios para reanimación son tan importantes?	La subreanimación provoca resultados deletéreos: muerte, falla orgánica múltiple (FOM), síndrome de respuesta inflamatoria sistémica (SRIS)
¿Cuál es el sustrato de lactato?	Piruvato (vía anaerobia: lactato se forma a partir de piruvato por lactato deshidrogenasa)
Describa el destino de lactato:	Se convierte en glucosa en el hígado (o riñones) mediante el ciclo de Cori
¿Qué es el déficit de base?	Medición indirecta de acidosis en gases de sangre arterial (GSA)
¿Cuál es la debilidad del déficit de base como criterio para reanimación?	Es inespecífico; la reanimación con solución salina normal provoca acidosis hiperclorémica

| ¿Cuál es el mejor criterio disponible para reanimación en la actualidad? | Lactato |

SISTEMA RESPIRATORIO

Defina las ondas de espirometría:

1. Vt —Volumen corriente (tidal)
2. VRE —Volumen de reserva espiratoria
3. VR —Volumen residual
4. VRI —Volumen de reserva inspiratoria

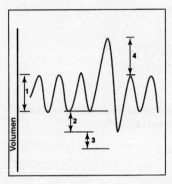

| ¿Cuál es la razón I:E normal? | Tiempo de inspiración a espiración; lo normal es 1:2 |

| ¿Qué es la razón I:E "inversa"? | Tiempo de inspiración a espiración de > 1.1:1 |

| ¿Qué es la distensibilidad pulmonar *estática*? | Distensibilidad del parénquima pulmonar SÓLO = Volumen corriente dividido por la presión en meseta (menos cualquier presión positiva al final de la espiración [PEEP, *positive end-expiratory pressure*]; recuerde, distensibilidad = ▲V/▲P) |

| ¿Qué es la distensibilidad pulmonar *dinámica*? | Distensibilidad del parénquima pulmonar Y de las vías respiratorias = Volumen corriente dividido por la presión inspiratoria máxima (menos cualquier PEEP) |

| ¿Qué es el índice Tobin? | Frecuencia respiratoria (FR) dividida por el volumen tidal (Vt) en litros; si > 105, es poco probable tener una extubación exitosa |

| ¿Qué es autoPEEP? | Presión alveolar que se acumula después de exhalación incompleta (piense en soplar un globo y luego dejar que el globo se desinfle de modo **incompleto** antes de volver a inflarlo) |

| ¿Cuál es el tratamiento para autoPEEP? | Disminuir FR, reducir volumen corriente, incrementar el tiempo espiratorio: ↑ tiempo E |

ENTREGA (EO₂) Y CONSUMO (VO₂) DE OXÍGENO

¿Cuáles son algunas de las causas de hipoxia?	1. Oxígeno inspirado reducido 2. Discordancia V/Q 3. Derivación 4. Disminución de la presión barométrica ($\uparrow$ altitud) 5. Difusión (edema pulmonar o SDRA) 6. Hipoventilación (obstrucción de vías respiratorias)
¿Cuáles son los tres factores determinantes de la entrega de oxígeno (EO₂)?	1. Gasto cardiaco 2. Hemoglobina (el más importante) 3. Saturación de oxígeno de hemoglobina
¿Por qué administrar demasiada sangre disminuye la entrega de oxígeno?	Incrementa la viscosidad
¿Cuál es el significado de consumo (VO₂)?	Cantidad de oxígeno extraída por los tejidos
¿Cuál es la diferencia entre VO₂ medido y calculado?	VO₂ puede medirse directamente al determinar el oxígeno inspirado *vs.* espirado o calcularlo en forma indirecta mediante un catéter de Swan–Ganz
¿Cuál es más preciso?	Medido (carga metabólica)
¿La perfusión tisular y la oxigenación tienen alguna relación?	¡NO!
¿Cuáles son algunas mediciones de laboratorio para perfusión tisular?	Saturación de oxígeno venoso mezclado (SvO₂), lactato, entrega de oxígeno (EO₂), déficit de base
¿La saturación de oxígeno se correlaciona con la ventilación?	¡NO! Deben obtenerse gases de sangre arterial (GSA) si hay preocupación sobre la respiración
¿Cuál es el mejor marcador para ventilación?	$PaCO_2$ (en GSA)

SÍNDROME DE DIFICULTAD RESPIRATORIA AGUDA (SDRA)

¿Por qué cambió el nombre de adulto a agudo (síndrome de dificultad respiratoria)?	Porque también los niños pueden presentarlo

¿Cómo se realiza el diagnóstico de SDRA?

Presión capilar en cuña < 18, radiografía de tórax con infiltrados bilaterales, razón $PaO_2:FIO_2 < 200$

¿Cuál es la diferencia entre lesión pulmonar aguda y SDRA?

Lesión aguda —razón $PaO_2:FIO_2 < 300$ (y > 200); SDRA < 200

¿Cómo puede recordar la razón para SDRA?

$PaO_2:FIO_2$ o "PF"— piense "PuFf"

¿Cuáles son los dos componentes de la barrera "alveolocapilar"?

1. **Endo**telio microvascular
2. **Epi**telio alveolar

¿Cuál es la patogenia de la fase aguda temprana de SDRA?

Alteración de la barrera alveolocapilar y acumulación de líquido trasudado (lleno de proteína) en el saco alveolar

¿Qué sucede mientras mueren las células epiteliales alveolares?

No se produce surfactante; disminuye la eliminación de líquido alveolar; las membranas hialinas reemplazan las células epiteliales

¿Qué es una "lesión pulmonar fibrótica"?

Etapa tardía de SDRA; depósito de células, colágeno y fibronectina que provoca "fibrosis" del pulmón

¿Cuál es el tratamiento para SDRA?

Reparar la causa subyacente, luego soporte con ventilador: disminuir volumen corriente (< 6 ml/kg), presión en meseta < 35, PEEP prn

¿Cuál es la NUEVA definición diagnóstica de SDRA?

1. Momento
2. RxT
3. Origen del edema
4. Razón $PaO_2:FiO_2$

Defina cada uno de los parámetros para el diagnóstico de SDRA:

Momento

Agudo —menos de 1 semana después del desencadenante

RxT

Infiltrados bilaterales

Origen del edema

Sobrecarga de líquido o no cardiogénico

Razón PaO2:FiO2

< 300 mm Hg

¿Qué define al SDRA leve, moderado y grave?	Razón PaO_2:FiO_2

Identifique las razones de PaO_2:FiO_2 para:

Leve	200 a 300 mm Hg
Moderado	100 a 200 mm Hg
Grave	< 100 mm Hg

MEDICAMENTOS EN CUIDADOS CRÍTICOS

Acetazolamida

¿Qué es un inhibidor de la anhidrasa carbónica?	Diurético con la capacidad de eliminar bicarbonato de la orina; usado en alcalosis metabólica

Aminofilina

¿Qué es?	Broncodilatador
¿Cómo funciona?	Incrementa el monofosfato de adenosina cíclico (AMPc), lo que provoca aumento de catecolaminas

Milrinona

¿Cuál es su sitio de acción?	Inhibidor de fosfodiesterasa III (PDE III, *phosphodiesterase*); disminuye la degradación de AMPc, por lo que aumenta AMPc y calcio intracelulares
¿Cuál es su mecanismo de acción?	Aumenta el inotropismo, disminuye la poscarga (RVS), poco o nulo incremento cronotrópico sin aumento neto del consumo miocárdico de oxígeno (MVO_2)
¿Cuál es la dosificación habitual?	Carga —50 a 75 µg/kg para 10 min Mantenimiento —0.375 a 0.7 µg/kg/min
¿Qué debe hacerse si milrinona pierde su efecto inotrópico?	Agregar dosis bajas de epi/norepinefrina para incrementar AMPc intracelular

Isoproterenol

¿Cuál es su sitio de acción?	+ + +(agonista β_1 y β_2)
¿Cuál es su mecanismo de acción?	Incrementa el inotropismo, aumenta el cronotropismo (+ vasodilatación de lechos vasculares esqueléticos y mesentéricos)

Esmolol

¿Cuál es su sitio de acción?	Antagonista β-adrenérgico con vida media muy corta ($\approx$ 9 min), que requiere infusión intravenosa, pero permite su ajuste gradual y discontinuación con facilidad
¿En qué casos está indicado?	Control de velocidad de respuesta ventricular en pacientes con fibrilación auricular y respuesta ventricular rápida u otras taquiarritmias supraventriculares; control de presión arterial (con frecuencia en conjunto con nitroprusiato de sodio [SNP, *sodium nitroprusside*]) en pacientes con urgencia hipertensiva o disección aórtica/lesión aórtica traumática

ANTÍDOTOS

¿Sobredosis de narcótico (p. ej., morfina)?	Naloxona
¿Sobredosis de benzodiacepina?	Flumazenil
¿Sobredosis de bloqueador de los canales de calcio?	Calcio
¿Hipertermia maligna?	Dantroleno
¿Heparina?	Protamina (1:100)
¿Efectos cardiacos de hiperpotasiemia?	Calcio
¿Distonía inducida por prometazina?	Difenhidramina
¿Sobredosis de paracetamol?	Acetilcisteína
¿Sobredosis de betabloqueador?	Glucagón

¿Mordedura por araña reclusa marrón?	Dapsona
¿Quemadura por ácido fluorhídrico?	Gluconato de calcio
¿Toxicidad por cianuro en quemadura por inhalación? (2)	1. Nitrito de sodio 2. Tiosulfato de sodio

DOCUMENTACIÓN DE REFERENCIA EN LA UCI

¿Cuál debe ser el volumen corriente y las presiones en meseta en pacientes con SDRA?	Volumen corriente 4 a 6 ml/kg y presiones en meseta < 35 han demostrado disminuir la mortalidad; (SDRA Network. *N Engl J Med.* 2000;342:1301–1308)
¿Qué funciona mejor para profilaxis contra sangrado GI superior en pacientes ventilados? ¿Ranitidina o sucralfato?	La ranitidina tiene menor tasa de sangrado GI y no hay diferencia en neumonía; (Cook et al: *N Engl J Med* 1998;338:791–797)
¿Cuándo deben transfundirse los pacientes en la UCI que no tienen cardiopatía?	Hemoglobina < 7, a menos que haya IM agudo o angina inestable (Herbert et al: *N Engl J Med.* 1999;340:409–417)
¿Quién requiere profilaxis para sangrado GI superior en la UCI?	Todos los pacientes intubados > 48 h, todos aquellos con coagulopatía, pacientes con quemaduras, aquellos con lesión craneoencefálica y todos los pacientes con antecedentes recientes de enfermedad por úlcera péptica (Cook et al: *N Engl J Med.* 1994;330:377–381)
¿Qué funciona mejor para evitar la disminución de la función renal debida a medios de contraste radiológicos?	1. La solución salina normal sola funciona mejor que la solución salina con furosemida o manitol; (Solomon et al: *N Engl J Med.* 1994;331:1416–1420) 2. Acetilcisteína vía oral el día antes y el día de la administración del contraste también han demostrado proteger la función renal; (Tepel et al: *N Engl J Med.* 2000;343:180–184) 3. Bicarbonato de sodio (Merten et al: *JAMA.* 2004;291(19):2328–2334)
¿Qué índice es el factor predictivo más preciso para éxito a la extubación?	El índice de respiración superficial de Tobin: frecuencia respiratoria/volumen corriente en litros (FR/Vt) ≤ 105 indica una extubación exitosa en la mayoría de los pacientes (Yang y Tobin: *N Engl J Med.* 1991; 324:1445–1450)

¿Cuál es el efecto de suspender la sedación una vez al día y dejar que los pacientes ventilados en la UCI despierten?

¡Disminuir los días con ventilador y los días en la UCI! (Kress et al: *N Engl J Med.* 2000; 342:1471–1477)

¿Eritropoyetina sintética evita las transfusiones?

En contraste con estudios previos, este estudio encontró que eritropoyetina sintética alfa no redujo las transfusiones eritrocitarias, pero sí incrementó el riesgo de eventos trombóticos; los pacientes traumatológicos tuvieron menor mortalidad (Corwin HL, et al: *N Engl J Med.* 2007;357:965–976)

¿Las radiografías de tórax diarias son necesarias en la UCI?

Las RxT diarias no son necesarias a menos que estén clínicamente indicadas sin cambio en la duración de la ventilación, estancia en la UCI o mortalidad (Hejblum G, et al: *Lancet.* 2009;374:1687–1693)

¿Los días sin sedación una vez al día son útiles?

La combinación de días sin sedación una vez al día y los ensayos de respiración espontánea diarios redujo los días con ventilador y la mortalidad (Girard T, et al: *Lancet.* 2008;371:126–134)

¿Cuál es la duración de los antibióticos para NRV?

8 días (Chastre J, et al: *JAMA.* 2003;290:2588–2598)

¿Resultados de la resucitación con solución salina *vs.* albúmina?

No hay diferencia en los resultados (The Safe Study Investigators. *N Engl J Med.* 2004;350:2247–2256)

¿La sedación ligera incrementa los problemas cognitivos y psicológicos a largo plazo?

¡NO! (Jackson JC, et al: *Am J Respir Crit Care Med.* 2010;2010 Mar 18)

¿Un resultado negativo de dímero D descarta embolia pulmonar?

Sí; una baja sospecha clínica con un resultado negativo de dímero D descarta EP (Wells PS, et al: *Ann Intern Med.* 2001;135:98–107)

¿La hemodiálisis agresiva mejora los resultados en la lesión renal aguda?

No (The NTA Study. Palevsky PM, et al: *N Engl J Med.* 2008;359:7–20)

¿El pretratamiento con esteroides reduce el edema laríngeo posextubación?

Sí; las dosis múltiples parecen ser mejores que las dosis únicas (Francois B, et al: *Lancet.* 2008;369:1083–1089)

Control de glucosa en la UCI: ¿estrecho *vs*. convencional?

A pesar de los resultados previos publicados por Van den Berghe et al. en 2001, el estudio NICE-SUGAR reveló que no hay beneficios sobre la mortalidad entre el control glucémico estrecho (81 a 108 mg/dl) y convencional (144 a 180 mg/dl); sin embargo, el grupo estrecho tuvo más complicaciones (Finfer S, et al: *N Engl J Med.* 2009;360:1283–1297)

¿La hipotermia inducida mejora la mortalidad después de paro cardiaco?

Es benéfica en situaciones prehospitalarias para fibrilación y taquicardia ventriculares; aún no se ha examinado en situación hospitalaria (Bernard SA, et al: *N Engl J Med.* 2002;346:557–563)

¿La posición prona incrementa la oxigenación?

Sí; no obstante, no ha demostrado incrementar la mortalidad pese a la evidencia clara de que aumenta la oxigenación (Taccone P, et al: *JAMA.* 2009;302:1977–1984)

¿Los esteroides tienen algún beneficio en SDRA?

No; la administración de metilprednisolona reveló un incremento de la mortalidad (Steinberg KP, et al: *N Engl J Med.* 2006;354:1671–84)

¿Qué valor de Hgb es el mejor desencadenante para transfusión en la UCI: 7 o 9?

El estudio TRICC demostró una disminución significativa de la mortalidad en pacientes euvolémicos de la UCI con estrategias restrictivas para transfusión (Hebert PC, et al: *N Engl J Med.* 1999 Feb 11;340[6]:409–117)

¿Deben prescribirse betabloqueadores en todos los pacientes perioperatorios con factores de riesgo cardiaco?

¡**NO!** El estudio POISE reveló disminución del infarto miocárdico con el uso rutinario de betabloqueadores, pero también mostró un incremento de la mortalidad y evento vascular cerebral en el mismo grupo (Devereaux PJ, et al: *Lancet.* 2008 May 31;371[9627]:1839–1847)

El estudio MAVS no reveló diferencias en la mortalidad con el uso de betabloqueadores en cirugía vascular de alto riesgo y causó mayor bradicardia e hipotensión (Yang H, et al: *Am Heart J.* 2006 Nov;152[5]:983–990)

VARIOS

¿Cuál es el síntoma más frecuente de rotura de arteria pulmonar por catéter de Swan–Ganz?	Hemoptisis
¿Cuál es el tratamiento para lesión de arteria pulmonar por Swan–Ganz?	1. Desinflar el balón 2. Retirar el catéter 3. Ipsilateral hacia abajo (decúbito lateral) 4. Incremento de PEEP 5. Consulta de cirugía torácica
¿La "dosis renal" de dopamina evita o ayuda a tratar la insuficiencia renal?	**No**
¿Cuál es el primer paso si las alarmas del ventilador se apagan y la dificultad con la ventilación es aparente?	Retirar al paciente de la ventilación y proporcionarle una bolsa; ¡retirar el ventilador de la ecuación!
¿La tasa de neumonía en la UCI aumenta con bloqueadores H_2 vs. sucralfato?	No; estudios grandes no revelaron diferencias (estudios más pequeños sí demostraron que los bloqueadores H_2 son un factor de riesgo para sobrepoblación bacteriana en el estómago por neutralización del ácido)
¿Puede agregarse PEEP a la ventilación con bolsa?	**Sí**; agregar una válvula PEEP a la bolsa
¿Qué porcentaje de las fiebres en la UCI representa infección verdadera?	36%
¿Qué es un "hemocultivo diferencial" en pacientes con un catéter central?	Obtener hemocultivos del **catéter central** y de una vena **periférica**; si la razón de unidades formadoras de colonias (UFC) del catéter vs. vena periférica es > 8, el diagnóstico de infección del catéter tiene sensibilidad de 93% y especificidad de 100%
¿Cómo afecta la furoseminda la excreción fraccional de sodio (FENa)?	Debido a la pérdida de sal, puede elevar falsamente FENa; de este modo puede omitirse azoemia prerrenal

¿Qué puede obtenerse en vez de FENa en el paciente que ha recibido furosemida?

FEUrea (usar urea en lugar de sodio)

¿Qué empaque de medicamento IV en la UCI debe cubrirse con papel aluminio debido a que se degrada con la luz?

Nitroprusiato de sodio (SNP, *sodium nitroprusside*)

¿Cuál es el efecto fisiológico de incrementar la ventilación del espacio muerto?

Hipoxemia e hipercapnia progresivas

¿Cuál es la causa del aumento de la fracción de cortocircuito (*shunt*)?

Subventilación (neumonía, edema pulmonar, síndrome de dificultad respiratoria y tapones de moco) o sobreperfusión (pérdida de autorregulación vascular pulmonar como en embolia pulmonar masiva), SNP, atelectasias

¿Cuál es el efecto fisiológico de incrementar la fracción de cortocircuito?

Al inicio, hipoxemia progresiva seguida de hipercapnia tardía

¿Qué situaciones mecánicas causan una disminución de la distensibilidad respiratoria?

Neumotórax, atelectasias, neumonía, edema pulmonar, atrapamiento alveolar de aire, SDRA

¿Cuál es el O_2 máximo que puede administrarse mediante cánula nasal?

Nunca más de 4 L/min —a partir de ahí ya no puede obtenerse más O_2 pero sí mayor incomodiad y sequedad nasal

¿Qué tan intensa es la atrofia diafragmática después de 7 días de soporte ventilatorio completo?

¡Pérdida de hasta 50% de la masa muscular diafragmática!

¿Qué debe hacerse en un paciente con bloqueo de rama izquierda del haz y necesidad absoluta de catéter de Swan–Ganz?

¡Marcapaso externo, luego flotarlo!

¿Qué porcentaje de los pacientes con una embolia pulmonar no tiene disminución clínicamente documentada de saturación de O_2?

10%

¿Qué lado hacia abajo incrementará la saturación de O_2 en un paciente con contusión pulmonar unilateral?

¡El **pulmón sano** hacia abajo! Esto incrementará el flujo sanguíneo al pulmón sano y aumentará la saturación de O_2!

¿Cuáles son los factores que afectan la SvO2 (saturaciones venosas mixtas)?

Piense "**GOSH**": **G**asto cardiaco, consumo de **O**xígeno, **S**aO2, concentración de **H**gb

¿Qué porcentaje de los pacientes con traqueostomía aspirarán si se alimentan vía oral?

¡Hasta 50%! (**Siempre** obtener un estudio de deglución antes de alimentar pacientes con traqueostomía!)

¿Cuál es una de las contraindicaciones para administrar haloperidol?

Intervalo QT prolongado —¡puede provocar *torsades de pointes!*

¿Cómo puede calcularse la cantidad de potasio que hay en el fosfato de potasio?

Cantidad de milímetros de fosfato de potasio × 1.47 = mEq de potasio [p. ej., 13.6 mm de fosfato de potasio = 20 mEq de K^+ (13.6 × 1.47 = 19.99)]

¿Cómo puede detectarse hipovolemia en un trazo de línea A?

Ciclado —la forma de onda se mueve arriba y abajo con la respiración

¿Por qué debe administrarse cisatracurio a un paciente con insuficiencia hepática y renal?

Cisatracurio se metaboliza por degradación de Hoffman; se metaboliza en la sangre y no en el hígado ni los riñones

¿Cuál es la vida media de amiodarona?

¡52 días!

¿Cuál es la razón de dosificación equivalente de bumetanida a flurosemida?

1 mg de bumetanida equivale a cerca de 20 mg de flusoremida

¿Cuál es una causa común de hipertensión refractaria en la UCI?

Sobrecarga de líquido

¿Qué benzodiacepina tiene la mayor rapidez para alcanzar el efecto máximo en la UCI?

Diazapam —alrededor de 1 min hasta el efecto máximo; midazolam tarda 5 min y lorazepam casi 30 min hasta el efecto máximo

¿Qué es un tapón traqueal Passy-Muir?

Una válvula fonatoria; ¡es una válvula de un sentido (el aire entra y no sale), por lo que el balón traqueal debe estar ABAJO!

¿Qué debe hacerse si milrinona deja de funcionar?

Agregar dosis bajas de epi o norepinefrina para incrementar AMPc

¿Cuál es el antídoto para toxicidad por cianuro secundaria a SNP?

Tiosulfato de sodio

¿Cuál es el antídoto para toxicidad por nitroglicerina?

Azul de metileno

¿Cuál es la "regla de los sietes" para tobramicina/gentamicina?

1. Dosificación inicial cada 24 h de 7 mg/kg
2. Verificar la concentración a las 7 h posinfusión
3. La concentración a las 7 h debe ser menor de 7 mg/dl

¿Cuál es la fórmula general para soporte de presión?

(PIP–PEEP) × ½

La dosis renal de dopamina es uno de los dilatadores de la arteria renal; ¿cuál es el otro?

Fenoldopam —un dilatador DAI

A la flexión cervical, ¿qué tan lejos viaja un tubo endotraqueal dentro de la tráquea?

¡Hasta 4 cm!

¿Qué es el síndrome eutiroideo enfermo?

Hormona estimulante de tiroides (TSH, *thyroid-stimulating hormone*) **normal** pero tiroxina (T_4) disminuida, triyodotironina (T_3) libre disminuida con incremento de T_3 inversa; este síndrome se observa en enfermos críticos con función tiroidea normal previa

¿HCT de PG?

60 a 70%

¿Qué porcentaje de las concentraciones normales de factores de coagulación requiere un paciente para obtener una función coagulatoria máxima?

Sólo 30%

¿Cuál es el signo más frecuente de rotura de arteria pulmonar debida a catéter de Swan–Ganz?	Hemoptisis
¿Cómo debe tratarse una rotura de arteria pulmonar por balón de Swan–Ganz?	1. Desinflar y retirar el balón 2. Ipsilateral hacia abajo (decúbito lateral) 3. Incrementar PEEP 4. Programar cirugía torácica inmediata
¿Cuál es el diagnóstico diferencial para las causas de secreciones traqueales incrementadas?	Infección bacteriana, infección viral, infección micótica o sobrecarga de líquido
¿La dosis renal de dopamina ha demostrado ayudar a prevenir o tratar la insuficiencia renal?	No (pero fenoldapam se ha mostrado promisorio)
¿Qué puede estar pasando si BUN aumenta de manera desproporcionada con respecto a creatinina?	Sangrado GI
¿Qué afección endocrina se presenta con hipotermia y bradicardia en la UCI?	Hipotiroidismo
¿Qué afección endocrina se presenta con fiebre y taquicardia en la UCI?	Insuficiencia suprarrenal
¿Cuál es la mejor medición para ayudar a determinar la oxigenación y perfusión de los tejidos?	Saturación venosa sistémica de O_2 (SvO_2) —obtener saturación de O_2 de la punta de Swan
¿Qué es la tasa de extracción (ER, *extraction ratio*)?	ER = saturación arterial de O_2 —SaO_2
¿Qué mide ER?	Medición indirecta del consumo (VO_2)
¿Cuáles son los factores que afectan SvO_2?	Piense en "**GOSH**": **G**asto cardiaco, consumo de **O**xígeno, **S**aO_2 y **H**gb

¿Cuáles son las tres anomalías relacionadas con Hgb que disminuyen EO₂?

Unión disminuida de oxígeno a Hgb, liberación disminuida de oxígeno de Hgb y concentración baja de Hgb

¿Cuáles son las causas de unión disminuida de oxígeno a Hgb?

Monóxido de carbono, metahemoglobina, células falciformes, talasemia, etc.

¿Cuál es la función primaria de la curva de disociación de oxígeno?

Predicción de PaO_2 comparada con la saturación de oxígeno

¿Cuál es la PaO_2 esperada con una saturación de oxígeno de 97, 90, 75 y 50%?

97% = 100 mm Hg
90% = 60 mm Hg
75% = 40 mm Hg
50% = 26 mm Hg

Capítulo 70 Cirugía vascular

ENFERMEDAD OCLUSIVA ARTERIAL DE LAS EXTREMIDADES INFERIORES

¿Qué ruta colateral proporciona flujo arterial a la extremidad inferior en caso de oclusión aortoiliaca completa?

Las colaterales de **Winslow**, las cuales conectan las arterias subclavias con las arterias iliacas externas a través de las arterias mamaria interna y epigástrica inferior

¿Cuáles son las tasas de permeabilidad a 5 años para lo siguiente?

Derivación aortobifemoral

85 a 90% (Las tasas disminuyen 15 a 20% si hay enfermedad oclusiva distal concurrente debido a que el flujo permeable es crucial para la permeabilidad del injerto a largo plazo)

Derivación axilobifemoral

70 a 75%

Derivación femorofemoral

80 a 85%

Angioplastia percutánea de arteria iliaca

80% a 90%

¿Cuál es la ruta habitual por la que la sangre alcanza el pie en caso de oclusión de la arteria femoral superficial?

La arteria femoral profunda forma una ruta colateral a través de la arteria genicular a la arteria poplítea

Enfermedad oclusiva tibioperonea

¿Qué pacientes se encuentran en mayor riesgo de enfermedad oclusiva tibioperonea?

Pacientes con diabetes o enfermedad de Buerger

¿Por qué estas lesiones ponen en mayor riesgo la extremidad que la enfermedad más proximal?	Rutas adyacentes menos abundantes
¿Cuáles son las indicaciones para cirugía?	Sólo para salvar la pierna y úlceras isquémicas (debido a la dificultad de derivación exitosa, el umbral para cirugía en el paciente con oclusión tibioperonea es elevado)
¿Cuáles son las opciones quirúrgicas?	Derivación femorotibial o femoropoplítea Múltiples injertos distal-distal para oclusiones multisegmentarias
¿Cuáles son las opciones de conductos si está disponible una vena insuficiente para derivación femorodistal?	Injerto compuesto: segmento proximal de politetrafluoroetileno (PTFE) y segmento distal de vena safena Injertos venovenosos: anastomosis de segmentos cortos de venas disponibles ¡Debe evitarse el uso de injertos protésicos debajo de la rodilla!
¿Cómo debe manejarse la necrosis prequirúrgica de la región anterior del pie con infección?	Desbridamiento y drenaje ± amputación limitada y antibióticos IV; una vez eliminada la infección, realizar derivación distal
¿Cómo debe manejarse la necrosis del arco posterior o del talón antes de la cirugía?	Es poco frecuente que la extensión de la necrosis proximal a la región anterior del pie permita la derivación distal con éxito; en general, está indicada la **A**mputación **D**ebajo de la **R**odilla (**ADR**)
¿Cuál es la tasa de permeabilidad a 5 años para la derivación femorodistal?	50%

Mencione las arterias señaladas en la vista anterior de la extremidad inferior:

1. **Arteria iliaca externa**
2. Arteria iliaca circunfleja profunda
3. Arteria iliaca circunfleja superficial
4. Arteria femoral profunda
5. Arteria femoral circunfleja lateral
6. Arterias perforantes
7. **Arteria poplítea**
8. Arteria genicular lateral superior
9. Arteria genicular lateral inferior
10. Rama perforante de arteria peronea (fibular)
11. Arteria maleolar lateral
12. Arteria tarsal lateral
13. Arteria arcuata
14. Arteria digital dorsal
15. Rama plantar profunda
16. Arteria tarsal medial
17. **Arteria dorsal del pie**
18. Arteria maleolar medial
19. **Arteria tibial anterior**
20. Arteria tibial recurrente anterior
21. Arteria genicular medial inferior
22. Arteria genicular medial superior
23. Arteria genicular descendente
24. **Arteria femoral superficial**
25. Arteria femoral circunfleja medial
26. Arteria obturatriz
27. Arteria pudenda externa
28. **Arteria femoral común**
29. Arteria epigástrica inferior
30. **Arteria iliaca interna**
31. **Arteria iliaca común**

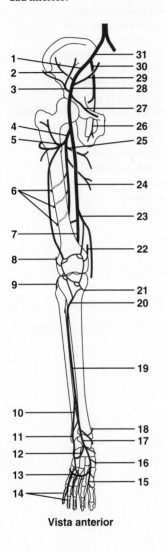

Vista anterior

Mencione las arterias señaladas en la vista posterior de la extremidad inferior:

1. Arteria glútea superior
2. Arteria glútea inferior
3. Arteria femoral circunfleja medial
4. **Arteria femoral profunda**
5. **Arteria femoral superficial**
6. **Arteria poplítea**
7. Arterias geniculares (se originan de la arteria poplítea)
8. **Arteria tibial posterior**
9. Arteria plantar medial
10. Rama profunda de arteria dorsal del pie
11. Arco plantar
12. Arteria plantar lateral
13. **Arteria peronea (fibular)**
14. **Arteria tibial anterior**
15. Arteria genicular lateral inferior
16. Arteria poplítea
17. Arteria genicular lateral superior

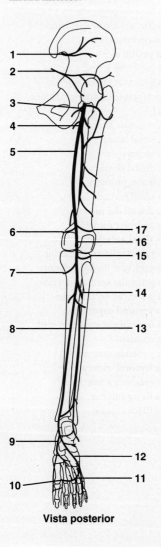

Vista posterior

¿Cuáles son las incisiones para acceso vascular?

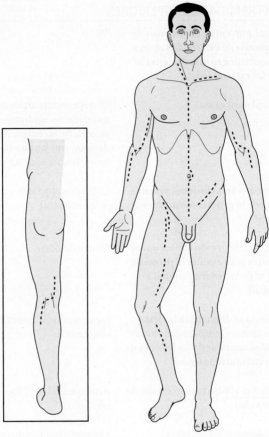

ENFERMEDAD OCLUSIVA ARTERIAL DE LAS EXTREMIDADES SUPERIORES

¿Qué porcentaje de los casos de isquemia de extremidad abarca la enfermedad oclusiva arterial de las extremidades?

5%

¿Cuál es su causa?

Diversa; incluye ateroesclerosis, embolia, traumatismo, síndrome de salida torácica, arteritis (p. ej., enfermedad de Buerger y de Takayasu) y trastornos vasoespásticos (p. ej., síndrome de Raynaud)

¿Por qué las oclusiones proximales por lo general son asintomáticas?

Colaterales arteriales extensas alrededor de la faja escapular

¿Cuál es la prueba clínica que se realiza para evaluar la permeabilidad de las arterias cubital y radial?

Prueba de Allen

¿Cómo se diferencian las lesiones ateroscleróticas de la extremidad superior de las lesiones de la extremidad inferior?

Incidencia significativamente mayor de ateroembolia

¿Cuál es el sitio más frecuente de estenosis?

Arteria subclavia (75% ocurre del lado izquierdo)

¿Cuáles son las opciones terapéuticas?

Endarterectomía, procedimiento de derivación o, en ocasiones, angioplastia percutánea con balón

¿Cuál es el procedimiento de elección para estenosis de la arteria subclavia en un paciente sin enfermedad oclusiva carotídea?

Derivación de carótida común a arteria subclavia con conducto de PTFE; para evitar el uso de material protésico, transecar la arteria subclavia y transponer el extremo distal para realizar una anastomosis extremo a lado

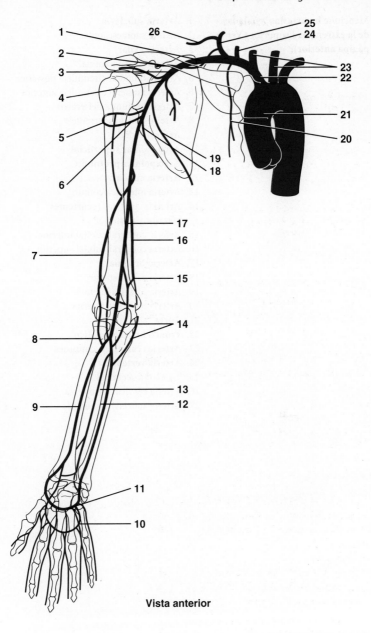

Vista anterior

Mencione las arterias señaladas de la extremidad superior (Ver la página anterior):

1. **Arteria subclavia**
2. Arteria supraescapular
3. **Arteria axilar**
4. Arteria toracoacromial
5. Arteria humeral circunfleja posterior
6. Arteria humeral circunfleja anterior
7. Arteria profunda del brazo
8. Arteria radial recurrente
9. **Arteria radial**
10. **Arco palmar superficial**
11. **Arco palmar profundo**
12. **Arteria cubital**
13. Arteria interósea común
14. Arterias cubitales recurrentes anterior y posterior
15. Arteria colateral cubital inferior
16. Arteria colateral cubital superior
17. **Arteria braquial**
18. Arteria subescapular
19. Arteria torácica lateral
20. Arteria mamaria interna
21. **Aorta**
22. **Tronco braquiocefálico**
23. **Arterias carótidas comunes**
24. **Arteria vertebral**
25. Tronco tirocervical
26. Arteria cervical transversa
27. Arteria subclavia izquierda

AMPUTACIONES

Defina los siguientes términos:
    Amputación de Syme   Amputación del pie

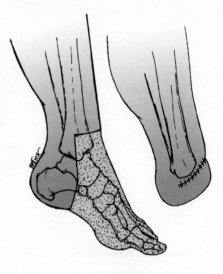

    Amputación de Ray   Escisión de la cabeza metatarsiana y del ortejo

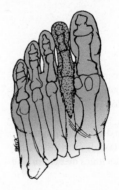

Amputación transmetatarsiana

Amputación del pie al nivel del metatarso

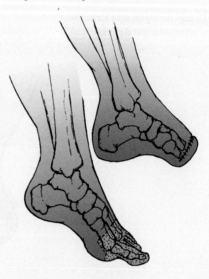

Desarticulación de cadera

Amputación por luxación de la cadera

¿Cuáles son las cuatro indicaciones para amputación?

1. Infección macroscópica incontenible/gangrena (refractaria)
2. Dolor al reposo o úlceras/infección sin arterias distales injertables
3. Tumores malignos
4. Traumatismo

¿Qué porcentaje de los pacientes con claudicación necesitará amputación en 5 años?

Sólo ≈ 5%

¿Qué tipo de amputación tiene la mayor tasa de cura de todas las amputaciones de extremidad inferior?

Amputación por Arriba de la Rodilla (**AAR**)

¿Cuál es la importancia de una AAR que no sana?

Forma un muñón deficiente; se relaciona con una tasa de mortalidad elevada

¿Cuál es la mejor amputación para una extremidad con infección macroscópica?	Amputación con guillotina con cierre formal después de eliminar la infección
¿Cuál es el mejor material de injerto después de eliminar una infección?	Injerto de vena safena
¿Qué colgajo —anterior o posterior— tiene el mejor flujo sanguíneo para una ADR?	El colgajo posterior tiene más colaterales que el colgajo anterior debido a la mayor proximidad con la arteria poplítea
¿Las orejas deben retirarse del cierre cutáneo durante una ADR/AAR?	No (controversial)
¿Cuál es el mejor tipo de sutura para yuxtaponer la capa de fascia muscular de una ADR o una AAR?	Absorbible (p. ej., poliglactina 910)
¿Debe usarse el electrocauterio de modo extenso durante una amputación?	No; se relaciona con una carga grande de tejido necrótico y puede causar infección/isquemia
¿Cuáles son los seis principios de técnica operatoria para amputación?	1. Retirar el hueso 2. Evitar la tensión al cierre 3. Administrar antibióticos 4. Evitar hematomas 5. Manejar los tejidos con cuidado 6. No separar la piel de la fascia subyacente
¿Cuál es la tasa de mortalidad operatoria para una AAR o una ADR?	≈ 10%
¿Cuál es la causa más frecuente de mortalidad quirúrgica en este grupo?	Infarto/arritmia cardiacos (representa 50%)
¿Cuál es la tasa de mortalidad a 3 años después de AAR o ADR?	≈ 50%
¿La amputación de ortejo sanará en un paciente con gangrena seca?	Usualmente no; por lo tanto, no realizar una amputación hasta completar la revascularización

¿Qué porcentaje de los pacientes con una AAR caminará de manera independiente?	Sólo ≈ 33%
¿Qué porcentaje de los pacientes con una ADR caminará de forma independiente?	≈ 66%
En una ADR, ¿qué tan larga debe ser la relación del peroné con la tibia?	Alrededor de 1 cm proximal al muñón tibial
¿Qué puede ayudar a prevenir la contractura en flexión de la rodilla después de una ADR?	Un inmovilizador de rodilla (o yeso)
¿Qué signo de cabecera se usa por numerosos cirujanos experimentados para determinar el nivel de la amputación?	Piel caliente
¿Cuál es el mejor factor predictivo de falla para sanar de una ADR?	Ausencia de pulsaciones de la arteria poplítea a la palpación o Doppler; presión < 70 mm Hg
¿Qué presión del ortejo se piensa que se correlaciona con la falla para sanar de una amputación transmetatarsiana o de ortejo?	Presiones sistólicas de ortejo < 45 mm Hg (la presencia de un pulso podálico palpable tiene correlación estrecha con la cura de una amputación transmetatarsiana)
¿Qué presión sistólica poplítea se relaciona con cura del muñón?	> 70 mm Hg por Doppler
¿Qué porcentaje de todas las ADR sanará?	≈ 80%
¿Cuáles son las tasas de mortalidad para desarticulación de cadera, AAR y ADR?	Desarticulación de cadera: 80% AAR: 15% ADR: 5%

¿Cuáles son las tasas ambulatorias independientes (protésica) después de los siguientes procedimientos?

ADR	66 a 80%
AAR	35 a 50%
ADR bilateral	45%
AAR bilateral	10%

¿Cuál es la tasa de supervivencia general a 1, 3 y 5 años después de una amputación de extremidad inferior?

1 año: 75%
3 años: 50%
5 años: 35%
Debido a lesiones ateroescleróticas relacionadas en cualquier otro sitio (p. ej., el corazón)

Cuánto aumentan los requerimientos de energía al caminar con cada uno de los siguientes procedimientos?

ADR	50%
AAR	100%

¿Qué es una amputación de Gritti-Stokes?

Amputación a través de la articulación de la rodilla

¿Quién se beneficia con una amputación de Gritti-Stokes?

Pacientes en silla de ruedas

Defina lo siguiente:

Amputación de Lisfranc

Amputación a través de los huesos tarsales distales

Amputación de Chopart

Amputación a través de las articulaciones navicular tarsiano y calcaneocuboidea (proximal a huesos tarsales)

Amputación de Pirogoff

Resección del pie y pinzamiento del talón Remanente calcáneo a tibia/peroné

ENFERMEDAD VASCULAR CEREBRAL EXTRACRANEANA

Enfermedad carotídea *vs.* vertebrobasilar

¿Cuál es la diferencia entre las placas en la enfermedad carotídea y las de la enfermedad vertebrobasilar?

Carótida: alta incidencia de placas ulceradas
Vertebral: en general una superficie íntima lisa

¿Qué tipo se relaciona habitualmente con déficits neurológicos unilaterales *vs.* bilaterales?

Carótida: por lo general, unilateral
Vertebral: con frecuencia bilateral

¿Dónde se ausculta el soplo en cada tipo?

Carótida: borde anterior del músculo esternocleidomastoideo cerca del ángulo de la mandíbula
Vertebral: fosa supraclavicular

¿En qué situación son frecuentes los "ataques de caída"?

Enfermedad vertebrobasilar; el paciente cae en forma súbita al piso debido a déficit motor bilateral de extremidades inferiores (± pérdida del estado de alerta con recuperación rápida)

Mencione las estructuras señaladas de endarterectomía de arteria carótida (EAC) derecha:

1. Nervio hipogloso (CN XII)
2. Arteria carótida interna
3. Vena facial ligada
4. Músculo esternocleidomastoideo
5. Vena yugular interna
6. Vena tiroidea superior
7. Arteria carótida común
8. Asa cervical
9. Arteria tiroidea superior
10. Arteria carótida externa
11. Arteria lingual
12. Nervio vago

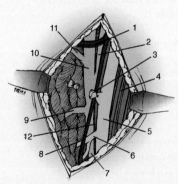

ANATOMÍA DE LAS RAMAS VISCERALES DE LA AORTA

Arterias mesentéricas

¿Cuáles son las tres arterias mesentéricas principales y el territorio intestinal que irriga cada una de ellas?

Arteria celiaca: estómago hasta ámpula de Vater (mitad de la segunda porción del duodeno)

Arteria Mesentérica Superior (**AMS**): hasta la flexura esplénica del colon

Arteria Mesentérica Inferior (**AMI**): hasta el recto

¿Cuál es el área "parteaguas" clave?

Flexura esplénica del colon (con frecuencia hay discontinuidad de la arteria marginal de Drummond)

¿Cuáles son las ramas de la arteria celiaca?

Arteria gástrica izquierda
Arteria esplénica
Arteria hepática

¿Cuáles son las dos primeras ramas de AMS?

Arteria pancreaticoduodenal (PD) inferior
Arteria cólica media

¿Cuáles son las ramas de AMI?

Arteria cólica izquierda
Arterias sigmoideas
Arteria hemorroidal superior

¿Cuál es la ruta arterial colateral principal entre la arteria celiaca y AMS?

Arteria celiaca → Arteria hepática → Arteria gastroduodenal → Arteria PD superior → Arteria PD inferior → AMS

¿Cuál es la ruta arterial colateral principal entre AMS e AMI?

Arco de Riolano: AMS → arteria cólica media (rama izquierda) → Arteria cólica izquierda (rama ascendente) → AMI

¿Qué es la "arteria mesentérica sinuosa"?

El arco de Riolano tortuoso, agrandado y dilatado resultante de flujo sanguíneo incrementado a través de su colateral

Arterias renales

¿A qué nivel lumbar se encuentran las arterias renales?

L1 a L2

¿La arteria renal derecha es anterior o posterior a VCI?

Posterior

¿Cómo se expone de manera intraquirúrgica la arteria renal derecha?	Maniobras de Cattel y Kocher (movilización medial de la flexura hepática del colon y la tercera porción del duodeno) ± retracción de VCI para exposición de la porción más proximal de la arteria renal
¿Cuál es la "anomalía" anatómica más frecuente de la arteria renal?	Arterias renales accesorias (observadas en 20 a 25% de la población)

SÍNDROMES ISQUÉMICOS VISCERALES

Isquemia mesentérica aguda

¿Cuál es su causa?	Embolia Trombosis Causas no oclusivas (es decir, vasoespasmo relacionado con gasto cardiaco bajo, trombosis venosa)
¿Cuál es la causa más frecuente tratable por cirugía?	Embolia arterial
¿Cuál es el sitio más frecuente de embolia?	La AMS proximal (en el origen de AMS o en la bifurcación de la arteria cólica media)
¿Por qué los émbolos tienden a entrar a este vaso?	La AMS es grande y su bifurcación en la aorta está en un ángulo agudo *vs.* el origen más perpendicular de la celiaca, AMI y renal
¿Cuáles son los síntomas?	Tempranos: dolor abdominal intenso con hallazgos abdominales bastante benignos; es clásico que el dolor sea "desproporcionado con respecto a los signos" a la exploración física Tardíos: fiebre, taquicardia, hipotensión, vómito, diarrea (con frecuencia positiva para hemo), distensión abdominal y peritonitis
¿Cuál es la presentación general de embolia *vs.* trombosis?	Embolia: aguda, síntomas que progresan con rapidez Trombosis: más insidiosa; en general, los pacientes tienen antecedentes consistentes con isquemia mesentérica crónica

¿Cuáles son los hallazgos de laboratorio?

Leucocitosis grave (con frecuencia > 20 000 si hay infarto)

Acidosis metabólica (más tarde en la evolución)

Valores elevados de amilasa y lactato (inespecíficos, pero útiles)

Con frecuencia, ¿qué pacientes no tienen leucocitosis?

Adultos mayores

¿Cuáles son los hallazgos en la radiografía de abdomen?

Asas intestinales distendidas, niveles hidroaéreos y pared intestinal edematizada; en caso de infarto, puede observarse gas en la pared intestinal o en el árbol de la vena porta

¿Cuál es el estudio diagnóstico de elección?

Angiograma (ecografía dúplex está ganando popularidad)

¿Qué vista es más útil y por qué?

La vista lateral, ya que facilita la visualización de las lesiones ostiales ateroescleróticas clásicas

¿Cuáles son los hallazgos angiográficos clásicos para embolia, trombosis y causas no oclusivas?

Embolia: oclusión abrupta con un "signo de menisco", usual 5 a 8 cm desde el origen de AMS

Trombosis: oclusión del origen en sí o muy proximal de las arterias mesentéricas

No oclusiva: taponamiento gradual liso de las ramas más distales (debido al vasospasmo)

¿Cuándo se determina la no viabilidad intestinal?

Después del procedimiento de revascularización

¿Cómo se evalúa intraquirúrgicamente la viabilidad intestinal?

Evaluación macroscópica: pulsos palpables, coloración rosada, peristalsis visible

Inspección con lámpara de Wood después de fluoresceína IV

Ecografía Doppler de la arteria mesentérica adyacente al intestino en cuestión

¿Cuándo se toma la decisión de realizar una laparotomía para un segundo vistazo?

¡Al momento de la cirugía original!

¿A qué se refieren los términos "anterógrado" y "retrógrado" al describir una derivación aorto-visceral?	El sitio de la anastomosis aórtica con respecto al origen del vaso mesentérico a derivar (es decir, anterógrado es proximal al origen; retrógrado es distal)
En general, ¿qué sitio se prefiere y por qué?	Anterógrado, porque ofrece mejor permeabilidad a largo plazo, pero retrógrado es un procedimiento más rápido/fácil
¿Cuál es la tasa de mortalidad para isquemia mesentérica aguda?	55 a 85%
¿Qué factor comprende gran parte de esta alta tasa de mortalidad?	Diagnóstico retrasado

ANEURISMAS

Aneurisma de aorta abdominal (AAA)

¿Cuál es la apariencia macroscópica característica de AAA inflamatorio?	Reacción inflamatoria fibrótica blanquecina que cubre la aorta y las estructuras abdominales adyacentes (p. ej., duodeno y uréteres)
¿Cuáles son las causas más frecuentes de AAA micótico?	*Staphylococcus epidermidis* y *Staphylococcus aureus* *Salmonella* ("Micótico" no implica hongos en AAA)
¿Cuál es la presentación de AAA inflamatorio?	Dolor abdominal crónico Pérdida ponderal Aumento de la velocidad de sedimentación globular
Mencione algunos ejemplos de anomalías estructurales que pueden observarse en un rastreo por TC:	Vena renal izquierda retroaórtica; hay riesgo de lesionar esta vena al pinzar la aorta Riñón en herradura
¿Cuál es el hallazgo clásico de AAA roto a la INSPECCIÓN en la exploración física?	Equimosis en la región inguinal (rastro de sangre alrededor de la pared abdominal desde el retroperitoneo)
¿Qué complicación es frecuente en AAA inflamatorio?	Obstrucción ureteral; reacción inflamatoria que provoca adherencias fibróticas con uréteres, VCI, etc.

En la actualidad, ¿cómo se trata la mayoría de los AAA?

Con colocación de injerto endovascular

¿Qué procedimiento quirúrgico se utiliza?

"Resección", que es un nombre equivocado debido a que en general los AAA ya están abiertos; se restaura la continuidad aórtica con un tubo protésico o un injerto de bifurcación (derivación aortoaórtica, aortoiliaca o aortofemoral)

¿Cuál es el material de elección para injerto?

Politereftalato de etileno (tejido, ± impregnación de colágeno)
Segunda elección: PTFE

¿Cuál es el abordaje quirúrgico?

Abordaje transabdominal a través de una incisión para laparotomía en la línea media
Abordaje retroperitoneal a través de una incisión en el flanco izquierdo

¿Cómo se llega a la aorta mediante el abordaje retroperitoneal?

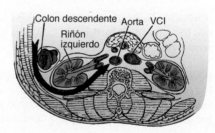

En un paciente con AAA roto, ¿cuál es el primer paso después de la laparotomía de línea media?

Compresión inmediata de la aorta supraceliaca contra los cuerpos vertebrales **a través del saco menor**

¿Cuáles son los pasos siguientes?

Se divide el pilar izquierdo del diafragma, se pinza la aorta supraceliaca, se expone y pinza el cuello del AAA (usualmente suprarrenal), se retira la pinza supraceliaca y se coloca el injerto

¿Qué obstruye con frecuencia el acceso al cuello del AAA en el abordaje transabdominal?

Vena renal izquierda

¿Cuál es la presentación de la fístula aortocava?

ICC de gasto elevado, hipotensión, cianosis, distensión venosa de las extremidades inferiores, soplo abdominal y frémito palpable abdominal

¿Cuál es el tratamiento?	Se cierra la fístula: lograr el control proximal y distal de la aorta y VCI; realizar una incisión en el injerto aórtico; reparar la fístula desde el interior del injerto con suturas grandes y cerrar el injerto aórtico
¿Qué se excluye en caso de seudoaneurisma?	Infección del injerto

Aneurisma de arteria periférica

¿Cuál es la causa más frecuente de un aneurisma periférico verdadero?	Ateroesclerosis
¿Cuáles son las causas más frecuentes de aneurisma periférico falso?	Procedimiento de derivación vascular Traumatismos
¿Cuáles son las localizaciones más frecuentes de aneurismas verdaderos?	Arteria poplítea (70%) Arteria femoral (15 a 20%)
¿Qué estudio diagnóstico se realiza en pacientes con aneurisma verdadero de arteria periférica y por qué?	Arteriograma completo de la aorta abdominal y sus ramas a la extremidad inferior; entre 75 y 85% de estos pacientes tiene un aneurisma adicional en otro sitio
¿Cuál es la complicación más frecuente de aneurismas verdaderos?	Oclusión arterial distal causada por embolia desde un trombo mural dentro del aneurisma (la rotura es poco frecuente)
¿Qué porcentaje de los aneurismas verdaderos es bilateral?	60 a 75%
¿Cuáles son las indicaciones para cirugía?	Síntomas causados por eventos embólicos o compresión local Tamaño
¿Cuál es el procedimiento quirúrgico?	Escisión o exclusión (ligadura proximal y distal) del aneurisma (para prevenir eventos embólicos posteriores) más un procedimiento de derivación

Aneurisma de arteria visceral

¿Cuál es la causa?	Degeneración medial de la pared arterial
¿Cuál es la localización más frecuente?	Arteria esplénica (60%) Arteria hepática (20%)
¿Cuál es la presentación?	En ocasiones, dolor epigástrico o en el cuadrante superior derecho, pero la mayoría de los pacientes es asintomática
¿Cuál es la complicación más frecuente?	Rotura
¿Cuál es la incidencia de rotura de aneurisma de arteria esplénica y hepática?	Arteria esplénica: 2% Arteria hepática: 20%
¿Cuál es la secuencia de eventos clásica de la rotura de aneurisma de arteria esplénica?	"Doble rotura": sangrado heráldico hacia el saco epiploico menor (± hipotensión transitoria); luego rotura hacia la cavidad peritoneal (± exsanguinación)
¿Qué factor incrementa de modo significativo el riesgo de rotura en pacientes con aneurisma de arteria esplénica?	Embarazo
¿Cuál es la tasa de mortalidad si la rotura ocurre en la paciente embarazada?	> 70%
¿Cuáles son las indicaciones para tratamiento?	Paciente sintomático Aneurisma > 2 cm Aneurisma de arteria esplénica en paciente embarazada o que planea embarazarse
¿Qué procedimiento quirúrgico se realiza?	Escisión o exclusión del aneurisma ± procedimiento de derivación Se realiza esplenectomía Para aneurismas intrahepáticos, puede estar indicada la resección hepática

ENFERMEDAD VASCULAR NO ATEROESCLERÓTICA

¿Qué rasgo común de estas afecciones puede facilitar su diagnóstico?	Síntomas de isquemia en extremidades en un grupo de edad preateroesclerótico

Tromboangeítis obliterante (TAO; enfermedad de Buerger)

¿Cuál es la población objetivo?	Hombres jóvenes (20 a 35 años de edad) consumidores intensos de tabaco
¿Cuáles son los hallazgos histológicos clásicos?	Panarteritis segmentaria no necrosante con obliteración fibrosa del lumen arterial al sanar; trombosis intraluminal
¿Cómo difiere TAO de la enfermedad ateroesclerótica?	Implica las tres capas de la arteria; afecta más vasos periféricos (arterias pequeñas y medianas)
¿Qué porcentaje de los pacientes tiene afección sintomática de extremidad superior?	≈ 40%
¿Cuál es la causa?	Incierta, pero se piensa que es autoinmune (posible relación con antígenos leucocitarios humanos [HLA] A9 y B5)
¿Cuáles son los síntomas?	Dolor insoportable en reposo Ulceración y gangrena digital bilateral hipersensible En ocasiones, claudicación (pero mucho menos frecuente que con enfermedad ateroesclerótica oclusiva)
¿Cuáles son los hallazgos arteriográficos clásicos?	Vasos grandes sin afección con oclusión abrupta de arterias medianas y pequeñas; apariencia de "sacacorchos" o "raíces de árbol" (se piensa que es resultado de la dilatación de los *vasa vasorum* colaterales alrededor de la oclusión)
¿Qué tratamiento es el más efectivo?	Abstinencia de tabaco (es usual que la enfermedad entre en remisión)

¿Cuál es el tratamiento quirúrgico?

Simpatectomía (para vasodilatación; provoca mejoría transitoria de los síntomas)

Amputación digital para gangrena

¿Por qué es posible la derivación quirúrgica sólo en raras ocasiones?

Enfermedad distal difusa (es decir, no hay un objetivo para la derivación)

Síndromes de atrapamiento poplíteo

¿Cuál es la población objetivo?

Hombres jóvenes (< 40 años de edad)

¿Cuál es la causa?

Anomalía congénita en el desarrollo de la arteria poplítea o músculos circundantes, lo que provoca compresión arterial

Con mayor frecuencia, ¿qué estructura es responsable de la compresión?

La cabeza medial del músculo gastrocnemio (> 80%)

En general, ¿la afección es unilateral o bilateral?

Unilateral (75%)

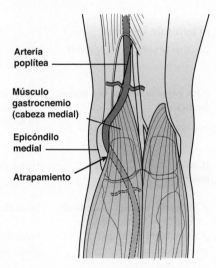

Arteria poplítea

Músculo gastrocnemio (cabeza medial)

Epicóndilo medial

Atrapamiento

¿Cuál es el síntoma más frecuente?

Claudicación intermitente de la pierna o el pie; son poco frecuentes dolor en reposo y gangrena

¿Cuál es el hallazgo clásico en la exploración física?	Pérdida de los pulsos podálicos a la flexión del tobillo o la extensión de la rodilla (la contracción del músculo gastrocnemio)
¿Qué estudio diagnóstico se lleva a cabo?	Arteriograma con la pierna en varias posiciones para mostrar oclusión intermitente
¿Cuál es el tratamiento?	Miotomía para dividir el músculo que atrapa ± derivación poplítea femorodistal (con frecuencia necesaria debido a estenosis o aneurisma poplíteos)
¿Qué enfermedad simula síndrome de atrapamiento poplíteo?	Degeneración quística adventicia de la arteria poplítea (quistes crecientes **subadventicios** que contienen mucina y provocan obstrucción)
¿Cómo se distingue esta afección del atrapamiento poplíteo?	Arteriograma de degeneración quística adventicia muestra el "signo de cimitarra" patognomónico (compresión externa del lumen poplíteo por quistes expansivos)

Arteritis de Takayasu

¿Cuál es la población objetivo?	Mujeres jóvenes (< 30 años de edad), con frecuencia con ascendencia asiática
¿Qué vasos se afectan con mayor frecuencia?	Aorta torácica ± vasos del arco (tipos I a IV) Aorta abdominal (tipos II y III) En ocasiones, las arterias pulmonares (tipo IV)
¿Cuáles son los síntomas tempranos?	Fiebre, artralgias, mialgias y anorexia
¿Cuál es el tratamiento médico?	Dosis altas de esteroides
¿Cuál es el tratamiento quirúrgico?	Procedimiento de derivación para estenosis (Endarterectomía falla en esta afección)
¿Cuál es la contraindicación relativa para cirugía?	Arteritis activa; la inflamación vascular debe reducirse con esteroides antes de intentar un procedimiento de derivación

¿Cuáles son las complicaciones?

Evento vascular cerebral

Hipertensión (usualmente causada por estenosis de arteria renal)

ICC

ENFERMEDAD VENOSA Y LINFÁTICA

Anatomía y fisiología venosas

¿Cuál es la anatomía macroscópica básica de la circulación venosa?

El sistema venoso superficial está conectado con el sistema venoso profundo que pasa a través de la capa fascial de la extremidad; las venas perforantes tienen valvas orientadas para permitir el paso del flujo desde el sistema superficial al profundo (excepto en el pie, donde sucede a la inversa)

¿Cuáles son las dos venas superficiales principales de la extremidad inferior y las venas profundas que alimentan?

Vena safena mayor: se vacía hacia la vena femoral común

Vena safena menor: se vacía hacia la vena poplítea

¿Cuál es el mecanismo principal por el cual la sangre regresa al corazón?

La acción de bombeo de los músculos de la pierna, en especial los músculos de la pantorrilla; en condiciones normales, la presión venosa disminuye a menos de la mitad su nivel de reposo con el ejercicio

¿Qué son los sinusoides?

Cavidades venosas de pared delgada dentro de los músculos de la extremidad inferior; tienen un papel esencial en la bomba musculovenosa

Diagnóstico de insuficiencia venosa

¿Cuáles son las tres lesiones básicas que provocan hipertensión venosa en la extremidad inferior?

Incompetencia valvular

Bombeo musculovenoso ineficaz

Obstrucción venosa

¿Cuáles son las dos pruebas clínicas usadas para evaluar el sistema venoso de la extremidad inferior?

Prueba de Trendelenburg

Prueba de Perthes

¿Cómo se realiza cada prueba?

1. En la prueba de Trendelenburg: se eleva la pierna para drenar el sistema venoso y se aplica un torniquete venoso sobre la unión safenofemoral; luego el paciente se pone de pie

2. En la prueba de Perthes: se aplica un torniquete proximal a las várices o donde se sospecha se encuentran las venas perforantes incompetentes; después el paciente deambula

¿Cuál es el propósito de cada prueba?

Prueba de Trendelenburg: excluir incompetencia valvular safenofemoral y de perforante

Prueba de Perthes: excluir incompetencia valvular de las perforantes y oclusión venosa profunda

En la prueba de Trendelenburg, ¿qué sugieren las siguientes observaciones?

Llenado lento de varicosidades antes de la liberación del torniquete:

Venas perforantes competentes (si el llenado es rápido, incompetente)

Llenado rápido de las varicosidades cuando se libera el torniquete:

Válvula safenofemoral incompetente

En la prueba de Perthes, ¿qué sugieren las siguientes observaciones?

Incremento de varicosidades con el ejercicio:

TVP

Disminución de varicosidades con el ejercicio:

Sistema venoso profundo normal y venas perforantes competentes

¿Cuál es el estudio diagnóstico de elección para enfermedad venosa y por qué?

Ecografía dúplex: muestra las dos lesiones venosas patológicas básicas (incompetencia valvular y oclusión venosa)

Varicosidades en extremidades inferiores

¿Cuál es la fama de las varicosidades en extremidades inferiores?

Afección vascular más frecuente de las extremidades inferiores; afecta a 10 a 20% de la población

¿Cuáles son los "tipos" y sus causas principales?

Varicosidades primarias: predisposición genética (el mecanismo exacto es incierto)

Varicosidades secundarias: TVP, provoca derivación de sangre a través de las venas perforantes competentes hacia el sistema superficial

¿Cuáles son los síntomas?

Fatiga, pesadez o dolor de la extremidad, en especial al estar de pie

¿Cuál es la terapia conservadora?

Calcetas/medias elásticas de soporte; elevación de la extremidad afectada al estar sentado

¿Cuáles son las indicaciones para cirugía?

Cosméticas

Sintomáticas (p. ej., dolor))

En ocasiones, complicaciones de insuficiencia venosa crónica (p. ej., tromboflebitis superficial recurrente y úlcera)

¿Cuál es el procedimiento realizado con mayor frecuencia?

Escleroterapia simple (inyección de una sustancia esclerosante en las venas varicosas) o láser

¿Qué compuesto se usa?

Tetradecil sulfato de sodio

¿Cuál es la contraindicación para esta terapia?

Válvulas incompetentes safenofemoral o safenopoplítea

¿Cuál es el procedimiento de elección si la escleroterapia simple está contraindicada?

Ligadura proximal y división de la vena safena mayor en la unión safenofemoral

Escleroterapia o denudación venosa (cualquiera de estas técnicas ablativas es satisfactoria)

¿Cuál es la contraindicación para la ligadura proximal o la denudación venosa?

TVP, que provoca drenaje venoso, principalmente a través del sistema superficial

¿Cuáles son las otras opciones quirúrgicas?

Los procedimientos que suelen usarse para insuficiencia venosa crónica (p. ej., ligadura subfascial de perforantes, trasplante valvular); en raras ocasiones indicados para venas varicosas simples

Insuficiencia venosa crónica

¿Cuál es su causa?

Incompetencia venosa valvular (90%)
Obstrucción venosa (10%) secundaria a
síndrome posflebítico

¿Cuál es la alteración fisiológica primaria?

Hipertensión venosa crónica

¿Cual es el resultado?

La hipertensión local disminuye la perfusión
capilar y causa acumulación intersticial de
hemosiderina y fibrina (a través de los poros
endoteliales dilatados); disminuye el transporte de oxígeno

¿Cuáles son las manifestaciones clínicas de la oxigenación tisular reducida?

Las lesiones traumáticas cutáneas sanan mal
y, con el tiempo, se produce descomposición
espontánea de la piel

¿Cuáles son los cambios cutáneos clásicos de la insuficiencia venosa crónica?

Edema color marrón, hiperpigmentación y
dermatitis por estasis
Lipoesclerosis (tejido subcutáneo engrosado
y endurecido debido a los depósitos de
fibrina)
Ulceración venosa

¿Cuál es la localización clásica de las úlceras venosas?

Superior y posterior al maléolo medial,
el sitio de cinco o seis venas perforantes
competentes desde la vena safena mayor del
sistema venoso superficial a la vena tibial
posterior profunda

¿Estas úlceras son dolorosas o indoloras?

En general indoloras (a menos que
se infecten)

¿Cuáles son los organismos más frecuentes relacionados con úlceras venosas infectadas?

S. aureus
Streptococcus faecalis
Klebsiella

¿Qué es una úlcera de Marjolin?

Transformación maligna de una úlcera
venosa crónica

¿Cuál es el manejo conservador de la insuficiencia venosa crónica?

Cuidados cutáneos meticulosos, elevación
de la extremidad, calcetas/medias elásticas de compresión y vendaje hidrofóbico

¿Qué terapia adicional es útil en el manejo de una úlcera venosa?	Bota de Unna (gasa con calamina, óxido de zinc y gelatina colocada con firmeza alrededor del pie o región inferior de la pierna y cambiada cada semana durante 6 a 12 semanas)
¿Cuándo está contraindicado este adyuvante terapéutico?	En pacientes con enfermedad oclusiva arterial concurrente
¿Qué tan exitosa es la terapia conservadora?	90 a 95%
¿Cuáles son las indicaciones para cirugía?	Úlcera venosa persistente en:

1. Pacientes activos relativamente jóvenes; la contracción repetitiva de los músculos de la pantorrilla por lo general evita la cura sólo con terapia conservadora
2. Pacientes apegados a tratamiento a pesar de manejo conservador agresivo

¿Cuáles son las opciones quirúrgicas para válvulas incompetentes?	1. Ligadura subfascial de venas perforantes competentes (procedimiento de Linton)

2. Corrección de incompetencia de las válvulas venosas profundas por plicatura con sutura de las cúspides (valvuloplastia)
3. Transposición de segmento venoso, trasplante valvular o bandas valvulares

¿Cuál es el procedimiento para obstrucción venosa?	Procedimiento de derivación venosa de vena safena
¿Cuál es el manejo quirúrgico de las úlceras venosas?	Escisión o desbridamiento, seguido de cobertura con un injerto cutáneo de grosor parcial

Trombosis venosa profunda (TVP) de extremidad superior

¿Cuáles son las causas más frecuentes?	Trombosis inducida por esfuerzo (síndrome de Paget–von Schrötter) Trombosis subclavia causada por un catéter central IV
¿Cuál es la presentación habitual?	Edema, cianosis leve, dolor y sensación de pesadez del brazo

¿Por qué es poco frecuente la trombosis masiva?

Colaterales venosas extensas alrededor de la faja escapular

¿Cuál es la incidencia de embolia pulmonar?

10 a 15% (mayor de lo que antes se creía)

¿Cuál es el tratamiento de la trombosis inducida por esfuerzo?

Terapia trombolítica regional (urocinasa); corrección de la obstrucción de salida torácica (si existe)

¿Cuál es el tratamiento de la trombosis relacionada con catéter?

El catéter se retira si es posible y la heparinización sistémica va seguida de terapia con warfarina durante 1 a 2 meses

¿Por qué estas causas se manejan distinto?

Los trombos inducidos por esfuerzo se presentan en individuos jóvenes saludables con bajo riesgo de hemorragia; en el paciente enfermo o adulto mayor con un catéter venoso central, la terapia trombolítica tiene mayor probabilidad de causar sangrado

¿Cuál es el pronóstico?

Sólo 15 a 30% de los pacientes tiene resolución completa de los síntomas

ACCESO VASCULAR PARA HEMODIÁLISIS

¿Cuál es la velocidad de flujo mínimo requerido para dirigir el proceso de hemodiálisis?

150 ml/min

Acceso para hemodiálisis crónica

¿Cuáles son los dos tipos generales de procedimientos de acceso crónico?

1. Fístula autógena; anastomosis directa de la arteria a la vena
2. Fístula de interposición AV: interposición de un injerto protésico entre la arteria y la vena

¿Qué tipo específico se prefiere como primera operación y por qué?

Fístula autógena de Brescia–Cimino (es decir, "Cimino"): arteria radial a vena cefálica; las fístulas autógenas se relacionan con mejor permeabilidad a largo plazo y riesgo reducido de infección; incluso, las fístulas de Brescia–Cimino requieren disección superficial mínima

¿Qué porcentaje de los pacientes es candidato para una fístula autógena?

15 a 20%; estos pacientes, que con frecuencia tienen una larga historia de enfermedad, tienen pocas venas permeables en las extremidades superiores

¿Cuál es el material protésico de elección para fístula de interposición AV?

PTFE

¿Cuál es el sitio usado con mayor frecuencia?

Antebrazo de la mano no dominante: asa de PTFE entre la arteria radial (o braquial) y una vena de la región antebraquial (p. ej., cefálica, basílica)

Compare y explique los fundamentos para los periodos de espera posquirúrgicos requeridos antes de usar las fístulas autógenas y de interposición AV:

Autógena: 3 a 6 semanas, para permitir que la fístula madure; la vena debe estar hipertrófica y "arterializada" para permitir las punciones repetidas con la aguja grande de hemodiálisis

Interposición: 2 semanas; el material protésico será el sitio de punción de la aguja, pero debe desarrollarse una cicatriz fibrosa alrededor del injerto para que no se produzcan hematomas en los sitios de punción (los hematomas predisponen al paciente a infecciones)

¿Cuál es la causa más frecuente de falla de una fístula AV?

Trombosis como resultado de **flujo de salida venoso** defectuoso (aguda debido a error técnico, crónica debida a hiperplasia neoíntima)

¿Cuáles son las opciones terapéuticas para trombosis?

Trombectomía (procedimiento de primera elección)
Angioplastia percutánea con balón
Terapia trombolítica (urocinasa)
Revisión quirúrgica de la fístula
    (p. ej., angioplastia con parche, nueva anastomosis venosa)

En un paciente con dolor distal en una extremidad, ¿qué debe descartarse?

Síndrome de robo arterial (isquemia distal a la fístula causada por flujo retrógrado a través de la arteria distal)

¿Cuál es el tratamiento?

Agudo, aplicar presión a la fístula para restaurar el flujo anterógrado a la extremidad; después se realiza el bandeo o ligadura de la fístula o la revisión de la anastomosis arterial

¿Cuáles son las otras complicaciones de fístula AV?	Dilatación aneurismática venosa causada por la punción con aguja Edema de la extremidad causada por hipertensión venosa distal a la fístula Seudoaneurisma en la anastomosis o sitio de punción de la aguja Infección En raras ocasiones, insuficiencia cardiaca de gasto alto causada por derivación AV
¿Cuáles son las tasas de permeabilidad a 1 y 5 años entre fístulas autógena e interposición AV?	1 año: autógena 65 a 80%; interposición: 75 a 80% 5 años: autógena 65 a 80%; interposición: 40 a 50%

OTROS TEMAS VASCULARES

Tumor de cuerpo carotídeo

¿Qué es?	Tumor en el cuerpo carotídeo (bifurcación de la arteria carótida común)
¿Cuál es su origen?	Ganglión aferente del nervio glosofaríngeo
¿Cuáles son sus características macroscópicas?	Bien encapsulado y adherido con firmeza a la superficie adventicia de las arterias carotídeas
¿Cuál es la presentación?	Masa asintomática en el ángulo de la mandíbula
¿Cuál es el hallazgo clásico en la exploración física?	Masa móvil en el eje horizontal (anterior y posterior), pero fija en el eje vertical
¿Cuál es el hallazgo radiográfico clásico?	Extensión de la bifurcación de la arteria carotídea; el cuerpo carotídeo descansa en la horquilla de la bifurcación
¿Cuál es el tratamiento?	Embolización prequirúrgica para reducir la pérdida de sangre al momento de la cirugía (tumores muy vasculares); en general reservado para masas > 3 cm Escisión del tumor ± reconstrucción carotídea
¿Cuál es la incidencia de metástasis?	5%

Capítulo 71 **Cirugía pediátrica**

¿Cuáles son los requerimientos
calóricos por edad para los
siguientes pacientes (kcal/kg/d)?

Lactantes prematuros   80 kcal

Niños < 1 año de edad   100 kcal

Niños de 1 a 7 años de edad   85 kcal

Niños de 7 a 12 años de edad   70 kcal

Niños de 12 a 18 años de edad   40 kcal

¿Cuál es la ruta única para   Intraósea
líquidos IV en niños < 6 años de
edad?

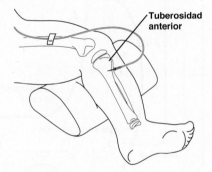
Tuberosidad
anterior

Defina el circuito para
oxigenación por membrana
extracorpórea (OMEC):

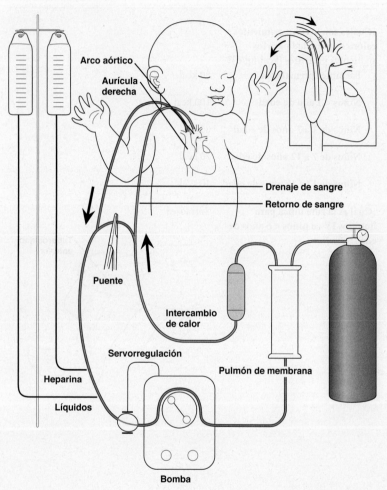

¿Qué es el procedimiento de Kasai para atresia biliar?

En Y de Roux a cordón fibroso que representa el conducto biliar atrésico

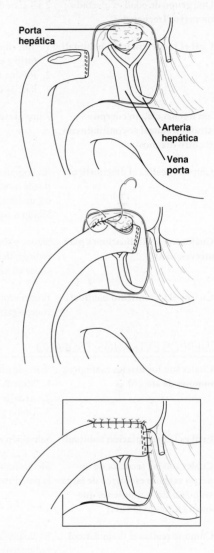

Porta hepática

Arteria hepática

Vena porta

CUERPOS EXTRAÑOS: TRÁQUEA

¿Qué grupo de edad es afectado con mayor frecuencia?	2 a 4 años de edad
¿Cuál es la presentación habitual?	1. Tos, sibilancias, disnea, estridor inspiratorio y espiratorio y/o fiebre 2. Ruidos respiratorios disminuidos o sibilancias unilaterales
Con frecuencia, un cuerpo extraño traqueal se confunde con este otro diagnóstico:	Asma grave
¿Cómo se realiza el diagnóstico?	Radiografía simple de tórax y cuello que puede mostrar un cuerpo extraño radiopaco, un lóbulo o segmento hiperinflado o un lóbulo o segmento atelectásico
¿Cuáles son las indicaciones para intervención?	Signos y síntomas altamente sugestivos con radiografías confirmatorias o historia sospechosa en niño pequeño
¿Cuál es el tratamiento habitual?	Broncoscopia rígida con extracción del cuerpo extraño con pinzas

CUERPOS EXTRAÑOS: ESÓFAGO

¿Cuáles son los niveles esofágicos comunes de atasco?	Sitios de estrechez esofágica: 1. Músculo cricofaríngeo 2. Arco de la aorta (al nivel de la carina) 3. Unión gastroesofágica
¿Cuál es la presentación habitual?	Salivación excesiva, disfagia y dolor
¿Cuáles son las secuelas de un cuerpo extraño esofágico de larga evolución sin tratamiento que ponen en riesgo la vida?	Mediastinitis después de erosión a través de la pared esofágica
¿Cómo se realiza el diagnóstico?	Radiografía simple que muestra objetos radiopacos

¿Cuál es el tratamiento habitual?	1. Al nivel del cricofaríngeo y la carina: esofagoscopia rígida o flexible con extracción mecánica con pinzas
	2. En la unión gastroesofágica: observación La mayoría de los cirujanos no recomiendan el uso de catéter con balón de Fogarty para extraer cuerpos extraños esofágicos
¿Cuáles son los riesgos del tratamiento?	1. Perforación esofágica
	2. Aspiración, que se evita al colocar al paciente en posición prona

EVENTRACIÓN DEL DIAFRAGMA

¿Qué es?	Ausencia de un componente muscular normal del diafragma; ocasiona un diafragma intacto pero elevado
¿Cuáles son los dos tipos y la causa de cada uno?	1. Congénita: defecto muscular embrionario
	2. Adquirida: en general causada por lesión de nervio frénico
¿Cuál es la presentación habitual?	Varía desde asintomático hasta dificultad respiratoria, en especial en lactantes, diafragma elevado (por lo general izquierdo)
¿Qué estudio diagnóstico se lleva a cabo?	Fluoroscopia, que puede mostrar movimiento paradójico del diafragma
¿Cuál es el tratamiento habitual?	1. Paciente asintomático: ninguno
	2. Paciente sintomático: plicatura y estabilización del diafragma en posición espiratoria

ENFERMEDADES QUÍSTICAS PULMONARES CONGÉNITAS

¿Cuáles son los cuatro tipos?	1. Malformación quística adenomatoide (MQA)
	2. Secuestro pulmonar
	3. Quiste broncogénico
	4. Hiperinsuflación lobar congénita

Describa cada tipo:

MQA	Masas quísticas y sólidas de tejido pulmonar inmaduro que comunican con las vías respiratorias normales
Secuestro pulmonar	Colección de tejido pulmonar anormal con drenaje venoso sistémico
Quiste broncogénico	Quistes extrapulmonares, formado de tejido bronquial inmaduro separado del pulmón durante el desarrollo embrionario temprano, cubierto por epitelio columnar ciliado y rodeado de una pared fibrosa que contiene cartílago
Hiperinsuflación lobar congénita	Tejido pulmonar normal con bronquio anómalo que causa atrapamiento e hiperinsuflación de aire

¿Cuál es la presentación habitual?

1. Dificultad respiratoria causada por compresión de un pulmón normal en el neonato
2. Infecciones recurrentes en niños de mayor edad
3. El quiste broncogénico y el secuestro extrapulmonar por lo general son asintomáticos

¿Qué estudios diagnósticos se realizan?

1. Rastreo de tórax por TC (estudio de elección)
2. Ecografía
3. Esofagoscopia para pacientes con disfagia
4. IRM y aortografía, que pueden mostrar la vasculatura sistémica secuestrada

¿Cuál es el tratamiento habitual?

1. Los quistes broncogénicos se resecan
2. La lobectomía es el tratamiento de elección para otras enfermedades quísticas congénitas del pulmón, es bien tolerada en lactantes, la tasa de complicaciones es menor que para resecciones segmentarias y el parénquima pulmonar aún crece en niños pequeños, con formación resultante de nuevos alveolos

ANO IMPERFORADO

¿Por qué la acidosis hiperclorémica se relaciona con ano imperforado?

El colon absorbe Cl⁻ de la orina a través de una fístula con la vejiga/uretra

QUISTE DE COLÉDOCO

¿Cuáles son las variantes anatómicas del quiste de colédoco?

Tipo I —Dilatación del conducto biliar común

Tipo II —Dilatación quística sacular lateral

Tipo III —Coledococele representado por un quiste intraduodenal

Tipo IV —Quistes extrahepáticos múltiples, quistes intrahepáticos o ambos

Tipo V —Uno o varios quistes intrahepáticos

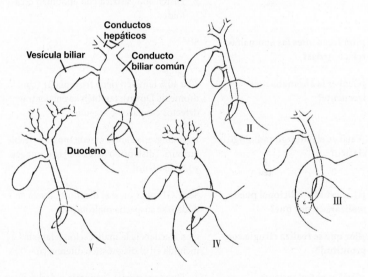

OBSTRUCCIÓN DUODENAL EN EL NEONATO

¿Cuáles son las causas de obstrucción duodenal en el neonato?

1. Estenosis duodenal
2. Atresia duodenal
3. Membrana duodenal
4. Páncreas anular

¿Qué es un páncreas anular?

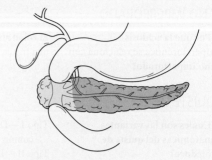

¿Cuál es su localización habitual? 90% ocurre distal al ámpula de Vater; 10% ocurre proximal al ámpula

¿Cuál es la presentación habitual?
1. Intolerancia a la alimentación y vómito bilioso en las primeras 24 a 48 h de vida
2. Distensión gástrica con abdomen escafoideo

¿Son frecuentes las anomalías relacionadas? Sí

¿Cuál es la anomalía más frecuente? 20 a 40% también tiene trisomía 21 (síndrome de Down); también se encuentran defectos cardiacos congénitos

¿Cuál es el hallazgo radiológico clásico? La radiografía simple puede mostrar "doble burbuja" (distensión aérea de [1] estómago y [2] duodeno)

¿Qué estudio adicional puede realizarse y por qué? Serie GI superior, si el diagnóstico está en duda o se sospecha malrotación

¿Por qué se realiza cirugía con prontitud? Con frecuencia la malrotación letal está incluida en el diagnóstico diferencial

¿Cuál es el tratamiento quirúrgico habitual?
1. Duodenostomía (primaria o derivación)
2. Duodenoyeyunostomía, si hay obstrucción duodenal distal

En general, ¿qué procedimiento se realiza para membranas duodenales? Resección de membranas con duodenotomía longitudinal

DUPLICACIÓN ENTERAL

¿Qué es una duplicación enteral?	Tejido del tracto GI corto paralelo "adicional" que forma un quiste mesentérico o un quiste dentro de la pared intestinal
¿Cuál es el sitio más frecuente de duplicación?	Intestino delgado
¿Cuál es el tratamiento?	Resección quirúrgica
¿Qué porcentaje de las duplicaciones comunica con el lumen intestinal?	20%

ATRESIA INTESTINAL

¿Qué es la atresia intestinal?	Obstrucción intestinal por estenosis o atresia de yeyuno, íleon o colon; se piensa que es resultado de un evento vascular *in utero* o vólvulo, hernia, intususcepción o malrotación intrauterinos
¿Cuáles son los tipos?	Tipo I: diafragma o membrana intraluminal Tipo II: cordón fibroso que conecta con extremos ciegos, con mesenterio intacto Tipo IIIa: intestino discontinuo con defecto mesentérico en forma de V (tipo **más común**) Tipo IIIb: deformidad en mondadura de manzana Tipo IV: múltiples segmentos atrésicos separados por intestino relativamente normal
¿Cuál es la presentación habitual?	1. Polihidramnios prenatal 2. Vómito bilioso 3. Distensión abdominal 4. Falla para pasar meconio
¿Qué estudio con contraste se realiza para auxiliar el diagnóstico?	Enema con contraste; con frecuencia GI superior es innecesario y puede complicar la cirugía
¿Qué tipo de biopsia intestinal puede realizarse durante la evaluación?	Biopsia por succión rectal

¿Por qué se realiza esta biopsia?	Para descartar enfermedad de Hirschsprung
¿Cuál es el tratamiento quirúrgico habitual?	Resección del intestino afectado con anastomosis primaria
¿Qué puntos técnicos deben considerarse para un resultado quirúrgico óptimo?	1. Preservación de la longitud intestinal, sin importar la cantidad de anastomosis necesarias 2. Reducción del extremo proximal dilatado para disminuir la discrepancia de tamaños 3. Preservación de la válvula ileocecal

HEMANGIOMAS GASTROINTESTINALES

¿Cuál es la complicación más frecuente?	Sangrado (de modo característico crónico e intermitente)
¿Cuáles son los cuatro síndromes que se relacionan con hemangiomas GI?	1. Síndrome de Osler–Weber–Rendu 2. Síndrome de Klippel–Trénaunay 3. Síndrome de Turner 4. Síndrome de von Hippel–Lindau
En general, ¿qué estudios radiológicos se realizan?	1. Enema con bario o enteroclisis para mostrar defectos de llenado mucoso o seudopólipos 2. Angiografía selectiva para mostrar vasos aberrantes grandes, vasos pequeños dilatados, llenado venoso rápido o mechones vasculares
¿Cuál es el tratamiento quirúrgico habitual?	Cauterización cuidadosa, ablación láser o ligadura de las lesiones; si se encuentran múltiples lesiones, conservar la longitud del intestino mediante cosecha cuidadosa y resección segmentaria de lesiones en racimo

ALTERACIONES HEPATOBILIARES Y PANCREÁTICAS PEDIÁTRICAS

Neoplasias hepáticas

Hemangioma

¿Cuál es la localización habitual de los hemangiomas?	Origen multicéntrico; por lo tanto es frecuente que se confundan con metástasis

¿Cuál es la fama de los hemangiomas?	Tumor hepático benigno más frecuente (> 50%)
¿Cuál es el síntoma más frecuente?	Malestar abdominal superior
¿Qué estudios diagnósticos se realizan?	Ecografía Doppler, TC dinámica, IRM, angiografía y rastreo con eritrocitos marcados (tecnecio-99, ^{99m}Tc)

¿Cuáles son las complicaciones relacionadas?

1. Sangrado intraperitoneal
2. Insuficiencia hepática crónica o subaguda secundaria a cortocircuito AV a través de la vasculatura tumoral
3. Trombocitopenia y anemia angiopática secundaria a atrapamiento plaquetario o eritrocitario en vasculatura tumoral

¿Cuál es el tratamiento habitual?

1. Puede observarse si el tumor es pequeño (< 4 cm) y asintomático
2. Resección quirúrgica o embolización (radiología intervencionista) si hay complicaciones (ver antes)

Hamartomas hepáticos

¿Qué es un hamartoma hepático?	Tumor benigno secundario a nuevo crecimiento de tejidos epiteliales **normales** en el hígado

Hepatoblastoma

¿El hepatoblastoma es benigno o maligno?	Maligno
¿Cuál es la edad promedio al diagnóstico?	1 año
¿Qué valor de laboratorio está elevado con frecuencia?	α-fetoproteína (> 90%)

Hepatoblastoma tiene relación con:

Anomalías ortopédicas, ¿por qué?	Fracturas patológicas múltiples causadas por metabolismo anómalo de calcio

Anomalías genitourinarias, ¿por qué?	Precocidad isosexual, con aumento de tamaño genital y vello púbico secundarios a producción de gonadotropina coriónica humana (hCG, *human chorionic gonadotropin*) (10% de hombres)
¿Cuál es el tratamiento habitual?	Resección quirúrgica y quimioterapia (doxorubicina, cisplatino)

Carcinoma hepatocelular

¿Cómo se distingue el carcinoma hepatocelular por histología de la forma adulta?	Es indistinguible por histología: invasivo, multicéntrico y con frecuencia teñido con bilis (a diferencia de hepatoblastoma)
¿Cuáles son los sitios usuales de diseminación metastásica?	Metástasis a ganglios linfáticos regionales, pulmón y hueso son frecuentes al diagnóstico
¿Cuál es la edad promedio al diagnóstico?	9 a 10 años
¿Cuál es la presentación clínica habitual?	Dolor abdominal, anorexia y pérdida ponderal son frecuentes; se observa ictericia en 20% de los pacientes
Con frecuencia, ¿qué valores de laboratorio están elevados?	1. α-fetoproteína (en 50%); las cifras son menores que en hepatoblastoma 2. Enzimas hepáticas y fosfatasa alcalina
¿Cuál es el tratamiento habitual?	El mismo que para hepatoblastoma (combinación de resección quirúrgica y quimioterapia), pero la quimioterapia no es tan efectiva

Rabdomiosarcoma

¿Qué es?	Sarcoma de músculo estriado
Defina las etapas de rabdomiosarcoma:	
Etapa I	Tumor localizado, resecado completamente
Etapa II	Enfermedad residual microscópica

Etapa III	Enfermedad residual macroscópica
Etapa IV	Metástasis a distancia

¿Cuál es la tasa de supervivencia a 3 años en cada etapa?

Etapa I	≈ 80%
Etapa II	≈ 70%
Etapa III	≈ 50%
Etapa IV	≈ 25% (55% a 5 años)

PÁNCREAS *DIVISUM*

¿Qué es el páncreas *divisum*?	Variante anatómica que se produce cuando las estructuras ductales ventral y dorsal del páncreas no se fusionan durante el desarrollo embrionario
¿Cuál es el conducto pancreático principal?	Conducto de Wirsung
¿Qué conducto persiste en el páncreas divisum?	Conducto de Santorini
¿Cuál es la incidencia?	10% de la población
¿Cuál es el estudio diagnóstico de elección?	Colangiopancreatografía retrógrada endoscópica (CPRE)

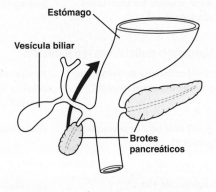

Estómago

Vesícula biliar

Brotes pancreáticos

¿Cuál es la complicación más frecuente?	Brotes repetidos de pancreatitis
¿Cuál es la indicación más frecuente para cirugía?	Pancreatitis aguda recurrente documentada
¿Cuál es el procedimiento de elección?	Esfinteroplastia abierta de conducto dorsal
¿Qué procedimiento se realiza en un paciente con pancreatitis crónica y un conducto dorsal dilatado?	Pancreaticoyeyunostomía anterior longitudinal con asa en Y de Roux

ALTERACIONES GENITOURINARIAS PEDIÁTRICAS

Riñón en herradura

¿Qué es un riñón en herradura?	Anomalía de la fusión renal en que los polos inferiores de dos masas renales distintas se unen por parénquima renal o tejido fibroso (istmo en riñón)
¿Cuál es su fama?	Anomalía de la fusión renal más frecuente
¿Cuál es la incidencia?	≈ 1:1 000
¿Qué provoca más complicaciones?	Las anomalías del sistema colector que resultan en hidronefrosis, infecciones y cálculos renales
¿Para qué tumores tienen riesgo incrementado los individuos afectados?	Hidronefromas, tumor de Wilms y tumores parenquimatosos y del sistema colector

Nefropatía poliquística renal infantil

¿Cuál es la fama de nefropatía poliquística renal infantil?	Aunque rara, es la enfermedad quística genética más frecuente de los riñones en la infancia
¿Cuál es la ruta de transmisión genética?	Autosómica recesiva
¿Cuál es el hallazgo en la exploración física?	Masas en flancos duras, masivamente agrandadas, palpables y con frecuencia visibles

¿Cuáles son las patologías incluidas en el diagnóstico diferencial?	1. Hidronefrosis 2. Neoplasia renal 3. Trombosis de vena renal
¿Qué pruebas diagnósticas se realizan?	1. Urografía excretora: flujo radial del material de contraste desde la médula hasta la superficie de la corteza, con áreas alternantes radiolúcidas y radio-densas (efecto de rayos de sol) 2. Ecografía: masas hiperecogénicas y quistes pequeños diseminados
¿Qué otro órgano está afectado en estos pacientes?	Hígado: proliferación y dilatación de los conductos biliares, con cantidades variables de fibrosis periportal y, en ocasiones, hipertensión portal
¿Cuál es el pronóstico para estos pacientes?	Malo; por lo general ocurre la muerte en los primeros meses de vida

Obstrucción de la unión ureteropélvica (UUP)

¿Qué es la obstrucción de la UUP?	Fibrosis o interrupción de la continuidad del músculo liso a través de la UUP, lo que interrumpe la transmisión ordenada de las ondas peristálticas
¿Cuáles son las complicaciones relacionadas?	1. Hidronefrosis 2. Infección de vías urinarias (IVU) 3. Si no se corrige, insuficiencia renal
¿Qué estudios diagnósticos se realizan?	1. Ecografía: dilatación de la pelvis renal 2. Centelleografía renal si la ecografía muestra hidronefrosis persistente; la persistencia de la etiqueta radiactiva en la pelvis renal sugiere obstrucción de la UUP
¿Qué otro estudio se incluye para descartar reflujo vesicoureteral?	Cistouretrograma de vaciamiento (CUGV)
¿Cuál es el tratamiento quirúrgico?	Pieloplastia para agrandar la UUP

¿Cuándo se considera la intervención prenatal?	Sólo si la ecografía muestra oligohidramnios significativo, ningún cambio quístico en los riñones, hidronefrosis bilateral e hipoplasia pulmonar inminente

Reflujo vesicoureteral

¿Qué es el reflujo vesicoureteral?	Paso retrógrado de orina desde la vejiga hacia el uréter
¿Cuál es la predilección de sexo?	Las niñas abarcan 85% de los casos
¿Cuáles son las complicaciones?	1. IVU 2. Insuficiencia renal
¿Cuál es el tratamiento habitual?	Para la mayoría de los pacientes, el manejo no quirúrgico es exitoso, el cual incluye antibióticos para supresión y seguimiento estrecho con urocultivos, cistouretrogramas y medición de valores séricos de creatinina
¿Cuáles son las indicaciones para cirugía?	1. IVU recurrente 2. Lesión renal progresiva 3. Falta de apego terapéutico 4. Reflujo grave
¿Cuál es el tratamiento quirúrgico?	Reimplantación ureteral con un largo segmento de uréter intravesical

Valvas uretrales

¿Qué son las valvas uretrales?	Formas exageradas del pequeño pliegue normal en la uretra masculina
¿Cuál es la presentación habitual?	IVU, enuresis nocturna, chorro urinario débil, frecuencia urinaria, hematuria y retención urinaria aguda
¿Cuál es el estudio diagnóstico de elección?	CUGV
¿Cuál es el tratamiento quirúrgico?	Resección valvar endoscópica; si el lactante es muy pequeño para permitir el uso de escopio, se realiza una vesicostomía temporal hasta que el lactante tenga varios meses de edad

Extrofia vesical

¿Qué es la extrofia vesical?

Defecto de la cobertura de la pared abdominal ventral de por lo menos parte de la vejiga, con diástasis púbica

¿Para qué trastorno tienen los hombres 10 veces mayor probabilidad?

Criptorquidia

¿Qué hernia es frecuente con extrofia vesical?

Hernia inguinal

Si se deja sin tratamiento, ¿para qué afección tienen mayor riesgo todos los pacientes?

Carcinoma vesical

¿Cuál es el tratamiento quirúrgico?

Procedimiento multietapa:
1. Cierre vesical primario (acompañado de herniorrafia y orquidopexia, si está indicada), que provoca incontinencia
2. Reparación de epispadias durante los años siguientes conforme crezca la vejiga; reconstrucción de cuello vesical para lograr la continencia a los 3 a 4 años de edad

Hipospadias

¿Qué son las hipospadias?

Anomalía en la cual el meato urinario se abre hacia la superficie ventral del pene, proximal al extremo del glande

¿Cuál es la incidencia?

1:300 hombres nacidos vivos

¿Cuál es la causa?

Defecto de la estimulación andrógena del pene en desarrollo que excluye la formación completa de la uretra y estructuras circundantes

¿Cuáles son las indicaciones para tratamiento quirúrgico?

Por razones psicológicas, se ofrece el tratamiento quirúrgico a todos los pacientes

¿Cuál es el momento para cirugía?

Durante el primer año de vida

¿Cuáles son los objetivos primarios de la cirugía?

Enderezamiento del pene y colocación del meato en la punta del glande

Síndrome del vientre en ciruela pasa

¿Cuál es la tríada de hallazgos físicos?

1. Ausencia o hipoplasia congénitas de la musculatura de la pared abdominal
2. Anomalías de tracto urinario, con vejiga hipotónica grande, uréteres y uretra prostática dilatados
3. Criptorquidia bilateral

¿Cuál es otro nombre para este síndrome?

Síndrome de Eagle–Barrett

OTROS DATOS UROLÓGICOS

Defina los siguientes términos:

Fimosis

Adherencia fibrosa del prepucio al glande peneano subyacente; el prepucio no se retrae

Parafimosis

Incapacidad para mover el prepucio sobre el glande del pene (el prepucio permanece retraído) (Piense: para = alrededor)

Postitis

Infección del prepucio

¿Cuál es la desventaja del prepucio?

Relacionada con: fimosis, parafimosis, postitis, higiene, IVU, cáncer peneano (riesgo muy pequeño, pero real)

TORSIÓN TESTICULAR

¿Qué es?

Torsión del cordón espermático que ocasiona obstrucción del flujo venoso y oclusión arterial subsecuente → infarto del testículo

¿Cuál es la historia clásica?

Dolor escrotal de inicio agudo después de actividad vigorosa o traumatismo menor

¿Qué es una deformidad en "badajo de campana"?

Falta de adherencia bilateral de los testículos por el gubernáculo del escroto (como los badajos de campana)

¿Cuáles son los síntomas?	Dolor escrotal, suprapúbico
¿Cuáles son los signos?	Testículo hipersensible, tumefacto, elevado; ausencia de transiluminación
¿Cuál es el diagnóstico diferencial?	Traumatismo testicular, hernia inguinal, epididimitis, torsión apendicular
¿Cómo se realiza el diagnóstico?	Exploración quirúrgica, U/S (masa sólida) y estudio de flujo Doppler, rastreo frío con Tc-99m
¿Cuál es el tratamiento?	Destorsión quirúrgica y orquidopexia bilateral del escroto
¿Dentro de qué periodo desde el inicio de los síntomas debe destorserse el testículo?	Menos de 6 h produce los mejores resultados

TERATOMAS

¿Qué son los teratomas?	Tumores de células germinales que contienen elementos de las tres capas (endodermo, mesodermo, ectodermo); contienen tejido foráneo al sitio anatómico (formado por tejido que no podría haberse producido por metaplasia de las células encontradas en dicho sitio)
¿Cuáles son los cinco componentes frecuentes?	1. Piel 2. Dientes 3. Tejido de SNC 4. Mucosa respiratoria y alimentaria 5. Cartílago y hueso
¿Por qué causan síntomas?	Obstrucción o compresión de vísceras
¿Cuáles son los tres marcadores tumorales?	1. hCG: coriocarcinoma 2. α-fetoproteína: fumores que contienen carcinoma del saco vitelino y carcinoma embrionario; teratoma que contiene tejido inmaduro 3. Isoenzima 1 de lactato deshidrogenasa: tumores del saco vitelino (no específica)

Mencione a qué tipo de teratoma se refieren los siguientes enunciados:

Es el más frecuente en neonatos	Sacrococcígeo
Es el más frecuente en adolescentes	Ovárico
Se presenta como una masa suprapúbica	Ovárico
Es extragonadal y se observa sólo en hombres	Gástrico
Es el tipo extragonadal más frecuente	Sacrococcígeo

¿Cuál es la apariencia característica del tipo sacrococcígeo?	Protruye desde el espacio del ano y cóccix, por lo general está cubierto con piel intacta normal
¿Qué se incluye en el diagnóstico diferencial del teratoma sacrococcígeo?	1. Mielomeningocele 2. Quiste pilonidal
¿Cuál es el tratamiento del teratoma sacrococcígeo?	1. Escisión quirúrgica en continuidad con escisión de cóccix 2. Si es maligno, quimioterapia agresiva
¿Cuál es la presentación habitual del teratoma gástrico?	Masa epigástrica palpable o sangrado GI
¿Cuál es el tratamiento del teratoma gástrico?	Escisión quirúrgica
¿Cuál es el pronóstico para teratoma gástrico?	Si se reseca por completo, no es necesaria terapia adicional debido a que estos tumores son benignos
¿Qué teratoma se denomina con frecuencia un tumor "dermoide"?	Ovárico
¿Cuál es el origen del dolor por este teratoma?	Vólvulo del pedículo ovárico

¿Qué debe incluirse en el diagnóstico diferencial?	Embarazo
¿Cuál es el tratamiento del teratoma ovárico?	Escisión quirúrgica, dejando el tejido ovárico funcional sólo si es claro que el tumor es benigno

VARIOS

¿Qué es una cinta de Breslow?	Cinta usada en traumatología para estimar en niños, con base en la estatura, el peso corporal, bolos líquidos IV, etc.
¿Cuál es la causa #1 de muerte en niños de 1 a 15 años de edad?	Traumatismo
¿Cuál es la regla de 3 para reducción de intususcepción con bario?	3 pies de altura (1 m) 3 intentos
¿Qué es la tortícolis?	Masa fibrótica **benigna** en el músculo esternocleidomastoideo de un neonato, en general debido a "traumatismo al nacer"
¿Cuál es la bacteria que causa fiebre por rasguño de GATO?	*Bartonella henselae*
¿Qué es el síndrome de Pierre Robin?	Glosoptosis, micrognatia, ± paladar hendido; paciente en riesgo de compromiso de vía aérea
¿Qué es la atresia de coanas?	Obstrucción posterior de narinas
¿Cuál es una posible complicación de infección paraumbilical en un neonato?	Trombosis de vena porta

Capítulo 72 **Cirugía plástica**

¿Qué son las líneas faciales de Langer?

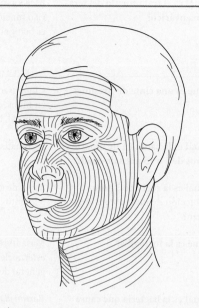

CURA ANÓMALA DE HERIDAS

¿Qué es una cicatriz hipertrófica?

Una cicatriz que muestra depósito excesivo de colágeno dentro de los bordes de la herida que sana; es usual que la cicatriz disminuya con el tiempo

¿Qué es un queloide?

Una cicatriz con depósito excesivo de colágeno fuera del borde de la herida que sana; más frecuente en afroamericanos que en caucásicos

¿Cuál es el tratamiento de las cicatrices hipertróficas y queloides?

Puede intentarse la escisión, pero la recurrencia es frecuente; las inyecciones de corticoesteroides y la compresión directa en ocasiones combinada con escisión del que-loide han tenido éxito en algunos pacientes

¿Qué es crucial para la escisión exitosa?

Reaproximación de los bordes cutáneos sin tensión

¿Qué es el tejido de granulación?

Producción excesiva de tejido de granulación en la herida

¿Cuál es el tratamiento del tejido de granulación?

Son efectivas escisión, cauterización química (nitrato de plata) y electrocauterización

COLGAJOS

¿Cuáles son las indicaciones para el uso de colgajos?

1. Lecho poco vascularizado
2. Defectos de grosor completo del párpado, oreja, nariz y labio
3. Tendones expuestos
4. Tejido necesario para la función o llenado de un espacio muerto

¿Qué es un colgajo en patrón aleatorio?

Un colgajo que basa su flujo sanguíneo en los plexos dérmicos y subdérmicos; su orientación es aleatoria debido a que el flujo sanguíneo no proviene de un haz vascular particular definido anatómicamente

¿Qué es un colgajo axial o arterial?

Un colgajo basado en arterias cutáneas directas que perfora una arteria subyacente

¿Qué es un colgajo fasciocutáneo y de dónde deriva su flujo sanguíneo?

Un colgajo basado en tabiques intermusculares; su flujo sanguíneo deriva de vasos que se ramifican dentro de los tabiques para formar plexos

¿Qué es un colgajo muscular?

Un colgajo que consiste en músculo vascularizado; si incluye tejido subcutáneo suprayacente y piel, se denomina colgajo musculocutáneo

¿Cuáles son las ventajas de un colgajo muscular?

La masa proporcionada por el músculo y el tejido subcutáneo en la reconstrucción de defectos grandes mientras ofrece durabilidad en áreas mecánicamente activas

¿Qué es un injerto de colgajo pediculado?

Es un colgajo que se mantiene adherido durante ≈ 2 semanas; se corta después de que crecen capilares hacia el colgajo

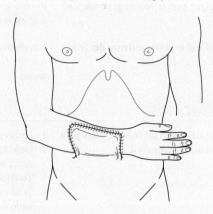

EXPANSIÓN DE TEJIDOS

¿Cómo se logra la expansión de tejidos?

Se implantan prótesis de silastic debajo del tejido para expandirlo; luego se infunden cantidades crecientes de solución salina hasta que la expansión de los tejidos es completa

¿La expansión puede dañar los tejidos?

La expansión gradual preserva la función y viabilidad de todas las estructuras suprayacentes; el daño casi siempre ocasiona una expansión muy rápida

¿Cuáles son los signos de daño de los tejidos?

Neurapraxia, pérdida de los apéndices cutáneos, necrosis de la piel suprayacente y, por último, exposición del implante

¿Cuáles son las complicaciones frecuentes y su manejo?

1. Seroma —aspiración percutánea; con frecuencia el uso de drenaje con succión evita la formación de seromas
2. Hematoma —drenaje percutáneo (exitoso en raras ocasiones) seguido de exploración para hemorragia continua; la prevención mediante hemostasia adecuada es crucial

3. Infecciones —las infecciones tempranas justifican la escisión y reemplazo en 4 a 6 meses; las infecciones tardías combinadas con o resultantes de extrusión pueden manejarse con expansiones frecuentes de poco volumen hasta completar la expansión

¿Por qué es frecuente que pueda dejarse un expansor infectado en el tejido?

El tejido expandido, incluida la cápsula del implante, tiene un riego sanguíneo extenso que le brinda capacidad antimicrobiana

TRAUMATISMO MAXILOFACIAL

Urgencias

¿Cuáles son las tres urgencias de lesiones maxilofaciales encontradas con mayor frecuencia?

1. Obstrucción de vías respiratorias
2. Hemorragia que pone en riesgo la vida
3. Aspiración

¿Cuáles son algunos mecanismos de obstrucción de vías respiratorias en traumatismo maxilofacial?

Tumefacción de tejidos blandos, dientes fracturados o fragmentos de dentadura, sangre o disrupción anatómica macroscópica pueden obstruir el flujo de aire

¿Cuál es el tratamiento?

Intubación endotraqueal; en algunos casos, cricotirotomía de urgencia

¿Qué lesiones maxilofaciales tienen una relación frecuente con hemorragia profusa?

Laceraciones faciales profundas y lesiones maxilofaciales cerradas con fracturas relacionadas

¿Cuál es el tratamiento preferido para hemorragia en laceraciones faciales?

Presión directa y vendaje compresivo circunferencial

¿Cuál es el riesgo de pinzamiento cegado de vasos a través de una laceración facial?

Daño del nervio facial

¿Cuál es el origen más frecuente de sangrado en lesiones maxilofaciales cerradas?

Arterias y venas adyacentes a las paredes de senos fracturados

¿Cuáles son los cuatro métodos principales para controlar una hemorragia por estas lesiones?	1. Empaquetamiento nasal anteroposterior (AP) 2. Vendaje compresivo externo 3. Ligadura arterial selectiva 4. Reducción de fractura maxilar
Con frecuencia, ¿cómo se logra el empaquetamiento nasal?	Se insertan dos sondas de Foley con balón de 30 a 50 ml a través de las narinas, se inflan en la faringe posterior y se tiran para ocluir las coanas posteriores; luego se empaqueta con gasa previamente empapada en antibiótico y vaselina a través de las narinas
¿Qué arterias pueden ligarse de modo seguro para controlar una hemorragia facial que pone en riesgo la vida?	1. Arteria maxilar interna 2. Arteria carótida externa 3. Arteria temporal superficial

Heridas de tejidos blandos

¿Cuál es el momento óptimo para cierre de heridas faciales?	Debido al excelente flujo sanguíneo, el cierre puede realizarse hasta hasta 24 h después de ocurrida la herida
¿Cuáles son los métodos estándar de la limpieza de heridas?	Irrigación a presión, lavado o eliminación mecánica de detritos y desbridamiento intenso
¿Cuáles son las secuelas a largo plazo de los detritos retenidos?	Nido para infección y "tatuaje" de la piel (el material extraño puede incorporarse en la cicatriz en formación); en general, la revisión posterior no es satisfactoria
¿Cuáles son las guías comunes para la extensión del desbridamiento?	Resección conservadora (1 a 2 mm) es la regla; es frecuente que el tejido "desvitalizado" sobreviva en la región facial
¿Hay alguna excepción para el desbridamiento?	La resección debe evitarse en el área del bermellón, comisuras orales, borde palpebral, narinas y región distal de la nariz
¿Cuáles son las indicaciones para antibióticos profilácticos?	1. Laceraciones de la cavidad oral, incluidas fracturas compuestas 2. Fracturas que afectan los dientes 3. Fracturas de senos 4. Mordeduras de animales

¿Cuáles son los cuidados posquirúrgicos de la herida?

Las líneas de sutura se limpian con peróxido/solución salina 1:1 en hisopos, seguido de bacitracina (facial) o ungüento oftálmico de bacitracina tres veces al día (periorbitario)

¿Cuáles son los cuidados posquirúrgicos para heridas intraorales?

Irrigación cada 4 h con enjuague bucal bactericida o peróxido/solución salina 1:1

¿Está indicada la revisión temprana de la cicatriz?

No, a pesar de la apariencia de cicatrización inicial, la revisión está indicada sólo para problemas funcionales (p. ej., ectropión o desviación evidente); la maduración con mejoría cosmética ocurre por hasta 1 a 2 años

Nervio facial

¿Cuáles son las seis ramas terminales del nervio facial y qué músculos inervan?

1. Frontotemporal —músculos de la frente y región temporal superficial, incluido el orbicular de los párpados y el frontal, excluido el temporal (trigémino)
2. Cigomático —músculos de la región inferior de la órbita, región media de la cara, incluido el orbicular de los párpados, excluido el masetero (trigémino)
3. Bucal —músculos de las mejillas y boca, incluido el orbicular de la boca
4. Mandibular —músculos del labio inferior y mentón, incluido el orbicular de la boca
5. Cervical —platisma, anastomosis distal a la rama mandibular
6. Auricular posterior —occipital, auricular posterior

¿Cuáles laceraciones del nervio facial requieren reparación?

Proximales a una línea que va desde el canto lateral hasta el surco nasolabial, todas las laceraciones de las ramas del nervio facial deben repararse, bajo magnificación, con suturas finas; distales a la línea, las ramas son muy pequeñas; la rama cervical no requiere reparación

¿Qué componentes del nervio facial contribuyen al lagrimeo, secreción salival y gusto?	1. La cuerda del tímpano pasa a través de la fisura petrotimpánica, proporciona gusto a los dos tercios anteriores de la lengua e inerva las glándulas submandibular y sublingual 2. El nervio petroso mayor pasa a través de la fosa pterigopalatina para inervar las glándulas lagrimales
Si la parálisis facial se acompaña de pérdida del gusto, lagrimeo o secreción salival, ¿cómo se agrega esta combinación a la impresión diagnóstica?	Debido a que sólo las ramas motoras branquiales y un nervio sensitivo a la aurícula posterior salen del foramen estilomastoideo, esto implicaría una lesión más proximal del nervio facial

Nervio trigémino

¿El ganglio trigémino es intracraneal o extracraneal?	Intracraneal
¿Por dónde salen las tres ramas del nervio trigémino del cráneo?	La fisura orbitaria superior (V1), el foramen redondo (V2) y el foramen oval (V3)
¿Qué músculos inerva el nervio trigémino?	Músculos de la masticación (temporal, masetero y pterigoideos), tensor del tímpano, tensor del velo del paladar, milohioideo y el vientre anterior del digástrico
¿Cuál es la distribución de la inervación sensitiva de las tres ramas?	La distribución corresponde a las tres divisiones embrionarias de la cara: V1 —proceso frontonasal: frente, dorso nasal, inervación de la dura frontal anterior V2 —proceso maxilar: mejillas, paladar y maxilar, mitad de la cavidad oral V3 —proceso mandibular: tercio inferior de la cara, mitad mandibular de la cavidad oral, lengua
¿Las laceraciones del nervio trigémino se reparan de rutina?	Sí, debido a que la función motora del trigémino es esencial, usualmente se lleva a cabo la reparación de las ramas motoras

¿La reparación de nervios sensitivos es necesaria para la sensación protectora?

La mayoría de la inervación sensitiva en la cara tiene un alto grado de superposición y no justifica la reparación de nervios sensitivos

Glándula parótida

¿Qué conducto drena la glándula parótida?

El conducto de Stensen

¿Dónde se localiza el conducto?

Se extiende anteriormente desde un punto justo anterior al masetero y alrededor de 1.5 cm debajo del arco cigomático a la región de la segunda bicúspide maxilar

¿Es imperativo reparar las laceraciones de la glándula parótida?

No, el drenaje salival de un traumatismo parotídeo se detiene de modo espontáneo a menos que se afecte el conducto de Stensen

¿Cómo se repara el conducto?

Las laceraciones del conducto se reparan con suturas finas bajo magnificación sobre una endoprótesis

¿Qué lesión tiene una relación frecuente con laceración ductal?

Las laceraciones y los traumatismos contusos de la rama bucal del nervio facial, cuya evolución es similar a la del conducto

Fracturas faciales

¿Cuáles son los signos y síntomas comunes de las fracturas faciales?

Contusiones, equimosis o laceraciones; dolor o hipersensibilidad localizada; anestesia o parestesias; parálisis; maloclusión; alteraciones visuales; deformidad facial, con frecuencia palpable o asimetría; crepitación

¿Qué evaluación radiográfica debe realizarse?

Los rastreos por TC con reconstrucciones coronales son la modalidad diagnóstica definitiva para traumatismo facial; sin embargo, la evaluación con radiografías simples puede estar indicada o ser suficiente en algunos casos

¿Cuáles son las estructuras que se observan en las siguientes radiografías?

Waters

Áreas frontal, supraorbitaria, orbitaria, maxilocigomática y nasal

Towne	Región condílea y subcondílea de la mandíbula y piso de la órbita
Lateral y AP de cráneo	Senos paranasales, frontobasilar y nasoetmoidal
AP y lateral oblicua de la mandíbula	Áreas del cuerpo, sínfisis, cóndilo y coronoides de la mandíbula
Estudios parnorámicos	Mandíbula completa y maxilar inferior
¿Qué estudio adicional debe obtenerse antes de la reconstrucción de fracturas que implican la oclusión?	Impresiones dentales maxilar y mandibular
¿Cuáles son los signos específicos de una fractura nasal?	Desviación nasal lateral, retrusión o aplanamiento, luxación del tabique; dificultad para respirar; hematomas nasales o periorbitarios; laceraciones sobre el puente; sangrado
¿Qué tratamiento está indicado para una fractura nasal aislada?	Reducción y manipulación cerradas
¿Cuáles son los cinco sitios anatómicos de unión del cigomático?	1. Posterior —hueso temporal 2. Anterior/superior —hueso frontal 3. Medial —hueso esfenoides 4. Anterior —hueso maxilar 5. Anterior/inferior —maxilar alveolar
¿Cuáles son los 10 signos comunes de fracturas cigomáticas?	Hematoma periorbitario y subconjuntival; depresión del canto lateral; recesión de la prominencia malar; escalonado o hipersensibilidad del borde orbitario inferior, pared maxilar anterior; epistaxis unilateral (a través del antro maxilar); atrapamiento orbitario inferior; entumecimiento de nervio infraorbitario; distopia del globo o enoftalmos; hematoma intraoral de surco bucal superior; dificultad para masticar debido a pinzamiento del arco en la apófisis coronoides
¿Qué es una fractura orbitaria nasoetmoidal (NOE)?	Una fractura que incluye la nariz y el borde orbitario medial

¿Qué porcentaje de fracturas NOE son bilaterales?

66%

¿Cuáles son los signos comunes de fractura NOE?

Dorso nasal deprimido; hipersensibilidad sobre el ligamento cantal medial; telecanto (distancia incrementada entre los ojos); hematomas palpebrales en "espéculo"; epistaxis; laceración nasal; movilidad del borde orbitario medial a la presión directa o tracción intranasal

¿Qué es la prueba de tracción de Furnas y cuál es su propósito?

La prueba se logra al palpar la región cantal medial mientras se aplica tracción lateral en el párpado; si el ligamento cantal medial está intacto, debe ser palpable durante la maniobra como una "cuerda de arco"

¿Cuáles son los signos de una fractura de seno frontal?

Traumatismo de tejidos blandos en la frente; epistaxis; depresión del hueso frontal

¿Qué fracturas del seno frontal requieren cirugía?

Sólo las fracturas desplazadas requieren reducción y fijación abiertas (alambre y/o placas)

¿Cuál es el tratamiento para fracturas conminutas de seno frontal en las cuales los fragmentos deprimidos no pueden reducirse y fijarse con facilidad?

Obliteración o cranealización sinusal

¿Qué determina si se realiza obliteración o cranealización sinusal?

Una pared posterior intacta justifica la obliteración sinusal, mientras que una pared muy afectada garantiza la cranealización

¿Cuál es una complicación común de fracturas del seno frontal?

Mucocele (debido a remoción completa de la mucosa sinusal)

¿Cuáles son los signos frecuentes de fracturas supraorbitarias?

Traumatismo de tejidos blandos; depresión o irregularidad del borde orbitario superior; entumecimiento en la distribución del nervio supraorbitario; ptosis palpebral; protrusión hacia abajo y afuera del globo; síndrome de fisura orbitaria superior o del ápex orbitario

¿Cuáles son los signos comunes de una fractura de piso orbitario?

Hematoma periorbitario y subconjuntival; anestesia de nervio infraorbitario; diplopia a la mirada hacia arriba o abajo (atrapamiento del recto inferior u oblicuo inferior); enoftalmos; distopia del globo; enfisema orbitario; epistaxis ipsilateral por el seno maxilar; ducción forzada positiva

¿Qué es un examen de ducción forzada y qué demuestra?

La ducción forzada se realiza al aplicar un anestésico tópico al globo, sujetar la conjuntiva inferior y probar si es posible el movimiento hacia arriba del globo; si se restringe el movimiento, es probable que se deba a atrapamiento del recto inferior dentro de una fractura del piso orbitario

Rinorrea de líquido cefalorraquídeo

¿Qué fracturas tienen una relación común con rinorrea de LCR?

50 a 75% de fracturas frontobasilares y NOE; 25% de las fracturas de Le Fort II y III

¿Cuál es la prueba de cabecera para rinorrea de LCR?

Si se coloca la secreción nasal sanguinolenta representante de LCR en una servilleta blanca, un anillo transparente se extiende hacia afuera desde una mancha central de sangre (signo de anillo doble)

¿Cuál es el manejo de rinorrea de LCR?

Las fístulas relacionadas con fracturas desplazadas en general se someten a reparación directa; aquellas sin relación con fracturas desplazadas con frecuencia se resuelven en un periodo de 2 semanas

¿Está justificada la profilaxis antibiótica?

Sí

¿Qué medidas rutinarias deben evitarse en caso de fístula de LCR?

Empaquetamiento nasal y sondas nasogástricas, los cuales bloquean el drenaje nasal y fomentan el crecimiento bacteriano

Fractura mandibular

Identifique las regiones señala-
das de la mandíbula:

1. Apófisis alveolar
2. Sínfisis
3. Cuerpo
4. Ángulo
5. Rama
6. Apófisis coronoides
7. Hendidura mandibular
8. Apófisis condílea (condilar)

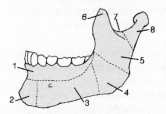

¿Cuál es la distribución
anatómica de las fracturas de la
mandíbula?

Una tercera parte en el área condílea-sub-
condílea, otra tercera parte en el ángulo, y la
última en el cuerpo-sínfisis

¿Qué porcentaje de fracturas
mandibulares es bilateral?

> 50%

Con mayor frecuencia, ¿las frac-
turas mandibulares son externas
o intraorales?

La mayoría es intraoral; por lo tanto, es
esencial un examen meticuloso de la cavidad oral

¿Cuáles son los signos comunes
de fractura mandibular?

Traumatismo de tejidos blandos intraorales
o externos; oclusión anómala; entumecimiento en la distribución del nervio
mentoniano; sangrado de un alveolo dental;
dientes fracturados o faltantes; trismo;
mordida abierta, arco anómalo o dientes
intercuspídeos; sangrado ótico (laceración
de pared anterior del conducto auditivo por
fractura condílea); aroma intraoral

PRINCIPIOS RECONSTRUCTIVOS

¿Cuáles son las indicaciones para
exploración de piso orbitario o
fracturas de pared medial?

Diplopia de mirada primaria o hacia abajo
persistente por 2 semanas; enoftalmos
> 3 mm; otras fracturas faciales superiores
que requieren cirugía

¿Cuál es el objetivo primario de la reconstrucción de la pared orbitaria?

Restauración del soporte del globo y restablecimiento de las proporciones normales del volumen óseo al contenido orbitario; esta combinación casi siempre requiere un implante del piso orbitario con el uso de materiales aloplásticos o autógenos

¿Qué factores complicados hacen desafiantes en particular las fracturas nasoetmoidales?

1. La fragilidad de los huesos provocan que la pérdida ósea y las fracturas conminutas sean comunes
2. Lesiones relacionadas con el sistema lagrimal, tendón del canto medial y cavidad craneana

¿Cuál es el abordaje básico para reconstrucción de la fractura NOE?

Placas o alambres interóseos con injerto óseo según sea necesario; el telecanto se corrige por cantopexia transnasal

¿Las fracturas no desplazadas del arco cigomático o cigoma requieren tratamiento?

No, a menos que se observe desplazamiento subsecuente

¿Cuál es el abordaje básico para fracturas cigomáticas desplazadas?

Las fracturas deprimidas del arco sólo requieren elevación; el resto requiere reducción y fijación de las articulaciones maxilar y frontal

¿Qué es la fijación intermaxilar (FIM)?

Dos barras en arco se conforman para ajustarse a los dientes maxilares y mandibulares, y luego se ajustan con alambres circumdentales; las barras del arco se fijan con alambre entre sí para restaurar la relación oclusiva apropiada

Si se usa sola, ¿cuánto tiempo se mantiene FIM?

6 a 8 semanas

¿Cuál es el objetivo general del tratamiento de una fractura maxilar?

Restauración de las articulaciones con los tres soportes maxilares (cigomático, nasofrontal y pterigomaxilar), para restablecer la relación oclusiva normal

¿Cómo se logra?

Mediante FIM, restablecer la oclusión; fijación de los fragmentos de la fractura con placas y tornillos, con y sin injertos óseos, restaura los soportes maxilares

¿Cuál es el objetivo general del tratamiento de las fracturas mandibulares?

Restauración de la oclusión normal

¿Cómo se logra esto?

Con FIM; sin embargo, debido a que la incidencia de fracturas mandibulares múltiples es alta y los músculos de la masticación ejercen una fuerza considerable sobre los fragmentos fracturados, la reducción y fijación abiertas con placas y tornillos puede ser necesaria para alcanzar la estabilidad del arco

¿Cuáles fracturas mandibulares se tratan en raras ocasiones con reducción-fijación abierta y cómo se manejan?

1. Fracturas de rama y coronoides (en raras ocasiones desplazadas debido a protección muscular) —FIM breve o dieta blanda son la regla
2. Fracturas condíleas —si son aisladas, FIM sólo por 3 semanas, seguida de fisioterapia para restaurar la función de la articulación temporomandibular (ATM)
3. Fracturas alveolares —con frecuencia tratadas con una sola barra en arco, con FIM agregada si es inestable

VARIOS

¿Cuáles son los tipos de paladar hendido?

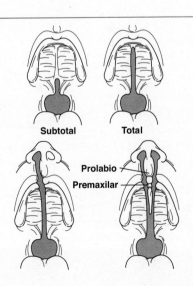

Subtotal   Total

Prolabio

Premaxilar

Capítulo 73 Cirugía de mano

CIRUGÍA DE MANO

Anatomía

¿De qué manera difiere la piel de la mano en las regiones dorsal y ventral y cuáles son sus implicaciones funcionales?

La piel palmar es gruesa, anclada, de superficie irregular y húmeda; la grasa subcutánea subyacente proporciona acojinamiento, estabilidad y fricción para un agarre fuerte

La piel dorsal es delgada y móvil, con poca grasa; proporciona libertad de movimiento de las diversas articulaciones

¿Cuál es la función de las vainas tendinosas sinoviales?

Las vainas (consistentes en tenosinovia) actúan como un mesenterio, proporcionan flujo sanguíneo nutriente y lubricación para el deslizamiento de los tendones

¿Qué es la cascada normal de la mano?

La mano normal en reposo está en flexión (cascada); sin embargo, si el tendón flexor está lacerado, la cascada se pierde

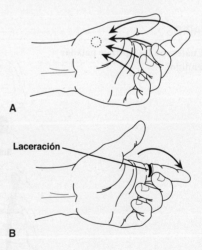

A

Laceración

B

Flexores extrínsecos de la mano

¿Cuáles son los flexores extrínsecos de la mano?

Dedos —flexor largo del pulgar (FLP)
Flexor profundo de los dedos (FPD)
Flexor superficial de los dedos (FSD)
Muñeca —palmar largo (PL)
Flexor radial del carpo (FRC)
Flexor cubital del carpo (FCC)

¿Dónde se encuentran las inserciones de los flexores extrínsecos?

FLP y FPD	Base palmar de falange distal
FSD	Falange palmar media
FCC	Hueso pisiforme y ganchoso
FRC	Base palmar de segundo y tercer metacarpiano
PL	Fascia palmar superficial

¿Cómo se prueba cada uno de los flexores extrínsecos?

FLP	Flexión de la articulación interfalángica (IF) del pulgar con la articulación metacarpofalángica (MCF) extendida
FPD	Flexión de la articulación IF distal con la articulación interfalángica proximal (IFP) mantenida en extensión
FSD	Flexión de IFP con los otros dedos mantenidos en extensión
FPD	Los tres tendones FPD cubitales comparten el vientre muscular y deben eliminarse mediante extensión de los otros dedos durante la evaluación del FSD
FCC, FRC y PL	Muñeca flexionada mientras se palpan los tendones

¿Dónde se localizan las vainas tendinosas de los flexores?

Las vainas proximales inician alrededor de 1 dedo de amplitud proximal al retináculo flexor y alcanzan el pliegue palmar transverso proximal; las vainas separadas se unen durante el desarrollo para formar una vaina común, excepto por la vaina del pulgar; las vainas distales inician en la lámina palmar (volar) de las MCF y se extienden a la inserción distal de los tendones flexores; para el pulgar y el meñique, las vainas distal y proximal son continuas

¿La vaina del pulgar comunica con las otras vainas flexoras?

Sí, en 50% de las personas

¿Cuál es la estructura y función de los túneles fibróoseos de los tendones flexores?

En cada dedo, el túnel es una vaina fibrosa que corre desde la cabeza metacarpiana hasta la inserción del tendón en la falange distal; el engrosamiento, conocido como polea, guía el tendón durante la excursión; hay cinco poleas anulares (A–A5) y tres cruzadas (C–C3)

¿Qué poleas se consideran las más importantes en cuanto a función?

Las poleas A2 y A4, sobre las falanges proximal y media, respectivamente

Extensores extrínsecos de la mano

¿Cuántos compartimentos dorsales y extensores se encuentran en la mano?

Seis compartimentos dorsales, que contienen los nueve extensores separados

¿Cuáles son los extensores extrínsecos de la mano (compartimento: extensores [radial a cubital])?:

Primero

Abductor largo del pulgar (ALP), extensor corto del pulgar (ECP)

Segundo

Extensor radial largo del carpo (ERLC), extensor radial corto del carpo (ERCC)

Tercero

Extensor largo del pulgar (ELP)

Cuarto	Extensor común de los dedos (ECD), extensor propio del índice (EPI)
Quinto	Extensor del dedo meñique (EDM)
Sexto	Extensor cubital del carpo (ECC)

¿Cuáles son las inserciones de los extensores?

ALP	Base del metacarpiano del pulgar
ECP	Base de la falange proximal
ERLC	Base del metacarpiano del índice
ERCC	Base del metacarpiano medio
ELP	Base de la falange distal del pulgar
ECD	Base tanto de la falange media como distal
EPI	Expansión dorsal del dedo índice, que se inserta como antes
EDM	Expansión dorsal del dedo meñique, que se inserta como antes
ECC	Base del metacarpiano del meñique

¿Cómo se evalúa cada uno de estos músculos?

ALP o ECP	Abducir o extender, respectivamente, el pulgar mientras se palpa el lado radial de la tabaquera anatómica
ERLC y ERCC	Extender el puño cerrado y palpar los dos tendones adyacentes
ELP	Extender el pulgar mientras se palpa el lado cubital de la tabaquera; levantar el pulgar de la mesa con la mano plana sobre la palma

ECD	Enderezar los dedos, buscar la extensión de MCF
EPI	Extender sólo el dedo índice, con la mano cerrada en un puño
EDM	Extender sólo el meñique, con la mano cerrada en un puño
ECC	Extender y desviar hacia el lado cubital la muñeca con el puño cerrado; palpar el tendón distal a la cabeza del cúbito
¿Dónde se encuentran las vainas sinoviales de los extensores?	Se extienden proximalmente alrededor de 1 dedo de ancho desde debajo del retináculo extensor y en forma distal cerca de 1 dedo de ancho hacia el dorso de la mano; hay seis, uno correspondiente a cada uno de los seis compartimentos
¿Qué es la tirantez de los extensores extrínsecos?	Si los extensores limitan el rango combinado de la flexión pasiva de las articulaciones MCF e IFP, existe tirantez extrínseca
¿Cómo se evalúa la tirantez de los extensores extrínsecos?	A la flexión pasiva de las articulaciones IFP con MCF, primero en extensión y luego en flexión; si la flexión de las articulaciones IFP disminuye por la flexión de MCF, se ha demostrado tirantez
¿Cuáles son los músculos intrínsecos de la mano?	Los músculos de las eminencias tenar e hipotenar, los lumbricales
¿Cuáles son los músculos tenares y sus funciones?	Abductor corto del pulgar —abduce el pulgar con ALP Flexor corto del pulgar —flexiona la MCF del pulgar Oponente del pulgar —tirar del pulgar en dirección medial y hacia adelante a través de la palma
¿Cómo se evalúa la función tenar?	Se juntan las puntas de los dedos pulgar y meñique con las uñas paralelas (aposición); se eleva el pulgar 90° sobre el plano de la mano (abducción); se observa la eminencia tenar para contracción y simetría con el lado opuesto

¿Cuál es la función del aductor del pulgar y cómo se evalúa?	Aducción del pulgar; se prueba al sostener un trozo de papel entre el pulgar y la falange proximal del índice —si es débil, la articulación interfalángica (IF) del pulgar se flexiona, conocida como "signo de Froment"
¿Cuál es la función de los lumbricales?	Flexión de MCF y extensión de IF
¿Cómo se evalúan los lumbricales?	Al lograr la flexión simultánea de MCF con la extensión de IF
¿Cuáles son las funciones de los interóseos (dorsales y palmares)?	Los interóseos palmares (IOP) **ad**ucen los dedos, los interóseos dorsales (IOD) **ab**ducen los dedos
¿Cómo se evalúan los interóseos?	La prueba más rigurosa es colocar la palma plana sobre la mesa, hiperextender los dedos y luego abducirlos y aducirlos; el primer IOD puede palparse durante la abducción del dedo índice
¿Cuáles son los músculos de la eminencia hipotenar?	Abductor del meñique, flexor del meñique y oponente del meñique (del mismo modo que la eminencia tenar)
¿Cómo se evalúan los músculos de la eminencia hipotenar?	Para evaluar la abducción, abducir el meñique mientras se buscan surcos en la eminencia; la oposición puede evaluarse como se describió para la eminencia tenar
¿Qué es la tirantez de los músculos intrínsecos?	Flexión pasiva limitada de IFP durante la flexión de MCF, que aplica tensión a los intrínsecos, se alivia con extensión de MCF, que relaja los intrínsecos

NERVIOS DE LA EXTREMIDAD SUPERIOR

¿Cuáles son los tres nervios primarios que inervan la extremidad superior?	Nervios mediano, cubital y radial

¿Cuál es el trayecto anatómico del nervio mediano en el antebrazo?

El nervio mediano entra al antebrazo a través del pronador redondo y emite la rama interósea anterior en la región proximal del antebrazo; luego corre entre FPD y el flexor largo del pulgar, entra al lado radial del túnel del carpo en la muñeca

¿Cuál es el trayecto anatómico del nervio cubital en el antebrazo?

El nervio cubital corre detrás del epicóndilo medial del húmero, entre las dos cabezas de FCC y entre FPD y FCC; se ramifica de la rama cutánea dorsal en la región distal del antebrazo y luego entra al canal de Guyon en la muñeca cubital a la arteria cubital

¿Cuál es el trayecto anatómico del nervio radial en el antebrazo?

El nervio radial entra a la fosa cubital entre el braquial medial y el braquiorradial y ERLC lateral, y se divide en las ramas superficial y profunda en el epicóndilo lateral del húmero; la rama profunda corre entre las capas superficial y profunda del supinador, al entrar al compartimento posterior del antebrazo; la rama superficial corre debajo del braquiorradial y sobre el supinador y pronador redondo, para luego dirigirse por el dorso de la muñeca

¿Qué músculos están inervados por el nervio mediano en el antebrazo?

Pronador redondo, FRC, PL, FSD, FPD (radial), FLP y pronador cuadrado

¿Qué músculos están inervados por el nervio cubital en el antebrazo?

FCC, FPD (cubital)

¿Qué músculos están inervados por el nervio radial en el antebrazo?

ERCC, supinador, ECD, EDM, ECC, ALP, ELP, ECP, EPI, ancóneo,* braquiorradial,* ERLC* y tríceps* (*inervados sobre el codo)

¿Por qué la evaluación sensitiva de los dedos se logra mejor?

La gnosia táctil (evaluada por discriminación de dos puntos) es el mejor indicador de la función nerviosa; se presionan dos puntas (p. ej., un clip) contra la piel mientras el paciente identifica la sensación como uno o dos puntos; esta prueba se realiza con las sondas tanto estacionarias como en movimiento, y se determina la distancia mínima a la cual se distinguen los dos puntos; la anomalía se define como > 6 mm estáticos o > 3 mm en movimiento requeridos para la detección de dos puntos

¿Cuál es el mejor sustituto en un niño o paciente que no responde o no coopera?

La prueba de inmersión (colocar la mano en agua durante 5 a 10 min y luego observar arrugas en la piel mojada); la denervación de la piel evita la formación de arrugas

¿Cuál es el trayecto del nervio mediano en la mano y cuáles son las estructuras que inerva?

El nervio mediano sale del túnel del carpo, se divide en la rama motora tenar, nervios digitales comunes (al pulgar, dedos índice, medio y mitad radial del anular), el primer y segundo lumbricales y las ramas sensitivas de la región radial de la palma

¿Cuál es el trayecto del nervio cubital en la mano y cuáles son las estructuras que inerva?

El nervio cubital sale del canal de Guyon y se divide en las ramas profunda y superficial; la rama profunda inerva los músculos hipotenares, los interóseos, el tercer y cuarto lumbricales, el aductor del pulgar y el flexor corto profundo del pulgar; la rama superficial inerva el palmar corto, los nervios digitales comunes (meñique y mitad cubital del dedo anular) y la sensación de la región cubital de la palma

¿Cuál es el trayecto del nervio radial en la mano y cuáles son las estructuras que inerva?

Después de viajar por debajo del tendón braquiorradial, la rama superficial del nervio radial proporciona sensación a la mitad radial del dorso de la mano, el dorso completo del pulgar, el dorso del índice y la mitad radial del dedo medio proximal a las articulaciones IFP

URGENCIAS DE LA MANO

Amputaciones por traumatismo

¿Cuál es la causa general de hemorragia en el antebrazo y la mano que pone en riesgo la vida?

Por lo general, una arteria con corte parcial (las arterias cortadas por completo pueden retraerse hacia los tejidos circundantes e iniciar vasoespasmo eficaz, lo cual disminuye el riesgo de hemorragia que pone en riesgo la vida)

¿Cuáles son las opciones terapéuticas?

1. Presión directa y elevación en general detienen el sangrado profuso
2. Un torniquete de 100 a 150 mm Hg por arriba de la presión sistólica puede aplicarse como medida temporal durante 30 min por vez, con descansos de 5 min para evaluar el control del sangrado y comodidad del paciente

¿Cuáles son las indicaciones para reimplantación de un dedo amputado?

1. Amputaciones del pulgar (en especial si son proximales a articulación IF)
2. Todas las amputaciones en niños
3. Amputaciones limpias (división franca) en la mano, muñeca o región distal del antebrazo

¿La reimplantación se limita con frecuencia por consideraciones técnicas?

No; aunque la restauración del flujo sanguíneo no siempre es posible en una parte amputada muy lesionada, con mayor frecuencia son posibles la reconexión y viabilidad (**Nota:** si la parte reconectada no ofrecerá ventaja funcional significativa sobre la amputación, debe evitarse la reimplantación)

¿Cuáles son las contraindicaciones relativas de la reimplantación?

1. Aplastamiento grave o avulsión
2. Amputación entre las articulaciones MCF e IFP de un solo dedo
3. Herida muy contaminada

¿Cuáles son las contraindicaciones absolutas de la reimplantación?

1. Problemas médicos graves o lesiones relacionadas que incrementan el riesgo de la cirugía
2. Lesión multinivel de la parte amputada
3. Incapacidad para cesar el tabaquismo por 3 meses después del reimplante
4. Enfermedad psiquiátrica precipitada por autoamputación

¿Cuál es la preparación preoperatoria en un paciente con un dedo amputado?

Desbridamiento del muñón con irrigación y vendaje con gasa no adherente, profilaxis contra tétanos, antibióticos IV e hidratación IV

¿Cuál es la preparación de la parte amputada?

Desbridamiento con irrigación, envoltura en gasa humedecida con solución Ringer lactato (RL) o solución salina normal, y colocación de la parte envuelta en un contenedor sellado inmerso en baño helado

¿Cómo se prepara una parte con amputación incompleta?

El tratamiento es idéntico, con el paso adicional de desenredar los vasos intactos para restaurar el flujo sanguíneo; la parte unida se enfría en paquetes aislados de hielo en lugar de en un baño helado

¿Cuál es el tratamiento inicial de las partes aplastadas que no es probable que recuperen función, pero mantienen un flujo sanguíneo adecuado y por qué?

Las partes aplastadas (p. ej., un dedo muy lesionado) con frecuencia se dejan intactas debido a que son una excelente fuente de injerto autólogo de piel, hueso, superficie articular, nervio, arteria y tendón

Síndrome compartimental

¿Cuál es el mecanismo de acción del síndrome compartimental?

La acumulación de líquido (ya sea sangre o exudado) en un compartimento fascial acumula la presión que obstruye el flujo venoso; conforme continúa el flujo arterial, la presión aumenta hasta que el flujo arterial disminuye, lo que causa isquemia y progresión adicional de la acumulación de líquido en tanto empeora la lesión de los tejidos

¿Qué compartimentos pueden ser afectados en el antebrazo y la mano?

Los compartimentos palmar o dorsal en el antebrazo; los compartimentos musculares intrínsecos en la mano

¿Cuáles son los signos cardinales de un síndrome compartimental?

1. Apariencia macroscópica —mano o antebrazo tumefactos, tensos e hipersensibles
2. Músculos —hipersensibles y dolor aumentado a la extensión pasiva
3. Nervios —dolor (temprano), seguido de parestesias (tardías), seguidas de anestesia (tardía)
4. Ausencia de pulso (¡tardía!)

¿Cómo puede distinguirse el síndrome compartimental de la tumefacción simple?

Pueden medirse las presiones compartimentales; > 30 mm Hg se considera síndrome compartimental verdadero; no obstante, debido a que las presiones pueden evolucionar con rapidez, una sospecha clínica elevada debe dar lugar a repetir las mediciones o fasciotomías profilácticas incluso en presiones "normales"

Panadizo herpético

¿Qué es un panadizo herpético?

Una vesícula o úlcera por herpes simple en el dedo (con frecuencia observado en personal dental o médico que no usa precauciones sanitarias adecuadas)

¿Qué pruebas pueden usarse para el diagnóstico?

Frotis con tinción de **Tzanck** del líquido lesional, raspado en busca de células gigantes, búsqueda de anticuerpos fluorescentes del líquido de la lesión o cultivo de la lesión en busca de virus

¿Cuál es el tratamiento?

Ungüento tópico de aciclovir aplicado cada 3 h por 48 h, con 5 días de aciclovir oral para iniciar de modo simultáneo; debe evitarse la incisión y desbridamiento; los antibióticos antibacterianos están indicados sólo en caso de sospecha de superinfección bacteriana

INFECCIONES COMPLEJAS DE LA MANO

Tenosinovitis supurativa

¿Qué es la tenosinovitis supurativa?

Una infección bacteriana de la vaina tendinosa, por lo general resultado de traumatismo penetrante

¿Es más frecuente en las vainas tendinosas extensoras o flexoras?

Flexoras

¿Cuáles son los cuatro signos de Kanavel para tenosinovitis flexora?

1. Postura flexionada del dedo afectado
2. Hipersensibilidad a lo largo de la vaina con eritema
3. Dolor a la extensión pasiva de la articulación interfalangica distal (IFD)
4. Tumefacción fusiforme (dedo con apariencia de salchicha)

¿Qué signo es el indicador más potente de tenosinovitis?

Dolor a la extensión pasiva de la articulación IFD

¿Qué es una infección en herradura?

Tenosinovitis supurativa que se disemina en patrón de herradura desde el dedo anular o meñique a través de la palma para afectar el otro dedo; puede desarrollarse porque las vainas tendinosas de los dedos meñique y pulgar se extienden desde la palma y se comunican con frecuencia

¿Cuál es el tratamiento inmediato de la tenosinovitis flexora supurativa?

Se realizan incisiones sobre la vaina proximal y al nivel de la falange media; se inserta un catéter French no. 5 entre las poleas A4 y A5 y se irriga la vaina con una solución de bacitracina

¿Qué tratamiento adicional acompaña al drenaje quirúrgico?

Antibióticos IV, ferulización en la posición más intrínseca con elevación e irrigación de la vaina cada 4 a 6 h con solución de bacitracina a través de un catéter permanente hasta que la infección se resuelva

Infecciones de espacios profundos

¿Cuáles son las dos áreas para infecciones de espacios profundos de la mano?

1. Palmar media (entre los tendones flexores y metacarpianos de los tres dedos cubitales)
2. Tenar (entre el tendón flexor del dedo índice y el aductor del pulgar)

¿Cuál es el tratamiento?

1. Incisión y desbridamiento con colocación de drenaje; el espacio palmar medio se drena con una incisión palmar entre el tercer y cuarto radios, el espacio tenar a través de una incisión dorsal del espacio membranoso del pulgar
2. Antibióticos IV

¿Cuáles son las fuentes comunes de artritis séptica?

1. Inoculación directa por traumatismo penetrante
2. Diseminación hematógena

¿Cuáles son los patógenos frecuentes en traumatismo penetrante?

Para traumatismo, en especial de la articulación MCF, la infección a menudo es producto de penetración e inoculación por dentadura humana; *Staphylococcus aureus* es el más frecuente, pero los cultivos grampositivos y gramnegativo mixtos también lo son

¿Qué organismo tiene una relación clásica con las mordeduras humanas?

Eikenella corrodens, un bacilo gramnegativo

¿Cuáles son los patógenos frecuentes para diseminación hematógena?

Aunque cualquier patógeno puede causar artritis séptica de esta manera, *Neisseria gonorrhoeae* siempre debe considerarse

¿Cuál es el tratamiento de la artritis séptica?

Incisión y desbridamiento con colocación de drenaje; la cobertura antibiótica incluye una penicilina con actividad contra *S. aureus* y un aminoglucósido

En general, ¿cómo se contraen las infecciones por micobacterias?

A través de una herida por punción en caso de tierra o agua

¿Cuál es la presentación habitual de la artritis micobacteriana?

Sinovitis de una vaina tendinosa o articulación que se desarrolla alrededor de 6 semanas después del traumatismo

¿Cómo se diagnostica y trata la artritis micobacteriana?

El cultivo y el hallazgo de células gigantes multinucleadas confirma el diagnóstico
Es necesaria la terapia antibiótica a largo plazo

LACERACIONES TENDINOSAS

¿Qué lesiones de tendón flexor pueden tratarse en el servicio de urgencias (SU)

¡Ninguna! Aunque la inspección cuidadosa es aceptable en el servicio de urgencias, en la práctica **todas** las lesiones de tendón flexor requieren exploración quirúrgica, terapia o ambas

¿Qué lesiones de tendón extensor pueden tratarse en el SU?

Cualquier laceración en la que ambos extremos pueden visualizarse con **facilidad** para reparación; las lesiones tendinosas múltiples o aquellas difíciles de exponer (es decir, más proximales) deben intentarse **sólo** en el quirófano

¿Cuáles son las zonas usadas para describir las laceraciones de tendón flexor?

Zona I —pulpejo de región media del dedo a mitad medial de falange media

Zona II —mitad proximal de falange media a articulación MCF, incluida la MCF

Zona III —pliegue palmar distal a región media de la palma

Zona IV —región media de la palma a pliegue de la muñeca, carpo incluido

Zona V —pliegue de la muñeca y proximal

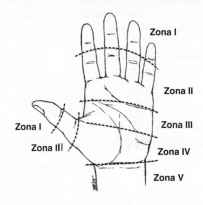

¿Qué zona también se denomina la "tierra de nadie"?

Zona II

¿Cuál es el mecanismo usual de lesión flexora de Zona I?

Avulsión de la inserción tendinosa durante el agarre

¿Por qué es frecuente que la flexión esté intacta en una lesión flexora de Zona I?

El vínculo, un mesenterio para el tendón, con frecuencia permanece conectado a la falange distal

¿Por qué los resultados funcionales de la reparación de tendón flexor son malos de manera notable en la Zona II?

La zona II requiere deslizamiento liso de los tendones de FSD y FPD en los confines estrechos del túnel fibroóseo de la vaina tendinosa; la reparación sin formación de adherencias significativas es difícil y con frecuencia requiere revisión

¿Qué estructuras se lesionan con frecuencia acompañando las lesiones flexoras de la Zona III?

El arco vascular transverso superficial, el nervio mediano y su división hacia las ramas terminales y la rama motora tenar del nervio mediano

¿Por qué la exploración quirúrgica es obligatoria para las lesiones flexoras de la Zona IV?

La exposición es técnicamente demandante debido a que se localiza en el túnel del carpo

¿Por qué las laceraciones flexoras de la Zona V, las cuales se reparan con facilidad, por lo general son lesiones devastadoras?

Por la cura del tendón (que en general es buena) con frecuencia queda a la sombra de una lesión nerviosa grave acompañante (que por lo general sólo se recupera en parte)

¿Cuáles son los pasos iniciales antes de la reparación quirúrgica de los tendones flexores?

Desbridamiento, cierre holgado, férula en la posición más intrínseca excepto con la muñeca en flexión leve

¿Cuánto tiempo debe retrasarse la reparación quirúrgica?

Aunque hay cierta controversia sobre el momento exacto, la reparación en los 6 días siguientes evita la contracción significativa en general

¿Cuál es el método habitual de reaproximación tendinosa?

Una sutura modificada de Kessler se utiliza en gran medida debido a su buena fuerza ténsil, colocación del nudo dentro de la reparación y una cantidad relativamente pequeña de isquemia inducida

¿Cuáles son las tres complicaciones principales de las laceraciones tendinosas parciales?

1. Rotura retrasada
2. Fenómeno de gatillo
3. Rango de movimiento disminuido

¿Cuáles son las laceraciones tendinosas parciales que deben repararse?

Debe repararse cualquier laceración > 50% de diámetro o cerca de la polea proximal (**Nota:** hay controversia sobre las indicaciones para reparación, debido a que las tasas de rotura pueden ser mayores en tendones reparados y a que la fuerza ténsil puede disminuir)

¿Cómo se repara el tendón?

Aproximación del epitenón con suturas finas

¿Cuáles son las zonas usadas para describir las laceraciones de tendón extensor?

Zonas I y II —falange distal, articulación IFD
Zonas III y IV —pliegue central o pliegues laterales del tendón del extensor largo, fibras de la expansión intrínseca y las fibras oblicuas así como transversas de la aponeurosis extensora

Zona V —región de MCF

Zona VI —región digital proximal a MCF y área del retináculo extensor

¿Cuál es el mecanismo usual para las lesiones extensoras de las Zonas I y II?

Un golpe al dedo extendido, forzando la flexión de la articulación IFD y avulsión del tendón con o sin un fragmento de hueso

¿Cuál es la deformidad resultante?

Dedo de martillo (flexión de articulación IFD); con el tiempo la articulación IFP se hiperextiende a través de un cambio proximal de la actividad de los extensores después de rotura distal, que provoca una deformidad de cuello de cisne

¿Cuál es la deformidad resultante más frecuente de una lesión de Zona III o IV?

Deformidad en botonera (*boutonnière*) (flexión de articulación IFP, hiperextensión de articulación IFD)

¿Cuál es el tratamiento general de las lesiones de tendón extensor?

Laceraciones abiertas —reparación directa del tendón con férula subsecuente por 6 a 8 semanas (alambre K para fijación de la/las articulaciones; rotura cerrada —férula en posición neutral o hiperextensión por 6 a 8 semanas (± alambre K para fijación)

¿Cómo se tratan las laceraciones de la aponeurosis extensora?

Con las férulas antes descritas, con o sin cierre con sutura del defecto

LESIONES NERVIOSAS

¿Qué ocurre con los nervios periféricos proximales al sitio de lesión?

Degeneración retrógrada de axones (1 a 2 cm) con proliferación de células de Schwann; cambios degenerativos del cuerpo celular neuronal (puede revertirse en 40 a 120 días); brotes axonales en un lapso de 1 semana que crecen de modo centrífugo desde el sitio de la transección

¿Qué ocurre con los nervios periféricos DISTALES al sitio de lesión?

Degeneración walleriana (desintegración axonal progresiva de la longitud completa del segmento distal); eliminación de detritos por macrófagos; proliferación de células de Schwann dentro del tubo neural y fuera del muñón distal

¿Qué tipo de lesiones nerviosas tienen el mejor pronóstico de manera mecánica?

Del mejor al peor: laceración, aplastamiento, estiramiento (corresponden al tamaño de la zona de lesión)

¿Qué otros factores empeoran el pronóstico?

Lesiones más proximales (debido al incremento de la longitud de la degeneración walleriana) y mayor edad de paciente

¿Cuál es el tratamiento inicial de las lesiones nerviosas?

Desbridamiento meticuloso y cierre (si es posible) para preservar mejor la integridad de los muñones nerviosos divididos

¿Cuál es el mejor momento para la reparación de las laceraciones nerviosas?

Ya sea reparación primaria o reparación primaria retrasada, en 7 a 10 días

¿Cuál es la indicación para la reparación retrasada y cuánto tiempo puede esperar el paciente sin empeoramiento significativo de la recuperación funcional?

En los casos en que la función nerviosa puede revertirse (es decir, lesión cerrada como lesión por aplastamiento o estiramiento); son posibles retrasos de 5 a 6 meses

¿Cuáles son los principios para reparación nerviosa?

Reaproximación sin tensión con sutura mínima; lo menos debilitante posible; alineación fascicular precisa

¿Cuál es la indicación para injerto nervioso?

Cuando no es posible la reaproximación sin tensión

En general, ¿qué nervio se utiliza para injerto?

Los nervios sural y radial superficial

FRACTURAS DE LA MANO

Fracturas extraarticulares de la mano

¿Cuál es el tratamiento estándar para las fracturas extraarticulares no desplazadas de los metacarpianos y falanges?

Férula en la posición más intrínseca con movimiento resguardado para comenzar en 10 a 14 días; entonces, las fracturas falángicas estables pueden colocarse en una férula digital o "juntarlo con el dedo de a lado" por 2 a 3 semanas; las fracturas metacarpianas permanecen en férula por 2 a 3 semanas

¿Cuándo pueden tratarse las fracturas falángicas y metacarpianas desplazadas con reducción cerrada?

Siempre que la reducción cerrada sea capaz de corregir la angulación o la deformidad rotacional

¿Qué es una fractura de boxeador?	Una fractura del cuello del quinto metacarpiano
¿Qué hace única a esta fractura metacarpiana?	En general, la angulación palmar no se tolera bien por los metacarpianos; sin embargo, debido a la movilidad del quinto metacarpiano, una angulación palmar de hasta 40° aún puede brindar función aceptable

Fracturas de la mano intraarticulares

¿Qué características de las fracturas intraarticulares deben considerarse al decidir el tratamiento más apropiado?	1. Lesión ligamentosa e inestabilidad articular consecuente 2. Integridad de la superficie articular, que influirá en gran medida la recuperación funcional a largo plazo
¿Cuál es la importancia de los fragmentos óseos pequeños observados en las radiografías de fracturas intraarticulares?	Es frecuente que estos fragmentos señalen una avulsión de la unión ligamentosa, que puede tener consecuencias importantes para la estabilidad articular
¿Cuáles son las similitudes y diferencias entre una fractura de Bennett y una de Rolando?	Ambas son fracturas intraarticulares de la base del metacarpiano del pulgar; una fractura de Bennett es, por definición, inestable debido a que la ALP desplaza la vaina en dirección proximal y radial lejos del otro fragmento de la fractura intraarticular; una fractura de Rolando es una fractura de la base con forma de Y o T
¿Cuál es el tratamiento de estas fracturas?	En general requieren reducción abierta y fijación interna (RAFI)
¿Cuál es el tratamiento de las fracturas intraarticulares de IFP?	Férula si es < 25% de la superficie articular; RAFI si es > 25% e inestable
¿Cuáles son las indicaciones para la RAFI en fracturas intraarticulares de IFD?	1. Afección de > 30% de la superficie articular 2. Subluxación palmar de falange distal 3. Desplazamiento proximal del fragmento de la fractura (puede ocasionar retraso extensor)
¿Cuál es el tratamiento no quirúrgico de una fractura intraarticular de IFD?	Férula del dedo en la posición más intrínseca con progresión a férula digital con cinta "inmovilizar el dedo lesionado con el dedo de a lado" por 2 o 3 semanas

LUXACIONES DE LA MANO

¿Cuáles son las luxaciones más típicas de las articulaciones IFD, IFP y MCF?

IFD y IFP —MCF dorsal y lateral (incluido el pulgar) —en general dorsal

¿Cuál es el tratamiento de estas luxaciones?

Reducción cerrada y férula (los grados de flexión dependen de la articulación)

¿Cuál es el siguiente paso si persiste la inestabilidad de la articulación?

Reducción cerrada y fijación percutánea, seguidas de RAFI si no tiene éxito

¿Qué es un "pulgar de guardabosques"?

Disrupción del ligamento colateral cubital del pulgar; usualmente por tensión lateral mientras se sostiene un objeto

¿Cómo se evalúa el grado de inestabilidad?

Vistas radiográficas con tensión bajo bloqueo digital para analgesia (*Nota:* primero debe descartarse una fractura con radiografías antes de permitir la tensión)

¿Cuál es el tratamiento del pulgar de guardabosques?

Yeso de pulgar si hay inestabilidad < 40° o una fractura no desplazada; RAFI es necesaria para inestabilidad > 40° o fractura desplazada

¿Cuál es el tratamiento de luxación carpal–metacarpal (CM)?

En general, la disrupción ligamentosa es significativa y requiere por lo menos fijación percutánea después de reducción

¿Qué luxaciones de CM tienen relación frecuente con fractura?

Luxaciones de pulgar (fractura de Bennett)

FRACTURAS Y LUXACIONES DE LA MUÑECA

¿Cómo se diagnostica una fractura escafoide?

Hipersensibilidad de tabaquera; las vistas radiográficas múltiples de la muñeca, en especial una oblicua, son necesarias para el diagnóstico

¿Qué debe hacerse si se sospecha fractura pero la evaluación radiográfica es negativa?

Las fracturas escafoides potenciales deben tratarse de manera expectante y darles seguimiento con imágenes y evaluaciones repetidas

¿Cómo se trata una fractura escafoide no desplazada?	Yeso con la muñeca en posición neutral y pulgar en abducción por 4 a 6 semanas; seguimiento radiográfico continuo estrecho
¿Cuál es una complicación clásica de las fracturas escafoides proximales?	Necrosis avascular del fragmento proximal; puede evitarse porque la unión puede obtenerse con frecuencia mediante manejo conservador
¿Cuál es el mecanismo usual para una fractura del hueso ganchudo?	Golpear un objeto sólido mientras se sostiene un objeto sólido
¿Cuál es el tratamiento de la fractura del hueso ganchudo?	De 4 a 6 semanas de inmovilización con yeso; la escisión del hueso ganchudo está indicada si no hay unión
¿Qué es la enfermedad de Kienböck?	Malasia traumática del semilunar; los individuos susceptibles presentan necrosis avascular en respuesta a traumatismos únicos o múltiples
¿Cuál es el tratamiento de la enfermedad de Kienböck?	Técnicas reconstructivas complejas, incluidos injertos óseos y fusiones
¿Cómo se diagnostica la luxación del semilunar?	La radiografía lateral de muñeca demuestra desplazamiento volar del semilunar (**Nota:** las luxaciones dorsales del semilunar son poco frecuentes)
¿Cómo se diagnostica la luxación perisemilunar?	La radiografía lateral de la muñeca demuestra alineación del semilunar y desplazamiento dorsal del hueso grande y de los dedos (**Nota:** el desplazamiento volar perisemilunar es poco frecuente)
¿Cómo se tratan las luxaciones del semilunar y perisemilunar?	Reducción cerrada con éxito seguida de yeso de pulgar con flexión de muñeca de 20°; es frecuente que requiera RAFI
¿Qué es la disociación escafosemilunar y cómo se diagnostica?	Disrupción del ligamento radioescafosemilunar y el ligamento interóseo escafosemilunar; diagnosticada por radiografía AP de muñeca que muestra una brecha entre el escafoides y el semilunar, además de escafoides con orientación axial

¿Cuál es el tratamiento de la disociación escafosemilunar?	Reducción cerrada y fijación con alambre K o RAFI seguida de inmovilización en flexión volar

Compresión de nervio cubital

¿Cuál es el sitio más frecuente de compresión de nervio cubital?	En el codo conforme el nervio pasa a través del túnel cubital
¿Cuáles son los signos y síntomas?	Dolor, parestesias, entumecimineto en la distribución cubital; debilidad de los interóseos, aductor del pulgar, FCC y FPD a los dedos anular y meñique
¿Cuál es el tratamiento no quirúrgico de compresión del nervio cubital?	Acolchado en el codo
¿Cuál es el tratamiento quirúrgico para compresión de nervio cubital?	Liberación del nervio del túnel cubital con redesviación anterior hacia el epicóndilo humeral medial
Ya que es poco prefuente por si mismo, ¿qué otras condiciones precipitan con a menudo la compresión del nervio cubital en la muñeca?	1. Aneurisma o trombosis que compriman la arteria cubital 2. Traumatismos repetitivos 3. Luxación anterior de la cabeza cubital 4. Ganglión de articulación pisiganchosa (***Nota:*** la localización de la compresión del nervio, como en el túnel del carpo, puede determinarse por estudios de conducción nerviosa y electromiografía)
¿Dónde es más susceptible a la compresión el nervio radial?	La región media posterior del húmero, donde corre a lo largo del hueso
¿Cuál es el mecanismo común de lesión?	Presión prolongada (p. ej., "parálisis del sábado por la noche", traumatismo, uso excesivo del tríceps)
¿Cuáles son los síntomas?	Dolor, parestesias, entumecimiento en la distribución radial; debilidad a la extensión de la muñeca, extensión de los dedos en MCF y extensión del pulgar

¿Cuál es el tratamiento?

La mayoría de las compresiones del nervio cubitals responde a terapia conservadora de férula de muñeca "*cock-up*"

DEFECTOS DEL PULPEJO DE LOS DEDOS

¿Cuál es el tratamiento de los defectos de los tejidos del pulpejo con hueso y tejidos blandos casi intactos?

El pulpejo amputado puede usarse para formar un injerto de grosor completo

¿Cuáles son las opciones para defectos más grandes?

Colgajos locales de avance V–Y o colgajos pediculados derivados de la eminencia tenar o dedo adyacente (colgado de dedo cruzado)

¿Cuándo se dividen los colgajos pediculados en el posoperatorio?

2 semanas

LESIONES UNGUEALES Y DEL LECHO UNGUEAL

¿Cuál es el tratamiento del hematoma subungual SIN disrupción grave de la lámina ungueal de la matriz?

Trefinación —los huecos se puncionan o queman a través de la lámina ungueal para permitir el drenaje

¿Qué lesión se acompaña comúnmente a los hematomas subunguales?

Fracturas de la falange distal

¿De qué manera el riesgo de esta lesión concurrente altera el manejo?

Siempre deben obtenerse radiografías, y debe usarse una técnica estéril para la trefinación (puede convertir una fractura cerrada en una abierta)

¿Cuál es el tratamiento de las laceraciones del lecho ungueal?

Reparación con suturas absorbibles finas; la matriz expuesta puede cubrirse con gasa no adherente o la uña puede usarse como férula

¿Cuál es el tratamiento de las avulsiones de la matriz germinal?

La matriz germinal debe reemplazarse en el pliegue epiniquio y suturarse en su sitio o sostenerse con gasa no adherente

ARTRITIS

Artritis reumatoide

¿Cuáles son las manifestaciones frecuentes de la artritis reumatoide en las manos?

1. Dedos en gatillo
2. Tenosinovitis de muñeca
3. Rotura de tendón extensor
4. Síndrome de túnel del carpo
5. Fibrosis y acortamiento de los intrínsecos

¿Cuáles son las deformidades esperadas conforme progresa la enfermedad?

1. Apilamiento cubital de los dedos
2. Retraso extensor en MCF
3. Deformidades en cuello de cisne y *boutonnière*
4. Degeneración de las superficies articulares y masa ósea

En pacientes osteoartríticos, ¿cuáles son las articulaciones de la mano que son afectadas con mayor frecuencia?

Las articulaciones IF de los dedos; la articulación basal del pulgar

¿Qué son los nódulos de Heberden y de Bouchard?

Osteofitos de las articulaciones IFD y IFP, respectivamente

OTRAS AFECCIONES DE LA MANO

Dedo en gatillo

¿Cuál es el mecanismo fisiopatológico de un dedo en gatillo?

Es resultado de la discrepancia entre los tendones flexores y la vaina proximal, específicamente de la polea A1

¿Cuál es la causa?

Idiopática, tenosinovitis postraumática y artritis reumatoide

¿Cuál es el tratamiento?

Inyecciones de esteroides en la vaina con o sin férula de las articulaciones IF en extensión; si falla, abertura quirúrgica de la vaina proximal

Tenosinovitis estenosante de De Quervain

¿Qué es la tenosinovitis estenosante de De Quervain?

Una tenosinovitis del primer compartimento dorsal (ALP y ECP), con o sin dedos en gatillo, secundaria a inflamación

¿Cuáles son los signos y síntomas?

Dolor sobre las vainas tendinosas al movimiento del pulgar; engrosamiento e hipersensibilidad sobre el primer compartimento

¿Qué pruebas clínicas se utilizan para realizar el diagnóstico?

1. Prueba de Finkelstein —pulgar flexionado y agarrado por los dedos; luego se desvía el puño en dirección cubital, lo cual provoca dolor sobre el estiloides radial
2. La abducción o la extensión forzadas del pulgar provocan dolor

¿Qué otros procesos patológicos pueden simular los síntomas de De Quervain y cómo pueden distinguirse?

Artritis de la articulación carpometacarpiana del pulgar; esta alteración puede diagnosticarse al aplastar con fuerza el metacarpo sobre el trapecio, lo cual provoca dolor y crepitación en artritis

¿Cuál es el tratamiento?

Inyecciones de esteroides dentro del primer compartimento dorsal con o sin férula; si no hay éxito, liberación quirúrgica de las vainas fibrosas del primer compartimento

Fascitis y contractura de Dupuytren

¿Qué es la fascitis y contractura de Dupuytren?

Engrosamiento indoloro de la fascia palmar debido a proliferación fibrosa, que inicia con frecuencia como un nódulo y puede progresar a contractura de la articulación MCF, IFP o IFD con pérdida funcional del dedo

¿A quiénes es típico que afecte?

Pacientes de mediana edad, razón 7:1 entre hombres y mujeres; alcohólicos, enfermos crónicos, epilépticos y pacientes con hepatopatía, diabetes mellitus o tuberculosis pulmonar están en mayor riesgo

¿Cuáles son las regiones de la mano que son afectadas con mayor frecuencia?

1. Los dedos en orden de frecuencia descendente: anular, meñique, medio, pulgar e índice
2. Las articulaciones en orden descendente: MCF, IFP, IFD

¿Cuál es el tratamiento?

La lisis de las bandas fasciales constrictoras proporciona alivio temporal; para prevenir la recurrencia, la remoción de la fascia palmar debe ser completa; las inyecciones locales de corticoesteroides son ineficaces

Capítulo 74 Cirugía de cabeza y cuello, otorrinolaringología

GLÁNDULAS SALIVALES

Anatomía

¿Cuáles son las tres glándulas salivales principales?

1. Parótidas
2. Submandibulares
3. Sublinguales

¿Dónde se localizan las glándulas salivales menores?

La cavidad oral completa y el tracto aerodigestivo superior (600 a 1 000 glándulas)

¿Cuál es la localización general para cada uno de los conductos de las glándulas salivales principales?

1. Parótida —de Stensen (en el segundo molar maxilar)
2. Submandibular —de Wharton (en el piso de la boca)
3. Sublingual —múltiples conductos (en el piso de la boca)

¿Cuáles son los principales tipos celulares secretores para cada una de las glándulas salivales principales?

1. Parótida —seroso
2. Submandibular —seroso y mucoso
3. Sublingual —mucoso

¿Qué técnica intraoperatoria se usa con mayor frecuencia para encontrar el nervio facial dentro de la glándula parótida?

Identificación del nervio en el foramen estilomastoideo donde sale del cráneo y trazarlo en dirección distal; como alternativa, puede identificarse una rama periférica y trazarse en dirección proximal

¿Cuáles son las cinco ramas motoras del nervio facial?

1. Temporal
2. Cigomática
3. Bucal
4. Mandibular
5. Cervical (nervio craneal [NC] VII inerva todos los músculos de la expresión facial)

¿Cuáles son los tres nervios en proximidad estrecha con la glándula submandibular?	1. Nervio mandibular marginal (NC VII) → superficial 2. Nervio lingual (NC V) → profundo y superior 3. Nervio hipogloso (NC XII) → profundo al vientre anterior del músculo digástrico

Traumatismo de glándula salival

¿Cómo se maneja la disrupción traumática del nervio facial extratemporal?	Reparación primaria inmediata
¿Qué lesiones disruptivas del nervio facial extratemporal NO requieren reparación y por qué?	Aquellas mediales a la línea vertical que atraviesa el canto lateral o que afecta la rama cervical; el nervio se regenerará de manera espontánea
¿Cómo se maneja la lesión del conducto de Stensen?	Reparación sobre endoprótesis de polietileno (6–0 a 7–0 monofilamento); dejar la endoprótesis en el sitio durante 10 días
¿Cuál es la neoplasia infantil de glándula salival más frecuente?	Hemangioma (tiende a ocurrir hemangioma capilar en la infancia, mientras que los hemangiomas cavernosos se presentan en niños mayores)
¿Cuáles son los cuatro signos físicos de neoplasia maligna de parótida?	1. Parálisis de nervio facial 2. Linfadenopatía 3. Cambios cutáneos 4. Dolor

Sialadenitis

¿Qué es sialadenitis?	Inflamación de la glándula salival
¿Cuáles son las causas de sialadenitis?	1. Infecciones 2. Obstrucción del conducto por cálculos, estenosis o tapón de moco

Sialadenitis infecciosa

¿Cómo se presenta la sialadenitis infecciosa?	Dolor de glándula unilateral, fiebre, tumefacción, pus que sale del orificio del conducto y leucocitosis

¿Cuáles son las causas de sialadenitis infecciosa?	1. Viral —CMV, coxsackievirus, paperas 2. Bacteriana —anaerobios, *Escherichia coli*, *Haemophilus influenzae*, *Staphylococcus aureus* y *Streptococcus*
¿Cuáles son las causas infecciosas más frecuentes?	1. Paperas 2. *S. aureus*
¿Cuál es el tratamiento de la sialadenitis infecciosa?	1. Hidratación, masaje, sialogogos (fármacos que estimulan la secreción de saliva; p. ej., jugo de limón) y compresas calientes para alivio sintomático 2. Antibióticos para causas bacterianas 3. Escisión quirúrgica si es refractaria
¿Cuáles son las indicaciones relativas para cirugía?	1. Falla de los antibióticos después de 1 semana de terapia 2. Recurrencias 3. Cálculos múltiples
¿Cuál es la causa más frecuente de parotiditis supurativa aguda?	*S. aureus*
¿Qué grupo de pacientes está en riesgo de parotiditis supurativa aguda?	Pacientes debilitados que tienen tendencia a la deshidratación y no mantienen una buena higiene oral
¿Cuál es el tratamiento de la parotiditis supurativa aguda?	Igual que para sialadenitis; el drenaje quirúrgico puede ser necesario si se desarrolla un absceso

Sialolitiasis

¿Qué glándula salival es afectada con mayor frecuencia por cálculos?	Submandibular —80% (*vs.* parótidas sólo 20%)
¿Qué porcentaje de los cálculos de glándula salival es radiopaco?	Depende de la localización (90% de los cálculos en la glándula submandibular *vs.* sólo 10% en las parótidas); en general, alrededor de 75% es radiopaco
¿Cuáles son los síntomas?	Tumefacción y dolor recurrentes relacionados con la alimentación

¿Cómo se diagnostica esta enfermedad?

Radiografías simples, sialografía (inyección de medio de contraste a través del orificio del conducto), ecografía o rastreo por TC

¿Cuál es el tratamiento inicial?

Conservador—hidratación oral (para estimular el flujo salival) y sialogogos

¿Cuál es el tratamiento de la sialadenitis crónica?

1. Remoción del cálculo (si es distal) papilotomía a través del conducto o escisión de la papila
2. Escisión de la glándula (si es proximal)

Identifique las estructuras numeradas en la vista media sagital de la laringe derecha:

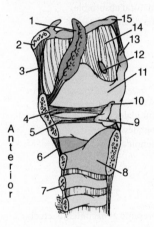

1. Epiglotis
2. Cuerpo del hueso hioides
3. Ligamento tirohioideo mediano
4. Ligamento vestibular
5. Ligamento vocal
6. Membrana cricotiroidea
7. Anillo traqueal
8. Cartílago cricoides
9. Cartílago aritenoides
10. Cartílago corniculado
11. Cartílago tiroides
12. Foramen para el nervio y la arteria laríngeos superiores
13. Cuerno superior del cartílago tiroides
14. Membrana tirohioidea
15. Cuerno mayor del hueso hioides

CIRUGÍA LARÍNGEA RECONSTRUCTIVA Y DE REHABILITACIÓN

¿Cuáles son las causas no neoplásicas frecuentes de disfonía en adultos?

Nódulos y pólipos de cuerdas vocales (CV)

¿Cuál es la causa de nódulos de CV?

Abuso de la voz

¿Cuál es la causa de pólipos de CV?

Tabaquismo, reflujo gastroesofágico y abuso de la voz

¿Cuál es la apariencia histológica de nódulos de CV?	Hiperplasia epitelial y fibrosis del tejido conjuntivo submucoso
¿Cuál es la apariencia histológica de los pólipos de CV?	Edema subepitelial
¿Cuál es el tratamiento de los nódulos y pólipos?	Médico: remoción de los factores desencadenantes, terapia de fonación Quirúrgico: microescisión quirúrgica
¿Cuál es el resultado de la inmovilidad de CV unilateral?	1. Alteraciones de la voz 2. Déficit protector de la vía aérea
¿Cuál es la terapia de rehabilitación para estas afecciones?	1. Inyecciones de CV (medialización temporal posible con una esponja estéril de gelatina natural absorbible) 2. Tiroplastia de medialización

NARIZ, SENOS PARANASALES Y CARA

Anatomía

¿Qué son los senos paranasales?	1. Senos maxilares 2. Senos etmoidales (anterior y posterior) 3. Senos frontales 4. Senos esfenoidales
¿Cuál es el primer seno en desarrollarse?	Maxilar
¿A qué edad los senos alcanzan su tamaño final?	Maxilares: presente al nacimiento; crecimiento bifásico a los 3 y 7 a 18 años de edad Etmoidales: presentes al nacimiento; tamaño completo a los 12 años de edad Frontales: en raras ocasiones demostrables por radiografía antes de los 2 años de edad; tamaño completo a los 16 a 19 años Esfenoidal: neumatiza a los 4 a 5 de edad; tamaño completo a los 12 a 15 años
¿Qué senos son aplásicos en > 5% de los pacientes?	Frontales

¿Dónde se localizan los ostia de los senos paranasales?

Maxilar: meato medio anterior
Etmoidales: meato medio posterior
Etmoidales: meato superior
Frontal: meato medio
Esfenoidal: receso esfenoetmoidal

¿Dónde se localiza el ostium de la glándula lagrimal?

Meato inferior

¿Cuáles son los componentes del andamio cartilaginoso de la nariz?

Cartílagos laterales superiores, cartílagos laterales inferiores, tabique cartilaginoso y cartílagos sesamoideos

¿Qué estructuras contribuyen a la formación del tabique nasal?

Cartílago cuadrangular, lámina perpendicular del etmoides, vómer, cresta maxilar y hueso palatino

¿Cuál es la irrigación arterial de la nariz y sus fuentes?

1. Arterias etmoidales anterior y posterior (ramas de la arteria oftálmica de la arteria carótida interna)
2. Arterias esfenopalatina y palatina mayor (ramas de la arteria maxilar interna de la arteria carótida externa)
3. Arteria labial superior (rama de la arteria facial de la arteria carótida externa)

¿Por qué las venas de la cara tienen probabilidad de propagar émbolos sépticos al cerebro?

Las venas faciales carecen de válvulas

Hematoma septal traumático

¿Cuál es el tratamiento del hematoma septal traumático?

Incisión y drenaje urgentes

¿Por qué?

Para prevenir la necrosis del cartílago y la deformidad en silla de motar resultante

Celulitis facial

¿Cuál es el tratamiento de la celulitis facial?

Admisión al hospital, antibióticos IV y observación minuciosa

¿Por qué se elige este tratamiento?

Para facilitar la detección temprana de propagación intracraneal de bacterias a través de las venas faciales sin válvulas

Apnea

¿Qué es la apnea?

Ausencia de respiración por 10 o más segundos

¿Cuáles son los tres tipos de apnea?

1. Obstructiva —ausencia de flujo de aire con esfuerzo continuo
2. Central —ausencia de esfuerzo
3. Mixta —ambas

En pacientes con apnea obstructiva del sueño (AOS), ¿cuál es el sitio predominante de obstrucción?

Orofaringe; la obstrucción puede provocarse por la lengua, el paladar blando, amígdalas, adenoides y pared faríngea

¿Cómo se diagnostica la AOS?

1. Historia clínica —ronquidos fuertes, sueño sin descanso, periodos de apnea y somnolencia diurna
2. Exploración física —relacionada con obesidad, macroglosia, micrognatia, retrognatia, hipertrofia adenoamigdalina, arco palatino aplanado, paladar grande
3. Estudio diagnóstico —estudio del sueño (polisomnograma)

¿Cuál es el tratamiento de AOS pediátrica?

Adenoamigdalectomía

¿Cuál es el tratamiento de AOS en adultos?

1. Terapia médica —mascarilla con presión positiva continua de la vía aérea (CPAP, *continuous positive airway pressure*), pérdida ponderal, elusión de depresivos del SNC y protriptilina

2. Cirugía —puede incluir amigdalectomía y adenoidectomía, uvulopalatofaringo-plastia y traqueotomía, glosectomía de línea media, avances mandibulares u osteotomía y avance hioideo

¿Qué malformaciones se encuentran en el síndrome de Pierre Robin?

1. Glosoptosis
2. Micrognatia
3. Paladar hendido

Es frecuente que los niños se presenten con ingesta oral inadecuada y aspiración que pueden requerir tubos de traqueostomía y gastrostomía

¿Qué malformaciones se encuentran en el síndrome de Apert?

Hipoplasia de región media de la cara con maxilar pequeño retrodesplazado, hipertelorismo orbitario y cráneo corto ensanchado

Angina de Ludwig

¿Qué es una angina de Ludwig?

La diseminación de un proceso infeccioso hacia los espacios sublingual, submandibular y submentoniano

¿Cuál es la complicación más frecuente?

Progresión rápida de compromiso de vía aérea (con edema del piso de la boca que desplaza la lengua en dirección posterior)

¿Cuáles son los signos y síntomas?

Movimiento limitado de la lengua, tumefacción del piso de la boca y región submentoniana, fluctuación y dolor al movimiento de la lengua

¿Cuál es el origen más frecuente?

Infección dental (en especial mandibular)

¿Cuáles son los patógenos más frecuentes?

Flora oral mixta

¿Cuál es el tratamiento?

El mismo que para absceso periamigdalino

Rinitis aguda

¿Cuáles son los síntomas de rinitis aguda?

Congestión nasal, rinorrea, estornudos, fiebre leve, cefalea y malestar general; también puede haber obstrucción y secreción purulenta/espesa

¿Cuáles son los hallazgos en la exploración física?

Mucosa nasal inflamada, eritematosa con secreción mucosa acuosa

¿Cuál es la evolución/tratamiento?

Usualmente dura 5 a 7 días; los antihistamínicos y descongestivos pueden ayudar para aliviar los síntomas; interferón reduce la evolución de la infección viral

Otros abscesos orofaríngeos

¿Cuál es la localización de un absceso parafaríngeo?

Espacio fascial entre los músculos constrictores faríngeos y la capa superficial de la fascia cervical profunda

¿Cuál es la localización de un absceso retrofaríngeo?

Espacio fascial entre la pared faríngea posterior y la fascia prevertebral

¿Cuáles son las complicaciones?

1. Obstrucción de vías respiratorias
2. Hemorragia debida a erosión de los vasos del cuello (p. ej., carótida)
3. Infecciones intracraneanas
4. Aspiración
5. Diseminación a la cavidad torácica (p. ej., mediastinitis)

¿Cuál es el tratamiento?

Antibióticos IV, incisión y drenaje

¿El procedimiento debe realizarse bajo anestesia local o general?

Local; la anestesia general puede ser peligrosa con estos abscesos debido a obstrucción súbita de las vías respiratorias; incluso, con anestesia local, el cirujano debe estar preparado para realizar una traqueostomía

OÍDOS

Anatomía

Identifique los puntos de referencia señalados del oído externo o pabellón auricular:

1. Hélix
2. Fosa escafoide
3. Fosa triangular
4. Concha
5. Antihélix
6. Trago
7. Antitrago
8. Incisura intertrago
9. Lóbulo

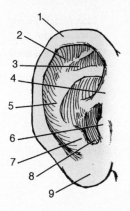

¿Qué nervios viajan dentro del conducto auditivo interno (CAI)?

Nervios vestibulococlear y facial

¿Qué es la pérdida auditiva de conducción?

La pérdida de la conducción del sonido desde el conducto auditivo externo hasta la cóclea (p. ej., cerumen, otitis media, destrucción de osículos)

¿Qué es la pérdida auditiva neurosensorial/sensorineural?

Daño de la cóclea y células pilosas/neuronas auditivas

¿Cuáles son las dos pruebas que usan diapasón para analizar la pérdida auditiva?

Weber y Rinne

Defina las dos pruebas auditivas:

Prueba de Weber

Diapasón en la frente = normal = sonido máximo en el centro de la cabeza

Prueba de Rinne

Diapasón contra la mastoides hasta que no se escuche sonido → luego diapasón a 2 cm del conducto externo = normal = sonido con duración 2× de la conducción aérea

Describa el análisis con diapasón para casos de pérdida auditiva:	*Prueba*	*Rinne*	*Weber*
	Normal bilateral	+/+	Media
	Pérdida de conducción unilateral	+/−	Lateralización hacia el oído afectado
	Pérdida de conducción bilateral	+/−	Lateralización hacia el peor oído
	Pérdida sensorineural unilateral	+/+	Lateralización hacia el mejor oído
	Pérdida sensorineural bilateral	+/+	Lateralización hacia el mejor oído

Pérdida auditiva sensorineural

¿Cuáles son los signos?

La conducción aérea es mejor que la ósea, pero Weber lateraliza hacia el oído sano; pérdida en el audiograma en frecuencias altas

Infecciones del oído

Otitis media serosa

¿Qué es la otitis media serosa?

En general una respuesta aguda a disfunción ventilatoria temporal de la trompa de Eustaquio

¿Cuáles son los factores precipitantes?

Inflamación nasofaríngea; con frecuencia rinitis alérgica o resfriado común

¿Qué lesión más grave puede tener una presentación similar?

Carcinoma nasofaríngeo; puede ser **en especial** sospechosa en un adulto con otitis serosa unilateral prolongada

¿Cuáles son los síntomas?

Sensación de plenitud ótica, tinnitus, pérdida auditiva

¿Cuáles son los hallazgos en la exploración física?

Membrana timpánica (MT) ambarina y con frecuencia una línea visible de líquido o burbujas de aire detrás de la MT, que puede estar retraída y tener movilidad disminuida

¿Cuál es el tratamiento?

La mayoría de los casos se resuelve sin tratamiento; los antihistamínicos pueden ayudar; la miringotomía con aspiración de líquido tiene una elevada seguridad de cura, pero es necesaria en raras ocasiones

Otitis media mucoide

¿Qué grupo de edad es el más afectado?

Por lo general se encuentra en niños

¿Cuál es otra enfermedad relacionada?

Disfunción crónica de la trompa de Eustaquio, una secuela común de otitis media aguda

¿Cuál es la secuela más frecuente?

Pérdida auditiva adquirida en niños

¿Cuáles son los síntomas?

Con frecuencia asintomática, aunque la audición alterada es común

¿Cuáles son los hallazgos en la exploración física?

La otoscopia puede revelar una MT inmóvil, retraída y opaca

¿Cuál es el tratamiento?

Buscar la causa subyacente; las combinaciones de antihistamínico-descongestivo no son eficaces; observar durante 2 a 3 meses buscando la resolución espontánea; la miringotomía con inserción de un tubo es necesaria si no se resuelve; el audiograma está indicado para documentar la pérdida auditiva

Neuritis vestibular

¿Qué es la neuritis vestibular?

Ataques intensos de vértigo prolongado; se piensa que tiene un origen viral

¿Cuál es la historia típica?

Adulto saludable (30 a 60 años de edad) que presentó una infección respiratoria superior o sinusitis antes de una crisis vestibular aguda caracterizada por vértigo intenso, náusea, vómito y nistagmo

¿Cuál es la evolución?

Es usual que los síntomas duren 3 a 7 días, con mejoría progresiva observada después de un solo episodio; las recurrencias (en general menos graves) pueden ocurrir en las siguientes semanas

¿Cuál es el tratamiento?

Fenotiazina IV lenta en general detiene el vértigo intenso, la náusea y el vómito; diazepam o meclizina (vestibulosupresores) pueden ser útiles; la base del tratamiento son los ejercicios de rehabilitación vestibular agresivos una vez controlados los síntomas

Tumores del oído

Tumores glómicos

¿Qué porcentaje de los tumores glómicos es bilateral?

10%

¿Cuáles son los síntomas?

Por localización: tinnitus pulsátil, pérdida auditiva, vértigo, parálisis de NC

¿Cuáles son los signos?

Pérdida auditiva de conducción, masa detrás de la membrana timpánica; déficit de NC

¿Cuáles son los pasos en la evaluación?

Exploración física, audiograma, TC, IRM, angiograma

Tumores de fosa posterior

¿Cuáles son los tumores de la fosa posterior?

Los más frecuentes (90%) son los neuromas del acústico, que son schwannomas benignos de NC VIII; los tumores primarios menos comunes son los meningiomas, colesteatomas, quistes aracnoideos, granulomas de colesterol

¿Qué sitio es el afectado con mayor frecuencia?

Ángulo pontocerebeloso

¿Cuáles son los síntomas tempranos?

Tinnitus, pérdida auditiva, vértigo

¿Qué síntomas ocurren después?

Puede afectar NC IX, X, XI (crecimiento caudal del tumor), cerebelo por compresión

¿Cómo se realiza el diagnóstico?

IRM T1 con contraste (gadolinio) es el estándar de oro
Audiometría, potenciales evocados del tronco del encéfalo, radiología (TC e IRM)

¿Cuál es el tratamiento?

Resección quirúrgica

Bisturí de rayos gamma para candidatos quirúrgicos poco viables

Lesiones congénitas del oído

¿Qué lesiones del oído son ejemplos de malformaciones importantes?

1. Microtia (pabellón rudimentario)
2. Atresia (ausencia de formación del conducto auditivo externo con lámina ósea)

¿Cuál es el tratamiento?

La reparación de la atresia sigue a la reparación de la microtia

Microtia —reconstrucción auricular por etapas que inician con cartílago costocondral contralateral

Atresia —una vez que la posición de la concha se ha establecido con reparación de la microtia, el conducto atrésico se taladra

CUELLO

Anatomía

Estructuras musculares principales

¿Cómo se llama el músculo laminar delgado debajo de la piel en la región anterolateral del cuello?

Músculo platisma

¿Qué músculo divide el cuello en los triángulos anterior y posterior?

Músculo esternocleidomastoideo (ECM)

¿Qué músculo define la extensión de la disección posterior del cuello?

Músculo trapecio

¿Qué grupo de músculos en la región anterior del cuello actúan para elevar y deprimir la laringe?

Músculos suprahioideos

¿Qué grupo de músculos define el límite profundo para la disección de cuello?

Músculos escalenos

¿Qué músculo sirve para estabilizar la escápula y permite la abducción más allá de los 90°?	Músculo trapecio
¿En qué plano se elevan los colgajos cutáneos para cirugía de cuello?	Plano subplatisma

Estructuras vasculares principales

¿Qué punto de referencia se aproxima al sitio de la bifurcación de la arteria carótida común?	Borde superior del cartílago tiroides
¿Cuáles son las ramas de la arteria carótida interna en el cuello?	Ninguna

¿Cuáles son las ramas de la arteria carótida externa en el cuello?	1. Arteria tiroidea superior
	2. Arteria faríngea ascendente
	3. Arteria lingual
	4. Arteria facial
	5. Arteria occipital
	6. Arteria auricular posterior
	7. Arteria temporal superficial
	8. Arteria maxilar

Compartimentos fasciales

¿Cuáles son las capas de la fascia cervical profunda?	1. Capa superficial —rodea el cuello entero; circunda los músculos trapecio, ECM y omohioideo
	2. Capa media (visceral) —rodea las estructuras viscerales de la región anterior del cuello
	3. Capa profunda (paravertebral) —rodea los músculos paraespinosos y la columna vertebral

¿Qué capas contribuyen a la formación de la vaina carotídea?	Todas las anteriores

Otros temas anatómicos

¿Qué estructuras se encuentran dentro de la vaina carotídea?	Arteria carótida, vena yugular y nervio vago

¿Cuáles son las zonas linfáticas del cuello?	Zona 1 —submentoniana y submandibular Zonas 2, 3 y 4 —tercios equivalentes de la cadena yugular interna, en que la Zona 2 es la más superior Zona 5 —triángulo cervical posterior

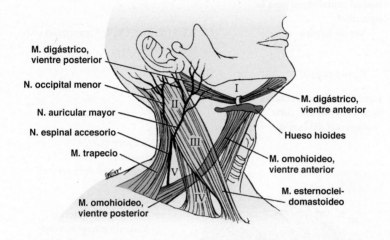

Describa la localización de:	
Vena yugular	Se encuentra lateral a la arteria carótida, profunda a ECM
Conducto torácico	Se une al sistema venoso en la unión de las venas yugular interna y subclavia izquierdas
Nervio vago (NC X)	Sale del cráneo a través del foramen yugular; viaja dentro de la vaina carotídea
Nervio espinal accesorio (NC XI)	Sale del cráneo a través del foramen yugular, pasa profundo al vientre posterior del músculo digástrico, entra al ECM casi 4 cm debajo de la apófisis mastoides, sale del ECM 1 cm superior al punto de Erb (el nervio auricular mayor se encuentra con ECM), y entra al trapecio 2 dedos sobre la clavícula
Nervio hipogloso (NC XII)	Sale del cráneo a través del conducto hipogloso, profundo al músculo digástrico en el triángulo submandibular

Nervio frénico	Corre lateral a medial sobre la superficie del músculo escaleno anterior
Plexo braquial	Pasa entre los músculos escalenos anterior y medio rumbo a la axila

¿Qué niveles de la médula espinal contribuyen para lo siguiente?

Nervio frénico	C3, 4 y 5 (piense: "C3, 4, 5 mantienen vivo al diafragma")
Plexo braquial	C4–8 y T1

Identifique las estructuras numeradas en este corte transversal del cuello:

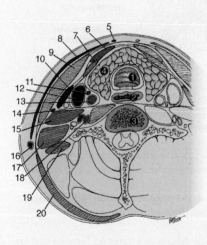

1. Tráquea
2. Esófago
3. Cuerpo vertebral cervical (C7)
4. Glándula tiroides
5. Vena yugular anterior
6. Músculo esternohioideo
7. Músculo esternotiroideo
8. Músculo platisma
9. Músculo ECM
10. Músculo omohioideo
11. Nervio vago
12. Vena yugular interna
13. Arteria carótida común
14. Nervio frénico
15. Músculo escaleno anterior
16. Vena yugular externa
17. Músculo escaleno medio
18. Arteria vertebral
19. Músculo escaleno posterior
20. Músculo trapecio

RECONSTRUCCIÓN DE CABEZA Y CUELLO

¿Cuáles son los tres colgajos miocutáneos pediculados usados para reconstrucción de cabeza y cuello?	1. Dorsal ancho 2. Pectoral mayor 3. Trapecio
¿Qué colgajo se usa con mayor frecuencia?	Pectoral mayor

¿Qué colgajo fasciocutáneo pediculado se usa?

Colgajo deltopectoral

¿Cuál es el pedículo vascular para cada uno de los colgajos descritos?

1. Pectoral mayor → arteria toracoacromial
2. Dorsal ancho → arteria toracodorsal
3. Trapecio → rama descendente de la arteria cervical transversa y arteria escapular dorsal
4. Colgajo deltopectoral → perforantes torácicas anteriores de la arteria toracoacromial

¿Cuáles son los colgajos LIBRES usados con frecuencia para reconstrucción de cabeza y cuello?

Antebrazo radial, peroné, yeyuno, escápula, cresta iliaca y recto abdominal

¿Cuál es la fuente de tejido que puede usarse en casos de lesión significativa de faringe y esófago?

Ascenso gástrico

¿De dónde proviene el flujo sanguíneo para este "pedículo"?

Vasos gástricos y gastroepiploicos derechos

OTROS TEMAS

¿Dónde se encuentra la masa cervical más frecuente?

Ganglio linfático reactivo

¿Qué es un "quinsy"?

Absceso periamigdalino secundario a amigdalitis aguda

¿Cuál es el tipo de teratoma más frecuente en cabeza y cuello?

Quiste epidermoide

¿Qué es leucoplasia?

Placa blanquecina en la orofaringe

¿Cuándo está indicada la biopsia en leucoplasia?

En fumadores o alcohólicos (alto riesgo de carcinoma de cabeza y cuello)

¿Cuál es el tipo más frecuente de anomalía de hendidura branquial?

Segunda hendidura

¿Qué tipo de schwannoma surge de NC VIII?	Neuroma acústico
¿Cuál es la lesión laríngea benigna más frecuente tanto en niños como adultos?	Papiloma laríngeo
¿Qué tumores del músculo esquelético tienen predilección por la cabeza y el cuello?	Rabdomiomas
¿Qué es un absceso de Bezold?	Abscesos cervicales secundarios a infección del oído
¿Cuál es la causa más frecuente de parálisis facial?	Parálisis de Bell (causa incierta)
¿Qué es un torus maxilar?	Crecimiento óseo benigno encontrado en la línea media del paladar
¿Cuál es el tumor óseo más frecuente en cabeza y cuello?	Sarcoma osteogénico (sin embargo, en realidad se observa en raras ocasiones en cabeza y cuello)
¿Qué tumor parotídeo representa 70% de todos los tumores salivales bilaterales?	Tumor de Warthin
¿Qué es un estesioneuroblastoma?	Tumor poco frecuente que se desarrolla en el epitelio olfatorio
¿Qué fractura facial se caracteriza por separación craneofacial completa?	Le Fort III
¿Qué es una fractura por estallido orbitario?	Impacto directo que causa que el globo ocular "estalle" la órbita

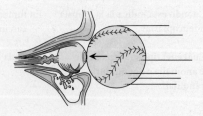

¿Qué es odinofagia?　　Deglución dolorosa

¿Qué es disfagia?　　Dificultad para deglutir

¿Qué es la enfermedad de Ménière y la tríada clásica de presentación?　　Alteración del laberinto membranoso; la tríada es tinnitus, pérdida auditiva y vértigo

¿Qué es un glomus yugular?　　Neoplasia que surge del bulbo yugular y con frecuencia se extiende hacia el oído medio

¿Qué es la glositis romboidea mediana?　　Un defecto congénito causado por fusión inadecuada del tercio posterior de la lengua con los dos tercios anteriores; parece neoplasia

¿Cuál es la infección más frecuente del cuello en niños?　　Linfadenitis cervical aguda

¿Cuál es la infección más frecuente del cuello en adultos?　　Linfadenitis cervical aguda

¿Cuál es el tumor de cabeza y cuello más frecuente en niños?　　Hemangioma

¿Qué es la neuritis vestibular?　　Ataques intensos de vértigo que se cree son secundarios a infección viral

¿Qué es anquiloglosia?　　Movimiento limitado de la lengua debido a frenillo corto

¿Qué es una fístula perilinfática?　　Fístula (comunicación) entre:
1. Oído medio y
2. Oído interno a través de la ventana redonda o la base del estribo

¿Qué es presbiacusia?　　Pérdida auditiva sensorineural debida a cambios degenerativos graduales a lo largo de la vida

Capítulo 75 **Cirugía torácica**

TUMORES DE LA PARED TORÁCICA

¿Cuáles son los tumores benignos más frecuentes de la pared torácica y su presentación típica?

1. Osteocondroma (30 a 50%); masa indolora en la metáfisis costal
2. Displasia fibrosa (20 a 30%); lesión costal dolorosa o fractura patológica
3. Condroma (15 a 20%); masa indolora de crecimiento lento en la unión costocondral

¿Cuáles son los tumores malignos más frecuentes de la pared torácica?

1. Neoplasias malignas localmente invasivas (p. ej., mama y pulmón)
2. Metástasis a la pared torácica (p. ej., riñón y colon)
3. Neoplasias malignas primarias de la pared torácica

¿Cuáles son los cuatro cánceres primarios de la pared torácica más frecuentes?

1. Condrosarcoma
2. Osteosarcoma
3. Sarcoma de Ewing y tumor neuroectodérmico primitivo o PNET (*primitive neuroectodermal tumour*; una forma agresiva de sarcoma de Ewing)
4. Plasmacitoma solitario, una forma aislada de mieloma múltiple

¿Qué tipo muestra una apariencia clásica de "capas de cebolla" en la radiografía?

Sarcoma de Ewing

¿Qué tipo muestra una apariencia clásica de "sol naciente" en la radiografía?

Osteosarcoma

¿Cuáles de los cánceres primarios de la pared torácica son "tumores médicos de la pared torácica" (p. ej., tratamiento no quirúrgico)?

1. Sarcoma de Ewing/PNET —con quimioterapia ± radiación debido a su gran potencial metastásico y presentación avanzada
2. Plasmacitoma solitario —con radiación para control local y supervisión para desarrollo de mieloma múltiple sistémico (45 a 75%)

¿Cuál es el tratamiento de los tumores benignos de la pared torácica?

Escisión amplia para alcanzar bordes libres

¿Cuál es el tratamiento de los tumores malignos de la pared torácica?

Resección amplia con bordes de 4 a 5 cm, incluidas las costillas por arriba y abajo de la costilla afectada (si lo está) y músculos adyacentes y/o pleura/pulmón subyacentes, si está adherido

¿Cuáles son las opciones para reconstrucción de la pared torácica?

La malla de politetrafluoretileno expandido, malla de polipropileno o "sándwich" de etilmetacrilato con malla del otro lado y un colgajo rotacional muscular o musculocutáneo para cubrir la malla

EFUSIÓN PLEURAL

¿Cuáles son los dos tipos de efusión y su causa?

1. Trasudado —insuficiencia cardiaca congestiva, síndrome nefrótico y cirrosis
2. Exudado —infección, cáncer, traumatismo y pancreatitis

¿Cuáles son los criterios de Light, donde si por lo menos se satisface un criterio el líquido se define como exudado?

1. Razón líquido pleural:proteína sérica > 0.5
2. Razón líquido pleural:LDH sérica > 0.6
3. LDH en líquido pleural > 2/3 el límite superior normal de laboratorio de LDH sérica

¿Cuáles son las causas más frecuentes de los siguientes hallazgos bioquímicos de una efusión?

Glucosa < 60 mg/100 ml

Cáncer, tuberculosis (TB), neumonía o reumatoide

Amilasa incrementada

Pancreatitis, rotura esofágica o cáncer

pH < 7.2

Neumonía, rotura esofágica, cáncer, TB reumatoide o hemotórax

¿Cuáles son los riesgos de drenar demasiado líquido pleural y cuál es el límite seguro?

Reexpansión del edema pulmonar o hipovolemia; limitar el drenaje a 1 500 ml en cada ocasión

Empiema

¿Qué es empiema?

Organismos en la tinción de Gram o pus franca en el líquido pleural aspirado

¿Cuál es la causa más frecuente?

Neumonía con efusión paraneumónica

¿Cuáles son las tres fases del empiema y las características correspondientes del líquido?

1. Exudativa —líquido, seroso, pH > 7.2, glucosa > 60, LDH < 1 000 y sin organismos a la tinción de Gram
2. Fibrinopurulento —acumulación de fibrina, líquido loculado, pH < 7.2, glucosa < 60, LDH > 1 000 y tinción de Gram o cultivo positivos
3. Organizado —sólido, desprendimiento pleural no elástico que causa pulmón atrapado, es decir, "fibrotórax"

¿Cuál es el tratamiento para cada fase?

1. Exudativo —antibióticos + drenaje (ya sea con tubo de toracostomía o toracoscopia)
2. Fibrinopurulento —antibióticos + drenaje + fibrinolíticos (tPA 10 mg y DNasa 5 mg dos veces al día × 3 días)
3. Organizado —toracotomía y decorticación pulmonar total (eliminación de la capa fibrosa en el pulmón y el diafragma)

¿Cuáles son los organismos comunes en empiema?

Grampositivos (más frecuentes), como *Staphylococcus aureus, Streptococcus pneumoniae,* anaerobios y gramnegativos como *Escherichia coli, Klebsiella neumoniae y Haemophilus influenzae*

Posneumonectomía, ¿cuál es el diagnóstico probable con una radiografía de tórax que muestra disminución del nivel hidroaéreo?

Empiema posneumonectomía con o sin fístula broncopleural (p. ej., fuga de muñón bronquial)

¿Cuál es el manejo inicial de posneumonectomía empiema?

Drenaje del espacio pleural, antibióticos IV y broncoscopia para evaluar el muñón bronquial con reparación, si es necesario

Quilotórax

¿Qué es el quilotórax?

Efusión pleural compuesta de líquido linfático o quilo debido a disrupción u obstrucción del conducto torácico

¿Cuál es el trayecto del conducto torácico?

Inicia como la cisterna de quilo en el abdomen por delante del cuerpo vertebral de L2, asciende a lo largo y a la derecha de la aorta a través del hiato aórtico, luego entre la aorta y la vena ácigos, cruza a la izquierda en T5 a T7 y se vacía hacia la unión venosa yugulosubclavia

¿Cuál es el volumen normal del flujo por día a través del conducto?

¡Dos litros! (Cuentas correspondientes para frecuencia de efusiones masivas en quilotórax)

¿Cuál es la causa del quilotórax?

1. Iatrogénica (más frecuente) durante disección a lo largo de la superficie vertebral anterior (procedimiento esofágico o quirúrgico torácico)
2. Traumática
3. Cáncer (linfoma, leucemia linfocítica crónica y cáncer metastásico)

¿Cómo se realiza el diagnóstico de quilotórax?

Cifras de triglicéridos > 110 mg/dl en líquido pleural son diagnósticas, mientras que las concentraciones de triglicéridos < 50 mg/dl excluyen el diagnóstico de quilotórax

¿Cuándo debe considerarse la intervención quirúrgica?

Volumen elevado persistente (> 800 ml/día) o falla de manejo no quirúrgico después de 3 semanas

¿Cuáles son las opciones terapéuticas quirúrgicas?

1. Pleurodesis con talco
2. Ligadura abierta o toracoscópica del conducto torácico con pleurodesis mecánica
3. Derivación pleuroperitoneal (Denver)

¿Cuál es el manejo no quirúrgico del quilotórax?

1. Drenaje del quilotórax con tubo
2. NPO + nutrición parenteral total (NPT) o dieta reducida en grasas con triglicéridos de cadena media (se absorben a través de los intestinos a la vena porta en lugar de al conducto torácico)

TRÁQUEA

Anatomía

¿Cuál es la longitud traqueal típica y la cantidad de anillos en adultos?

10 a 13 cm, 18 a 22 anillos (2 anillos por cm)

¿De dónde proviene el flujo sanguíneo de la tráquea?

1. Arteria tiroidea inferior (tráquea superior)
2. Arterias bronquiales (tráquea inferior y carina), que se originan de la aorta

¿Por qué el abordaje quirúrgico más seguro se encuentra en el plano AP?

El flujo sanguíneo entra a través de las paredes laterales y los nervios laríngeos recurrentes corren a lo largo de las paredes laterales

¿Qué porcentaje de la longitud traqueal puede resecarse con seguridad en niños *vs.* adultos?

Regla general: niños 33%; adultos ≈ 50%; sin embargo, la longitud adecuada varía según los factores del paciente, como edad, constitución física, estatura, patología y cirugía previa; un paciente más joven con un cuello flexible puede tolerar una resección traqueal mayor que un paciente de edad avanzada corpulento cifótico

Estenosis traqueal

¿Cuál es la causas?

Posintubación, lesión, tumores y traumatismos traqueales

¿Cuál es el criterio para una "estenosis crítica" en un adulto?

Diámetro intraluminal < 4 mm

¿Cuál es la presentación habitual?

Tos, estridor, disnea, sibilancias

¿Cuáles son las tres causas de estenosis posintubación?

1. Isquemia mucosa circunferencial por hiperinflación de globo por > 48 h con fibrosis resultante
2. Lesión de la pared por la punta del tubo que provoca la aparición de tejido de granulación
3. Cicatrización del estoma de traqueostomía y estenosis

¿Cuáles son los tratamientos para estenosis traqueal?

1. Dilatación traqueal, ablación láser o colocación de traqueostomía o tubo en T (para pacientes de alto riesgo)
2. Resección traqueal/reconstrucción primaria (para buenos candidatos)

¿Qué estudios preoperatorios deben realizarse para considerar la resección traqueal?

1. TC con contraste con cortes finos a través de la tráquea
2. Broncoscopia rígida con mediciones

¿Cuál es la causa principal de dehiscencia anastomótica después de reconstrucción traqueal?

Tensión excesiva

¿Qué maniobras pueden realizarse para disminuir este problema?

1. Planeación prequirúrgica y selección de pacientes cuidadosas (lo **más importante**)
2. Flexión cervical (asegurar el mentón con el tórax con suturas fuertes)
3. Liberación laríngea suprahioidea
4. Movilización del hilio derecho por liberación transpleural o intrapericárdica
5. Movilización del hilio izquierdo por liberación intrapericárdica

¿Qué puede hacerse para proteger la arteria braquiocefálica de la anastomosis?

Músculo suprahioideo o esternocleidomastoideo pediculados

¿Cuál es la complicación aguda más frecuente de la cirugía traqueal?

Edema laríngeo

¿Cuál es el manejo?

Restricción de líquidos, epinefrina racémica nebulizada y dexametasona IV por 24 a 48 h

¿Cuáles son las causas de traqueomalacia adquirida?

Intubación prolongada, infecciones traqueales crónicas o afecciones inflamatorias como policondritis recidivante

¿Cuál es la consecuencia de esta lesión?

A la inspiración, el segmento reblandecido colapsa (y exacerba la obstrucción de las vías respiratorias)

Tumores traqueales

¿Cuál es la incidencia de tumores malignos traqueales en niños *vs.* adultos?

Niños < 10%; adultos > 80%

¿Cuáles son los tipos de cáncer más frecuentes en adultos?

1. Carcinoma de células escamosas
2. Carcinoma quístico adenoideo

¿Cuál es el tipo más benigno con más frecuencia en adultos?

Papilomas escamosos

¿Cuál es el tipo más frecuente en niños?

Hemangioma

¿Qué tumor tiene una presentación clásica con diseminación submucosa extensa proximal y distal?

Carcinoma quístico adenoideo

¿Cuál es la presentación habitual de los tumores traqueales?

Tos, disnea, estridor, hemoptisis, disfonía y sibilancias

¿Por qué son poco frecuentes las metástasis a distancia?

A menudo, los pacientes mueren pronto debido a asfixia por la obstrucción traqueal

En general, ¿cómo se confirma el diagnóstico?

Biopsia broncoscópica

¿Cuándo se contraindica esta técnica diagnóstica?

1. Tumores muy vascularizados (p. ej., hemangiomas, carcinoides)
2. Estenosis traqueal crítica

¿Cómo puede usarse el broncoscopio de modo temporal para estabilizar una vía aérea con estenosis crítica?

Eliminar el núcleo del tumor intraluminal con la punta del broncoscopio o dilatación endoscópica

¿Cuál es el tratamiento de los tumores malignos?

Resección ± radioterapia (pre o posoperatoria)

¿Cuál es el mejor tratamiento para pacientes de alto riesgo?

Colocación de la endoprótesis tubo en T de Silastic (Montgomery)

| Compare las incisiones usadas para tumores superiores *vs.* inferiores: | Superiores —incisión en collar ± extensión esternal vertical
Inferiores —toracotomía posterolateral |

Fístulas adquiridas del tracto aerodigestivo

| ¿Cuál es la presentación habitual de las fístulas pequeñas? | Tos crónica, pérdida ponderal e infecciones pulmonares recurrentes |
| ¿Cuál es la presentación habitual de las fístulas grandes? | Tos paroxística después de comer o beber (signo de One) |

Fístulas no malignas

¿Cuáles son las causas más frecuentes de las fístulas no malignas?	Erosión por el globo del tubo traqueal y traumatismo contuso de tórax
¿Cuáles son las causas infecciosas habituales?	TB e histoplasmosis
¿Cuál es el tratamiento quirúrgico para las fístulas no malignas?	Dividir la fístula, reparación esofágica primaria, reparación traqueobronquial primaria, interposición de un colgajo muscular pediculado (músculo suprahioideo si es por abordaje cervical, músculo intercostal si es por abordaje de toracotomía) entre las dos líneas de reparación

Fístulas malignas

¿Cuáles son las causas más frecuentes de fístulas malignas?	Carcinoma esofágico (85%) y pulmonar (10%)
¿Cuáles son las opciones terapéuticas quirúrgicas en caso de carcinoma esofágico?	1. Exclusión y derivación esofágicas (con estómago o colon anastomosados al esófago cervical y con túnel subesternal o subcutáneo) 2. Doble endoprótesis de la vía aérea y el esófago (mejor supervivencia que con una sola endoprótesis al prevenir la muerte por sepsis pulmonar)
¿Cuál es el pronóstico para la fístula traqueoesofágica maligna?	Malo —supervivencia a 3 meses de 13% y supervivencia a 6 meses de 4% con cuidados de soporte

Fístula traqueoinnominada (FTI)

¿Cuál es la causa?

Erosión hacia la arteria innominada (tronco braquiocefálico) por tubo de traqueostomía

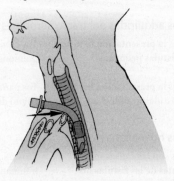

¿Cómo puede diminuirse el potencial del desarrollo posterior de fístulas TA al momento de la traqueostomía?

Colocar la traqueostomía no más abajo del tercer anillo traqueal

¿Cómo puede reducirse el riesgo en pacientes con traqueostomía crónica?

Evitar la hiperinflación del globo

¿Qué signo se presenta en 50% de los pacientes antes de una hemorragia masiva?

Sangrado centineal transitorio (en especial significativo si es 1 a 2 semanas después de la traqueostomía)

¿Cuál es el tratamiento de urgencia (de cabecera)?

Hiperinflar el balón y aplicar presión supraesternal; si aún hay hemorragia masiva, disección roma del tronco braquiocefálico y la tráquea a través de un estoma cutáneo y compresión de la arteria hacia delante contra el esternón

¿La maniobra de compresión digital también se conoce como?

Maniobra de Utley

¿Cuál es el tratamiento quirúrgico definitivo?

Esternotomía media, resecar el segmento del tronco braquiocefálico en contacto con la tráquea, suturar los muñones arteriales (es poco frecuente que se indique la derivación debido a flujo colateral extenso), y asegurar el colgajo muscular sobre los muñones (**Nota:** se permite que el defecto traqueal granule y se cierre)

Traqueostomía

¿Cuáles son las indicaciones?

1. Insuficiencia respiratoria crónica
2. Secreciones traqueobronquiales profusas
3. Obstrucción o lesión de vías respiratorias superiores

¿Cuándo debe realizarse una traqueostomía en un paciente dependiente de ventilador?

Controversial; sin embargo, la mayoría de los expertos ahora concuerda que si es necesario el soporte ventilatorio a largo plazo (> 14 días), debe realizarse traqueostomía en los primeros 7 días

¿Dónde debe realizarse la incisión en la tráquea?

Segundo y tercer cartílagos (por tanto, no usar el **"pulpejo de los dedos sobre la horquilla esternal"** como punto de referencia, sino utilizar "el pulpejo o 2 a 3 anillos debajo del cricoides")

¿Cuáles son las posibles complicaciones a largo plazo?

Sepsis, hemorragia y estenosis traqueal

PULMÓN

Anatomía

¿De dónde proviene el flujo sanguíneo de los pulmones?

Del flujo sanguíneo doble de las arterias pulmonares y las arterias bronquiales, que surgen directamente de la aorta o de las intercostales

¿Hacia dónde drena con mayor frecuencia la vena del lóbulo medio derecho?

Vena pulmonar superior derecha (pero también puede drenar hacia la vena pulmonar inferior derecha o a la aurícula izquierda)

¿Qué nervio corre anterior al hilio?

Nervio frénico

¿Qué nervio corre posterior al hilio?

Nervio vago

¿Qué vaso debe dividirse para exposición adecuada de la carina o del bronquio principal derecho durante una toracotomía derecha?

Vena ácigos

Lesiones pulmonares congénitas

¿Cuál es la causa más frecuente de hipoplasia pulmonar?

Hernia diafragmática congénita (herniación visceral hacia la cavidad torácica durante el periodo crítico de desarrollo pulmonar); el grado de hipoplasia pulmonar (inferior) determina la probabilidad de supervivencia

¿Cuál es el diagnóstico diferencial de las lesiones pulmonares quísticas o que "ocupan espacio"?

1. Quiste broncogénico
2. Secuestro broncopulmonar (SBP)
3. Malformación congénita (adenomatosa quística) de las vías respiratorias pulmonares (MCVRP o MCAQ)
4. Hernia diafragmática congénita
5. Enfisema lobar congénito (ELC)

¿Qué es un quiste broncogénico?

Un quiste congénito en el pulmón o el mediastino que surge del brote anómalo del intestino anterior durante el desarrollo

¿Cómo se diagnostica un quiste broncogénico?

RxT (masa redonda con densidad del agua) o TC (masa quística con atenuación de tejidos blandos o agua)

¿Cuál es la presentación clínica?

Tos recurrente, sibilancias (puede diagnosticarse como asma) y neumonía

Bronquiectasias

¿Qué son las bronquiectasias?

Dilatación crónica del árbol bronquial distal (en general bronquios segmentarios de segundo a cuarto orden)

¿Cuál es la causa más frecuente?

Neumonía destructiva (bacteriana o viral)

¿Qué síndrome congénito incluye bronquiectasias en su tríada de lesiones?

Síndrome de Kartagener (la tríada incluye *situs inversus* y sinusitis)

¿Cuál es la presentación habitual?

Tos productiva crónica copiosa con esputo fétido purulento (en especial por las mañanas)

¿Cuál es el estándar de oro para el diagnóstico?	Broncograma (*Nota:* aunque la TC de corte fino ha ganado popularidad, un broncograma aún define mejor la anatomía y debe realizarse en cualquier candidato potencial para cirugía)
¿Cuáles son las indicaciones para cirugía por bronquiectasias?	1. Infecciones pulmonares recurrentes 2. Hemoptisis significativa 3. Absceso cerebral debido a embolia bacteriana
¿Cuál es el procedimiento de elección para bronquiectasias?	Resección de regiones afectadas (*Nota:* la naturaleza difusa de esta enfermedad evita que la mayoría de los pacientes se someta a cirugía)

Tuberculosis (TB)

¿Cuál es el organismo responsable y la ruta de transmisión?	*Mycobacterium tuberculosis* por aerosol respiratorio
¿Qué porcentaje de los individuos infectados tienen TB clínicamente significativa?	Sólo 5 a 15%
¿Cuál es la región del pulmón que es afectada con mayor frecuencia?	Los ápices pulmonares
¿Cuál es el trayecto de la lesión parenquimatosa?	Infiltrados pulmonares —necrosis caseosa— fibrosis y calcificación (granulomas)
¿Qué es un complejo de Ghon?	Lesión parenquimatosa más ganglios linfáticos hiliares aumentados de tamaño
¿Qué es un aneurisma de Rasmussen?	Rama de arteria pulmonar dilatada dentro o cerca de una cavidad por TB
¿Cuál es la presentación habitual de estos aneurismas?	Hemoptisis
¿Cuáles son las indicaciones para resección quirúrgica por TB?	Falla de la terapia médica anti-TB (p. ej., isoniazida, rifampicina, pirazinamida) manifestada por esputo positivo persistente, hemoptisis masiva o recurrente, fístula broncopleural o lesión en masa en una región de TB (para excluir cáncer)

Infecciones micóticas

¿Cuáles son las infecciones micóticas más frecuentes en EUA?

Histoplasmosis (la más común), coccidioidomicosis, *Aspergillus* y blastomicosis

De manera tradicional, ¿qué organismo se ha agrupado con las infecciones micóticas pero tiene un origen bacteriano?

Actinomicosis

Identifique la infección con la relación más común con:

Abscesos dentales

Actinomicosis

Cavidad de pared delgada con nivel hidroaéreo

Coccidioidomicosis

Úlceras cutáneas papulopustular crónica

Blastomicosis

Abscesos que contienen "gránulos de azufre"

Actinomicosis

¿Qué es un micetoma?

"Bola micótica" clásica compuesta por *Aspergillus*

¿Cuál es la lesión predisponente usual de un micetoma?

Cavidad secundaria a *M. tuberculosis*

¿Cuál es el hallazgo clásico en la RxT de pie?

Creciente radiolúcida (bola pequeña en una cavidad redonda más grande)

¿Cuál es el tratamiento médico de la infección micótica pulmonar?

Anfotericina B para todas las infecciones, excepto actinomicosis, que requiere penicilina

¿Cuáles son las indicaciones para intervención quirúrgica por infecciones pulmonares micóticas?

La mayoría concuerda que la escisión está indicada para lesiones cavitarias refractarias a tratamiento médico y hemoptisis recurrente

Hemoptisis masiva

¿Cuál es su causa?

Bronquiectasias, TB, infecciones micóticas o bacterianas, traumatismo y cáncer

¿Cuál es la causa más frecuente?	Micetoma
¿Cuál es la causa usual de muerte?	Asfixia (no choque hemorrágico)
¿Qué sistema arterial es la fuente más frecuente de hemoptisis masiva?	Arterias bronquiales (no pulmonares)

¿Cuál es el manejo agudo de la hemoptisis masiva?

1. **Proteger el pulmón que no sangra** al colocar al paciente con el "lado sangrante hacia abajo"
2. Establecer una vía aérea con por lo menos un tubo endotraqueal o TET #8 (para broncoscopia e intervención) —ya sea TET de luz único en el pulmón no sangrante ± guía broncoscópica de fibra óptica o TET de doble luz con balón bronquial inflado para proteger el pulmón sano del pulmón sangrante
3. Revertir cualquier coagulopatía
4. Detener el sangrado

¿Cuáles son las opciones para controlar el sangrado?

1. Broncoscopia con oclusión con balón 4-Fr de Fogarty, lavado con solución salina helada con 500 ml (10 administraciones de 50 ml totales), epinefrina tópica diluida a 1:20 000 o vasopresina o trombina, y/o terapia láser, electrocauterio, coagulación con argón plasma o crioterapia
2. Arteriografía y embolización selectiva de arteria bronquial

Nódulos pulmonares

¿Qué es un nódulo pulmonar solitario (NPS)?

Una lesión pulmonar intraparenquimatosa < 3 cm (considerada una "masa" a los 3 cm). Las causas pueden ser benignas (60%) o malignas (40%)

¿Cuál es el riesgo de cáncer cuando un NPS tiene el tamaño siguiente?

< 3 mm	0.27%
4 a 7 mm	0.9%

8 a 20 mm	18%
> 20 mm	50%

¿Cuál es el tiempo de duplicación de un cáncer pulmonar sólido?

150 a 170 días (explica la "regla de 2 años" para el periodo de observación)

¿Cuál es el tiempo de duplicación para opacidades malignas en vidrio despulido?

810 días (explica la necesidad de un periodo de observación > 2 años)

¿Cuáles son las modalidades diagnósticas disponibles para diagnóstico en tejidos?

1. Biopsia percutánea guiada por TC (excelente precisión si es ≥ 1 cm)
2. Broncoscopia de navegación; utiliza TC y guía electromagnética para dirigirse al bronquio relacionado con el nódulo pulmonar para biopsia; también pueden colocarse marcadores para ayudar a la identificación toracoscópica para resección en cuña
3. Toracotomía abierta o toracoscopia (se tolera mejor) con resección en cuña

¿Cuáles son las causas benignas comunes de NPS?

1. Granuloma infeccioso (80% de NPS benignos)
2. Hamartoma (10% de SPN benigno)

¿Cuáles son las causas comunes de granuloma infeccioso?

Hongos endémicos (histoplasmosis, coccidioidomicosis), micobacterias (tuberculosas o no tuberculosas) y *Pneumocystis jirovecii*

¿Cuál es la apariencia característica de un hamartoma en RxT?

Calcificación en "palomitas de maíz"

¿Cuáles son las causas malignas comunes de NPS?

1. Cáncer pulmonar primario (75%), como adenocarcinoma, carcinoma de células escamosas, carcinoma macrocítico o carcinoide
2. Cáncer metastásico (25%)

¿Cuáles son las fuentes de metástasis más frecuentes al pulmón?

Melanoma, sarcoma y adenocarcinomas de colon, mama, riñón y testículo

¿Cuáles son los criterios para metastasectomía pulmonar?

1. Resecables por completo con base en las imágenes prequirúrgicas
2. Cáncer primario controlado
3. Ausencia de enfermedad metastásica extrapulmonar (es decir, mestástasis aislada en el pulmón)

¿Cuáles son los factores pronósticos desfavorables para supervivencia después de metastasectomía?

1. Resección incompleta
2. Intervalo corto (< 36 meses) libre de enfermedad
3. Múltiples metástasis pulmonares
4. Afección de ganglios linfáticos

¿La resección pulmonar repetida puede realizarse con seguridad para tratar metástasis pulmonares aisladas recurrentes?

Sí; repetir la cirugía puede establecer el control en el tórax para pacientes selectos

ANATOMÍA SEGMENTARIA DE LOS PULMONES (NOMENCLATURA DE JACKSON Y HUBER)

Identifique los segmentos señalados:

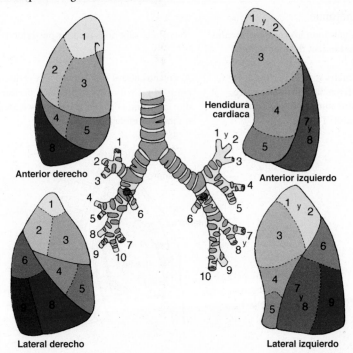

Anterior derecho

Hendidura cardiaca

Anterior izquierdo

Lateral derecho

Lateral izquierdo

Derecha	**Izquierda**
Lóbulo superior:	**Lóbulo superior:**
1. Segmento apical	1. y 2. Segmentos apicales
2. Posterior	3. Anterior
3. Anterior	4. y 5. Superior e inferior (lingular)
Lóbulo medio:	
4. Lateral	
5. Medial	
Lóbulo inferior:	**Lóbulo inferior:**
6. Superior	6. Superior
7. Basal medial	7. y 8. Basal anteromedial
8. Basal anterior	9. Basal lateral
9. Basal lateral	10. Basal posterior
10. Basal posterior	

Durante una broncoscopia, ¿cómo se distingue la derecha de la izquierda?	Se identifica la región posterior de la tráquea por el tejido membranoso *vs.* el cartílago anterior

MEDIASTINO

Anatomía

¿Cuáles son los compartimentos anatómicos del mediastino?	Anterior (y superior), medio y posterior
¿Cuáles son los puntos de referencia principales entre estos compartimentos en una RxT lateral?	A = plano entre el ángulo esternal y el disco entre T4 y T5; B = plano anterior al pericardio; C = plano posterior al corazón y entre la tráquea y el esófago

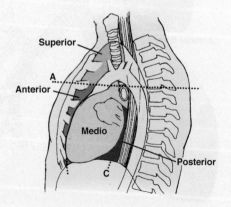

Masas mediastinales

¿Cuál es el diagnóstico diferencial de una masa mediastinal anterior (las cuatro "T")?

1. Tumor del Timo
2. Linfoma "Terrible" (Hodgkin y no Hodgkin)
3. Bocio Tiroideo intratorácico o tumor o adenoma paratiroideo
4. Tumor de células germinales, es decir, Teratoma

¿Cuál es el diagnóstico diferencial de una masa mediastinal media?

1. Quiste broncogénico
2. Tumor traqueal
3. Tumor tiroideo o tumor
4. Linfoma
5. Linfadenopatía debida a enfermedad infecciosa o cáncer metastásico o sarcoidosis

¿Cuál es el diagnóstico diferencial de una masa mediastinal posterior?

1. Principalmente tumores neurogénicos como neuroblastoma o ganglioneuroma
2. Tumores esofágicos o quistes de duplicación (entérico)
3. Hernia hiatal

¿Qué tumor se relaciona con los siguientes hallazgos?

Anomalías vertebrales

Quiste entérico

Evidencia radiológica de diente dentro de la masa

Teratoma

Hipoglucemia, ¿por qué?

Neurosarcoma; secreta una sustancia parecida a insulina, conocido como síndrome de Doege–Potter

Ginecomastia

Tumor de células germinales no seminomatoso

Patrón característico de fiebre

Linfoma de Hodgkin (fiebre de Pel–Ebstein)

Hipertensión

Feocromocitoma y quemodectoma

Aplasia de células rojas

Timoma

Síndrome de Cushing

Timoma, carcinoma primario y carcinoide (mediastinal)

Ulceración hacia bronquio, esófago o pulmón

Quiste entérico (subtipo de mucosa gástrica)

Tamaño grande, ¿por qué?	Tumores mesenquimatosos; estos tumores no se fijan de modo característico ni invaden estructuras adyacentes, así que permanecen asintomáticos hasta etapas tardías
Anomalías cromosómicas identificadas (síndrome de Klinefelter, deleción 5q, trisomía 8)	Tumor de células germinales no seminomatoso
Ptosis y diplopia	Timoma con miastenia grave relacionada
Cifras aumentadas de AVM (ácido vanililmandélico) y AHV (ácido homovanílico) en orina	Feocromocitoma
Captación incrementada con rastreo de ^{131}I-MIBG (meta-yodobenzilguanidina)	Feocromocitoma
Ataxia cerebelosa y troncal con movimientos oculares erráticos	Neuroblastoma; llamada opsomioclonías
Sudoración nocturna y prurito	Linfoma
Células de las tres capas germinales: endo, meso y ectodermo	Teratoma
Síndrome de Eaton–Lambert	Timoma (*Nota:* los timomas se relacionan con más síndromes sistémicos que cualquier otra masa mediastinal)

ESÓFAGO

Anatomía

¿Cuáles son las estrecheces anátomicas del esófago?	Esfínter esofágico superior (EES), a la mitad del tórax (debido a compresión externa por el bronquio izquierdo y el arco aórtico) y esfínter esofágico inferior (EEI)

¿Cuál es la más estrecha?	EES
¿Qué tipo de músculo conforma la capa muscular?	Músculo esquelético (tercio superior), músculo liso (tercio inferior), liso y esquelético mixto (tercio medio)
¿Qué músculo forma el EES?	Músculo cricofaríngeo
¿A qué nivel traqueal y vertebral se localiza?	Cartílago cricoides y vértebra T1
A diferencia de la mayoría del tracto gastrointestinal, ¿de qué característica macroscópica carece el esófago?	Serosa
¿De dónde proviene el flujo sanguíneo del esófago?	1. Arteria tiroidea inferior 2. Arterias bronquiales 3. "Arterias esofágicas" de la aorta 4. Arteria frénica inferior 5. Arteria gástrica izquierda
¿Qué nervios viajan con el esófago?	Nervios vagos derecho e izquierdo
¿Cuáles de estos nervios se localizan en la superficie anterior?	Izquierdo
¿Qué nervios forman el sistema nervioso autonómico intramural del esófago?	Plexo de Auerbach (entre las capas musculares longitudinal y circular) y plexo de Meissner (dentro de la submucosa)

Alteraciones de la motilidad esofágica

¿Cuáles son los tipos de alteraciones primarias de la motilidad?	1. Disfagia orofaríngea 2. Acalasia 3. Espasmo esofágico difuso
¿Cuál es el tipo clásico de alteración secundaria de la motilidad?	Escleroderma
¿Cuál es el síntoma más frecuente?	Disfagia (dificultad para deglutir), de manera notable tanto de sólidos como de líquidos

¿Qué tipo se relaciona con riesgo incrementado de carcinoma?

Acalasia

¿Qué pruebas diagnósticas deben realizarse?

1. Esofagograma con bario
2. Manometría

Con frecuencia, ¿qué característica de estas alteraciones dificulta el diagnóstico?

La naturaleza intermitente de los síntomas; durante los intervalos asintomáticos, ¡es usual que los hallazgos del esofagograma y la manometría sean normales!

Disfagia orofaríngea

¿Cuál es la lesión fisiológica de la disfagia orofaríngea?

EES no se relaja durante la deglución

¿Cuáles son los grupos causantes generales?

Afecciones neurogénicas (p. ej., evento vascular cerebral, esclerosis múltiple, tumor cerebral); alteraciones miogénicas (p. ej., distrofia muscular, miastenia grave); causas estructurales (divertículo de Zenker); causas mecánicas (p. ej., membranas, tumores); cicatrización posquirúrgica; y reflujo gastroesofágico

¿Cuáles son los síntomas?

Disfagia cervical, disfonía intermitente, pérdida ponderal y expectoración excesiva de saliva

¿Cuál es el hallazgo en el esofagograma con bario?

Barra cricofaríngea posterior prominente

¿Cuál es el tratamiento?

Varía en gran medida según la causa

¿Qué debe confirmarse antes de la cirugía y por qué?

Competencia de EEI (por manometría y prueba de reflujo ácido); la miotomía vuelve incompetente EES y en presencia de incompetencia de EEI, se produce aspiración traqueobronquial

Si se lleva a cabo la cirugía, ¿qué procedimiento se realiza?

Esofagomiotomía cervical (incisión longitudinal de las capas musculares del esófago) para reducir la resistencia a la deglución

¿Qué incisión se utiliza?

Incisión cervical oblicua izquierda, paralela al borde anterior del músculo esternocleidomastoideo

¿Por qué es importante evitar la disrupción de la mucosa durante los procedimientos terapéuticos de las alteraciones de la motilidad esofágica?

1. La mucosa perforada incrementa la incidencia de estenosis posquirúrgica e infección
2. Riesgo de mediastinitis que pone en riesgo la vida

¿Cuál es el manejo de la lesión intraoperatoria de la mucosa esofágica?

Reparación primaria de la mucosa; esofagograma el día 1 posquirúrgico. Si hay fuga o si el vaciamiento esofágico no es satisfactorio, los drenajes (drenaje cervical o tubo torácico y sonda nasogástrica) deben mantenerse en su sitio e iniciar nutrición alternativa (de preferencia enteral a través de alimentación nasoyeyunal o yeyunostomía laparoscópica); luego, el día 10 posquirúrgico, esofagograma de seguimiento para confirmar el cierre de la fuga antes de retirar los drenajes

Escleroderma

¿Qué porcentaje de los pacientes con escleroderma tiene síntomas relacionados con afección esofágica?

> 50%

¿Qué cambios patológicos característicos se producen en el esófago?

Atrofia de la muscularis y reemplazo fibrótico del músculo liso (dos tercios distales del esófago)

¿Cuál es la lesión fisiológica resultante?

Contracciones débiles no propulsoras del esófago distal y pérdida del tono del EEI

¿Cuáles son los síntomas?

Pirosis (debida a reflujo), plenitud epigástrica y sensación de vaciamiento lento del esófago

¿Cuál es el tratamiento?

Procedimiento antirreflujo (p. ej., Belsey); en casos avanzados, puede ser necesaria la esofagectomía

Divertículos esofágicos

¿Cuáles son los mecanismos generales de la formación de divertículos esofágicos?

Pulsión —empuje de un segmento de la pared esofágica por la fuerza intraluminal
Tracción —tiro de un segmento por tracción externa

¿Cuáles son las causas primarias más frecuentes de divertículos debidos a cada mecanismo?

Pulsión —motilidad esofágica anómala
Tracción —ganglios linfáticos mediastinales inflamados

¿Cuáles son algunos ejemplos específicos de cada tipo de divertículos?

Pulsión —divertículos faringoesofágicos (de Zenker) y epifrénicos
Tracción —divertículos esofágicos medios o mesoesofágicos (parabronquiales)

¿Cuáles son los divertículos "verdaderos" *vs.* "falsos"?

Los tipos por pulsión son divertículos falsos (protrusión de la mucosa y submucosa a través de un defecto en la porción muscular de la pared)
Los tipos por tracción son divertículos verdaderos (porciones de mucosa, submucosa y muscular de la pared)

¿Cuáles son los síntomas?

Disfagia, dolor torácico retroesternal, regurgitación de alimentos no digeridos, tos, halitosis grave y ruidos de borboteo en la faringe

¿Qué estudio diagnóstico está indicado?

Esofagograma con bario (*Nota:* evitar esofagoscopia debido al riesgo incrementado de perforación)

¿Qué otro estudio también debe realizarse como parte de la evaluación?

Manometría (para buscar alteraciones de la motilidad esofágica en los tipos por pulsión)

¿Cuáles son las indicaciones para tratamiento?

Todos los pacientes sintomáticos deben someterse a reparación quirúrgica

¿Qué tipo requiere tratamiento en raras ocasiones?

Del esófago medio (debido a que en pocas ocasiones son sintomáticos)

Divertículo faringoesofágico (de Zenker)

¿Cuál es la localización específica en el esófago?

Línea media posterior dentro del constrictor faríngeo inferior entre los músculos tirofaríngeo y cricofaríngeo (triángulo de Killian)

¿Qué punto de referencia anatómico se utiliza para localizar el saco intraquirúrgicamente?

Cartílago cricoides

¿Qué alteración de la motilidad se relaciona con divertículo faringoesofágico?

Disfagia orofaríngea

¿Cuál es el tratamiento quirúrgico estándar actual?

1. Miotomía cricofaríngea y diverticulectomía en una etapa
2. Otras opciones son miotomía cricofaríngea y diverticulopexia a la fascia prevertebral o engrapado transoral de la pared común entre el divertículo y el esófago con divertículo ≥ 3 cm (para ajustarse a la engrapadora)

¿Qué procedimiento quirúrgico alternativo está ganando popularidad y por qué?

Diverticulopexia (movilizar, invertir y atar la bolsa a la fascia espinal anterior); riesgo disminuido de manera significativa de fuga/fístula posquirúrgicas

¿Qué ocurre si no se realiza la miotomía?

El divertículo recurre

Divertículo epifrénico

¿Cuál es la localización en el esófago?

Esófago distal (en general a menos de 10 cm del cardias)

¿Qué alteración de la motilidad se relaciona con el divertículo epifrénico?

Espasmo esofágico difuso y acalasia

¿Cuál es el tratamiento?

Diverticulectomía; esofagomiotomía larga o miotomía modificada de Heller, ± procedimiento antirreflujo (controversial)

¿Qué incisión debe utilizarse?

Toracotomía posterolateral izquierda (mejor acceso a la región distal del esófago)

Perforación esofágica

¿Cuál es la causa más frecuente?

Iatrogénica (endoscopia esofágica o procedimientos de dilatación, procedimientos quirúrgicos paraesofágicos)

¿Cuáles son las otras causas?	Síndrome de Boerhaave (causa no iatrogénica más frecuente), traumatismo, cuerpo extraño deglutido y lesiones cáusticas
¿Por qué el esófago tiende a romperse con presiones menores que el resto del tracto gastrointestinal?	Carece de serosa (las fibras colágenas de serosa proporcionan fuerza considerable a la pared del tracto alimentario)
¿Cuál es la presentación habitual?	Dolor torácico, disfagia, náusea, fiebre, taquicardia y (con frecuencia) hipotensión
¿Cuál es el signo clásico de rotura cervical?	Enfisema subcutáneo (SC) en el cuello y región anterior del tórax (crepitación)
¿Cuál es el signo clásico de rotura torácica?	Crujido de Hamman (crepitación ausculada con los latidos cardiacos contra el mediastino enfisematoso)
¿Cuál es el primer estudio a realizar si se sospecha perforación?	RxT
¿Cuáles son los hallazgos clásicos en este estudio?	Enfisema SC o mediastinal, o ambos; mediastino ancho; efusión pleural o neumotórax (NTX) (si se rompe la pleura)
¿Cuál es el estudio diagnóstico de elección?	Esofagograma con contraste (primero usar gastrografin soluble en agua)
¿Qué prueba bioquímica de la muestra del líquido de toracocentesis sugiere perforación?	Amilasa elevada (en especial si es la isoenzima de las glándulas salivales)
¿Qué condición que pone en riesgo la vida se desarrolla con perforación esofágica?	Mediastinitis (principalmente debido a bacterias virulentas de la flora oral en el mediastino)
¿Cuál es el factor pronóstico clave?	Duración entre el evento y la cirugía correctiva
¿Por qué?	Es usual que la infección no se establezca hasta 18 a 24 h después del evento (pero una vez que se desarrolla, tratar el empiema resultante y la mediastinitis supurativa es muy difícil)

¿Cuál es el tratamiento de las perforaciones esofágicas cervicales?

Exploración quirúrgica, drenaje del espacio retrofaríngeo y del mediastino superior con drenajes de Jackson-Pratt, reparar la perforación (si se localiza) y antibióticos IV

¿Cuál es el esquema terapéutico posquirúrgico de las perforaciones cervicales?

Seguimiento estrecho en busca de evidencia de mediastinitis; en el día 5 a 7, realizar esofagograma con gastrografín, luego bario; si no hay fuga, los drenajes pueden retirarse e iniciar la ingesta vía oral

En el tratamiento de las perforaciones esofágicas torácicas (y abdominales), ¿cuál es el factor más importante para determinar la evolución del tratamiento?

Intervalo entre perforación y diagnóstico

¿Por qué?

Con un diagnóstico tardío, la mediastinitis está bien establecida y cualquier reparación esofágica tiene probabilidad de degradarse debido a la inflamación, la friabilidad de los tejidos y la infección

¿Cuáles son los intervalos aceptados en general para el diagnóstico "temprano" vs. "tardío"?

Temprano: < 12 h
Tardío: > 24 h
(El intervalo entre 12 y 24 h es controversial y se deja al juicio del cirujano)

¿Cuál es el tratamiento para los diagnósticos tempranos?

Endoscopia superior para localizar la lesión y determinar el abordaje, luego reparación directa con contención muscular intercostal pediculado, drenaje pleural y mediastinal ± tratamiento definitivo de la patología subyacente (es decir, miotomía en el lado opuesto de la lesión por acalasia), gastrostomía de drenaje y yeyunostomía de alimentación

¿Cuál es el tratamiento para los diagnósticos tardíos (discutible)?

Drenaje con tubo en T ± desviación esofágica (y esofagostomía y engrapado distal de esófago cervical), gastrostomía de drenaje y yeyunostomía de alimentación

¿Qué alternativa no quirúrgica se ha usado con mayor frecuencia para manejar la perforación o fuga esofágicas?	Endoprótesis esofágico
¿Cuáles son los criterios de Cameron para usar tratamiento no quirúrgico en pacientes con perforación torácica?	1. Fuga contenida (aislada dentro del mediastino) 2. Autodrenaje hacia el mismo esófago 3. Síntomas mínimos 4. Ausencia de (o mínimos) signos de sepsis clínica
¿Cuáles son los componentes del manejo no quirúrgico?	NPO, nutrición enteral a través de yeyunostomía laparoscópica de alimentación y antibióticos IV (incluidos antimicóticos)

Perforación iatrogénica

¿Cuáles son los sitios más frecuentes de perforación iatrogénica?	Proximal a EES, cardias gástrico o patología esofágica (p. ej., estenosis)
En general, ¿las perforaciones iatrogénicas se diagnostican más temprano que aquellas en el síndrome de Boerhaave?	Más temprano, debido a que el procedimiento obliga al cirujano a considerar la perforación con prontitud en el paciente sintomático (es frecuente que la perforación se omita al inicio en el síndrome de Boerhaave debido a la relativa poca frecuencia de la enfermedad)

Tumores esofágicos benignos

¿A qué porcentaje corresponden los tumores esofágicos benignos de los tumores esofágicos?	Sólo 1%
¿Cuáles son los dos tipos más frecuentes?	1. Leiomioma (66%) 2. Quiste entérico o de duplicación esofágica
¿Cómo se realiza el diagnóstico?	1. Esofagograma con bario 2. Esofagoscopia (para descartar carcinoma)

Leiomioma

¿Cuáles son los síntomas?	Disfagia, dolor torácico (si su tamaño es < 5 cm, con frecuencia asintomático)

¿Cuál es el hallazgo clásico en el esofagograma con bario?

Estrechamiento liso de luz con mucosa intacta (masa intramural)

¿Cuál es la diferencia en el protocolo esofagoscópico de leiomioma *vs.* carcinoma y por qué?

No se obtiene biopsia de la masa

¿Cuáles son las indicaciones para tratamiento?

1. Paciente sintomático (dolor torácico, disfagia)
2. Masa con tamaño > 5 cm

¿Cuál es el procedimiento?

Enucleación quirúrgica de la pared esofágica mediante abordaje extramucoso

¿Qué incisión debe utilizarse?

Toracotomía posterolateral (derecha si está en los dos tercios superiores, izquierda si está en el tercio inferior)

¿Por qué debe evitarse la escisión endoscópica?

Riesgo incrementado de rotura esofágica y estenosis tardía (debida a disrupción de la mucosa)

Lesiones esofágicas cáusticas

¿Cómo se clasifican estas quemaduras?

Primer grado —sólo eritema y edema mucosos
Segundo grado —eritema, edema y ulceración (circunferencia esofágica parcial)
Tercer grado —ulceración circunferencial esofágica y descamación de la mucosa

¿Qué estudios diagnósticos deben realizarse en la evaluación inicial?

Esofagoscopia seguida de esofagograma con bario

¿Cuál es la contraindicación para evaluación diagnóstica del esófago?

Evidencia de quemadura laríngea o faríngea (estridor, disfonía, disnea); admisión y vigilancia para obstrucción de vías respiratorias (¡puede desarrollarse edema en cualquier momento entre 6 y 24 h!) antes de la evaluación diagnóstica del esófago

¿Cuál es el tratamiento de cada tipo/grado de quemadura?	Primer grado —observación breve; continuar ingesta vía oral y alta médica
	Segundo grado —antibióticos por 3 semanas; continuar ingesta vía oral endoscopia de seguimiento después de 3 semanas con dilatación temprana para prevenir la formación de estenosis
	Tercer grado —igual que para segundo grado más gastrostomía con colocación de hilo para dilatación retrógrada, posterior
¿Cuáles son las secuelas tardías de la lesión corrosiva?	Formación de estenosis (la más frecuente), degeneración maligna y hernia hiatal (esófago fibrótico retrae el estómago hacia el tórax)
¿Cuál es el manejo a largo plazo de estas estenosis esofágicas?	Dilataciones seriadas si el paciente tiene mejoría sintomática; esofagectomía si no responde a la dilatación

Otras lesiones esofágicas

Membranas esofágicas

¿Cuál es el síntoma más frecuente?	Disfagia
¿Cuáles son los tipos y localización general de cada una en el esófago?	Membrana por síndrome de Plummer–Vinson (SPV) —región superior del esófago
	Anillo de Schatzki —región distal del esófago (en la unión escamocolumnar)
¿Cuál es la causa de cada tipo?	Incierta; se sospecha que la causa para SPV es la deficiencia de hierro y para anillo de Schatzki es el reflujo gastroesofágico
¿Cuál es la población objetivo de SPV?	Mujeres de mediana edad
¿Cuáles son los hallazgos característicos en la exploración física de esta población?	Dedos ahuecados con forma de cuchara, uñas quebradizas y mucosa oral estrófica
¿Cuál es el tratamiento?	Dilatación de la membrana más suplementos de hierro en SPV; procedimiento antirreflujo en anillo de Schatzki

Esofagograma con bario

¿Cuál es el diagnóstico más probable para cada uno de los siguientes dibujos de estudios con bario? (Hay varias posibilidades; intente escoger la mejor)

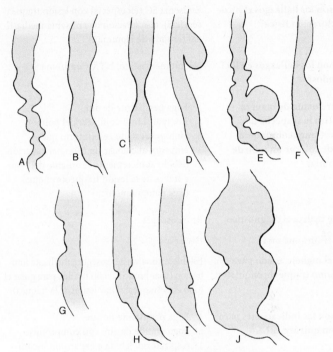

A. Espasmo difuso
B. Acalasia (moderada)
C. Carcinoma: tipo anular
D. Divertículo de Zenker
E. Espasmo difuso con divertículo epifrénico
F. Leiomioma
G. Carcinoma: tipo fungiforme
H. Hernia hiatal deslizante (tipo I) con esófago de Barrett y estenosis esofágica debida a reflujo
I. Anillo de Schatzki
J. Acalasia (grave)

TRAUMATISMO TORÁCICO

Traumatismo traqueobronquial

¿Cuál es el mecanismo de lesión más frecuente?

Accidentes por vehículo de motor (cuello hiperextendido que golpea el tablero o el volante)

¿Cuáles son los hallazgos clásicos en la exploración física?

Enfisema SC (en especial con lesión traqueal cervical), auscultación de enfisema mediastinal (crujido de Hamman)

¿Cuáles son los hallazgos en RxT relacionados?

Neumomediastino, NTX y enfisema SC

¿Qué incrementa de manera significativa la sospecha de disrupción traqueobronquial después de colocar un tubo de toracostomía?

1. Fuga persistente de aire
2. Reexpansión incompleta del pulmón
3. Síntomas/estado respiratorio que empeora al colocar un tubo para succión debido al incremento resultante del flujo a través de la lesión traqueobronquial (casi patognomónica)

¿Cómo se realiza el diagnóstico definitivo?

Broncoscopia

¿Cuál es el manejo agudo para traumatismo traqueobronquial?

Establecer una vía aérea segura mediante intubación (usar broncoscopio flexible para guiar el tubo endotraqueal si hay lesión de la tráquea)

¿Cuáles son las indicaciones para reparación quirúrgica?

1. Fuga persistente de aire
2. Fuga grande de aire con compromiso respiratorio debida a expansión incompleta del pulmón

¿Qué abordaje se utiliza y cómo se realiza la reparación?

1. Para lesión traqueal en los 2/3 proximales, abordaje transcervical y reparación primaria con músculo suprahioideo rotacional o colgajo de músculo esternocleidomastoideo
2. Para lesiones del 1/3 traqueal distal, carina y bronquio principal izquierdo o proximal derecho **a menos de 2 cm de la carina**, toracotomía derecha y reparación primaria con contención de músculo intercostal (no envoltura)
3. Para lesiones del bronquio principal izquierdo > 2 cm de la carina, toracotomía izquierda toracotomía izquierda con reparación y contención de músculo intercostal

¿Qué procedimiento puede realizarse si la reparación primaria de la tráquea no es factible al momento de la lesión?	Colocación broncoscópica de tubo en T traqueal de silicona (Montgomery)
¿Cuál es la secuela crónica principal de disrupción traqueobronquial desapercibida?	Formación de estenosis con mayor riesgo de infección necrosante (observada con mayor frecuencia en obstrucción parcial que completa)

Traumatismo pulmonar

Contusión pulmonar

¿Cuál es el mecanismo?	Traumatismo torácico contuso —presión capilar pulmonar incrementada— extravasación de células sanguíneas, plasma y proteínas séricas hacia el intersticio y los alveolos
¿Cuál es el resultado fisiológico de esta lesión?	Cortocircuito intrapulmonar (e hipoxia), distensibilidad pulmonar reducida (e hipercarpnia debida a hipoventilación)
¿Cuál es el hallazgo clásico en RxT?	Infiltrado difuso en la región del traumatismo contuso
¿Cuánto tiempo después de la lesión se tornan evidentes los hallazgos de RxT?	Variable: en los primeros minutos en 70% de los casos; hasta 6 h en 30%; no obstante, es frecuente que durante las siguientes 24 h, el tamaño y densidad aumentan de modo **drástico**
¿Qué puede simular una contusión pulmonar en RxT en el paciente traumatológico?	1. Atelectasias distales a la aspiración de un cuerpo extraño (p. ej., dientes, dentadura, alimento) 2. Hemotórax en paciente supino (bruma generalizada en el campo pulmonar completo)
¿Cuál es el tratamiento de la contusión pulmonar?	La mayoría de los casos requiere sólo oxígeno suplementario; ± mascarilla con presión positiva continua de la vía aérea (CPAP, *continuous positive airway pressure*), intubar y ventilar según sea necesario; uso juicioso de líquidos IV

Asfixia traumática

¿Cuál es el mecanismo de lesión?	Lesión por aplastamiento del tórax

¿Cuál es la tríada clásica de hallazgos físicos?	1. Edema facial y del torso superior con apariencia cianótica 2. Hemorragia subconjuntival 3. Petequias (debidas a flujo retrógrado a través de las venas sin valvas de la región superior del cuerpo, relacionadas con aumento súbito de la presión intratorácica)
¿Cuál es el tratamiento?	De soporte, elevación cefálica y oxígeno suplementario

Embolia traumática de aire

¿Cuál es la causa más frecuente?	Herida penetrante de tórax que ocasiona lesión de los vasos pulmonares contiguos y luz traqueobronquial
¿Qué incrementa el riesgo de embolia de aire de manera drástica?	Ventilación con presión positiva
¿Cuál es la presentación?	1. Isquemia cerebral (p. ej., crisis convulsivas) e isquemia cardiaca (infarto, arritmias) debidas a embolia de aire y agregados plaquetarios-fibrina 2. Coagulopatía y broncoespasmo debidos a activación de cascadas inflamatorias
¿Cuál es el tratamiento?	Posición de decúbito lateral izquierdo, pies elevados 30 a 60° (desafortunadamente con frecuencia es difícil en el paciente traumatizado); aspiración de aire de catéter PVC (considerar derivación cardiopulmonar u oxígeno hiperbárico)

OTROS

¿Cuál es el diagnóstico diferencial para síndrome de salida torácica?	Columna cervical Disco intervertebral roto Osteoartritis Tumores de médula espinal Neuropatía periférica (p. ej., síndrome del túnel del carpo) Parálisis de plexo braquial Arterial

Aneurisma
Embolia
Enfermedad oclusiva
Tromboangeítis obliterante
Enfermedad de Raynaud
Vena
Tromboflebitis
Vasculitis, enfermedad de colágeno

¿Cuáles son las causas de síndrome de vena cava que no sean tumores malignos?	1. Mediastinitis crónica 2. Tumores benignos 3. Trombosis (con frecuencia por catéter central a largo plazo)
¿Qué puede agravar los síntomas del síndrome de vena cava superior (VCS)?	Recostarse recto o inclinarse
¿Cuál es la evolución clínica del síndrome de VCS?	Depende de la rapidez de inicio; un inicio rápido de obstrucción intensa sin tiempo para desarrollar una circulación colateral provoca síntomas intensos y es posible que edema cerebral fatal; el inicio crónico, como en la mediastinitis fibrosante, puede ser muy insidioso y leve debido al desarrollo de drenaje colateral
¿Cómo se realiza el diagnóstico de síndrome de VCS?	1. Medición de la presión venosa de las extremidades superiores 2. Venografía para localizar la obstrucción 3. Rastreo por TC para buscar tumores 4. Obtener IRM/ARM
¿Cuáles son las localizaciones clásicas de la neumonía por aspiración?	RUL —segmento posterior RLL —segmento superior
¿Cuál bronquio se intuba de manera inadvertida con mayor frecuencia?	El bronquio principal derecho (tiene un ángulo menor que el izquierdo con respecto a la tráquea)

Capítulo 76 Cirugía cardiovascular

CARDIOPATÍA CONGÉNITA

¿Cuál es la incidencia de cardiopatía congénita en EUA?

4 a 10 por 1 000 nacidos vivos

¿Cuáles son las alteraciones fisiológicas generales relacionadas con cardiopatía congénita?

Cortocircuitos de izquierda a derecha (I a D), cortocircuitos D a I y obstrucción del flujo de salida ventricular

¿Cuáles son los tres defectos más frecuentes y sus frecuencias relativas entre todos los defectos cardiacos congénitos?

Defecto del tabique ventricular (DTV; 30 a 40%)
Defecto del tabique auricular (DTA; 10 a 15%)
Conducto arterioso permeable (CAP; 10 a 20%)

¿Cuáles son las presentaciones INICIALES más frecuentes de lesiones cardiacas congénitas?

ICC, cianosis central y perfusión periférica deficiente

¿Cuál es la presentación clásica para cada una de las clases de lesiones?

ICC (acianótica): cortocircuito I a D, obstrucción del flujo de salida ventricular
Cianosis: cortocircuito D a I
ICC y cianosis: defectos complejos; en raras ocasiones, con el tiempo las desviaciones también pueden desarrollarse a ICC, pero la cianosis es el signo de presentación

¿Cuáles son los síntomas de ICC en niños?

Lactantes —taquipnea y diaforesis (en especial a la alimentación), retraso del crecimiento, fatiga con facilidad, irritabilidad, hepatomegalia
Niños pequeños —náusea, vómito, retraso del crecimiento, alteraciones respiratorias (tos crónica o sibilancias)
Adolescentes —similar a adultos con ICC— angina, síncope, intolerancia al ejercicio, disnea, edema

¿Cómo se reconoce la cianosis central?

Cambio de coloración azulada de tejidos altamente vascularizados (es decir, labios, membranas mucosas, lechos ungueales y conjuntivas)

¿Qué tipos de defectos se relacionan con circulación pulmonar excesiva?	Desviaciones I a D: CAP, DTV, DTA, *truncus* arterioso, defecto del tabique AV, transposición de los grandes vasos, TAPVR
¿Cuál es una consecuencia deletérea a largo plazo de la circulación pulmonar excesiva?	Hipertensión pulmonar
¿Qué tipos de defectos no se caracterizan por circulación pulmonar excesiva?	Desviaciones D a I: tetralogía de Fallot, atresia/estenosis tricuspídea, atresia/estenosis pulmonar
¿Qué desviación se revierte de modo clásico si no se trata y cómo se denomina este síndrome?	Desviaciones I a D; síndrome de Eisenmenger

Cardiopatía congénita cianótica

¿Cuál es el defecto cardiaco congénito cianótico más frecuente diagnosticado durante el periodo neonatal?	Transposición de los grandes vasos
¿Cuál es el defecto cardiaco congénito cianótico más frecuente diagnosticado después del periodo neonatal?	Tetralogía de Fallot

Secuelas de la cardiopatía cianótica

¿Cuáles son las secuelas clásicas de la cardiopatía cianótica?	Osteoartropatía hipertrófica (dedos hipocráticos), policitemia, episodios hipercianóticos, eventos vasculares cerebrales, abscesos cerebrales, coagulopatías y endocarditis
¿Qué son los episodios hipercianóticos (o hipóxicos)?	Incremento abrupto de cianosis relacionado con anoxia cerebral que puede provocar pérdida del estado de alerta, crisis convulsivas o muerte
¿Cuál es el mecanismo usual de estos episodios?	Espasmo del músculo infundibular en el tracto de salida ventricular derecho, que provoca reducción súbita del flujo sanguíneo a los pulmones

¿Por qué los abscesos cerebrales son frecuentes en pacientes con cardiopatía cianótica?	La desviación D a I permite que la sangre venosa omita los pulmones, un filtro importante para bacterias; es el mismo mecanismo por el cual los adultos con foramen oval permeable pueden tener embolización paradójica
¿Cuáles son los organismos más frecuentes en estos abscesos?	Cocos grampositivos (*Staphylococcus* y *Streptococcus*)
¿Con qué anomalía se observan con mayor frecuencia los abscesos cerebrales?	TDF
¿Cuál es el hallazgo físico característico de ICC y congestión venosa central en niños?	Hepatomegalia
¿Qué hallazgo por lo general complica la cirugía cardiaca por cardiopatía cianótica compleja?	La formación de vasos sanguíneos colaterales aortopulmonares; éstos son ramas de arterias sistémicas que proporcionan sangre al circuito pulmonar
¿Qué lesiones se relacionan con el desarrollo de vasos sanguíneos colaterales aortopulmonares?	Tetralogía de Fallot, atresia de válvula pulmonar y defectos que provocan una fisiología de ventrículo único

Defectos del tabique ventricular

¿Cuál es la lesión anatómica?	Comunicación anómala entre los ventrículos izquierdo y derecho
¿Cuáles son las localizaciones ("tipos") de DTV?	Infundibular o del tabique del canal (debajo de las válvulas semilunares), tabique membranoso, tabique de entrada y tabique muscular
¿Qué tipo es el más frecuente?	Tabique membranoso (80 a 85%)
¿Qué es un DTV "grande"?	Diámetro ≥ orificio aórtico
¿Qué porcentaje de los pacientes con DTV tiene lesiones cardiacas congénitas adicionales?	> 50%

¿Cuál es el problema fisiológico principal en DTV?

Desviación I a D, que provoca circulación pulmonar excesiva

¿Qué síndrome clásico puede desarrollarse si no se trata un DTV?

Síndrome de Eisenmenger

Describa el soplo relacionado con DTV:

Soplo pansistólico áspero en el borde esternal izquierdo

¿Cuándo se tornan sintomáticos los lactantes con DTV grandes y por qué?

6 semanas a 3 meses; la resistencia vascular pulmonar (RVP) debe disminuir desde su valor inicial fetal elevado antes de que la desviación I a D sea posible; (RVP no alcanza el nivel adulto normal hasta después de los 3 meses de edad)

¿Cuáles son las complicaciones de DTV?

DTV grande: ICC e hipertensión pulmonar
DTV pequeño: riesgo aumentado de endocarditis

¿Por qué se justifica el manejo no quirúrgico inicial en muchos de los casos?

Numerosos pacientes (25 a 50%) presentan cierre espontáneo; la probabilidad de cierre disminuye al aumentar la edad de presentación (80% de los defectos se observa al primer mes con cierre *vs.* sólo 25% notado a los 12 meses)

¿Qué "cierra" los DTV que lo hacen de modo espontáneo?

Hipertrofia del tabique muscular adyacente o la valva septal de la válvula tricúspide

Defectos del tabique auricular

¿Cuál es la lesión anatómica?

Comunicación anómala entre las aurículas derecha e izquierda

¿Cuáles son los tipos y la localización general de cada tipo en el tabique?

Seno venoso: alto en el tabique auricular
Ostium secundum: medio (región de fosa oval)
Ostium primum: bajo

¿Qué tipo es el más frecuente?

Ostium secundum (80%)

¿Cuál es el problema fisiológico principal en DTA?

Desviación I a D

¿Por qué este problema es mínimo durante los primeros años de vida?	La hipertrofia ventricular derecha de la infancia tiene tiempo para disminuir; durante la infancia, la distensibilidad del ventrículo derecho (VD) es similar a la del ventrículo izquierdo (VI), lo que minimiza el cortocircuito
¿Cuáles son los factores primarios que determinan el grado de desviación en DTA?	Distensibilidad de los ventrículos, RVP y el tamaño del DTA; el tamaño es menos importante que para DTV
¿Qué porcentaje de la población general tiene un foramen oval permeable (FOP)?	10 a 25%
¿Por qué FOP no se considera un DTA?	En general permite sólo una derivación unidireccional (D a I) debido a la relación entre los remanentes del *septum primum* y el *septum secundum*
¿A qué edad se tornan sintomáticos los pacientes con DTA aislado SIN TRATAMIENTO?	30 a 40 años de edad (por lo general asintomáticos hasta entonces)
¿A qué edad los pacientes con DTA aislado SIN TRATAMIENTO muestran un aumento claro de la tasa de mortalidad?	20 años de edad; la tasa de supervivencia (sin tratamiento) es de 85% a los 20 años, 40% a los 40 años y 25% a los 50 años de edad
¿Cómo se presenta DTA?	ICC (p. ej., disnea)
Describa los soplos relacionados con DTA:	Soplo sistólico eyectivo en el borde esternal izquierdo debido a flujo sanguíneo pulmonar aumentado; soplo mesodiastólico debido a flujo sanguíneo incrementado a través de la válvula tricúspide; desdoblamiento fijo amplio del segundo ruido cardiaco
¿Cuál es la contraindicación primaria para cirugía?	Hipertensión pulmonar irreversible (> 10 unidades Wood)
¿Qué procedimiento correctivo se lleva a cabo?	Oclusión septal transcatéter o cierre quirúrgico mediante cierre primario o cierre con parche (protésico o pericárdico)

| ¿Cuál es la complicación quirúrgica principal? | Lesión del sistema de conducción |

Conducto arterioso permeable (CAP)

| ¿De qué estructura es un remanente embrionario el CAP? | Sexto arco aórtico izquierdo |

| ¿Cuál es la función normal del conducto arterioso? | Desviar la sangre desde el tronco pulmonar hacia la aorta (D a I) para rodear los pulmones desinflados (sangre oxigenada desde la placenta) |

| ¿Cuándo es habitual que se cierre? | En los primeros días de vida (96% cierra en 48 h); el cierre completo se realiza mediante fibrosis y proliferación de la íntima, para formar el ligamento arterioso y tarda varios meses |

| ¿Qué estimula este cierre inicial? | Se ha propuesto que la tensión de oxígeno arterial incrementada puede constreñir el músculo en el conducto |

| ¿Qué condiciones fisiológicas pueden prevenir el cierre del conducto? | Hipoxia y concentraciones aumentadas de prostaglandinas |

| ¿En qué grupos de lactantes es frecuente CAP? | Lactantes prematuros, en especial niñas |

| Describa el soplo relacionado con CAP: | Soplo contínuo en "máquina de vapor" con pico sistólico tardío, transmisión amplia a precordio y cuello; el componente diastólico del soplo está ausente en la infancia debido a RVP elevada (fisiología normal); por lo tanto, es frecuente que no sea continuo hasta el primer año de edad |

| ¿Cuál es otro hallazgo clásico en la exploración física cardiovascular? | Presión de pulso amplia con pulso saltón (sólo CAP grandes) |

| ¿Cuáles son las causas más frecuentes de muerte en adultos con CAP SIN TRATAMIENTO? | ICC y endocarditis bacteriana, en especial *Streptococcus viridans* |

¿Cuál es el tratamiento médico de CAP?	Indometacina (inhibidor de prostaglandina E_1); si no se resuelve en 1 semana, está indicada la cirugía
¿En qué pacientes es ineficaz el tratamiento médico?	Lactantes de término; niños
¿Cuál es el tratamiento quirúrgico?	Toracotomía posterolateral izquierda y ligadura de CAP
¿Cuál es el tratamiento basado en catéter?	Embolización con bobina percutánea (transcatéter) o colocación de dispositivo de cierre
¿Qué limita el cierre percutáneo de CAP?	El tamaño del niño (no puede cateterizarse a los neonatos de forma segura)
¿Qué nervio que corre cerca del CAP debe cuidarse para evitar lesionarlo?	Nervio laríngeo recurrente izquierdo
¿Cuándo se realiza la cirugía?	Si el CAP es grande y se desarrolla ICC, la cirugía se realiza de inmediato, sin importar la edad del paciente; de otra forma, la cirugía se realiza a los 1 a 2 años de edad o después, cuando se realice el diagnóstico
¿Cuál es la contraindicación principal para cirugía y por qué?	Cianosis causada por una anomalía cardiaca cianótica sin tratamiento o hipertensión pulmonar grave, las cuales dependen de la permeabilidad del CAP para la supervivencia del paciente (uno es la fuente de sangre para los pulmones, la otra es un medio en que la sangre se desvía lejos del lecho pulmonar de presión elevada)
¿Qué terapia común podría empeorar la circulación pulmonar excesiva con un CAP grande?	Oxígeno, que puede incrementar la desviación a través del CAP debido a RVP disminuida

Truncus arterioso

¿Cuál es la lesión anatómica?

Vaso grande único que cabalga el tabique ventricular (en lugar de una aorta y una arteria pulmonar separadas), con una válvula troncal con 3 a 6 valvas

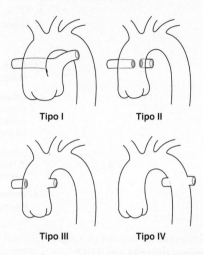

Tipo I   Tipo II

Tipo III   Tipo IV

¿Qué lesión cardiaca congénita adicional se observa siempre en estos pacientes?

DTV, por lo general inmediato debajo de la válvula troncal

¿Cuál es el procedimiento quirúrgico paliativo?

Banda en arteria pulmonar para permitir el crecimiento del lactante con enfermedad grave no cardiaca concurrente (se usa en pocas ocasiones)

¿Cuál es el procedimiento correctivo?

Escisión de la confluencia de la arteria pulmonar (de las arterias pulmonares derecha e izquierda) del cierre del tronco principal (según el tipo de defecto) del defecto aórtico y colocación de un conducto (homoinjerto, injerto bovino o porcino) para establecer continuidad entre el DV y la confluencia de las arterias pulmonares y el cierre del DTV

¿Qué hallazgo provoca aumento de la mortalidad en pacientes con *truncus* arterioso?

Insuficiencia de la válvula troncal

Tetralogía de Fallot (TDF)

¿Cuáles son las cuatro características anatómicas clásicas?

1. Aorta cabalgada (dextroposición de la
   aorta)
2. Estenosis infundibular o valvular pulmonar
3. DTV
4. Hipertrofia ventricular derecha

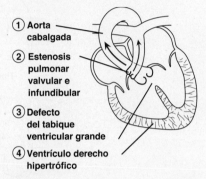

① Aorta
   cabalgada

② Estenosis
   pulmonar
   valvular e
   infundibular

③ Defecto
   del tabique
   ventricular grande

④ Ventrículo derecho
   hipertrófico

¿Cuáles son los defectos quirúrgicamente corregibles en TDF?

Estenosis pulmonar infundibular o valvular
y DTV

¿Cuál es la pentalogía de Fallot?

TDF más DTA

¿Cuál es el procedimiento quirúrgico para corregir TDF?

La edad y y el tamaño de reparación dictan
el manejo; derivación sistémica a pulmonar
paliativa (es decir, derivación modificada
de Blalock–Taussig), conducto VD a AP
(es decir, derivación de Sano) o valvectomía
pulmonar y parche transanular del tracto
de salida ventricular derecho (TSVD)
para neonatos puede ser un puente para el
procedimiento correctivo a los 6 meses a
2 años de edad; el procedimiento correctivo
definitivo es la colocación de un TSVD al
conducto AP y cierre del DTV; algunos
cirujanos ahora prefieren la corrección total
temprana

Anomalía de Ebstein

¿Cuál es la lesión anatómica básica?

La válvula tricúspide tiene una posición anómala baja dentro del VD (con una valva anterior grande en "vela" y valvas septal y posterior originadas de la pared del VD); el VD se divide en una porción supravalvular "arterializada" delgada y una porción infundibular y apical trabeculada normal; DTA también se encuentra con frecuencia

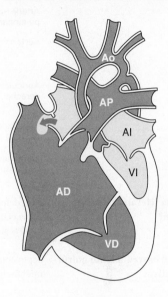

¿La exposición prenatal a qué fármacos puede incrementar el riesgo de desarrollar anomalía de Ebstein?

Litio y benzodiacepinas

¿Cuál es el tratamiento quirúrgico?

Valvuloplastia tricuspídea, seguida de reconstrucción con pliegue de la porción arterializada del VD, seguida de cierre de DTA; en ocasiones, es necesario el reemplazo de válvula tricúspide (el procedimiento de elección en el pasado)

Transposición de los grandes vasos

¿Cuál es la lesión anatómica?

Discordancia ventriculoarterial (p. ej., la aorta se origina del VD; la arteria pulmonar del VI) con concordancia AV (los ventrículos están conectados con las aurículas apropiadas); esta afección ocasiona circulaciones sistémica y pulmonar paralelas en lugar de seriadas

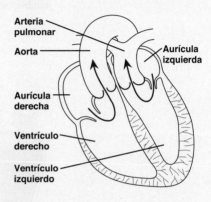

¿Cuál es la relevancia de esta alteración?

Es el defecto congénito más frecuente que causa cianosis e ICC en el periodo neonatal (> 90% al día 1)

¿Cuál es el procedimiento quirúrgico paliativo?

Septostomía auricular con balón (procedimiento de Rashkind)

¿Qué determina si el procedimiento definitivo es aplicable?

La capacidad del ventrículo izquierdo (VI) para bombear sangre sistémicamente

¿Cuándo debe realizarse la reparación definitiva y por qué?

En las primeras 2 semanas de vida. En niños con transposición de las grandes arterias (TGA) sin tratamiento, el VI se adapta a las presiones más bajas del circuito pulmonar y fallará al intentar bombear contra el circuito sistémico de presión elevada

¿Cuáles son las opciones para procedimiento correctivo?	Procedimiento de cambio auricular: deflector intraauricular para redirigir la sangre venosa hacia el vaso grande apropiado (es decir, procedimiento de Mustard)
	Procedimiento de cambio arterial: cambio de la aorta y la arteria pulmonar más reimplantación de las arterias coronarias hacia la aorta (procedimiento de Jatene)

Coartación de la aorta

¿Cuál es la lesión anatómica?	Estenosis de la aorta
¿Cuál es la alteración fisiológica causada por la lesión?	Obstrucción del flujo de salida ventricular izquierdo
¿Dónde es típico que se desarrolle la coartación?	En la inserción del conducto arterioso distal a la arteria subclavia izquierda (yuxtaductal)
¿Cómo se preserva el flujo sanguíneo distal a la coartación?	Flujo sanguíneo hacia la aorta descendente a través del CAP
¿Qué hallazgos de la exploración física indican coartación de aorta?	Cianosis diferencial —cianosis de la porción inferior del cuerpo; un pulso femoral que no es palpable o retrasado en comparación con el pulso braquial; hipertensión en las extremidades superiores, correspondiente a los vasos proximales a la coartación
¿Cuáles son las opciones para procedimiento correctivo?	Avance aórtico; aortoplastia con colgajo subclavio
¿Qué porcentaje de las coartaciones recurre?	20% en neonatos
¿Cuál es el tratamiento inicial para recurrencia?	Dilatación con balón de la coartación

Conexión venosa pulmonar anómala total (CVPAT)

¿Cuál es la lesión anatómica general?	Ninguna vena pulmonar drena directamente a la aurícula izquierda (AI) ± estenosis de venas pulmonares

¿Cuáles son los cuatro tipos y sus frecuencias relativas?

Supracardiaca: drenaje venoso pulmonar hacia VCS (50%)

Intracardiaca: drenaje venoso pulmonar hacia el seno coronario o la aurícula derecha (AD) (25%)

Infracardiaca: drenaje venoso pulmonar hacia VCI (20%)

Mixto: dos o más conexiones venosas diferentes (5%)

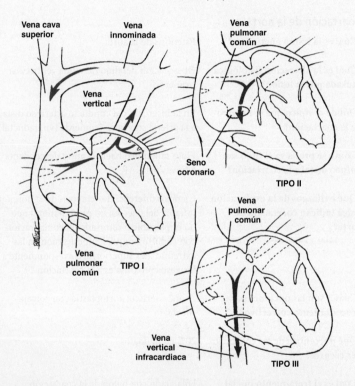

¿Qué es una CVPA parcial (CVPAP)?

Algunas, pero no todas, las venas pulmonares vacían hacia la AI

¿Qué es el síndrome de cimitarra?

CVPAP en la cual las venas pulmonares del pulmón derecho se unen para formar una sola vena vertical que forma una curva descendente para unirse con VCI

Síndrome del corazón izquierdo hipoplásico

¿Cuál es la lesión anatómica?

El lado izquierdo del corazón y la aorta ascendente son hipoplásicos; atresia o hipoplasia grave de válvula aórtica (lesión primaria), hipoplasia de VI, atresia o hipoplasia de válvula mitral y DTA; el tabique interventricular en general está intacto

¿Cuál es el tratamiento quirúrgico?

Terapia por etapas para convertir el ventrículo derecho funcionante en una bomba sistémica; el flujo sanguíneo pulmonar se mantiene mediante una derivación sistémica a pulmonar

¿Cuáles son las etapas de la terapia quirúrgica y cuándo es usual que se lleven a cabo?

Periodo neonatal —procedimiento de Norwood (creación de una neoaorta a partir del tronco pulmonar, reconstrucción aórtica; creación de una derivación para entregar sangre a las arterias pulmonares [derivación de Blalock–Taussig, modificada de Blalock–Taussig o Sano])

4 a 8 meses —Glenn bidireccional (VCS a confluencia de AP)

12 a 24 meses —Fontan extracardiaco (se unen VCS e VCI para drenaje directo hacia la confluencia de AP) o Fontan intracardiaca (VCS e VCI se unen a una porción aislada derivada de la aurícula derecha que se une a la confluencia de AP)

¿Por qué estos procedimientos se realizan por etapas?

Las derivaciones venosas sistémicas a pulmonares requieren resistencia vascular pulmonar disminuida para asegurar el flujo anterógrado

Anillos vasculares

¿Cuál es el origen embrionario del anillo vascular?

Desarrollo anómalo de la aorta y la arteria pulmonar desde los arcos aórticos embrionarios

¿Cuál es el tipo más frecuente?

Arco aórtico doble, en el cual el arco aórtico derecho persiste y los arcos aórticos izquierdo y derecho rodean la tráquea y el esófago

¿Cuál es el síntoma más prominente?

Estridor debido a compresión traqueal por el anillo vascular

¿Cuál es el hallazgo clásico en el trago de bario?	Compresión posterior del esófago
Aunque existe una variedad de anomalías y múltiples técnicas quirúrgicas, ¿cuál es el procedimiento quirúrgico básico?	Se dividen las arterias compresivas y se realiza una derivación si es necesario

Sling de arteria pulmonar

Defina el defecto anatómico:	Origen de la arteria pulmonar izquierda en la arteria pulmonar derecha; la arteria pulmonar izquierda anómala se dirige alrededor de la tráquea en dirección posterior hacia el hilio pulmonar izquierdo
¿Cuál es el hallazgo clásico en el trago de bario?	Compresión anterior del esófago
¿Cuál es el procedimiento quirúrgico básico?	División de la arteria pulmonar izquierda para llevarla anterior a la tráquea, donde se anastomosa al tronco pulmonar principal

Aneurisma del seno de Valsalva

¿Qué son los senos de Valsalva?	Evaginaciones de la raíz aórtica correspondientes a las valvas (indentaciones donde las comisuras se encuentran con la pared aórtica)
¿Cuál es la causa de los aneurismas de estos senos?	Congénita: la media de la pared aórtica no se encuentra con el anillo aórtico Adquirida: endocarditis, degeneración mixomatosa, sífilis y disección aórtica crónica

Síndrome de Eisenmenger

¿Qué es el síndrome de Eisenmenger?	Reversión de una desviación I a D de larga evolución sin tratamiento (es decir, se vuelve una desviación D a I)
¿Por qué ocurre esto?	La desviación I a D incrementa la presión en el lado derecho del corazón; cambios reactivos (p. ej., hipertrofia medial, esclerosis) se producen en las arteriolas pulmonares, seguidos de hipertensión pulmonar; con el tiempo, la desviación se revierte

¿Cuál es la lesión cardiaca más frecuente relacionada con este síndrome si se deja sin tratamiento?	DTV
¿Cuál es la presentación habitual?	Cianosis de inicio reciente en un paciente con desviación I a D
¿Cuál es la causa más frecuente de muerte?	Hemoptisis masiva; con frecuencia los pacientes fallecen a los 30 a 40 años de edad
¿Cuál es el tratamiento?	Trasplante de corazón-pulmones; por lo tanto, muchos consideran esta afección como inoperable

Derivaciones paliativas para cardiopatía congénita

¿Cuál es una de las complicaciones potencialmente lesivas relacionadas con derivaciones arteriales sistémicas?	Las derivaciones arteriales sistémicas pueden provocar robo diastólico de las arterias coronarias, lo que ocasiona perfusión disminuida de las arterias coronarias

ENFERMEDAD ADQUIRIDA DE LAS ARTERIAS CORONARIAS

Anatomía coronaria

Identifique las arterias señaladas:

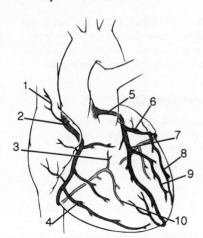

1. Arteria del nodo sinoauricular
2. Arteria coronaria derecha
3. Arteria del nodo AV
4. Arteria marginal derecha
5. Arteria coronaria principal izquierda
6. Arteria circunfleja
7. Arteria descendente anterior izquierda (DAI)
8. Arterias marginales obtusas
9. Arterias diagonales
10. Arteria descendente posterior

¿Qué significa una "enfermedad de tres vasos"?

Oclusión mayor de 50% de las tres arterias coronarias principales (derecha, DAI o principal izquierda, circunfleja izquierda)

¿Cuál es la importancia de la enfermedad de tres vasos?

Es una indicación para injerto de derivación de la arteria coronaria (IDAC)

¿Qué porcentaje de los pacientes con CC tiene enfermedad de tres vasos?

50%

La mayoría de los individuos son "dominantes" izquierdos o derechos, ¿qué significa dicha designación?

90% es dominante derecho (la arteria descendente posterior se origina de la circulación coronaria derecha); en individuos dominantes izquierdos, la arteria descendente posterior se origina de la arteria circunfleja

¿Cuáles son las ramas secundarias múltiples de la DAI y la arteria circunfleja?

DAI: arterias septal y diagonal
Circunfleja: arterias marginales

¿De qué región aórtica surgen las arterias coronarias?

Senos de Valsalva

¿Qué arteria coronaria irriga el nodo sinusal *vs.* el nodo AV?

En general, ambas provienen de la arteria coronaria derecha

¿En qué región general de las arterias coronarias se localiza la mayoría de las lesiones ateroescleróticas?

Tercio proximal a la región intermedia; esta característica permite la derivación de las arterias coronarias, excepto en el paciente ocasional con enfermedad distal grave

Injerto de derivación de la arteria coronaria (IDAC)

¿Con qué opciones se cuenta para injertos de derivación?

Vena safena, arteria mamaria interna, injertos arteriales libres (arteria radial)

¿Qué tipos de injertos tienen la mejor permeabilidad a largo plazo y se prefieren por ello?

Arteria mamaria interna

¿Por qué se evita el uso de ambas arterias mamarias internas?	Riesgo de infección y dehiscencia de la herida esternal
¿Qué características del paciente incrementan el riesgo de complicaciones de la herida esternal?	Obesidad, EPOC y diabetes

Después de IDAC, ¿qué porcentaje de los pacientes está libre de isquemia?

En el periodo posquirúrgico temprano	90%
A 5 años	75%
A 10 años	50%

¿Cuál es la causa más frecuente de recurrencia de angina en < 5 años *vs.* > 7 años después de IDAC?	< 5 años: progresión de la enfermedad ateroesclerótica en arterias coronarias nativas > 7 años: enfermedad ateroesclerótica en injertos de derivación
¿Qué disminuye el riesgo de futura trombosis del injerto?	Ácido acetilsalicílico

¿Cuál es la tasa de mortalidad para lo siguiente?

IDAC electivo	1 a 2%
IDAC de urgencia	3 a 8% (con frecuencia incluso mayor en caso de angina posinfarto)
IDAC de urgencia en caso de choque cardiogénico	> 50%
Segundo IDAC electivo	7 a 8%
Segundo IDAC de urgencia	25%
IM agudo	10 a 25% (p. ej., la cirugía merece la pena el riesgo para prevenir o retrasar IM)

Complicaciones mecánicas de cardiopatía isquémica

¿Cuáles son las complicaciones mecánicas más frecuentes después de IM?	DTV adquirido Regurgitación mitral isquémica aguda Rotura de pared libre ventricular izquierda Aneurisma ventricular izquierdo
¿Cuál es el paciente que suele presentar estas complicaciones?	Pacientes con enfermedad de vaso único, sin antecedentes de angina e IM sin complicaciones con descompensación aguda en el periodo pos-IM temprano; después de IAM, los pacientes con tratamiento hospitalario retrasado (mayor de 24 h) y angina posinfarto están en mayor riesgo
¿Por qué los pacientes con enfermedad de vasos múltiples tienen menor probabilidad de desarrollar complicaciones mecánicas después de IAM?	Flujo sanguíneo coronario colateral con oclusión total de la arteria DAI

Defecto agudo del tabique ventricular

¿Cuál es el tiempo clásico de aparición de DTV agudo?	5 a 7 días después de IM
¿Cuál es la presentación clásica?	Inicio agudo de ICC con nuevo soplo pansistólico áspero y frémito en el borde esternal izquierdo
¿Cuál es el hallazgo habitual con el catéter de Swan–Ganz?	"Escalonamiento" de saturación de oxígeno (> 10%) entre AD (puerto proximal) y arteria pulmonar (puerto distal)
¿Cuál es el tratamiento médico?	Reducción de la poscarga para minimizar el flujo a través del DTV e incrementar el flujo sistémico; esta terapia también se usa para estabilizar temporalmente al paciente quirúrgico antes de la reparación
¿Cuál es el procedimiento quirúrgico para DTV agudo?	Ventriculotomía izquierda a través del área infartada con reparación del DTV con parche y cierre en parche de ventriculotomía; (aunque con frecuencia la reparación fue retrasada algunas semanas; ahora se realiza de modo agudo)

Compare el momento de la cirugía si el gasto cardiaco (GC) es normal *vs.* disminuido:	Cuando se calcula mediante catéter de Swan–Ganz, GC se incrementa de manera artificial en pacientes con DTV debido a que la curva de termodilución se altera por la desviación I a D; GC no afecta el momento

Regurgitación mitral isquémica aguda

¿Cuáles son los mecanismos de RM isquémica aguda?	Disfunción de músculo papilar, dilatación anular y rotura de músculos papilares o cuerdas tendinosas
¿Cuándo se encuentra usualmente RM isquémica aguda?	7 a 10 días después de IAM
En general, ¿cuál es el territorio implicado en IM relacionado con regurgitación mitral?	Territorio posterolateral con lesión del músculo papilar posteromedial (es usual en el territorio de la arteria descendente posterior)
¿Por qué el músculo papilar posteromedial es afectado con mayor frecuencia, en comparación con el músculo papilar anterolateral?	El músculo papilar posteromedial tiene una fuente única de flujo sanguíneo coronario, mientras que el músculo papilar anterolateral tiene una fuente dual de flujo sanguíneo
¿Cuál es la presentación clásica?	Insuficiencia cardiaca, hipotensión y edema pulmonar acompañados de un nuevo soplo holosistólico más intenso en el área mitral que se irradia a la axila
¿Cuáles son los hallazgos con catéter de Swan–Ganz?	Onda V grande en el trazo de la presión capilar pulmonar en cuña (PCPC); sin "escalón" en la saturación de oxígeno
¿Qué porcentaje de los fallecimientos por IAM se debe a rotura de músculo papilar?	5%
¿Cuál es la tasa de mortalidad en pacientes con IM complicado por RM isquémica SIN TRATAMIENTO?	70% en las primeras 24 h; 90% en las primeras 2 semanas

¿Qué pregunta clave debe responderse para guiar el manejo del paciente?	¿Es probable que la causa de regurgitación mitral se resuelva con terapia médica de soporte (pasmado), o es necesaria la corrección quirúrgica aguda (músculo papilar roto)?
¿Cuál es el objetivo hemodinámico del tratamiento médico?	Reducción de poscarga para minimizar el flujo regurgitante al maximizar el flujo de VI; esta terapia también se utiliza para estabilizar temporalmente al paciente quirúrgico antes de la reparación
¿Cuál es el tratamiento del paciente hipotenso?	Dobutamina y bomba con balón intraaórtico (BBIA)
¿Cuál es el procedimiento quirúrgico para RM isquémica aguda?	Reparación de válvula mitral (preferida), reemplazo de válvula mitral (RVM) si hay necrosis de músculo papilar e IDAC del territorio infartado (y otros territorios en riesgo)

Aneurisma ventricular izquierdo

¿Cuál es la causa más frecuente de aneurisma ventricular izquierdo?	IM transmural grande (tejido infartado reemplazado por cicatriz fibrosa que permite la dilatación localizada del ventrículo) con oclusión total de la arteria DAI
¿Cuál es la incidencia de esta complicación?	8 a 15% de los pacientes con IM
¿Qué región es afectada con mayor frecuencia?	Superficie anteroapical de VI (territorio DAI)
¿Cuál es la presentación más frecuente?	Insuficiencia ventricular izquierda (IVI)
¿Cómo se realiza el diagnóstico?	Discinesia (abultamiento externo paradójico de la región durante la sístole y diástole) observada en ventriculograma o ecocardiograma (debido a cambios funcionales transitorios relacionados con miocardio pasmado, el diagnóstico de aneurisma ventricular izquierdo no puede realizarse al momento de IM agudo)

¿Cuál es el hallazgo clásico de ECG?

Elevación persistente de ST en el territorio implicado después de IM (*vs.* en pericarditis, las elevaciones de ST ocurren en casi todas las derivaciones)

¿Cuáles son las complicaciones habituales?

IVI, arritmias, angina y, con poca frecuencia, émbolos de un trombo mural; es raro que estos aneurismas se rompan

¿Cuál es el tratamiento médico de un aneurisma ventricular izquierdo?

Reducción de poscarga y medicamentos para disminuir la remodelación de VI, como inhibidores de la enzima convertidora de angiotensina. La anticoagulación está indicada si hay un trombo dentro del aneurisma o si hay disfunción VI significativa en la ecocardiografía

¿Cuáles son las indicaciones para cirugía para aneurisma ventricular izquierdo?

Paciente sintomático; insuficiencia cardiaca que no mejora con la terapia médica o sólo con terapias basadas en catéter; arritmias refractarias a terapia médica; embolización sistémica en un paciente con contraindicaciones para anticoagulación

¿Cuál es el procedimiento quirúrgico?

Aneurismectomía e IDAC del territorio isquémico

¿Cuál es el periodo de espera para reparación electiva después de IM y por qué?

Por lo menos 2 meses, para permitir que el aneurisma quede demarcado y el anillo se vuelva fibrótico (*vs.* necrótico y difícil de suturar)

CARDIOPATÍA VALVULAR ADQUIRIDA

Válvula aórtica

¿Cuál es el área de superficie permeable normal de la válvula aórtica?

3 a 4 cm^2

¿Qué cambios macroscópicos se producen en el corazón como resultado de estenosis aórtica (EA) *vs.* regurgitación aórtica (RA)?

EA: hipertrofia ventricular izquierda (HVI) (concéntrica) debido a sobrecarga de presión

RA: dilatación ventricular izquierda (e HVI) debido a sobrecarga de volumen

Compare EA contra RA:

¿Cuál se tolera menos?

EA; tensión sobre VI causada por presión intraventricular incrementada es mayor que la sobrecarga de volumen

¿Cuál tiene una razón hombre:mujer de 8:1?

EA

¿Cuál puede relacionarse con dilatación aórtica ascendente?

Ambas; en la EA, puede desarrollarse como resultado de turbulencia posestenótica; un aneurisma aórtico ascendente con dilatación relacionada del anillo aórtico puede causar RA

¿Qué estudios se utilizan para diagnosticar y cuantificar la gravedad de EA y RA?

Ecocardiograma (con Doppler) y cateterización cardiaca (ventriculograma)

¿Qué variables se miden con estos estudios?

EA: gradiente de presión transvalvular y área de superficie valvular

RA: gravedad de regurgitación

El área de superficie valvular se calcula con la fórmula de Grolin, mediante estimaciones del flujo y gradientes; por lo tanto, los criterios para gravedad de las lesiones valvulares son guías generales; ¡los síntomas del paciente son mucho más importantes!

¿Qué pacientes también deben realizarse un angiograma coronario?

Cualquier paciente > 35 años de edad o con síntomas de IM (angina), sin importar la edad

¿Qué estructuras cardiacas están en riesgo de lesión durante el reemplazo de válvula aórtica (RVA)?

Los ostia de las arterias coronarias y el haz de His en el tabique ventricular membranoso, de manera específica en la comisura entre las cúspides derecha y no coronaria

¿Qué pacientes están en mayor riesgo de insuficiencia ventricular posoperatoria después de RVA?

Pacientes con fracción de eyección prequirúrgica reducida (< 40%)

¿Cuál es el tratamiento de la insuficiencia ventricular posquirúrgica?

Vasodilatadores (para reducción de poscarga) y soporte inotrópico + BBIA hasta que se recupere el ventrículo o se adapte a una poscarga incrementada

¿Cuál es el objetivo de presión arterial sistólica (PAS) después de RVA y por qué?	El objetivo de PAS es < 120 mm Hg para disminuir el riesgo de sangrado en la línea de sutura aórtica; (se realiza una incisión en la aorta ascendente para obtener acceso a la válvula)
¿Qué alteración de la conducción puede presentarse después de RVA?	Bloqueo cardiaco, en general causado por edema alrededor del haz de His y por lo tanto transitorio; en ocasiones ocurre bloqueo cardiaco permanente debido a traumatismo mecánico intraquirúrgico (es decir, sutura a través del haz)
¿Cuál es el tratamiento de las alteraciones posquirúrgicas de la conducción?	Marcapaso temporal con alambres de marcado (colocados intraoperatorios) hasta que se resuelva el edema; un marcapaso permanente si persiste el bloqueo cardiaco
¿Cuál es la tasa de mortalidad a 10 años para EA *vs*. RA sintomáticas sin tratamiento?	EA: ≈ 100%; RA < 40%

Estenosis de válvula aórtica

¿Cuál es la relevancia de la EA valvular?	Es la lesión valvular aislada más frecuente
¿Cuál es su causa?	Calcificación de válvula aórtica bicuspídea congénita (50%), fiebre reumática (33%) y calcificación senil (idiopática) de una válvula aórtica normal (tricuspídea)
¿Cuáles son las tres causas no valvulares de la obstrucción del flujo de salida ventricular izquierdo?	Miocardiopatía hipertrófica (hipertrofia septal), estenosis subvalvular (estenosis o membrana focal del tracto de salida del VI) y estenosis supravalvular (estrechamiento de la aorta o membrana)
¿Cuándo se considera crítica la estenosis valvular?	Gradiente de presión sistólica transvalvular > 50 mm Hg Área de superficie valvular < 1 cm^2
¿Cómo se mantiene el GC conforme progresa la estenosis?	HVI gradual para contrarrestar la poscarga creciente

¿Cuál es la edad usual a la presentación inicial?

40 a 60 años si la EA es consecuencia de la calcificación de válvula bicúspide; de otra manera, 60 a 80 años

¿Cuáles son los síntomas?

Angina, síncope y disnea de ejercicio como resultado de ICC

¿Cuál es la esperanza de vida promedio (si no recibe tratamiento) después de iniciar cada uno de los siguientes síntomas?

Angina: 3 a 5 años; síncope: 2 a 3 años; disnea: 1 a 2 años; es característico que los síntomas sean tardíos y, una vez que se desarrollan, hay deterioro clínico rápido si se deja sin tratamiento

¿Cuál es el mecanismo usual de la angina en la EA?

Incremento de la demanda miocárdica de oxígeno debido al aumento de la poscarga más entrega de oxígeno reducida gracias a HVI; (la angina también puede ser resultado de CC concurrente)

En raras ocasiones, ¿hasta qué tamaño debe reducirse el área de superficie valvular para que la EA sea sintomática?

1 cm^2 (cerca de la tercera parte del área normal)

¿Por qué la pérdida del ritmo sinusal puede causar descompensación aguda en EA?

HVI provoca distensibilidad ventricular reducida y la contracción auricular sincronizada de la diástole se torna un componente importante del llenado ventricular

Describa el soplo relacionado con EA:

Soplo sistólico en *crescendo–decrescendo* en el segundo espacio intercostal derecho con irradiación a carótidas; la intensidad no se correlaciona con la gravedad; de hecho, con frecuencia los casos más graves tienen soplos apenas audibles

¿Cuáles son los otros hallazgos clásicos de la EA?

Pulso *parvus et tardus* (velocidad de ascenso carotídeo lento y retrasado, con amplitud disminuida); estrechamiento de la presión de pulso; desdoblamiento paradójico de S_2 debido al cierre retrasado de la válvula aórtica (A_2 sigue a P_2); intensidad reducida de S_2; clic eyectivo después de S_1; elevación o lanzada VI

¿Qué lesión valvular con frecuencia enmascara los hallazgos clínicos de EA?

Estenosis mitral (EM)

¿Cuáles son los hallazgos ECG habituales?

Evidencia de HVI: S (V1 o V2) + R (V5 o V6) > 35 mm, R (V5 o V6) > 27 mm o R (AVL) > 11 mm

Evidencia de tensión de VI: cambios de repolarización (depresión de ST con convexidad hacia arriba e inversión de onda T)

¿Cuáles son los hallazgos RxT habituales?

Silueta cardiaca normal, excepto por cierto redondeamiento del ápex debido a HVI, + calcificaciones al nivel de la válvula aórtica, + ensanchamiento del mediastino cefálico debido a dilatación posestenótica de la aorta

¿En qué casos es frecuente que la ecocardiografía sea imprecisa para la evaluación de EA?

En presencia de EM concurrente (o RA) o GC bajo

¿Cuál es la complicación en general más temida de EA?

Muerte súbita debida a fibrilación ventricular

¿Cuál es la causa de esta complicación?

La hipertrofia incrementa el riesgo de isquemia subendocárdica y, con ello, ectopia ventricular

¿Cuáles son las indicaciones para tratamiento quirúrgico?

Paciente sintomático (angina, síncope, ICC) EA crítica

Los criterios del área de superficie para cirugía varían de 0.5 a 1 cm^2, según el cirujano, así como la condición general del paciente; es poco frecuente que los pacientes asintomáticos se consideren para cirugía

¿Cuál es el procedimiento quirúrgico?

RVA ± anuloplastia (incisión del anillo para colocación de una válvula protésica más grande en un paciente con raíz aórtica pequeña)

¿Cuáles son las opciones terapéuticas para quienes no son candidatos quirúrgicos?

Valvuloplastia con balón percutáneo; desafortunadamente, 50 a 75% presenta reestenosis en 6 meses

Terapia médica paliativa para ICC + angina (es decir, digitálicos, diuréticos, nitratos)

¿Cuál es la tasa de supervivencia a 5 años para pacientes sometidos a RVA por EA?

80 a 90%; si la función ventricular está alterada al momento de la cirugía, la tasa de supervivencia a 5 años se reduce 15 a 25%

Regurgitación aórtica (RA)

¿Cuál es la causa de RA?

Degeneración mixomatosa (es decir, enfermedad de Marfan), fiebre reumática, endocarditis bacteriana, aneurisma de aorta ascendente o disección con dilatación del anillo aórtico, calcificación de una válvula bicúspide congénita

¿Cuáles son los síntomas?

Palpitaciones incómodas resultantes de arritmias, latidos ventriculares ectópicos o contracciones poderosas del VI dilatado contra la pared torácica; síntomas de insuficiencia cardiaca izquierda (p. ej., disnea, ortopnea); y angina

¿Cuál es la presentación clásica de RA AGUDA?

Insuficiencia cardiaca fulminante (*vs.* cambios adaptativos en el VI que permiten la tolerancia gradual de RA crónica con el tiempo)

¿Cuál es el hallazgo clásico de presión sanguínea y su mecanismo?

Presión de pulso amplia (con frecuencia, 80 a 100 mm Hg) debido a PAS aumentada relacionada con GC elevado y presión arterial diastólica disminuida asociada con regurgitación

¿Cuál es la característica clásica del pulso?

Saltón debido a colapso durante la diástole (pulso de Corrigan); doble pico (pulso "bisferious"); signo de Traube o pulso femoral en "disparo de pistola" (soplo sistólico y diastólico sobre las arterias femorales, signo de Hill (PAS poplítea elevada en exceso en comparación con braquial)

¿Cuáles son los hallazgos ECG habituales?	Evidencia de HVI y tensión (*strain*), como en EA
¿Cuáles son los hallazgos RxT habituales?	Silueta cardiaca aumentada de tamaño con desplazamiento inferior del ápex VI debido a dilatación VI, ensanchamiento del mediastino cefálico si RA es consecuencia de aneurisma de aorta ascendente
¿Por qué el momento para la intervención quirúrgica es más controversial con RA que con EA?	RA causa deterioro más indolente de la función VI
¿Cuáles son las indicaciones para el tratamiento quirúrgico de la RA?	RA aguda significativa Paciente sintomático con ejercicio moderado o en reposo (clase New York Heart Association [NYHA] III o IV) Paciente asintomático con evidencia de función VI en deterioro (fracción de eyección de VI < 50% o dilatación VI)
¿Cuáles son las opciones quirúrgicas?	RVA ± injerto de tubo para un aneurisma de aorta ascendente (con frecuencia un injerto compuesto); en ocasiones, reparación de válvula aórtica (resuspensión valvular, reemplazo de valvas o cierre simple con sutura de la perforación de la cúspide)
¿Cuál es la tasa de supervivencia a 5 años después de RVA por RA?	75 a 80%, si la función ventricular está alterada al momento de la cirugía; la tasa de supervivencia a 5 años disminuye 15 a 25%

Válvula mitral

¿Cuál es el área de superficie permeable de la válvula mitral?	4 a 6 cm^2
¿RM o EM se relacionan con aumento de tamaño de la AI?	Ambas
¿Cuáles son los signos clásicos del aumento de tamaño de la AI en RxT anteroposterior?	Signo de doble contorno (densidad redonda doble observada dentro de la silueta cardiaca), borde cardiaco izquierdo enderezado, + bronquio izquierdo elevado

¿Cuál es el hallazgo ECG clásico con aumento de tamaño de AI?	P mitral: onda P ancha con muesca en derivación II
¿Qué complicación sistémica se relaciona con aumento de tamaño de la AI?	Embolización sistémica (formación de trombos causados por estasis en la cámara dilatada de baja presión)
¿Cuál es la incidencia de tromboembolia en EM y RM?	EM: 15 a 30%; RM: < 5%; (EM tiene el mayor riesgo de tromboembolia que cualquier lesión valvular)
¿Qué paso prequirúrgico debe tomarse para disminuir el riesgo de tromboembolia?	Anticoagulación con warfarina
¿Qué paso se toma con frecuencia durante la cirugía para disminuir el riesgo futuro de tromboembolia?	Ligadura del apéndice auricular izquierdo, que a menudo alberga un trombo
¿Qué arritmia frecuente se relaciona con aumento de tamaño de la AI?	Fibrilación auricular

Estenosis mitral (EM)

¿Cuál es la causa de EM?	Fiebre reumática, que se observa en la historia del paciente sólo alrededor de 50% de las veces debido a un intervalo de 20 a 30 años entre la infección y los síntomas de la enfermedad valvular
¿Cuál es el criterio para EM crítica?	Área de superficie valvular < 1 cm^2
¿Cuál es el efecto fisiológico primario de EM?	Hipertensión pulmonar
¿Cuáles son los síntomas de EM?	Disnea (más frecuente), fatiga, ortopnea y palpitaciones
¿Por qué se desarrolla hemoptisis?	La hipertensión pulmonar crónica causa dilatación de las colaterales entre las venas pulmonares y bronquiales, que forman várices submucosas en el bronquio

¿Cuáles son las indicaciones para cirugía?	Múltiples indicaciones, incluidas NYHA clase III o IV, EM crítica, ICC, hipertensión pulmonar, fibrilación auricular, embolia sistémica, endocarditis y gradiente transvalvular > 10 mm Hg
¿Cuál es una alternativa basada en catéter para la terapia quirúrgica?	Valvotomía percutánea mitral con balón (VPMB)
¿Qué características debe tener un paciente para ser el candidato típico a someterse a VPMB?	1. Morfología viable de dilatación (ausencia de calcificaciones del anillo mitral, rigidez/engrosamiento de valvas) 2. Trombo auricular ausente 3. Regurgitación mitral significativa (en estos pacientes, la VPMB se prefiere sobre la cirugía)
¿Cuál es el procedimiento quirúrgico de primera elección?	Comisurotomía abierta (separación nítida de valvas fusionadas)
¿Cuándo se contraindica esta técnica?	Calcificación extensa de la válvula
¿Cuál es la tasa de reestenosis a 5 años?	Sólo 10%; a diferencia de la válvula aórtica, la comisurotomía mitral es eficaz en pacientes selectos
En general, ¿qué procedimiento se realiza si recurre EM?	RVM

Regurgitación mitral (RM)

¿Cuál es la causa de RM?	Fiebre reumática (40 a 45%), degeneración mixomatosa, prolapso grave de válvula mitral, calcificación senil (idiopática) de la válvula mitral, endocarditis infecciosa, traumatismo, miocardiopatía hipertrófica e IM o isquemia (ver la sección Isquemia miocárdica posquirúrgica)
¿Cuáles son los síntomas?	Fatiga, disnea y palpitaciones; los síntomas son similares a los de EM, pero, de manera característica, son insidiosos y tardíos, a menos que sean resultado de IM

Describa el soplo relacionado con RM:

Holosistólico en el ápex, con irradiación a la axila

¿Cuál es el hallazgo característico en el trazo del catéter de la arteria pulmonar?

Onda V prominente debida al flujo sistólico regurgitante

¿Cuál es el tratamiento médico de RM?

Restricción de sal, diuréticos y digitálicos; puede ser paliativo durante varios años

¿Cuáles son las indicaciones para tratamiento quirúrgico?

RM aguda (es decir, RM isquémica)
NYHA clase III o IV
Incremento progresivo de la fracción regurgitante

¿Cuáles son las opciones quirúrgicas?

RVM o reparación de válvula mitral, que incluye reparación de valvas, anuloplastia (reducción del tamaño del anillo dilatado con suturas o anillo protésico), reconstrucción de cuerdas tendinosas o reimplantación de músculo papilar roto

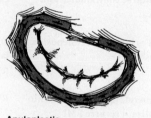

Anuloplastia

¿Por qué puede desarrollarse IVI en el periodo posquirúrgico temprano?

El VI ya no cuenta con una abertura de baja presión (AI) hacia la cual descargar la sangre durante la sístole; con la corrección de EM, el VI expulsa todo su volumen hacia la aorta de alta presión

¿Cuál es el tratamiento de IVI posquirúrgica?

Terapia vasodilatadora para reducción de la poscarga; terapia inotrópica + BBIA (Ver la sección de Complicaciones mecánicas de cardiopatía isquémica para una discusión sobre RM causada por isquemia miocárdica)

Prolapso de válvula mitral

¿Qué es el prolapso de válvula mitral?	Abultamiento de las valvas mitrales hacia la AI durante la sístole debido a tejido en redundante VM ± en cuerdas tendinosas
¿Cuál es la incidencia en la población general?	3 a 4%
¿Cuál es la población objetivo?	Niñas y mujeres de 15 a 30 años de edad; con frecuencia se observa en pacientes con alteraciones degenerativas mixomatosas y por lo tanto parece ser genética
¿Cuáles son los síntomas?	La mayoría de los pacientes es asintomática; los síntomas más frecuentes son fatiga, dolor torácico inespecífico, palpitaciones y disnea
¿Cuál es el signo clásico a la auscultación?	Clic meso o telesistólico
¿Qué porcentaje de estos pacientes desarrolla RM significativa?	5 a 7%

Válvula tricúspide

¿La enfermedad de la válvula tricúspide (EVT) se presenta con mayor frecuencia como regurgitación tricuspídea (RT) o estenosis tricuspídea (ET)?	RT (75%)
¿Cuál es la causa más frecuente de EVT primaria aislada?	Endocarditis infecciosa causada por abuso de drogas IV; el retorno venoso de las venas inyectadas baña con lentitud la válvula tricúspide antes de alcanzar los pulmones, los cuales filtran muchas de las bacterias
¿Cuál es la causa más frecuente de EVT primaria adquirida?	Cardiopatía reumática (casi siempre acompañada de EM)

Válvula pulmonar

¿Cuál es la lesión adquirida más frecuente de la válvula pulmonar?

Regurgitación funcional pulmonar causada por dilatación del anillo pulmonar; en general es secundaria a hipertensión pulmonar relacionada con EM

Cardiopatía reumática

¿Cuál es la causa de la cardiopatía reumática?

Enfermedad inmunitaria sistémica relacionada con antecedentes de faringitis por estreptococo hemolítico grupo A (fiebre reumática); los pacientes tienen títulos altos de antiestreptolisina (ASO)

¿Cuáles son los efectos macroscópicos sobre la válvula afectada?

Fibrosis de valvas, acortamiento de las cuerdas tendinosas y fusión de las comisuras

¿Cuáles son las válvulas afectadas con mayor frecuencia?

Válvula mitral: 85% de los casos
Válvula aórtica: 30% de los casos
Válvulas tricúspide y pulmonar: < 5% de los casos

Válvulas protésicas

Válvulas mecánicas

¿Cuáles son las válvulas mecánicas utilizadas con mayor frecuencia?

St. Jude (bajo perfil, válvula bivalva con bisagra), Starr–Edwards (válvula de bola enjaulada)

¿Cuál es la desventaja principal de estas válvulas?

Anticoagulación de por vida debido al alto riesgo de tromboembolia; la mayoría de las instituciones también anticoagula las válvulas de tejido durante 3 a 8 semanas posquirúrgicas hasta que el material sintético y las líneas de sutura endotelizan

¿Cuáles son las contraindicaciones para el uso de válvulas mecánicas (es decir, indicaciones para válvulas de tejido)?

Absolutas: antecedentes de sangrado profuso
Relativas: paciente no confiable sin apego terapéutico; paciente > 65 años de edad (debido al riesgo incrementado de evento vascular cerebral relacionado con la anticoagulación); embarazo (actual o planeación)

Válvulas de tejido

¿Cuál es el tipo más frecuente de válvula de tejido?

Xenoinjerto (válvula porcina fijada en glutaraldehído) (porcina = cerdo)

¿Cuál es la desventaja principal de estas válvulas?

Deterioro con el tiempo

¿Cuándo requiere reemplazo 50% de estas válvulas?

13 años

¿Cuáles son las contraindicaciones para las válvulas de tejido (es decir, indicaciones para válvulas mecánicas)?

La calcificación rápida de la válvula se produce en pacientes jóvenes (en especial niños, pero cualquier < 30 años de edad) y pacientes que reciben diálisis renal

¿Cuáles son los tipos adicionales de válvulas de tejido que se usan en ciertas ocasiones?

1. Válvulas pericárdicas bovinas
2. Homoinjerto (válvula de donador humano)
3. Autoinjerto (autotrasplante de válvula)

¿Cuáles son las desventajas principales de las válvulas de homoinjerto?

Suministro limitado; procedimiento más difícil, tiempo más prolongado de pinzamiento

¿Cuál es el procedimiento de autoinjerto valvular?

Se escinde la válvula aórtica enferma; luego la válvula pulmonar y se sutura en la posición aórtica; se sutura una válvula bioprotésica en la posición pulmonar (es decir, procedimiento de Ross)

Complicaciones del reemplazo valvular

¿Cuáles son las complicaciones poquirúrgicas tempranas del reemplazo valvular?

Anomalías de la conducción (el haz AV-His viaja cercano al anillo valvular y pueden colocarse múltiples suturas cerca de esta región), endocarditis, tromboembolia sistémica e insuficiencia ventricular

¿Cuáles son las complicaciones tardías del reemplazo valvular?

Tromboembolia sistémica, endocarditis y sangrado como resultado de la anticoagulación

¿Cuál es la complicación tardía más frecuente de las válvulas mecánicas?

Tromboembolia cerebral

¿Cuál es la incidencia de esta complicación?	1 a 5% cada año, incluso con anticoagulación; la incidencia varía con el tipo de válvula (p. ej., para válvula de St. Jude, sólo 1 a 2% por año)
¿Con el reemplazo de qué válvula se produce tromboembolia cerebral con mayor frecuencia?	Válvula mitral

Relación tridimensional entre las válvulas cardiacas

En RxT, la válvula que se reemplazó puede identificarse por su posición. En estas ilustraciones de vistas anteroposterior y lateral del corazón en RxT, ¿qué válvulas se colocarían en las posiciones 1 a 8?

1. Tricúspide
2. Mitral
3. Aórtica
4. Pulmonar
5. Pulmonar
6. Aórtica
7. Tricúspide
8. Mitral

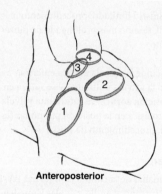

Anteroposterior

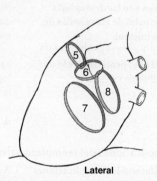

Lateral

Endocarditis infecciosa (EI)

¿Qué válvula nativa tiene mayor riesgo de endocarditis?	Válvula mitral (abarca 80% de los casos)
¿Cuál es la diferencia entre endocarditis aguda y subaguda de válvula nativa (EVN)?	Aguda: inicio rápido; en general causado por organismos virulentos Subaguda: inicio indolente; en general causada por organismos menos virulentos

¿Las válvulas normales o enfermas son blanco de EVN aguda *vs.* subaguda?

Aguda: normales, aunque algunas lesiones menores deben estar presentes para causar turbulencia que permita que las bacterias invadan la válvula

Subaguda: enfermas (p. ej., cardiopatía reumática, válvula aórtica bicúspide congénita)

¿En qué posición se encuentra la válvula protésica en mayor riesgo de EI?

Válvula aórtica (abarca 60% de los casos)

Defina la endocarditis de válvula protésica (EVP) temprana *vs.* tardía:

Temprana: < 2 meses después de la cirugía
Tardía: > 2 meses después de la cirugía

¿Cuál es la incidencia de EVP en válvulas de tejido *vs.* válvulas mecánicas?

5 a 10% (igual para ambas)

¿Por qué la terapia agresiva es necesaria para la EVP temprana?

Tasa de mortalidad de 60 a 70%

Mencione los organismos más frecuentes responsables de EI en los siguientes casos:

EVN aguda

Staphylococcus aureus y estreptococo grupo A

EVN subaguda

Streptococcus viridans, enterococos

EVP temprana

S. epidermidis, S. aureus y difteroides

EVP tardía

Enterococcus, S. aureus y bacterias gramnegativas

Endocarditis micótica

Candida y *Aspergillus*

Endocarditis de lado derecho en consumidores de drogas IV

S. aureus, Candida y bacterias gramnegativas (*Pseudomonas*)

¿Cuáles son los signos más frecuentes de EI?

Fiebre y nuevo soplo

¿Cuáles son los hallazgos clásicos en la exploración física (en orden de frecuencia descendente)?	Petequias cutáneas y conjuntivales (las más frecuentes), hemorragias en astilla del lecho ungueal, nódulos de Osler (nódulos dolorosos en los pulpejos de los dedos), lesiones de Janeway (lesiones maculares indoloras en palmas y plantas), manchas de Roth (lesiones ovaladas pálidas en la retina con hemorragia circundante)
¿Cómo se realiza el diagnóstico?	Hemocultivo positivo (3) Ecocardiografía: detecta vegetaciones, regurgitación y fuga paravalvular causada por absceso anular
¿Cuál es el tratamiento médico?	4 a 6 semanas de terapia antibiótica IV
¿Cuál es la indicación más frecuente para cirugía?	ICC
¿Cuáles son las otras indicaciones para cirugía?	EVP temprana, válvula protésica inestable (es decir, balanceo) causada por EVP, hemocultivo positivo después de 2 semanas de antibióticos IV, infecciones micóticas, émbolos recurrentes, choque séptico mientras recibe antibióticos y defectos de la conducción cardiaca debido a absceso anular
¿Cuál es el procedimiento quirúrgico?	Escisión de la válvula y desbridamiento agresivo de cualquier miocardio necrótico infectado circundante, seguido de reemplazo valvular; la válvula tricúspide puede no requerir reemplazo si no hay hipertensión pulmonar
¿Cuál es la tasa de reinfección de la nueva válvula?	Sólo 5 a 10%

ENFERMEDADES DE LOS GRANDES VASOS

Aneurismas aórticos torácicos y toracoabdominales

¿Cuál es la causa de los aneurismas aórticos torácicos y toracoabdominales?	Ateroesclerosis, degeneración mixomatosa (es decir, enfermedad de Marfan), disección aórtica e infección (es decir, sífilis)

¿Cuál es la incidencia de aneurismas en las diversas regiones aórticas torácicas?

Aorta ascendente: > 40%
Aorta descendente: 35%
Arco aórtico: 10% (aorta toracoabdominal: 10%)

¿Cuál es la causa más frecuente de los aneurismas de la aorta ascendente?

Degeneración mixomatosa

¿Cuál es la lesión cardiaca más frecuente relacionada con aneurisma de aorta ascendente?

Insuficiencia aórtica debida a dilatación del anillo de la válvula aórtica (ectasia anuloaórtica); se observa con poca frecuencia en pacientes con causa ateroesclerótica

¿Cuál es la diferencia macroscópica en la apariencia entre aneurismas de aorta ascendente mixomatosos y ateroescleróticos?

Ateroesclerótico: fusiformes
Mixomatoso: forma de pera

¿Por qué son difíciles de manejar los aneurismas del arco aórtico?

Porque afectan los vasos del arco aórtico, el riesgo de isquemia cerebral intraquirúrgica es significativo

¿Cuál es la causa más frecuente de los aneurismas de aorta descendente o toracoabdominal?

Ateroesclerosis

¿Qué causa tiene una relación clásica con los aneurismas saculares?

Sífilis

¿Cuál es la presentación más frecuente de aneurisma torácico?

Hallazgo incidental en RxT en un paciente asintomático

¿Cuál es el síntoma más frecuente de aneurisma torácico?

Dolor sordo crónico o "pesada" en la espalda o el precordio

¿Cuál es la presentación común, aunque menos frecuente de lo siguiente?

Aneurisma de aorta ascendente

ICC (p. ej., disnea) debida a insuficiencia aórtica

Aneurisma de aorta descendente

Tos y disnea debidas a compresión del bronquio principal izquierdo

¿Cuál es la complicación principal de los aneurismas aórticos que no reciben tratamiento?

Rotura y muerte

¿Cómo se compara la tasa de expansión con la de un aneurisma de aorta abdominal?

Expansión más rápida, así como mayor riesgo de rotura

¿Cuál es la tasa de supervivencia a 5 años si no se trata?

20%

¿Qué estudios diagnósticos se realizan?

Arteriograma por TC (ATC) de tórax, abdomen y pelvis

¿Cuáles son las indicaciones para cirugía en aneurismas de aorta torácica?

1. Aorta ascendente: 5.5 cm (5 cm si hay síndrome de Marfan) o expansión aguda > 0.5 cm/año
2. Arco aórtico: 8 cm (o 5 cm si hay expansión aguda, disfonía, dolor, desgarro de la íntima o disección, extensión de la aorta ascendente a descendente, aneurisma micótico o ateroembolia recurrente)
3. Aorta descendente: 6.5 cm (5.5 cm si hay síndrome de Marfan) o expansión aguda > 0.5 cm/año

¿Cuál es el tratamiento quirúrgico habitual?

1. Colocación de injerto en tubo (material sintético, homoinjerto o politetrafluoroetileno [PTFE]) del segmento enfermo de la aorta
2. Reparación endovascular torácica del aneurisma (REVTA) mediante injerto con endoprótesis, que puede realizarse en aneurismas aórticos descendentes torácicos

3. REVTA también puede realizarse en conjunción con o como segunda etapa de "desramificación" de los vasos del arco y anastomosis a la aorta ascendente, lo que permite una zona de "aterrizaje" en el arco

¿Qué procedimiento se usa con frecuencia para aneurisma de aorta ascendente causado por enfermedad de Marfan?

Procedimiento de Bentall: reemplazo de aorta ascendente y válvula aórtica con injerto compuesto debido a la frecuencia de dilatación del anillo valvular

¿Cuál es la técnica (o inclusión) de Crawford y dónde se utiliza con mayor frecuencia?

Incorporación o implantación de un grupo de arterias (como isla o balón) en el injerto protésico en tubo en lugar de múltiples sitios de implantación individuales; usada principalmente para los vasos del arco, arterias viscerales y arterias intercostales–lumbares

¿Qué técnica es necesaria para minimizar la isquemia cerebral durante la reparación de los aneurismas del arco aórtico?

Paro circulatorio hipotérmico profundo (la perfusión cerebral anterógrada selectiva puede ayudar a extender el tiempo en paro circulatorio)

¿Cuál es la tasa de mortalidad quirúrgica global?

< 10% (< 6% en centros médicos de volumen grande)

¿Cuál es la causa más frecuente de muerte?

IM

¿Cuáles son algunas de las complicaciones posoperatorias?

Insuficiencia respiratoria (la más frecuente), IM, necrosis tubular aguda, paraplejia y evento vascular cerebral

¿Qué síndrome clásico se relaciona con isquemia espinal?

Síndrome de arteria espinal anterior

¿La reparación de qué tipos de aneurisma aórtico incrementa el riesgo de isquemia espinal?

Aneurismas de aorta toracoabdominal y descendente

¿Cuáles son los signos y síntomas relacionados con síndrome de arteria espinal anterior?

Paraplejia, incontinencia (intestinal o vesical) y pérdida sensitiva para dolor y temperatura

¿Cuál es la tasa de isquemia de médula espinal con base en la extensión de Stanley-Crawford para aneurisma aórtico toracoabdominal (AATA)?

I. (descendente torácica hasta arriba de la arteria celiaca): 15%
II. (descendente torácica hasta las iliacas): 31%
III. (torácica media hasta las iliacas): 7%
IV. (intraabdominal): 4%

¿De dónde proviene la arteria espinal anterior (p. ej., flujo sanguíneo a la médula espinal)?

1. Ramas de la arteria subclavia: arterias vertebrales y arterias intercostales superiores (T1–T2)
2. Arterias intercostales y arterias segmentarias lumbares de T3–L5
3. Arteria iliaca interna y arterias sacras medias

¿Qué terapia médica a largo plazo se prescribe con frecuencia después de cirugía por aneurisma aórtico?

1. Antihipertensiva para control de la presión sanguínea y prevención de aneurisma o disección futuros
2. Betabloqueadores (disminuye la fuerza de cizallamiento, dP/dt, o la fuerza de eyección de la sangre desde el ventrículo izquierdo)

¿Cuál es la razón principal para seguimiento estrecho a largo plazo?

Incremento en el riesgo de desarrollar disección o aneurisma en cualquier aorta residual

¿Cuál es la tasa de supervivencia a 5 años después de cirugía?

50%

TRASPLANTE CARDIACO

¿Cuáles son las indicaciones para trasplante cardiaco?

Miocardiopatía isquémica (CC "en etapa terminal"), miocardiopatía idiopática (primaria) (es decir, dilatada, restrictiva), miocardiopatía secundaria (es decir, viral, alcohólica, infiltrante, tóxica, metabólica), algunos tipos de cardiopatía congénita y retrasplante para rechazo agudo o crónico grave

¿Cuáles son las contraindicaciones absolutas para el trasplante?

Hipertensión pulmonar (> 6 unidades Wood e incontrolable con terapia farmacológica oral), infección activa, cáncer activo, hepatopatía irreversible, nefropatía irreversible (si no es posible el trasplante renal) y edad > 65 años (los criterios de edad dependen de la institución)

¿Cuál es el principal factor limitante para realizar trasplantes cardiacos en la actualidad?	Escasez de donadores de aloinjertos cardiacos
¿Cuáles son las alternativas potenciales futuras del trasplante de aloinjertos?	Dispositivos de asistencia ventricular izquierda (DAVI) a largo plazo, xenotrasplantes (uso de corazones animales) y corazones artificiales

Periodo prequirúrgico y procedimiento

¿Qué intervenciones se usan para dar soporte al paciente que espera un trasplante?	Tratamiento farmacológico para reducir la sobrecarga de volumen y mantener el GC (es decir, diuréticos, digoxina, dopamina, dobutamina, milrinona), BBIA y dispositivos de asistencia circulatoria mecánica (DAVI o dispositivos de asistencia biventricular, los "puentes al trasplante")
¿Qué criterios se utilizan para emparejar donadores y receptores para trasplante cardiaco?	Compatibilidad ABO (debido a la escasez de donadores y los límites de preservación miocárdica, no es factible la coincidencia de antígeno leucocitario humano [HLA, *human leukocyte antigen*]) y el estado de CMV; en adultos, la coincidencia por tamaño tiene un papel menor
¿Cuál es el límite aceptado del tiempo isquémico *ex vivo* para el corazón donado?	¡Sólo 4 a 6 h!
¿Cuáles son los dos tipos de trasplante cardiaco?	Ortotópico: remoción de los ventrículos del receptor (abarca > 95% de los trasplantes realizados) Heterotópico: cabalgamiento del corazón donado sobre el corazón del receptor
¿Cómo se escinde el corazón del receptor?	El paciente se coloca en derivación cardiopulmonar y se pinza la aorta; la aorta y la arteria pulmonar se transecan y se realiza una incisión circunferencial proximal al asa AV, que deja la mayoría de las aurículas izquierda y derecha en el receptor

Efectos de la denervación del corazón donado

¿A qué se refiere la "denervación" del corazón donado?

La cosecha de un corazón requiere la transección de sus fibras inervantes

¿Cuáles son los resultados fisiológicos importantes de la denervación?

Taquicardia inicial (90 a 110 latidos/min) debido a la pérdida de tono parasimpático que en condiciones normales inhibe el nodo sinoauricular

Respuesta miocárdica retrasada al estrés debido a la dependencia exclusiva de las catecolaminas circulantes de sitios no cardiacos distantes para efectos cronotrópicos e inotrópicos positivos

¿Cuáles son las intervenciones terapéuticas cardiacas estándar ineficaces con la pérdida de la inervación autonómica?

Atropina, digoxina, masaje de seno carotídeo y maniobra de Valsalva

¿Cómo complica la denervación a la presentación de IM?

Los receptores de trasplante cardiaco no tienen angina debido a la ausencia de fibras sensitivas aferentes; en apariencia, varios años después del trasplante, unos cuantos pacientes tienen reinervación del corazón donado y presentan angina, pero son casos poco frecuentes y excepciones impredecibles

Complicaciones hemodinámicas posquirúrgicas tempranas

¿Cuál es la causa habitual del GC bajo posquirúrgico temprano?

El corazón trasplantado no es distensible y está rígido debido a la lesión relacionada con la cosecha, el enfriamiento y la isquemia; por fortuna, esta disfunción se resuelve por lo general durante los primeros 3 días

¿Cuál es el tratamiento del GC bajo temprano?

Volumen (para optimizar la precarga en los ventrículos no distensibles), isoproterenol (para mantener la frecuencia cardiaca [FC] en 100 a 125 latidos/min), ± soporte inotrópico adicional con dobutamina

¿Cuáles son dos complicaciones adicionales y su tratamiento de primera elección?

Insuficiencia ventricular derecha (IVD): isoproterenol

Bradicardia sinusal y ritmos de la zona de unión: isoproterenol, **sin** atropina

Un paciente se moviliza a una silla el día 2 posquirúrgico y pierde el estado de alerta. ¿Cuál es la causa más probable?	Hipotensión ortostática debida a pérdida de la taquicardia reflja normal, así como gran dependencia de la precarga
¿Cuál es la causa más frecuente de muerte durante el primer año?	Infección
¿Cuál es la causa más frecuente de muerte después del primer año?	Rechazo

Complicaciones infecciosas

¿Cuál es el sitio más frecuente de infecciones en los receptores de trasplante cardiaco?	Pulmones
Estos pacientes están en riesgo de infecciones oportunistas además de los patógenos bacterianos encontrados en cirugía. ¿Cuándo es más prevalente cada tipo de infección?	Bacteriana: infecciones agudas (< 1 mes posquirúrgico) Oportunista: infecciones subagudas (> 1 mes, en especial 1 a 4 meses)
¿Cuáles son los organismos más frecuentes en las infecciones agudas?	Bacilos gramnegativos (*Pseudomonas, Escherichia coli* y *Klebsiella*)
¿Cuáles son los organismos más frecuentes en las infecciones subagudas?	CMV, aunque algunos grupos informan que *Pneumocystis* es el más prevalente
¿Cuáles son los cuatro tipos de infecciones oportunistas?	Intracelulares: *Listeria, Mycobacterium, Salmonella* Micóticas: *Candida, Aspergillus* Virales: herpes simple, CMV Protozoarias: *Pneumocystis, Toxoplasma*
¿Qué trasplante se relaciona con la mayor incidencia de aspergilosis?	Trasplante cardiaco

¿Qué fármaco se administra si un corazón positivo para CMV se trasplanta a un receptor negativo para dicho virus (discordancia CMV)?

Ganciclovir (también usado para tratar infección grave por CMV)

¿Cuál es el esquema inmunosupresor estándar de mantenimiento para trasplante cardiaco?

Terapia triple: inhibidor de calcineurina (es decir, ciclosporina o tacrolimus), un antimetabolito (es decir, micofenolato mofetil o azatioprina) y un esteroide con disminución gradual durante el primer año después del trasplante

¿Cuál es el tipo más frecuente de rechazo?

Rechazo agudo (días a meses después de la cirugía); la incidencia máxima de rechazo se produce en los primeros 3 meses

¿Qué porcentaje de los pacientes tiene un episodio de rechazo durante los primeros meses?

¡80%!

¿Cuál es la manifestación clásica de rechazo crónico (controversial)?

Arteriopatía coronaria acelerada (APCA); algunas teorías sugieren causas distintas del rechazo para APCA (p. ej., CMV)

¿Cuál es la presentación más frecuente de rechazo?

En general asintomático, a menos que sea grave

¿Cuáles son los signos clásicos?

Fiebre; si es grave, signos de disfunción VD y/o VI (p. ej., S3, S4, distensión venosa yugular [DVY], hepatomegalia y arritmias)

¿Cuál es la forma más confiable para diagnosticar rechazo?

Biopsia endomiocárdica del tabique de VD con bioptomo percutáneo

¿Cuál es el tratamiento más frecuente para rechazo?

Corticoesteroides: ciclo corto de metilprednisolona IV ambulatorio, que requiere la visita diaria al hospital o dosis elevada de prednisona oral, si el rechazo es leve

¿Cuál es la principal complicación de este tratamiento?

Incremento en el riesgo de infecciones oportunistas; durante los últimos años, el umbral para tratamiento de rechazo ha aumentado de manera estable para evitar complicaciones infecciosas más peligrosas de la inmunosupresión adicional

¿Qué fármacos inmunosupresores adicionales pueden usarse si fallan los esteroides?

El anticuerpo monoclonal OKT3 o globulina antitimocito (GAT)

¿Cuál es la razón más frecuente para retrasplante?

Rechazo crónico, que abarca 66% de los casos

¿Cuáles son las neoplasias más frecuentes observadas en receptores de trasplante cardiaco?

Carcinoma cutáneo y labial (es decir, carcinoma de células escamosas); linfoma no Hodgkin

¿Cuáles son las tasas de supervivencia a 1 y 5 años?

1 año: 80 a 90%
5 años: 50 a 60%

DERIVACIÓN CARDIOPULMONAR

¿Cuáles son las funciones de la derivación cardiopulmonar (DCP)?

Perfusión del organismo con sangre, intercambio de gases (agrega oxígeno y elimina dióxido de carbono de la sangre), alteraciones de la temperatura central (disminución de la temperatura durante la cirugía para disminuir la tasa metabólica)

Compare la DCP total con la DCP parcial:

DCP total: toda la sangre venosa se desvía hacia la bomba
DCP parcial: cierta porción de la sangre venosa pasa a través de los pulmones

¿Cuáles son los componentes del circuito básico de la DCP?

Cánula(s) venosa(s) desde AD (o vena cava superior e inferior); máquina corazón-pulmón con aparato de bomba, intercambiador de calor y oxigenador; filtro arterial; cánula arterial hacia la aorta ascendente; (en ocasiones se utilizan la arteria y vena femorales como sitios de canulación)

¿Cómo se detiene el corazón para llevar a cabo la cirugía de manera segura?	Infusión de solución fría rica en potasio (es decir, cardioplejia) en la raíz aórtica o directamente en las arterias coronarias después de pinzar la aorta ascendente; la solución salina fría tópica (4 °C) ayuda a mantener la temperatura miocárdica en $\cong$ 15 °C
En general, ¿a qué temperatura se enfría el paciente para un procedimiento cardiaco estándar?	28 a 32 °C (hipotermia leve)
¿Qué es la hipotermia profunda?	< 18 °C
¿Qué tan lenta debe ser la velocidad de bombeo durante la hipotermia profunda?	La bomba debe apagarse (es decir, paro circulatorio hipotérmico)
¿Para qué procedimientos se indica la hipotermia profunda?	Cirugía del arco aórtico y cirugía cardiaca congénita compleja
¿Qué paso es necesario para prevenir la trombosis en la bomba?	El paciente debe estar anticoagulado con heparina (el tiempo de coagulación activada se vigila durante la cirugía)
Un paciente no soporta el retiro de la DCP (es decir, como la velocidad de bombeo se reduce, el paciente no puede mantener la presión arterial). ¿Qué pasos se llevan a cabo para permitir la discontinuación exitosa de la DCP?	1. Se incrementa el volumen intravascular (cristaloide o sangre) 2. Se administra un vasopresor y soporte inotrópico (infusiones de dopamina, dobutamina o epinefrina) 3. BBIA 4. Se coloca un dispositivo de asistencia ventricular (DAV) izquierdo ± derecho 5. En muy raras ocasiones, se realiza trasplante (recurso limitado)
Poco después de suspender la DCP, se desarrolla hipertensión pulmonar súbita. ¿Cuál es la causa más probable?	Reacción a protamina; el sulfato de protamina se utiliza para revertir la actividad de heparina después de completar la DCP

¿Qué características en la historia del paciente sugieren potencial para reacción a protamina?	Diabetes (protamina en insulina) Alergias a yodo o mariscos Antecedentes personales o familiares de reacción a protamina
¿Qué es el "síndrome posperfusión" (SPP)?	Efectos sobre órgano blanco de la "reacción inflamatoria de cuerpo entero" relacionada con DCP, se manifiesta como insuficiencia pulmonar posquirúrgica, insuficiencia renal, alteraciones del sangrado y/o disfunción miocárdica
¿Cuál es la causa de SPP?	Incierta; la evidencia actual sugiere que el contacto con las superficies sintéticas del circuito extracorpóreo activa las cascadas humoral (es decir, complemento) y celular (es decir, neutrófilos) de la respuesta inflamatoria aguda, lo que ocasiona lesión endotelial
¿Qué factor se activa al inicio de la DCP y parece comenzar las diversas cascadas humorales?	Factor XII (factor de Hageman)
¿Qué anafilatoxinas del complemento parecen estar implicadas en SPP?	C3a y C5a
¿Cuál es el tratamiento de SPP?	Terapia de soporte (p. ej., ventilador, diálisis) hasta que el paciente se recupere

CUIDADOS INTENSIVOS POSQUIRÚRGICOS

Gasto cardiaco (GC)

¿Cuáles son los factores determinantes fisiológicos del GC?	Precarga (volumen telediastólico del ventrículo) Distensibilidad (tendencia del ventrículo a permitir la distensión con la sangre) Poscarga (la fuerza que se opone a la eyección ventricular) Contractilidad (desempeño contráctil intrínseco, independiente de otros determinantes de GC) $GC = VL \times FC$ (VL = volumen latido)

¿Qué es el índice cardiaco (IC)?	GC por área de superficie corporal expresada en metros al cuadrado
¿Cuáles son los valores normales para GC e IC?	GC = 4 a 8 L/min IC = 2.5 a 4 L/min/m^2
¿Qué es la relación de Frank–Starling?	Relación entre la longitud del músculo en reposo (determinada por la precarga) y la tensión alcanzada por el músculo en contracción; hasta un punto definido por la curva de Frank–Starling del ventrículo, el incremento de la precarga aumenta VL y, así, también GC
¿Cuál es el factor clave determinante de GC en un corazón con distensibilidad normal *vs.* reducida?	Distensibilidad normal: precarga Distensibilidad reducida: poscarga
¿Por qué la presión arterial es un índice INSENSIBLE del desempeño miocárdico?	La presión arterial es el producto de la resistencia vascular sistémica (RVS) y el GC; si el GC disminuye, la presión arterial se mantiene al inicio por vasoconstricción arterial compensatoria debido a la descarga simpática refleja; por lo tanto, una disminución de la presión arterial con frecuencia es un signo tardío de desempeño miocárdico reducido
¿Cuál es la ecuación para calcular RVS?	RVS = [(PAM – PVC)/(GC)] × 80

Síndrome de bajo gasto cardiaco (SBGC)

¿Cuál es la presentación del SBGC?	Piel húmeda y fría; llenado capilar lento; oliguria (< 0.5 ml/kg/h); agitación; estado mental deprimido; taquipnea, acidosis metabólica
¿Cuál es la causa del SBGC en el periodo posoperatorio?	1. Hipovolemia (tercer espacio, diuresis, sangrado o hipovolemia relativa debida a vasodilatación refleja relacionada con calentamiento posquirúrgico) 2. RVS incrementada (hipotermia, catecolaminas circulantes)

3. Disfunción miocárdica (isquemia, hipotermia, sobrecarga de volumen); taponamiento pericárdico; disritmia; y presión intratorácica aumentada (presión positiva al final de la espiración [PEEP], neumotórax a tensión)

¿En qué orden se evalúan estos factores determinantes de GC para mejorarlo?

1. FC (y arritmias o estado eléctrico del corazón)
2. Precarga
3. Poscarga
4. Contractilidad

Para cada determinante, ¿qué factor por lo general es una causa de SBGC y cuáles son las opciones terapéuticas y su manejo?

1. Bradicardia: atropina, isoproterenol, marcapaso temporal
2. Taquicardia: líquidos, oxígeno, ansiolíticos, morfina, esmolol (en raras ocasiones)
3. Precarga inadecuada: líquidos, control de sangrado mediastinal (y descartar taponamiento)
4. Poscarga incrementada: calentamiento con luces o mantas, líquidos, terapia vasodilatadora
5. Contractilidad reducida: terapia inotrópica, dispositivo de asistencia mecánica (y descartar isquemia miocárdica; ver la sección Isquemia miocárdica posquirúrgica)

¿Cuáles son los fármacos inotrópicos de primera elección?

Epinefrina, dobutamina y milrinona

¿Cuáles son las desventajas de utilizar estos fármacos?

Epinefrina y dobutamina pueden ser proarritmogénicos y milrinona también es un vasodilatador que puede causar hipotensión

Si el SBGC persiste a pesar de los múltiples fármacos vasoactivos y los demás factores determinantes de GC son óptimos, ¿qué modalidades de asistencia mecánica deben iniciarse?

1. Bomba con balón intraaórtico (BBIA)
2. Dispositivo de asistencia ventricular (DAV)

¿Cuál es el mecanismo de la BBIA para aumentar la función cardiaca?	Se infla durante la diástole, incrementa la perfusión diastólica coronaria; se desinfla durante la sístole, reduce la poscarga y el trabajo cardiaco
¿Cómo funciona el DAV?	Reemplaza por completo la función de bomba del corazón, lo que asiste al corazón con insuficiencia

Isquemia miocárdica posquirúrgica

¿Cuándo se encuentra el paciente en mayor riesgo de isquemia miocárdica durante el periodo posoperatorio?	Las primeras 6 h
¿Cuáles son las secuelas de la isquemia miocárdica?	IM, SBGC, arritmias, insuficiencia VD, RM aguda, DTV agudo y rotura aguda de pared libre ventricular (± taponamiento pericárdico)
¿Cuáles son los objetivos terapéuticos y cómo se alcanzan?	1. Alivio de la isquemia miocárdica: oxígeno, nitratos, ± cirugía 2. Tratamiento de disfunción ventricular: según el esquema terapéutico para SBGC 3. Prevención o tratamiento de arritmias: betabloqueador si se toleran las presiones, corregir las alteraciones electrolíticas, administrar amiodarona o lidocaína 4. Terapia antiplaquetaria (ASA inmediato y segundo fármaco si STEMI) y anticoagulación sistémica
¿Cuándo está indicada la cirugía para isquemia miocárdica después de cirugía cardiaca?	1. Inestabilidad hemodinámica o eléctrica debida a isquemia miocárdica significativa 2. Complicaciones mecánicas de isquemia (es decir, RM o DTV agudos) (Ver la sección Enfermedad adquirida de las arterias coronarias para una discusión sobre las complicaciones mecánicas)
¿Cuál es el tratamiento de insuficiencia de VD?	Expansión de volumen (el fundamento de la terapia de IVD) Dobutamina, en general, el fármaco de elección debido a que disminuye la poscarga pulmonar y proporciona soporte inotrópico

Hipertensión posquirúrgica

¿Cuál es la causa de la hipertensión posquirúrgica?

Dolor o ansiedad, hipotermia, hipoxia, hipercarbia, SBGC (con vasoconstricción refleja) y síndrome de miocardio hiperdinámico, sobrecarga de líquidos

¿Cuáles son las secuelas?

Isquemia miocárdica, SBGC, evento vascular cerebral, mayor sangrado posquirúrgico y en muy raras ocasiones disección aórtica

¿Cuál es el objetivo terapéutico?

Reducción de la presión arterial mientras se mantiene la perfusión visceral adecuada, en especial coronaria y cerebral; el objetivo de presión arterial media es 60 a 85 mm Hg (variable según la presión arterial inicial del paciente)

¿Cuál es el fármaco parenteral de primera elección para vasodilatación?

Labetalol

¿Cuáles son los fármacos parenterales de segunda elección para vasodilatación?

1. Nitroprusiato de sodio (contraindicado si hay aumento de PIC o insuficiencia renal)
2. Nicardipina (en especial útil en enfermedad coronaria debido a sus efectos vasodilatadores coronarios)

Hipotensión posquirúrgica

¿Cuáles son las causas más frecuentes en el paciente posquirúrgico cardiaco?

Hipovolemia o sangrado; isquemia o infarto miocárdicos, taponamiento cardiaco, arritmias y neumotórax a tensión

¿Qué es choque?

Presiones de perfusión inadecuadas para preservar la función visceral (sin hipotensión *per se*)

¿Cuál es la causa del choque cardiogénico?

IM grande (> 30 a 40% de VI), RM aguda, DTV agudo, IVD

¿Cuál es la tasa de mortalidad relacionada con choque cardiogénico?

70 a 90%

Síndrome de miocardio hiperdinámico

¿Qué es el síndrome de miocardio hiperdinámico?

GC incrementado por contractilidad miocárdica aumentada ± taquicardia; el mecanismo es incierto, pero puede implicar a las catecolaminas circulantes

¿Qué pacientes se encuentran en mayor riesgo?

Pacientes con hipertrofia compensatoria de VI debido a hipertensión sistémica preoperatoria, EA o estenosis subaórtica idiopática

¿Cuál es la indicación para tratamiento?

Taquicardia significativa con efectos inadecuados sobre el llenado ventricular diastólico o demanda miocárdica de oxígeno

¿Cuál es la intervención farmacológica de elección?

Esmolol (betabloqueador parenteral con vida media corta)

¿Cuál es la forma correcta de administrar y ajustar la infusión de esmolol?

0.5 mg/kg en bolo IV para 1 min e iniciar de inmediato la infusión a 0.05 mg/kg/min. Recarga con 0.5 mg/kg IV antes del incremento gradual de la velocidad de infusión (entre 0.05 y 0.3 mg/kg/min)

Hemorragia posquirúrgica

¿Cuál es el manejo médico?

1. PEEP elevada en el ventilador
2. Vasodilatadores para hipertensión
3. Corregir coagulopatía: sulfato de protamina plasma fresco congelado (si el tiempo de protrombina o el tiempo parcial de tromboplastina son prolongados), crioprecipitado si hay hipofibrinogenemia (< 100 mg/dl), y plaquetas (si el recuento plaquetario es < 100 000)
4. Factor VII recombinante si aún hay coagulopatía a pesar de los productos sanguíneos mencionados
5. Desmopresina acetato (DDAVP) si hay disfunción plaquetaria urémica

¿Cuáles son las indicaciones para reexploración?

La tasa del sangrado por los tubos torácicos es de 200 ml/h durante 4 a 6 h (> 1 500 ml en 12 h), aumento súbito significativo del gasto del tubo torácico (300 a 500 ml) o evidencia de taponamiento pericárdico

Taponamiento pericárdico

¿De qué manera reduce el taponamiento pericárdico el GC?

Disminución de la precarga: la presión baja del retorno venoso tiene dificultad para contrarrestar el gradiente de presión intrapericárdico formado por el taponamiento

¿Cuál es la presentación habitual del taponamiento?

Taquicardia, hipotensión, venas cervicales distendidas ("tríada de Beck") y pulso paradójico, con frecuencia en un paciente con sangrado del tubo torácico que al inicio era profuso y se detiene en forma súbita; sin embargo, los tubos torácicos con drenaje libre y el taponamiento no son mutuamente excluyentes

¿Cuál es el hallazgo clásico en las lecturas del catéter de Swan–Ganz?

Ecualización de presiones diastólicas en el corazón (presión venosa central [PVC], presión telediastólica de VD, presión diastólica pulmonar y PCPC), en general 18 a 22 mm Hg

¿Cuál es el tratamiento?

Carga de volumen, inotrópicos y hasta disponer de un quirófano para reexploración del mediastino; si el paciente se torna inestable antes de la cirugía, reexploración de urgencia en el sitio

UCI cardiaca

En el manejo del paciente son clave las tendencias, y no las cifras absolutas, pero éstas son guías. ¿Cuáles son los valores normales para los siguientes parámetros?

GC e IC

$GC = 4$ a 8 L/min
$IC = 2.5$ a 4 L/min/m^2

PVC

$PVC = 0$ a 4 mm Hg

PCPC

$PCPC = 12$ a 15 mm Hg

RVS

$RVS = 900$ a $1\ 400$ dinas/seg/cm^2

RVP

$RVP = 150$ a 250 dinas/seg/cm^2

Para cada uno de los siguientes casos clínicos clásicos, ¿cuál es el esquema terapéutico general?

Disminución de GC y PCPC, aumento o reducción de RVS	Volumen (es decir, cristaloide, sangre)
GC normal o aumentado, pero presión arterial disminuida, PCPC normal, RVS disminuida	Vasopresor (es decir, vasopresina, norepinefrina o fenilefrina)
GC disminuido, PCPC aumentada, RVS normal o disminuida	Inotrópico (es decir, epinefrina, dobutamina)
GC disminuido, PCPC aumentada, RVS aumentada	Vasodilatador (es decir, labetalol, nitroprusiato de sodio o nicardipina) + BBIA si la presión arterial es demasiado baja para terapia vasodilatadora sola

¿Qué medida se toma para evaluar la entrega de oxígeno y la adecuación de la perfusión de los tejidos?

Saturación de oxígeno venosa mixta; se toma una muestra con lentitud a través del puerto distal del catéter de Swan–Ganz (el sitio del organismo donde la sangre está más desoxigenada, la arteria pulmonar)

¿Cuál es el valor normal de esta medición?

Saturación de 65 a 75%

¿Qué sugiere un incremento de la saturación de oxígeno entre el puerto proximal del catéter Swan–Ganz (en la AD) y el puerto distal (en la arteria pulmonar)?

Desviación intracardiaca (es decir, DTV)

¿Cuál es la presentación inicial de pacientes con toxicidad por cianuro?

Contractilidad y GC disminuidos

¿Cuáles son los hallazgos clásicos TARDÍOS de toxicidad?

Pupilas dilatadas, cefalea, reflejos ausentes, náusea, cambios del estado mental ± coma, muerte

Bomba con balón intraaórtico

¿Cuáles son las indicaciones para bomba con balón intraaórtico (BBIA)?

IVI refractaria después de DCP (p. ej., incapacidad para el retiro de la bomba de derivación)

Angina inestable refractaria a tratamiento médico

ICC en paciente que espera cirugía (es decir, RM o DTV agudos, candidato a trasplante)

Choque cardiogénico causado por IM (ahora poco frecuente, a menos que el paciente sea candidato para IDAC o angioplastia coronaria transluminal percutánea [ACTP])

¿Cuáles son las contraindicaciones para BBIA?

Aneurisma aórtico o injerto aórtico torácico sintético (puede romperse al inflar el balón)

RA moderada o grave (BBIA puede empeorar la regurgitación)

¿Cuál es la ruta usual de inserción?

Arteria femoral, pero la bomba puede colocarse directamente en la aorta al momento de la esternotomía media si la ateroesclerosis periférica grave evita el abordaje femoral

¿En qué parte de la aorta reside el balón?

Entre la arteria subclavia izquierda y el diafragma

¿Qué complicación se produce si migra el balón?

Isquemia intermitente en territorios irrigados por vasos que se ocluyen de manera intermitente por el balón inflado (p. ej., carótida, subclavia, renal, celiaca)

¿Cómo funciona la BBIA?

El balón se infla durante la diástole, incrementando la presión dentro de la aorta, lo que aumenta la perfusión coronaria y visceral; el balón se desinfla durante la sístole, reduciendo la poscarga, lo que reduce el trabajo cardiaco

¿Cuál es el beneficio clave de la BBIA sobre el tratamiento médico de hipotensión o GC disminuido?

Ningún aumento del consumo o demanda de oxígeno, a diferencia de los α- o β-agonistas, que causan trabajo cardiaco incrementado por un aumento de la poscarga o de FC/contractilidad, respectivamente

¿Cuáles son las complicaciones de la BBIA?	Isquemia de extremidad inferior debida a oclusión de la arteria femoral; la vigilancia de los pulsos distales es **imperativa**
	Émbolos causados por trombosis alrededor del balón
	Infarto intestinal, insuficiencia renal y paraplejia causadas por migración del balón
	Daño mecánico de los componentes formados de la sangre

Dispositivo de asistencia ventricular izquierda

¿Cuáles son las indicaciones para el dispositivo de asistencia ventricular izquierda (DAVI)?	IM intraquirúrgico para reducir el trabajo ventricular izquierdo de manera temporal y permitir que el corazón se recupere con mayor rapidez
	"Puente" para trasplante cardiaco candidatos hasta que se disponga de un donador
¿Por qué DAVI no es una derivación cardiopulmonar verdadera?	Sólo es un dispositivo de perfusión, sin oxigenador en el circuito
¿Cuál es la diferencia fundamental entre el DAVI y la BBIA?	DAVI proporciona "flujo" y puede reemplazar por completo la función de bomba del corazón; la BBIA proporciona "asistencia de presión" y sólo aumenta la función cardiaca existente
¿Cuál es la diferencia entre DAVI y oxigenación a través de membrana extracorpórea (OMEC)?	OMEC incluye un aparato de membrana pulmonar y también puede proporcionar soporte para insuficiencia respiratoria; la fuente de influjo es AD

Desfibrilador cardioversor implantable automático

¿Cuáles son los tres componentes de desfibrilador cardioversor implantable automático (DCIA)?	1. Derivaciones sensitivas para detectar arritmia
	2. Parches de ánodo-cátodo de titanio alrededor del corazón
	3. Generador de pulso para terminar la arritmia (los dispositivos más novedosos tienen derivaciones con capacidad de marcapaso para bradicardia y asístole)
¿Cuál es la indicación para DCIA?	Arritmia ventricular maligna refractaria a terapia médica

¿Cuáles son las tasas de super- vivencia a un año en pacientes tratados e individuos con control histórico sin tratamiento?	DCIA 95 a 98% Sin tratamiento; 30 a 40%. Estos pacientes están en alto riesgo de síndrome de muerte súbita
¿Por qué la terapia farmacológica es necesaria después de coloca- ción de DCIA?	Episodios de taquicardia ventricular y fibrilación auricular no sostenidas pueden causar descarga del DCIA

TUMORES CARDIACOS

¿Cuál es el tipo más frecuente de tumor cardiaco?	Las neoplasias malignas (pulmón, mama, melanoma y linfoma) abarcan 65 a 70% de todos los tumores cardiacos malignos
¿Cuál es la complicación más frecuente relacionada con este tipo de tumor?	Taponamiento pericárdico por efusión pericárdica sanguinolenta
¿En qué lado del corazón se encuentran con mayor frecuencia los tumores cardiacos malignos?	Lado derecho (en comparación con los tumores benignos, que son más frecuentes del lado izquierdo)
¿Cuáles son los dos tumores car- diacos malignos primarios más frecuentes?	Sarcoma (es decir, angiosarcoma, rabdo- miosarcoma): 15 a 20% de todos los tumores cardiacos Melanoma: 5 a 10%
¿Cuál es la diferencia macroscópica entre estos tumores y mixoma?	Intramurales en vez de intraluminales; por lo tanto, casi siempre son irresecables
¿Cuál es el tumor cardiaco más frecuente en niños?	Rabdomioma (benigno)

Tumores cardiacos benignos

¿Cuál es el tumor cardiaco benigno más frecuente?	Mixoma, que también es el tumor cardiaco primario más frecuente, ya que representa 60 a 80% de todos los tumores cardiacos primarios
¿En qué cámara se presenta la mayoría de estos tumores?	AI: 75% (> 95% en aurículas)
¿Cuál es la característica macros- cópica clásica?	Pedunculado (tallo adherido a pared septal auricular)

¿Qué complicaciones se relacionan con este tumor?	Obstrucción del flujo de salida de la AI ("válvula de bola") y embolia (de la superficie friable del mixoma); la insuficiencia arterial aguda en pacientes jóvenes sin cardiopatía puede deberse a embolia de un mixoma en la AI

Capítulo 77 Cirugía de trasplantes

COMPLEJO MAYOR DE HISTOCOMPATIBILIDAD

¿Qué es el complejo mayor de histocompatibilidad (CMH)?	Grupo de genes en el brazo corto del cromosoma 6
¿Cómo se denomina este grupo en humanos?	Antígeno leucocitario humano (HLA, *human leukocyte antigen*)
¿Cuáles son las tres características importantes de los antígenos de CMH (HLA)?	1. Polimorfismo extremo 2. Producidos por subloci vinculados que forman haplotipos heredables de HLA 3. Expresión codominante de HLA (antígenos de HLA en la superficie celular)
¿Dónde se agrupan los polimorfismos?	Aminoácidos polimorfos agrupados en el sitio de unión a péptidos en el asa de unión a antígenos
¿Cuáles son los tres productos básicos del CMH y las regiones correspondientes implicadas?	1. Antígeno clase I: HLA-A, -B y -C 2. Antígeno clase II: región HLA-D, con DR, DQ y DP 3. Antígenos clase III: cascada del complemento
¿En qué tipos celulares se expresan estos productos de CMH?	1. Antígenos clase I: todas las células nucleadas y plaquetas 2. Antígenos clase II: linfocitos B, células T activadas, macrófagos y monocitos
¿Qué linfocitos no expresan antígenos clase II?	Linfocitos T en reposo

¿Qué ocasiona rechazo de aloinjerto?	Antígenos de histocompatibilidad extraños en el injerto y tejido
¿Qué antígenos son de histocompatibilidad?	Cualquier antígeno que causa incompatibilidad de tejidos entre el donador y el receptor
¿Cuáles son los antígenos de trasplante más potentes?	Antígenos que expresan CMH (HLA en humanos)
¿Cuáles son las dos pruebas que detectan antígenos HLA?	1. Pruebas serológicas con antisuero específico de antígeno 2. Cultivo de linfocitos mixtos (CLM)
¿Qué detecta el CLM?	Capacidad proliferativa de los linfocitos del huésped en respuesta a los antígenos en el injerto (antígenos CMH clase II o antígenos D)
¿Qué clases de genes de CMH afectan de manera significativa el trasplante?	Clases I y II
¿Cuáles son las estructuras de las moléculas clase I y II?	Dos cadenas polipeptídicas con regiones variables y constantes, similares a la estructura de inmunoglobulinas
¿Para qué codifican los genes clase I?	Antígenos de trasplante que son blanco primario para linfocitos T citotóxicos (LTC) en rechazo; las moléculas de superficie celular que presentan algunos antígenos a células T CD8 (es decir, antígenos virales)
¿Qué representan los genes clase II?	Genes de respuesta inmunitaria
¿Qué células tienen como blanco primario a los genes clase I?	LTC
¿Qué células tienen como blanco primario a los genes clase II?	Células T_h
¿Cuáles son los antígenos menores de trasplante?	Antígenos que expresan genes en otros cromosomas que son capaces de un rechazo más lento y débil; se presentan por determinantes de CMH clase I y II

¿Qué antígenos causan rechazo de injertos entre hermanos con HLA idéntico?	Antígenos menores de trasplante

FÁRMACOS INMUNOSUPRESORES

¿Qué es MMF?	Micofenolato mofetil
¿Cómo funciona?	Inhibe las células T y B al inhibir la síntesis de purinas

FK-506 (tracrolimus)

¿Cuál es la estructura básica de FK-506?	Antibiótico macrólido
¿Cuál es el origen de FK-506?	Hongo de la tierra (*Streptomyces tsukubaensis*)
¿Cuál es la potencia de FK-506 en comparación con la de ciclosporina A (CSA)?	FK-506 es 500× más potente que CSA
¿Cuál es el esquema de dosificación típico para FK-506?	0.05 mg/kg vía oral cada 12 h
¿Cuáles son las concentraciones farmacológicas terapéuticas?	10 a 15 ng/ml
¿Cuál es el mecanismo de acción de la actividad inmunosupresora?	Inhibe la activación y maduración de las células T
¿Cuáles son los receptores intracelulares para FK-506?	Proteínas de unión a FK
¿Cuáles son los efectos secundarios adversos relacionados con la administración de FK-506?	1. Nefrotoxicidad 2. Anorexia y pérdida ponderal 3. Neurotoxicidad
¿Qué fármacos incrementan las concentraciones de FK-506?	1. Verapamilo 2. Ketoconazol 3. Eritromicina 4. Diltiazem 5. Fluconazol 6. Cimetidina

¿Qué fármacos disminuyen las concentraciones de FK-506?

1. Fenitoína
2. Fenobarbital
3. Carbamazepina
4. Rifampicina

Rapamicina

¿Cuál es la estructura de la rapamicina (RAPA)?

Antibiótico macrólido

¿Cuál es el mecanismo de acción de la actividad inmunosupresora?

1. Inhibe la activación y proliferación de las células B y T
2. Inhibe las células T activadas
3. Bloquea la capacidad del receptor de interleucina (IL)-2 para inducir la transducción de señales

¿A qué receptor intracelular se une RAPA?

Proteínas de unión a FK

¿Qué actividad se inhibe por RAPA, pero no por CSA y FK-506?

Proliferación de células activadas inducida por IL-2 e IL-4

TRASPLANTE DE HÍGADO

¿Qué factor disminuye de manera significativa la tasa de morbimortalidad de la fase antehepática de un procedimiento de trasplante de hígado ortotópico (TxHO) (es decir, después de hepatectomía y antes de completar el implante)?

Derivación venovenosa libre de heparina; la cánula drena la VCI y la bomba centrífuga regresa la sangre hacia la vena axilar

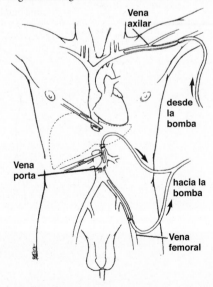

¿Qué anastomosis estándar se utilizan para TxHO?

1. Anastomosis de VCI suprahepática y VCI infrahepática
2. Anastomosis de vena porta
3. Anastomosis de arteria hepática (esplénica)
4. Anastomosis para drenaje biliar

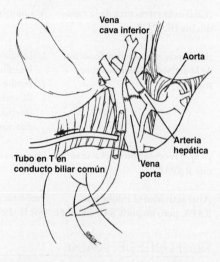

Vena cava inferior

Aorta

Arteria hepática

Vena porta

Tubo en T en conducto biliar común

¿Cuál es la derivación venovenosa durante la cirugía de trasplante hepático?

Durante la fase "antehepática" del trasplante la sangre de la vena porta y la vena iliaca se bombea de regreso al corazón a través de una bomba

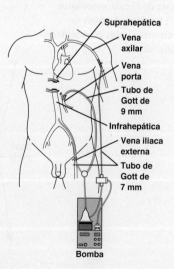

Suprahepática

Vena axilar

Vena porta

Tubo de Gott de 9 mm

Infrahepática

Vena iliaca externa

Tubo de Gott de 7 mm

Bomba

¿Cuál es la anomalía anatómica arterial hepática más frecuente?

Arteria hepática doble (o múltiple)

¿Cuáles son otras dos variaciones encontradas con frecuencia en la anatomía de la arteria hepática que son importantes durante la obtención e implantación del aloinjerto?

1. Arteria hepática izquierda originada de la arteria gástrica izquierda (palpable en el epiplón gastrohepático): 15% de los individuos
2. Arteria hepática derecha originada de la arteria mesentérica superior (palpable posterior y a la derecha de la vena porta en la porta hepática): 12 a 17% de los individuos

¿Qué forma parte del diagnóstico diferencial de los parámetros de coagulación anómalos en un paciente con TxHO?

1. Rechazo
2. Isquemia
3. Infección
4. Obstrucción
5. Colangitis

¿En qué vaso es más frecuente la trombosis?

Arteria hepática

¿Qué complicaciones biliares se relacionan con trombosis aguda vs. crónica de arteria hepática?

Aguda: fuga de conducto biliar
Crónica: estenosis de conducto biliar

¿Cuáles son los signos clínicos de la estenosis cava?

1. Edema de extremidades inferiores
2. Ascitis
3. Insuficiencia renal

¿En qué complicación se presentan abscesos hepáticos?

Trombosis de arteria hepática

¿Qué procedimiento muestra la diferencia entre rechazo, isquemia, infección viral y colangitis?

Biopsia hepática

¿Qué hallazgos histológicos sugieren rechazo?

Infiltrado de células inflamatorias mixtas de las tríadas portales, lesión de conducto biliar y endotelialitis

¿Qué hallazgo histológico sugiere colangitis?

Infiltración de las tríadas portales con neutrófilos polimorfonucleares (PMN)

¿Cuál es la causa más frecuente de insuficiencia renal después de TxHO?	Síndrome hepatorrenal **preoperatorio**; otras causas incluyen hipotensión, sepsis y toxicidad CSA
¿Qué fármaco paralítico se evita durante el trasplante renal en pacientes sometidos a diálisis y por qué?	Succinilcolina; la hemodiálisis degrada las colinesterasas séricas (es decir, acción prolongada del fármaco)

TRASPLANTE DE TRACTO GASTROINTESTINAL

¿Qué son los trasplantes en racimo?	Trasplantes de múltiples vísceras abdominales
Dé dos ejemplos de trasplantes en racimo:	1. Hígado–intestino en bloque 2. Hígado, duodeno y páncreas
¿Cuáles son las indicaciones para trasplante de intestino delgado?	Pacientes con intestino corto incapaz de continuar bajo NPT
¿Cuáles son las complicaciones de la hiperalimentación crónica?	1. Cirrosis 2. Insuficiencia hepática 3. Complicaciones del acceso vascular
¿Qué factor complica el rechazo del trasplante de intestino delgado?	Además del rechazo clásico del aloinjerto, los receptores también pueden presentar enfermedad de injerto contra huésped (EICH) por los linfocitos del donador
¿Cuál es el pretratamiento del intestino para disminuir el riesgo de EICH?	Radiación

INMUNOSUPRESIÓN

Complicaciones

¿Cuál es la complicación más frecuente de la inmunosupresión?	Infecciones
¿Cuál es la causa más frecuente de muerte en receptores de trasplante?	Infecciones

¿Cuáles son otras complicaciones de la inmunosupresión?

1. Hipertensión (HTN)
2. Enfermedad de Cushing (diabetes, catarata, miopatía, hiperlipidemia, osteoporosis e hipercolesterolemia inducidas por esteroides)
3. Tromboflebitis
4. Cáncer
5. Pancreatitis
6. Necrosis avascular (cabeza femoral)

Infecciones

¿Cuáles son los tipos más frecuentes de infecciones micóticas en pacientes inmunosuprimidos?

1. *Candida albicans*
2. *Aspergillus*

¿Cuál es la infección protozoaria más frecuente en pacientes inmunosuprimidos?

Pneumocystis carinii

¿Qué fármaco se administra como profilaxis para estas infecciones protozoarias?

Trimetoprim y sulfametoxazol

¿Cuál es el hallazgo típico de la radiografía de tórax en un paciente con lo siguiente?

Infecciones por *Aspergillus*

Cavidades en los lóbulos superiores

Infecciones por *Pneumocystis*

Infiltrados alveolares

¿Cuáles son las infecciones virales más frecuentes en receptores de trasplante?

Grupo herpes de virus DNA en orden decreciente: CMV > herpes simple > herpes zóster

¿Cuál es el virus más frecuente que se piensa provoca rechazo?

CMV

¿Cuál es la presentación clínica habitual de CMV?

Fiebre, neutropenia, malestar general, neumonitis, miocarditis, pancreatitis y ulceración cecal aguda

¿Qué inmunosupresor aumenta el riesgo de infección por CMV?

Anticuerpos antilinfocito

¿Qué inmunosupresor disminuye el riesgo de infección por CMV y por qué?	Ciclosporina, debido a que no afecta las células T sensibilizadas

Cáncer

¿Qué neoplasias malignas se presentan con frecuencia en pacientes inmunosuprimidos?	1. Cánceres inmunoproliferativos (es decir, linfomas de células B) 2. Cánceres epiteliales 3. Cánceres con causas virales (es decir, cáncer cervicouterino)
¿Cuánto aumenta el riesgo relativo de estos cánceres en pacientes trasplantados?	1. Linfoma: 350× 2. Cáncer de piel: 40× 3. Cáncer cervicouterino: 4×
¿Cuál es la causa viral de la enfermedad linfoproliferativa de células B policlonales?	Virus Epstein-Barr
Mencione tres explicaciones para el aumento del riesgo de cáncer relacionado con inmunosupresión	1. Inmunovigilancia tumoral disminuida 2. Uso de fármacos inmunosupresores mutagénicos agentes (es decir, azatioprina [AZA]) 3. Susceptibilidad incrementada a herpes y exposición aumentada a promotores virales

REVISIÓN DE LOS MECANISMOS DE RECHAZO

¿Cuál es la causa de rechazo agudo acelerado?	Rechazo mediado por células T o por anticuerpos
Describa los siguientes mecanismos de rechazo:	
Hiperagudo	Secundario a anticuerpos del receptor **pre**formados contra antígenos ABO o HLA del donador
Agudo acelerado	Mediación humoral o celular
Agudo	Inmunidad celular
Crónico	Inmunidad humoral o celular (o ambas)

Capítulo 78 Cirugía ortopédica

TÉRMINOS ORTOPÉDICOS

Defina los siguientes términos:

Supinación	Palma hacia arriba
Pronación	Palma hacia abajo
Flexión plantar	Pie hacia abajo en la articulación del tobillo
Flexión dorsal	Pie hacia arriba en la articulación del tobillo
Aducción	Movimiento hacia la línea media del cuerpo
Abducción	Movimiento lejos de la línea media del cuerpo
Inversión	La planta del pie hacia la línea media
Eversión	La planta del pie en dirección lateral
Autoinjerto óseo	Hueso del paciente
Aloinjerto óseo	Hueso de donador humano distinto del paciente
Reducción	Maniobra para restaurar la alineación propia de una fractura o articulación
Reducción cerrada	Reducción realizada sin cirugía
Reducción abierta	Reducción quirúrgica
Varo	Deformidad de la extremidad con el ápex en dirección contraria a la línea media
Valgo	Deformidad de la extremidad con el ápex en dirección hacia la línea media
Luxación	Pérdida total de la congruencia entre las superficies articulares de una articulación

Subluxación	Pérdida parcial de la congruencia entre las superficies articulares de una articulación
Artroplastia	Reemplazo articular total
Artrodesis	Fusión articular
Osteotomía	Corte del hueso para ayudar a realinear las superficies articulares

EPÓNIMOS FRECUENTES

Mencione las siguientes fracturas o lesiones:

Fractura radial distal con desplazamiento dorsal	Colles, que suele ser secundaria a una caída con la mano extendida
Fractura del semilunar	De Kienböck
Fractura radial en la unión de los tercios medio y distal, con luxación radial-cubital distal	De Galeazzi
Avulsión del reborde glenoideo anterior	De Bankart
Fractura o luxación tarso-metatarsiana	De Lisfranc
Fractura de diáfisis de quinto metatarsiano	De Jones
Subluxación de la cabeza radial en un niño	Codo de niñera
Osteocondrosis de tuberosidad tibial	Enfermedad de Osgood-Schlatter
Osteocondrosis del hueso navicular	De Köhler
Fractura de la región distal del peroné	De Pott
Fractura de la apófisis espinosa de C7?	Cavador de arcilla

Fractura de los pedículos de C2	Del ahorcado (*Hangman*)
Fractura del cuello metacarpiano	De boxeador; es clásico en el quinto dedo

LESIONES ORTOPÉDICAS OMITIDAS CON FRECUENCIA

Liste ocho lesiones ortopédicas que se omiten con frecuencia:

1. Lesiones de los huesos carpales, en especial escafoides
2. Fracturas de la cabeza radial
3. Luxación posterior del hombro
4. Desgarros del tendón rotuliano
5. Síndrome compartimental
6. Deformidades rotacionales de fracturas metacarpianas y falángicas
7. Lesiones tendinosas de la mano
8. Fracturas del cuello femoral en adultos mayores

CIENCIAS BÁSICAS

¿Qué tipo de formación ósea produce lo siguiente?

Huesos largos	Osificación endocondral
Huesos planos	Osificación intramembranosa

¿Qué tipo de crecimiento óseo determina las siguientes características de un hueso largo?

Longitud	Intersticial
Ancho	Aposicional

¿Qué tipo celular es responsable de lo siguiente?

Producción de osteoide	Osteoblastos
Resorción de hueso	Osteoclastos

¿Qué tipo de colágeno predomina en lo siguiente?

Hueso	Tipo I
Cartílago articular	Tipo II

¿Cuál es la composición del cartílago articular?	1. Agua (65%) 2. Colágeno, tipo II (20%) 3. Proteoglicano (10%) 4. Condrocitos (5%)

¿Cuáles son los efectos sistémicos de las siguientes sustancias?

Hormona paratiroidea	1. Hueso: movilización de calcio (Ca^{2+}) y fósforo (PO_4^{2-}) 2. Riñón: reabsorción de Ca^{2+}, excreción de PO_4^{2-} e incremento de concentración de vitamina D 3. Intestino: incremento de absorción de Ca^{2+} y PO_4^{2-} (a través de vitamina D) 4. Efecto general: incremento de la concentración plasmática de Ca^{2+}
Vitamina D	1. Hueso: movilización de Ca^{2+} 2. Riñón: reabsorción de PO_4^{2-} 3. Intestino: promoción de la absorción de Ca^{2+} y PO_4^{2-} 4. Efecto general; incremento de las concentraciones plasmáticas de Ca^{2+} y PO_4^{2-}
Calcitonina	1. Hueso: disminución de la movilización de Ca^{2+} y PO_4^{2-} 2. Riñón: disminución de la reabsorción de Ca^{2+} y PO_4^{2-} 3. Intestino: incremento de la secreción de electrolitos 4. Efecto general: disminución de la concentración plasmática de Ca^{2+}

¿Cuáles son los dos componentes principales de un sarcómero?	1. Filamento grueso: miosina 2. Filamento delgado: actina

BIOMECÁNICA

¿Qué es el estrés?	Fuerza por unidad de área
¿Qué es la tensión?	Cambio de la longitud dividido por la longitud original
¿Cuál es la ley de Wolfe?	El hueso se forma a lo largo de las líneas de estrés y se resorbe desde las áreas sin estrés

¿Qué es el escudo de estrés?	Un implante rígido elimina el estrés de un área ósea y el hueso se debilita como respuesta a la ley de Wolfe
¿Cuál de los siguientes materiales ortopédicos comunes tiene una rigidez muy similar al hueso: acero inoxidable, titanio, polimetil metacrilato (PMMA; cemento) o polietileno?	PMMA
¿Qué tipo de fuerza resiste el hueso con mayor potencia?	Compresión
¿Qué tipo de fuerza resisten con mayor potencia los ligamentos o tendones?	Tensión

Análisis de la marcha

¿Dónde se encuentra el centro de gravedad del cuerpo humano?	Justo anterior a la vértebra sacra 2
¿Qué tan lejos se mueve el centro de gravedad durante la marcha?	Oscilación horizontal y vertical de 5 cm
¿Qué es una contracción concéntrica?	El músculo se activa mientras se acorta (p. ej., una persona a punto de saltar)
¿Qué es una contracción excéntrica?	El músculo se activa mientras se estira (p. ej., una persona que aterriza de un salto)
¿La mayoría de los músculos de la extremidad inferior son más activos durante la contracción concéntrica o excéntrica?	Excéntrica
¿Qué porcentaje de la marcha se mantiene en posición?	60%

¿Cuál es el incremento del gasto de energía durante la marcha en las siguientes situaciones?

Amputación unilateral debajo de la rodilla	25%
Amputación bilateral debajo de la rodilla	40%
Amputación unilateral encima de la rodilla	> 60%

FRACTURAS

Principios generales

Describa la exploración física en una extremidad fracturada:
1. Observar la extremidad completa (abierta, angulación)
2. Examen neurológico (sensación, función motora)
3. Vascular (pulsos, llenado capilar)

¿Qué radiografías deben solicitarse para una extremidad fracturada?
Dos vistas de la extremidad
Asegurarse de incluir las articulaciones proximal y distal

¿Cómo se describen las fracturas?
Abierta *vs.* cerrada
Localización (proximal, media o distal)
Patrón de fractura (conminuta, transversa)
Grado de angulación

Defina los siguientes tipos de fractura:

Conminuta
Fractura con > 2 fragmentos

Patológica
Fractura a través de un hueso debilitado por tumor, osteoporosis u otras anomalías óseas

Torus
Corteza abultada, pero no alterada, debido a lesión por impacto; observada en niños

Tallo verde
Fractura incompleta con disrupción de la corteza sólo de un lado; observada en niños

¿Cuáles son las indicaciones para reducción abierta?

1. Fracturas intraarticulares
2. Función de la extremidad que requiere reducción perfecta
3. Reducción cerrada fallida
4. Traumatismos múltiples; para permitir la movilización en la fecha más próxima posible
5. En caso de pacientes de edad avanzada, un largo periodo sin ambulación conlleva un riesgo de función cardiopulmonar comprometida
6. Fracturas patológicas desplazadas (no inminentemente terminales)
7. Fracturas con avulsión mayor con afección importante de músculo/ligamento
8. Fracturas fisiarias selectas (p. ej., Salter–Harris III y IV)
9. Fracturas con síndrome compartimental relacionado

Epónimos de fracturas

Describa las siguientes fracturas:

Fractura de Smith

Fractura distal de radio con desplazamiento palmar, en general por caída sobre el dorso de la mano

Fractura de Jones

Fractura en la base de la diáfisis del quinto metatarsiano

Fractura de Bennett

Fractura de la base del primer metacarpiano con afección de la articulación carpometa-carpiana (CMC)

Fractura de Monteggia

Fractura del tercio proximal del cúbito con luxación de la cabeza radial

Fractura de Galeazzi

Fractura de la diáfisis radial con disrupción de la articulación radiocubital distal (ARCD)

Fractura de Pott

Fractura de la región distal del peroné

Curación de las fracturas

¿Cuáles son las etapas de la curación de las fracturas?

1. Inflamación: infiltración de células hematopoyéticas y precursores osteogénicos
2. Reparación (2 semanas): callo, cartílago y formación de hueso reticular
3. Remodelación: formación de hueso laminar/trabecular, desarrollo de forma y configuración normales y repoblación de la médula

¿Qué tipo de formación ósea se produce en las fracturas tratadas con un yeso?

Osificación endocondral

¿Cuál es la apariencia habitual en las radiografías?

Callo en la fractura

¿Qué tipo de formación ósea ocurre en las fracturas tratadas con reducción abierta y fijación interna?

Formación ósea primaria

¿Cuál es la apariencia usual en las radiografías?

Borramiento de la línea de fractura; sin callo

Fracturas abiertas

¿Qué es una fractura abierta?

Fractura que comunica con el ambiente externo

¿Cuál es la complicación principal relacionada con estas fracturas?

Infecciones

¿Cuál es la clasificación de Gustilo para fracturas abiertas?

Grado I: herida < 1 cm; contaminación y lesión de tejidos blandos mínimas; fractura conminuta mínima o simple

Grado II: herida 1 a 10 cm; contaminación moderada; lesión de tejidos blandos; fractura conminuta

Grado III: herida > 10 cm; contaminación macrosçópica; lesión de tejidos blandos grave; fractura conminuta

¿Qué características adicionales clasifican una fractura abierta como grado III, sin importar el tamaño de la lesión cutánea?

1. Contaminación con tierra
2. Lesión vascular
3. Lesión por arma de fuego de corto alcance

¿Cuáles son los subgrupos de lesiones grado III?

Grado IIIA: tejidos blandos adecuados para cubrir la herida

Grado IIIB: pérdida de tejidos blandos que justifica la cobertura de la herida con un colgajo

Grado IIIC: lesión vascular concurrente que requiere reparación

¿Cuál es la incidencia de infecciones por grado I, II y III?

Grado I: 0 a 2%
Grado II: 2 a 7%
Grado III: 10 a 50%

¿Cuál es el tratamiento de una fractura abierta?

1. Irrigación y desbridamiento quirúrgicos en las primeras 6 h; el desbridamiento o irrigación repetidos pueden ser necesarios en 24 a 72 h
2. Antibióticos IV
3. Inmunización contra tétanos
4. Reducción abierta y estabilización de la fractura

¿Cuál es el esquema antibiótico para cada grado?

Grado I: cefalosporina de primera generación (es decir, cefazolina) por 48 h

Grados II y III: agregar cobertura para gramnegativos (es decir, gentamicina) durante por lo menos 72 h

Para contaminación con tierra, penicilina se administra para cobertura contra clostridios

¿Cuáles son las opciones para estabilizar fracturas abiertas?

1. Fijación interna
2. Fijación externa
3. Yeso, férula y tracción, en general **no** se utilizan para fracturas abiertas

¿Cuáles son los beneficios de la fijación externa?

1. No es necesaria la disección adicional de los tejidos blandos lesionados
2. Colocación de un fijador fuera de la región de la lesión
3. Acceso fácil a la herida para observación y cuidados de la misma

¿Cuándo se realiza el cierre de la herida?

A los 3 a 7 días **si** no hay evidencia de infecciones

TRAUMATISMO

Un paciente acude al servicio de urgencias después de un accidente por vehículo de motor. Presenta una deformidad evidente de la pierna. ¿Cuál es el primer paso en el manejo?

Vía aérea, respiración y circulación: ABC del protocolo de soporte vital avanzado para trauma (ATLS, *advanced trauma life support*)

En un paciente traumatológico, después de establecer el ABC, ¿cómo se evalúan los siguientes elementos musculoesqueléticos?

Observación

La inmovilización de la columna cervical se mantiene hasta que se muestre estable; se examina al paciente en busca de deformidades evidentes, abrasiones o heridas abiertas

Palpación

Todos los huesos largos, incluso los segmentos no lesionados sin hipersensibilidad

Función

Determinar el rango de todas las articulaciones, los ligamentos se estiran, en tanto la pelvis con fractura evidente no se tensiona, y se realiza una evaluación neurológica y vascular

¿Cuales son las radiografías obligatorias en un paciente traumatizado?

Radiografías anteroposterior (AP) y lateral de columna cervical, RxT AP y AP de pelvis

Para una extremidad traumatizada, ¿qué radiografías deben obtenerse?

Vistas AP y lateral del hueso largo afectado **más** una evaluación de las articulaciones proximal y distal al hueso largo

¿Cuál es el tratamiento inicial de una extremidad traumatizada?

1. Colocación de férula
2. Reducción de deformidades (es decir, restauración de la alineación normal del hueso o articulación)
3. Irrigación de cualquier herida abierta y aplicación de vendaje estéril

¿Cuáles son las indicaciones generales para reducción abierta (quirúrgica)?

1. Reducción cerrada fallida
2. Fracturas intraarticulares
3. Función de la extremidad que requiere reducción perfecta
4. Múltiples traumatismos
5. Edad avanzada (un periodo prolongado sin ambulación incrementa la tasa de morbilidad)

¿Cómo ayuda a prevenir complicaciones pulmonares la cirugía ortopédica en pacientes con trauma multisistémico?

1. La movilización temprana del paciente con fijación quirúrgica de las fracturas permite una postura erguida
2. La cirugía reduce la incidencia de síndrome de dificultad respiratoria en el adulto secundario a embolia grasa en pacientes con fractura de huesos largos

¿Qué hueso fracturado se relaciona con mayor frecuencia con una embolia grasa?

Fémur

¿Cómo se presenta una embolia grasa?

Dificultad respiratoria y petequias a través del tórax y la axila 48 h después de la lesión

En una extremidad deformada debido a una fractura o luxación, ¿qué evaluación debe realizarse antes de intentar la reducción?

1. Estado vascular
2. Estado neurológico
3. Identificación de heridas abiertas

¿Cuál es el tratamiento de urgencia en una extremidad deformada con compromiso vascular?

Corrección de la defomidad mediante tracción suave alineada con el hueso lesionado; colocación de férula

¿Qué procedimiento se realiza en una extremidad sin pulso cuyos pulsos no regresan después de la reducción?

Exploración quirúrgica inmediata con arteriograma intraoperatorio para identificar el grado de lesión vascular

¿Qué áreas se incorporan a una férula?

Se inmovilizan las articulaciones proximal y distal al hueso lesionado

¿Cuál es el tratamiento de una extremidad cuya función neurológica se comprometió antes de la reducción y permanece comprometida después de la misma?	Observación
¿Cuál es el tratamiento si la función neurológica se compromete sólo después de la reducción?	Exploración quirúrgica

URGENCIAS ORTOPÉDICAS

¿Cuáles son las siete urgencias ortopédicas clásicas?	1. Fractura pélvica inestable 2. Fractura vertebral inestable 3. Fractura abierta 4. Articulación séptica 5. Osteomielitis séptica 6. Fractura desplazada de hueso largo con compromiso neurovascular 7. Síndrome compartimental 8. Luxación

Síndrome compartimental

¿Qué lesiones son susceptibles en particular a síndrome compartimental?	1. Fracturas de diáfisis tibial 2. Lesiones vasculares en extremidades 3. Lesiones por quemaduras (térmicas o eléctricas) 4. Fracturas supracondíleas de codo en niños
¿Cuáles son los síntomas más confiables de síndrome compartimental?	Dolor desproporcionado con respecto a la lesión esperada
¿Qué hallazgos físicos sugieren ampliamente síndrome compartimental?	Compartimentos firmes o tensos con dolor al estiramiento pasivo de los compartimentos implicados
¿Cuál es la presión normal de un compartimento?	0 a 5 mm Hg
¿Cuál es la presión que sugiere síndrome compartimental?	> 30 mm Hg

¿Cuál es el tratamiento habitual del síndrome compartimental?

Fasciotomía abierta de urgencia

¿La piel debe abrirse en toda la longitud de la incisión fascial?

Sí; ¡la piel puede causar síndrome compartimental por sí sola!

¿Cuál es el contenido muscular y neurovascular de los cuatro compartimentos de la pierna?

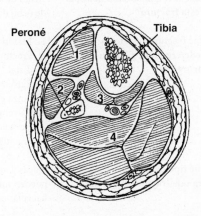

1. Compartimento anterior

Músculos: tibial anterior, extensor largo del primer ortejo, extensor largo de los ortejos y tercer peroneo; **Nervios:** peroneo profundo; **Arterias:** tibial anterior

2. Compartimento lateral

Músculos: peroneo largo y peroneo corto; **Nervios:** peroneo superficial

3. Compartimento posterior profundo

Músculos: tibial posterior, flexor largo del primer ortejo y flexor largo de los ortejos; **Nervios:** tibial; **Arterias:** tibial posterior y peroneo

4. Compartimento posterior superficial

Músculos: gastrocnemio, sóleo y plantar

¿Cuáles son las secuelas de síndrome compartimental que no se descomprime en un lapso de 4 a 6 h?

Isquemia y necrosis musculares que provocan contracturas

Fracturas claviculares

¿Cuál es el sitio más frecuente de fractura clavicular?

Tercio central: 80%
Tercio distal: 12 a 15%
Tercio proximal: 5%

¿Cuál es el tratamiento habitual de esta fractura?

Arnés de hombro en cabestrillo o con forma de ocho durante 6 a 8 semanas

¿Qué fracturas claviculares pueden requerir fijación quirúrgica?

1. Lesión vascular concurrente
2. Fractura desplazada de región clavicular distal
3. Extremo de la fractura insertado o que pinza el músculo trapecio
4. Extremo de la fractura que forma una elevación de la piel en tienda de campaña
5. Fractura abierta

¿Qué tipo de fijación se utiliza para una fractura clavicular?

Placas y tornillos, debido a que los clavos pueden migrar hacia el tórax y erosionar hacia las cavidades torácicas

¿Qué estructura vascular se localiza directamente debajo de la clavícula?

Vena subclavia; las lesiones vasculares son poco frecuentes

Fracturas escapulares

¿Cuál es la importancia de la fractura escapular?

Indica lesión significativa; el paciente debe ser evaluado con meticulosidad para lesiones que ponen en riesgo la vida (es decir, neumotórax, lesión aórtica, fractura pélvica)

¿Cuál es el tratamiento habitual?

Manejo conservador

Traumatismo de hombro

¿Cuál es la dirección más frecuente de luxación de hombro?

Anteroinferior

¿Cuál es la presentación habitual?

Dolor y movilidad disminuida del hombro, con el brazo lesionado sostenido por el brazo contralateral en abducción ligera; acromion prominente

¿Qué vistas radiográficas se incluyen en una serie para traumatismo de hombro?

Vistas AP, lateral Y y axilar

¿Qué nervio se lesiona con mayor frecuencia durante una luxación de hombro?

Nervio axilar (casi siempre una neurapraxia)

¿Cuáles son los hallazgos habituales en la exploración física si este nervio se lesiona?

Sensibilidad disminuida en la región lateral del hombro, fuerza del deltoides reducida

¿Cuál es la técnica usual para reducción de luxación anterior de hombro?

El paciente yace en posición prona con el brazo afectado colgando del lado de quien estira; se cuelga una pesa de 2.3 a 4.5 kg [5 a 10 lb] de la muñeca; se administra al paciente un relajante muscular y medicamento para aliviar el dolor; después de la reducción, el brazo se inmoviliza con un cabestrillo o faja

¿Qué paso es en especial importante después de la reducción?

Reevaluación del estado neurovascular de la extremidad

¿Qué factor es el más predictivo de una luxación recurrente de hombro?

Una menor edad a la primera luxación incrementa el riesgo de recurrencia; la reconstrucción anterior de hombro puede ser necesaria

¿Qué estructura se encuentra en mayor riesgo de lesión durante la luxación de hombro en adultos mayores?

Arteria axilar

¿Cuál es la presentación habitual de la luxación posterior de hombro?

El brazo se mantiene en aducción y rotación interna; la región posterior del hombro es más prominente (hasta que se prueba lo contrario, si el paciente no puede rotar externamente el hombro más allá de la posición neutral o no puede supinar la mano, hay una luxación posterior), ¡estas luxaciones se omiten con frecuencia!

¿Cuáles son los mecanismos frecuentes de luxación posterior de hombro?

Crisis convulsivas y electrocución

¿Cuál es el tratamiento habitual?

Reducción cerrada

Fracturas humerales

¿Cuáles son las cuatro partes anatómicas que pueden desplazarse en una fractura humeral proximal?

1. Cabeza
2. Diáfisis
3. Tuberosidad mayor
4. Tuberosidad menor

¿Qué músculo se inserta en las siguientes estructuras?

Tuberosidad mayor

Músculo supraespinoso

Tuberosidad menor

Músculo subescapular

¿Qué radiografías son obligatorias para una fractura humeral proximal?

Vistas AP, Y y axilar

¿Qué nervio está en riesgo de lesión en fracturas de la diáfisis humeral?

Nervio radial

¿Cuál es la incidencia de lesión de este nervio?

5 a 10% de las fracturas diafisarias humerales

¿Qué músculos están inervados por el nervio radial distal a la diáfisis del húmero?

Extensores de la muñeca y los dedos

¿Cuál es el tratamiento habitual de las fracturas no desplazadas de la región proximal del húmero?

Cabestrillo para comodidad; comenzar el rango de movimiento con gentileza tan pronto como la región humeral proximal pueda moverse como unidad

¿Cuál es el tratamiento habitual de las fracturas desplazadas de la región proximal del húmero?

Reducción abierta, fijación interna o hemiartroplastia (sólo reemplazo de la región proximal del húmero), con reparación del desgarro del manguito rotador

¿Una fractura humeral con angulación de 30° debe corregirse y por qué?

No; la movilidad de la articulación del hombro permite que la extremidad permanezca funcional

¿Cuál es el tratamiento habitual de las fracturas diafisarias humerales?

Coaptación o férula en "**U**" y cabestrillo siempre y cuando haya oposición ósea

¿Cuáles son las indicaciones habituales para fijación quirúrgica de una fractura diafisaria?

1. Fractura segmentada
2. Fractura distal
3. Fractura patológica
4. Fractura concurrente de antebrazo (codo flotante)
5. Lesión de nervio radial durante la reducción

Luxaciones de codo

**¿Cuáles son los cinco tipos de
luxaciones de codo?**

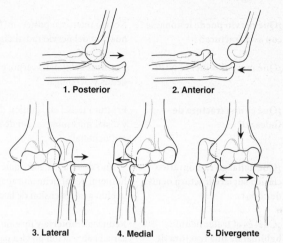

1. Posterior   2. Anterior

3. Lateral   4. Medial   5. Divergente

**¿Cuál es la dirección más común
de una luxación de codo?**

Posterior (radio y cúbito posteriores al
húmero); otras son poco frecuentes

**¿Qué nervios se lesionan con
mayor frecuencia con una
luxación de codo?**

Nervios mediano y cubital

**¿Qué músculos distales al codo
inervan el nervio mediano?**

Flexor radial de la muñeca (flexor radial del
carpo) y flexor profundo del pulgar, índice y
flexor largo de los dedos y todos los flexores
superficiales

**¿Qué músculos distales al codo
inerva el nervio cubital?**

Flexor cubital de la muñeca (flexor cubital
del carpo), flexores profundos de los dedos
anular y meñique y músculos intrínsecos de
la mano

¿Qué arteria puede lesionarse?

Arteria braquial

**¿Cuál es el tratamiento habitual
de la luxación de codo?**

Reducción cerrada con férula; ésta debe
mantenerse no más de 3 semanas para evitar
contracturas articulares

**¿Cuáles son las indicaciones para
reducción abierta?**

1. Luxación irreductible
2. Reducción incongruente

Fracturas de codo

¿Qué es una fractura de Monteggia?

Fractura cubital proximal **más** luxación de la cabeza radial

¿Qué nervio puede lesionarse con esta fractura?

Nervio interóseo posterior (NIP), una continuación del nervio radial distal

¿Qué músculos inerva NIP?

Extensor cubital del carpo; extensores de los dedos y del pulgar

¿Qué es una fractura de Galeazzi?

Fractura radial en la unión de los tercios medio y distal **más** subluxación de la articulación radiocubital

¿Qué hallazgo radiográfico clásico sugiere fractura oculta de codo?

"Signo de vela": la grasa anterior a la región humeral distal tiene una apariencia triangular debido a la distensión de la cápsula articular

¿Cuál es el tratamiento habitual de una fractura de codo?

Reducción **abierta** y fijación interna; es necesaria la alineación precisa para la función de la extremidad superior

¿Cuáles son los cuatro tipos de fracturas intercondíleas?

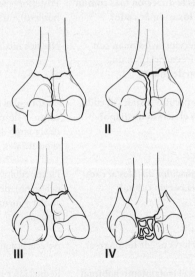

¿Qué tipo de fracturas intercondíleas se tratan con técnica abierta?

II, III, ± IV (depende de la edad y la calidad ósea)

¿Cuáles son los tres tipos de fracturas coronoides?

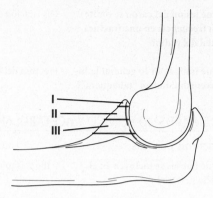

| **¿Qué es una fractura por "macana"?** | Fractura cubital |

¿Qué es una fractura por "macana"? Fractura cubital

¿Qué es la enfermedad de Kienböck? Necrosis avascular del semilunar

Fracturas de antebrazo

¿Qué es una fractura de Colles? Fractura de la región distal del radio con desplazamiento **dorsal** del carpo

¿Qué es una fractura de Smith? Fractura de la región distal del radio con desplazamiento **palmar** del carpo

¿Cuál es el tratamiento habitual de las fracturas desplazadas de la diáfisis del radio? Reducción abierta con fijación interna

¿Cuál es el tratamiento usual de las fracturas desplazadas distales del radio? Reducción cerrada con férula

¿Por qué las fracturas distales del radio se ferulizan al inicio? Los yesos no permiten la inflamación

¿Qué articulaciones se inmovilizan cuando se feruliza una fractura distal del radio? Codo y muñeca

¿Qué parámetros posreducción determinan si la intervención quirúrgica está justificada para una fractura distal del radio?

1. Congruencia articular
2. Longitud del radio
3. Ausencia de inclinación palmar (en el plano AP)

¿Qué lesión del carpo se omite con frecuencia en una fractura distal del radio?	Disociación escafosemilunar
¿Qué indica por lo general la hipersensibilidad en "tabaquera"?	Fractura del hueso escafoides (o navicular)

TRAUMATISMO PÉLVICO Y ACETABULAR

Fracturas pélvicas

¿Qué huesos se incluyen en el anillo pélvico?	Ilion, isquion y pubis
¿Qué ligamentos conectan las siguientes estructuras?	
Sacro con ilion	Ligamentos sacroiliacos anterior y posterior y ligamentos interóseos
Sacro con isquion	Ligamentos sacrotuberoso y sacroespinoso

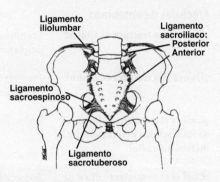

Ligamento iliolumbar

Ligamento sacroiliaco: Posterior Anterior

Ligamento sacroespinoso

Ligamento sacrotuberoso

¿Qué ligamento une el anillo en la región anterior?	Sínfisis púbica
¿Quá radiografías son necesarias para evaluar una fractura pélvica o una lesión del anillo pélvico?	1. AP, de entrada y salida 2. Rastreo por TC si el paciente se encuentra hemodinámicamente estable
¿Qué aspecto de la exploración física es obligatorio antes de insertar una sonda de Foley?	Examen rectal (para próstata alta) e inspección en busca de sangre en el meato uretral debido a riesgo de disrupción uretral por la fractura pélvica

¿Qué porcentaje de los pacientes con una fractura pélvica mayor presentan lo siguiente?

Lesión intraabdominal concurrente — 10 a 20%

Requiere transfusión sanguínea — 40%

Lesión de un vaso arterial pélvico mayor — 2%

¿Cuáles son las aplicaciones usuales para rastreo por TC?

1. Evaluación de los ligamentos posteriores
2. Evaluación del acetábulo
3. Identificación de un hematoma pélvico o lesión intraperitoneal

¿Cuál es la forma más rápida de tratamiento quirúrgico de un paciente hemodinámicamente inestable con fractura pélvica inestable?

Fijación externa, con clavos a través de la piel y hacia las alas iliacas y conectados a una barra externa

¿Qué vaso está en riesgo de lesión con una fractura pélvica a través de la escotadura ciática mayor?

Arteria glútea superior, una rama de la arteria iliaca interna

Describa la clasificación para fractura de pelvis por mecanismo, incluida la característica que determina cada tipo como inestable:

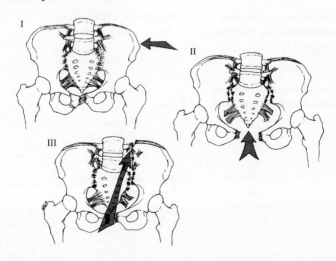

1. Tipo I	1. Compresión lateral: inestable cuando se altera una estructura ósea o ligamentosa posterior
2. Tipo II	2. Compresión AP: inestable cuando la diástasis púbica es > 2.5 cm, lo que indica que se alteró una estructura ósea o ligamentosa posterior
3. Tipo III	3. Cizallamiento vertical: inestable por definición

Fracturas acetabulares

¿Cuál es la anatomía básica del acetábulo?

Cavidad redonda cuyas paredes contienen las columnas anterior y posterior del hueso que se une a su domo

¿Qué radiografías son necesarias para evaluar una fractura acetabular?

Vistas AP de Judet
Rastreo por TC si el paciente está hemodinámicamente estable

¿Qué fracturas no requieren tratamiento quirúrgico?

Desplazamiento < 2 mm
Congruencia articular satisfactoria

Si es necesaria la cirugía, ¿cuándo es usual que se reparen estas fracturas?

3 a 10 días después del traumatismo, para reducir el riesgo de hemorragia

¿Cuáles son tres complicaciones relacionadas con fracturas acetabulares?

1. Parálisis de nervio ciático
2. Artritis postraumática
3. Osificación heterotópica que puede limitar el movimiento de la cadera

¿Cuáles son los cuatro tipos de fracturas de cadera femorales?

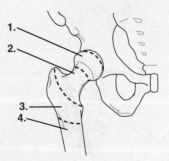

1. Cabeza femoral (intracapsular)
2. Cuello femoral (intracapsular)
3. Intertrocantérica (extracapsular)
4. Subtrocantérica (extracapsular)

TRAUMATISMO DE CADERA

Luxación de cadera

¿Qué es la línea de Shenton?

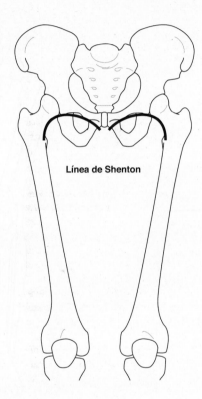

Línea de Shenton

¿Cuál es el mecanismo de lesión más frecuente?	Accidentes por vehículo de motor (75%)
¿Cuál es el tipo de luxación de cadera más frecuente?	Posterior

¿Cuál es la presentación habitual de una luxación anterior de cadera?

Rotación externa de la extremidad con plenitud anterior de la cadera; piense **A** por **Anterior**

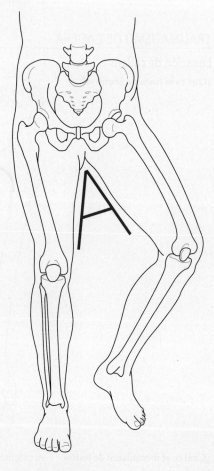

¿Qué estructura vascular puede lesionarse con la luxación anterior?

Arteria femoral

¿Cuál es la presentación usual de la luxación posterior de cadera?

Rotación interna de la extremidad con plenitud posterior

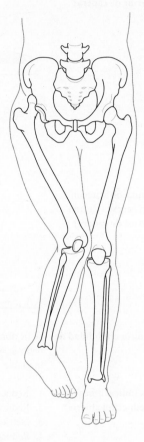

¿Qué estructura neurológica puede lesionarse con la luxación posterior?

Nervio ciático

¿Cuál es la incidencia habitual de esta lesión?

10%

¿Cuál es el tratamiento frecuente de la luxación de cadera?

Intento de reducción cerrada, seguida de reducción abierta si la luxación es irreducible; ¡la luxación de cadera es una urgencia ortopédica!

¿Cuál es la técnica de Allis para reducción cerrada de una luxación posterior de cadera?

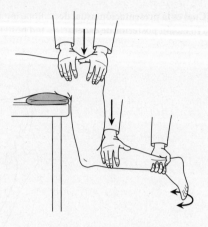

¿Cuál es la técnica de Stimson para reducción cerrada de una luxación posterior de cadera?

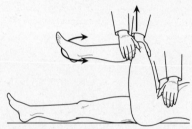

¿Cómo se evalúa la estabilidad de la reducción?

Se flexiona la cadera a 90° en rotación neutral; si la cadera se redisloca, se considera inestable

¿Cuáles son las indicaciones frecuentes para reducción abierta?

1. Reducción cerrada fallida
2. Reducción incongruente
3. Detritos intraarticulares
4. Reducción inestable

En ocasiones, ¿qué intervención es necesaria para prevenir la redislocación aguda?

Tracción

¿Qué estudio de seguimiento es necesario después de reducción y por qué?

Radiografía (o, idealmente, rastreo por TC) para buscar:
1. Congruencia de la reducción
2. Presencia de cuerpos intraarticulares, que deben retirarse por cirugía

¿Cuáles son las complicaciones tardías habituales después de luxación de cadera?	1. Necrosis avascular (NAV; osteonecrosis) de la cabeza femoral 2. Artritis postraumática
¿Cuál es la incidencia usual de cada complicación?	1. NAV: 15 a 20% en luxación posterior; 5 a 10% en luxación anterior 2. Artritis: 25 a 60% en ambas

Fractura de cadera

Describa una clasificación de fractura de cadera por localización:	1. Fractura de cuello femoral 2. Fractura intertrocantérica —la fractura atraviesa la región metafisaria desde el trocánter mayor al menor 3. Fractura subtrocantérica —la fractura se extiende desde la diáfisis del fémur debajo del trocánter menor
¿Cuál es la posición usual de la extremidad inferior con fractura de cadera?	Acortada y rotada de manera externa
Por lo general, ¿cuál es el tratamiento?	Reducción cerrada con fijación interna; en pacientes de edad avanzada, es frecuente que la tracción sea la primera elección terapéutica
¿Cuáles son los tipos I-IV de la clasificación de Garden para fractura de cuello femoral?	Tipo I: incompleta; impactación en valgo Tipo II: completa; no desplazada Tipo III: completa; desplazamiento parcial Tipo IV: completa; desplazamiento total
¿Cuál es el tratamiento usual de las fracturas de Garden tipo I y II?	Reducción cerrada con fijación interna
¿Cuál es el tratamiento habitual de las fracturas de Garden tipo III y IV?	Reemplazo de cadera (hemiartroplastia *vs.* reemplazo total de cadera)
¿Cuál es una complicación frecuente de las fracturas de cuello femoral?	NAV de la cabeza femoral

¿Por qué es una complicación frecuente?	El flujo sanguíneo se altera mientras viaja de distal a proximal
¿Qué factores tienen una correlación estrecha con el riesgo de NAV en las fracturas de cuello femoral?	La cercanía de la fractura de la cabeza femoral El grado de desplazamiento al momento de la lesión
¿Cuál es la tasa de mortalidad habitual después de fractura de cadera?	
En el hospital	10%
A 1 año	35%

FRACTURAS DE DIÁFISIS FEMORAL

¿Qué fractura ocurre con frecuencia al mismo tiempo que una fractura de diáfisis femoral?	Fractura ipsilateral de cuello femoral
¿Cuál es el tratamiento habitual de las fracturas de diáfisis femoral en adultos?	Clavos intramedulares cerrados (con tornillos para bloqueo)
¿Cuál es el tratamiento habitual de las fracturas diafisarias femorales pediátricas?	Yeso tipo espica de cadera

LESIONES TRAUMÁTICAS DE RODILLA

Nombre las estructuras señaladas (se retiraron la rótula y el ligamento rotuliano):	1. Ligamento colateral medial 2. Ligamento colateral lateral 3. Ligamento cruzado anterior 4. Ligamento cruzado posterior 5. Menisco medial 6. Menisco lateral

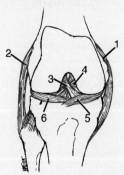

Luxaciones de rodilla

¿Qué estructuras neurovasculares se lesionan con mayor frecuencia durante las luxaciones de rodilla?

1. Arteria poplítea
2. Nervio peroneo

¿Cuál suele ser la incidencia de lesión de cada estructura?

Arteria poplítea: 20 a 40%
Nervios peroneos: 15%

¿Cuál es el tratamiento habitual?

Intento de reducción cerrada; sin embargo, puede ser necesaria la reducción abierta

¿Qué estudio se realiza después de la reducción?

Arteriograma para evaluar la arteria poplítea

¿Cuál es el resultado de las luxaciones de rodilla?

Múltiples alteraciones ligamentosas, que requieren reconstrucción quirúrgica; si existe parálisis del nervio peroneo, debe llevarse a cabo la descompresión urgente del nervio

¿En qué dirección se luxa con mayor frecuencia la rótula?

Lateral

¿Cuál es el tratamiento usual?

Reducción cerrada por extensión y manipulación de la rodilla; es frecuente que la luxación se reduzca de manera espontánea

¿Por qué es necesaria una radiografía posreducción?

Para identificar fracturas osteocondrales que requieren reparación quirúrgica

Fracturas rotulianas

¿Qué es una rótula bipartita?

Rótula con un centro de osificación secundario superolateral bien definido que con frecuencia se confunde con una fractura

¿Cuál es el tratamiento habitual de una fractura rotuliana no desplazada?

Yeso en cilindro

¿Cuál suele ser la indicación para reparación quirúrgica de una fractura rotuliana?

> 3 mm de desplazamiento o pérdida del mecanismo extensor

FRACTURAS DE DIÁFISIS TIBIAL

¿Qué complicaciones afectan con frecuencia a los pacientes con fracturas tibiales?	1. Fractura abierta 2. Síndrome compartimental
¿Por qué las fracturas tibiales son propensas a las heridas abiertas?	Localización subcutánea de la tibia
¿Qué colgajo puede usarse para cubrir la herida de una fractura abierta en las siguientes regiones?	
Tercio proximal de la tibia	Músculo gastrocnemio
Tercio medio de la tibia	Músculo sóleo
Tercio medio distal de la tibia	Músculo sóleo
¿Qué configuración de la fractura es más susceptible a lo siguiente?	
Fijación con tornillo intramedular	Transversa
Fijación externa	Abierta, conminuta
Yeso	Espiral, no desplazada

LESIONES TRAUMÁTICAS DE TOBILLO Y PIE

¿Qué radiografías son obligatorias al evaluar una fractura de tobillo?	Vistas AP, lateral y de mortaja
¿Qué evalúa la vista de la mortaja articular?	Congruencia articular (medial, superior, y lateral) y la competencia de la membrana interósea tibioperonea
¿Qué ligamento se lesiona con mayor frecuencia en un esguince de tobillo?	Ligamento taloperoneo anterior
¿Cuál es el mecanismo más frecuente de fractura de tobillo?	Pierna en rotación externa con pie en supinación

¿Cuáles son las indicaciones para cirugía por fracturas de tobillo?

1. Fractura inestable de tobillos (fractura de maléolos lateral y medial o disrupción ligamentosa)
2. Articulación incongruente después de reducción cerrada
3. Rotura de la sindesmosis (disrupción del complejo ligamentoso tibioperoneo distal)

¿Cuál es el sitio habitual de fractura del astrágalo?

Cuello del astrágalo

¿Cuáles son las complicaciones de las fracturas del astrágalo?

NAV del cuerpo o del domo; lesión grave de los tejidos blandos

¿Cuál es el mecanismo usual de lesión en las fracturas del calcáneo?

Carga axial (caída de altura)

¿Qué otra fractura es común con una fractura de calcáneo?

Fractura de columna lumbar (10%)

¿Cuál es el objetivo terapéutico de una fractura de calcáneo?

1. Prevenir un talón ensanchado para que el pie quepa dentro del zapato
2. Mantener la congruencia de la articulación subastragalina para minimizar el riesgo de artritis postraumática

¿Qué es una fractura o luxación de Lisfranc?

Fractura o luxación de la base de la articulación entre el segundo metatarsiano y cuneiforme

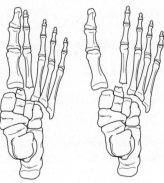

Homolateral   **Divergente**

¿Cuál es el tratamiento habitual?	Las lesiones desplazadas requieren reducción anatómica (abierta o cerrada) y fijación (clavo o tornillo percutáneo)
¿Qué tendón es responsable de las lesiones por avulsión en la base del quinto metatarsiano?	Peroneo corto
¿Cuál es el tratamiento frecuente?	Zapato de suela dura o yeso durante 2 a 3 semanas

LESIÓN DE NERVIO PERIFÉRICO

Para cada nervio listado, identifique los niveles espinales contribuyentes y la prueba motora utilizada para evaluar su función motriz:	
Nervio axilar	C5 a C6; abducción del hombro
Nervio musculocutáneo	C5 a C6; flexión del codo
Nervio radial	C6 a C8; extensión del pulgar
Nervio mediano	C6 a T1; flexión de la articulación interfalángica del pulgar
Nervio cubital	C7 a T1; abducción del dedo índice
Nervio femoral	L2 a L4; extensión de la rodilla
Nervio obturador	L2 a L4; aducción de la cadera
Nervio glúteo superior	L5; abducción de la cadera
Nervio glúteo inferior	S1; extensión de la cadera
Nervio tibial (nervio ciático)	L4 a S3; flexión plantar de los ortejos y el tobillo
Nervio peroneo profundo (nervio ciático)	L4 a S2; flexión dorsal de los ortejos

MEDICINA DEL DEPORTE

Esguinces y torceduras

¿Qué es un esguince?

Desgarro de ligamento

¿Cuál es la presentación habitual?

Inflamación e hipersensibilidad sobre el ligamento; aumento del dolor al estiramiento del ligamento

¿Cómo se clasifican los esguinces?

Grado I: desgarro incompleto menor; sin laxitud en comparación con el ligamento contralateral

Grado II: desgarro incompleto significativo; laxitud incrementada; inflamación significativa y equimosis

Grado III: desgarro completo; no se encuentra un extremo al aplicar tensión sobre el ligamento; el diagnóstico puede omitirse debido al espasmo muscular y el dolor que evitan la evaluación adecuada del ligamento

¿Qué es una torcedura/ estiramiento?

Desgarro parcial de la unidad musculotendinosa

Separación de hombro

¿Cuál es la luxación más frecuente de hombro?

Anterior

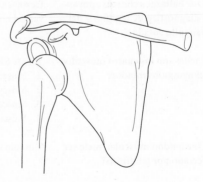

¿Qué articulación del hombro se esguinza con mayor frecuencia?

Articulación acromioclavicular (AC)

¿Qué ligamentos estabilizan la articulación AC?

1. Ligamentos AC
2. Ligamentos coracoclaviculares (CC) (conoide y trapezoide)

¿Cuál es el mecanismo frecuente de lesión de ligamentos?	Caída sobre el lado del hombro
¿Cómo se evalúan las lesiones?	Radiografía AP con peso (4.5 kg; 10 lb) colgando del brazo y comparada con el lado contralateral
¿Cómo se clasifican los esguinces AC?	Grado I: continuidad del ligamento; sin abertura articular Grado II: continuidad del ligamento; abertura articular Grado III: sin continuidad del ligamento; desgarro completo de los ligamentos AC y CC
¿Cuál es el tratamiento habitual?	Cabestrillo para comodidad de todos los grados con rango de movimiento temprano; referencia ortopédica en 3 a 5 días para grados I y II e **inmediata** para grado III debido a que puede estar indicada la cirugía

Patología del manguito rotador

¿Cuál es la presentación habitual de las alteraciones del manguito rotador?	Hombre de mediana edad (a los 40) con dolor creciente gradual en el hombro y dificultad para elevar los brazos encima de la cabeza
¿Qué hallazgos clínicos apoyan el diagnóstico de tendinitis del manguito rotador?	La rotación interna, flexión y abducción pasivas del hombro provocan dolor intenso
¿Cuáles son los cuatro músculos del manguito rotador?	Piense **SIRS**: 1. Músculo **S**upraespinoso 2. Músculo **I**nfraespinoso 3. Músculo **R**edondo Menor 4. Músculo **S**ubescapular
¿Qué tendón muscular suele ser afectado por tendinitis?	Músculo supraespinoso
¿Qué factores contribuyen a la tendinitis del manguito rotador?	1. Pinzamiento del acromion o articulación AC por espolón óseo 2. Zona vascular marginal del tendón 3. Traumatismo repetitivo por actividades sobre la cabeza

¿Cuál es la condición de etapa terminal del pinzamiento del manguito rotador?

Desgarro del manguito rotador con migración proximal eventual del húmero; dolor intenso

¿Cuál es la presentación habitual del desgarro agudo del manguito rotador?

Dolor de inicio agudo e incapacidad para elevar el brazo sobre la cabeza después de un evento traumático

¿Qué estudios radiográficos se utilizan para diagnosticar los desgarros del manguito rotador?

IRM o artrograma

¿Cuál es el tratamiento médico frecuente?

1. Fisioterapia
2. Antiinflamatorio no esteroideo (AINE)
3. Inyección de esteroides

¿Cuál es el tratamiento quirúrgico habitual del pinzamiento grave o del desgarro del manguito rotador?

1. Remoción de espolones óseos (acromioplastia)
2. Reparación del manguito rotador

Lesiones de rodilla

¿Cuál es un mecanismo común para que se rompa el ligamento cruzado anterior (LCA)?

Cambiar de dirección a gran velocidad en un pie plantado

¿Cuál es el hallazgo más frecuente en la aspiración de rodilla después de rotura de LCA?

Hemartrosis (sangre); 70% de los pacientes con hemartrosis y hallazgos ligamentosos **estables** en realidad tiene una lesión de LCA

¿Qué hallazgos físicos son consistentes con lesión de LCA?

1. Traslación anterior incrementada de la tibia en el fémur con rodilla en flexión a 90° (prueba de **cajón anterior**)
2. Traslación incrementada de la tibia sobre el fémur con la rodilla en flexión a 20 a 30° (prueba de **Lachman**)

¿Qué estudio evalúa mejor las anomalías intraarticulares de la rodilla?

IRM

¿Qué estructura intraarticular se lesiona con mayor frecuencia con una rotura traumática de LCA?

Menisco lateral

¿Qué hallazgo físico es consistente con la rotura del ligamento colateral medial?	Incremento del dolor y abertura articular medial a la flexión leve de la rodilla y con tensión aplicada en valgo
¿Qué hallazgo físico es consistente con rotura del ligamento colateral lateral?	Abertura articular lateral con la rodilla en flexión leve y con tensión aplicada en valgo
¿Cuál es el hallazgo físico más sensible que sugiere rotura aguda del ligamento cruzado posterior?	Prueba de **cuádriceps activo**: traslación anterior incrementada de la tibia sobre el fémur desde una posición desplazada posteriormente cuando la rodilla se extiende de modo activo contra la gravedad desde una posición de flexión
¿Cuál es la terapia conservadora habitual?	Hielo, elevación, compresión, inmovilización, sin carga de peso con muletas y fisioterapia (piense **NICE: N**o cargar peso, **I**ce (hielo), **C**ompresión, **E**levación)
¿Cuál es el tratamiento quirúrgico frecuente?	Reconstrucción del ligamento con asistencia artroscópica, mediante tendón rotuliano o autoinjerto de isquiotibiales
¿Qué es la "tríada infeliz"?	Lesión de la rodilla que incluye LCA, ligamento colateral medial (LCM) y menisco medial

Lesiones deportivas de pie y tobillo

¿Cuáles son los signos de rotura del tendón de Aquiles?	Dolor de pantorrilla, tendón roto palpable, incapacidad a la flexión plantar del tobillo
¿Qué hallazgo de la exploración física es indicativo de desgarro del tendón de Aquiles?	Prueba de Thompson positiva: apretar el músculo gastrocnemio no provoca flexión plantar del pie
¿Qué es un dedo de césped?	Lesión por hiperextensión de la primera articulación metatarsofalángica (MTF) que provoca esguince o avulsión de la placa palmar de la cabeza metatarsiana; ocurre con frecuencia sobre césped artificial

INFECCIONES ORTOPÉDICAS

Artritis séptica

¿Cuál es la ruta más frecuente de infecciones que causa una articulación séptica?

Hematógena

¿Cuál es la presentación habitual de la artritis séptica bacteriana?

Dolor articular localizado, eritema, calor, inflamación con dolor al rango de movimiento pasivo y activo, incapacidad para soportar peso ± fiebre

¿Cuáles son los componentes de la evaluación diagnóstica?

Radiografía (para descartar osteomielitis), velocidad de sedimentación globular, recuento leucocitario, hemocultivos y aspirado

¿Qué hallazgos en el aspirado son diagnósticos de infecciones?

1. Leucocitos > 80 000; > 90% neutrófilos
2. Concentración de proteína > 4.4 g/dl
3. Concentración de glucosa significativamente < a concentración de glucosa en sangre
4. Ausencia de cristales
5. Resultados positivos de la tinción de Gram

¿Cuál es el organismo más frecuente que causa artritis séptica?

Staphylococcus aureus

¿Qué otro organismo debe considerarse en un paciente sexualmente activo?

Neisseria gonorrhoeae

¿Cuál es el tratamiento habitual de la artritis séptica?

1. Descompresión y drenaje quirúrgico de urgencia de la articulación de la cadera; otras articulaciones pueden aspirarse de manera seriado
2. Antibióticos IV

Osteomielitis

¿Cuál es la presentación usual de osteomielitis?

Dolor localizado en la extremidad, ± fiebre, 1 a 2 semanas después de infección respiratoria o infección en otro sitio distinto de hueso

¿Cuál es el organismo bacteriano más frecuente en osteomielitis?	*S. aureus*
¿Qué pacientes son más susceptibles a organismos gram-negativos?	Neonatos y pacientes inmunocomprometidos
¿Cuál es otro organismo frecuente en pacientes con enfermedad de células falciformes?	*Salmonella*
¿Qué hallazgos radiográficos clásicos se relacionan con osteomielitis?	Lesión lítica, serpiginosa de localización excéntrica que afecta la corteza
¿Qué otros estudios confirman el diagnóstico?	Hemocultivos, cultivos de aspirado, velocidad de sedimentación globular, leucocitosis y captación incrementada en el rastreo óseo
¿Qué otros organismos deben considerarse cuando se produce osteomielitis en un niño < 5 años de edad?	*Haemophilus influenzae*
¿Qué organismos deben considerarse en quienes abusan de drogas IV?	Organismos gramnegativos y *Pseudomonas aeruginosa*
¿Qué organismo debe considerarse en el paciente con enfermedad de células falciformes?	*Salmonella typhi*
¿Qué organismo debe considerarse en pacientes con heridas por punción del pie?	*Pseudomonas*
¿Cuál es el tratamiento habitual de osteomielitis?	Decorticación quirúrgica y drenaje; Antibióticos IV

CIRUGÍA ORTOPÉDICA PEDIÁTRICA

**Mencione y describa la clasifi-
cación utilizada para fracturas
pediátricas:**

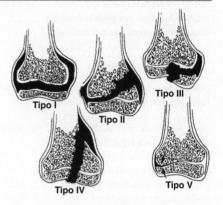

Clasificación de Salter para fracturas que
afectan la fisis (placa de crecimiento):
  I.   Sólo a través de la placa de crecimiento
  II. A través de la metáfisis y la placa de
       crecimiento
  III. A través de la epífisis y la placa de
       crecimiento
  IV. A través de la epífisis, la placa de cre-
       cimiento y la metáfisis
  V.   Placa de crecimiento aplastada
  (***Nota:*** la mayoría de las lesiones "ligamen-
  tosas" en los niños en realidad son fracturas
  que afectan la fisis)

**¿Qué posibilidad debe
investigarse en niños con
fracturas espirales u oblicuas?**

Maltrato infantil

**¿Cuál es el hueso que se fractura con
mayor frecuencia en la infancia?**

Clavícula

Discrepancia en la longitud de las piernas

**¿Cuál es la discrepancia en la
longitud de las piernas que pasa
desapercibida por los pacientes?**

1 cm

**¿Cuál es la discrepancia en la
longitud de las piernas que puede
tratarse con elevación del zapato?**

2.5 cm

¿Cuál es la discrepancia en la longitud de las piernas que se trata de manera habitual por epifisiodesis (es decir, acortamiento de extremidad)?	2.5 a 5 cm (discrepancia > 5 cm en general se trata con alargamiento de la extremidad)

Afecciones de la cadera

¿Cuál es la presentación común de las anomalías de la cadera en niños?	Dolor de rodilla referido desde la cadera
¿Qué nervio es responsable de este dolor de cadera referido?	Nervio obturador
¿Cuál es el diagnóstico diferencial para un niño con dolor de cadera o rodilla y marcha anadina?	1. Cadera displásica tardía del desarrollo 2. Enfermedad de Perthes 3. Epífisis femoral capital deslizada
¿Cuál es la presentación habitual de las caderas displásicas del desarrollo?	1. "Clic" en la cadera detectado por tamizaje neonatal 2. Pliegues cutáneos y longitud de muslos asimétricos en neonatos Más frecuente en niñas, primogénitos y lactantes que se presentan en posición de nalgas
¿Qué maniobras físicas se utilizan para tamizaje en las caderas neonatales?	**Prueba de Barlow:** la cadera se disloca al aducir la pierna mientras se lleva la cadera en dirección posterior **Prueba de Ortolani:** la cadera se reduce al abducir la pierna mientras se tracciona la cadera en dirección anterior
¿Cuál es el tratamiento habitual en un lactante de 0 a 6 meses de edad?	Arnés de Pavlik (bandas que sujetan las caderas en flexión y abducción leve)
¿Cuál es el tratamiento habitual en un lactante > 6 meses de edad?	Tracción o cirugía

Enfermedad de Legg-Calvé-Perthes

¿Qué es la enfermedad de Legg–Calvé–Perthes?	Osteocondritis de la epífisis femoral capital
¿Cuál es la presentación frecuente?	Cojera indolora en un niño de 4 a 8 años de edad; dolor de rodilla
¿Cuál es el diagnóstico diferencial?	Hipotiroidismo, infecciones y displasia epifisaria

¿Cuáles son los principios del tratamiento para enfermedad de Perthes?	1. Mantener el rango de movimiento de la cadera. 2. Contener la cabeza femoral ablandada revascularizada en el acetábulo durante la remodelación
¿Cómo se alcanzan estos objetivos?	Yeso bilateral largo de pierna para caminar fijos junto con barras transversales hasta que las radiografías muestren que el hueso maduro ha reemplazado la epífisis avascular (por lo general 18 meses)

Epífisis femoral capital deslizada

¿Cuál es la presentación habitual de la epífisis femoral capital deslizada (EFCD)?	Marcha anadina dolorosa en un adolescente; más frecuente en hombres afroamericanos con obesidad
¿Cuál es el hallazgo físico clásico?	Rotación externa obligada con flexión de cadera
¿Cómo se cuantifica la EFCD?	Grado o porcentaje de traslación de la epífisis femoral capital en relación con el cuello femoral observado en una radiografía de cadera lateral (ancas de rana)
¿Qué pasos son obligatorios en la evaluación de un paciente diagnosticado con EFCD?	1. Evaluación de la cadera contralateral ($\approx 25\%$ es bilateral) 2. Evaluación endocrina para descartar hipotiroidismo
¿Cuál es el tratamiento habitual?	Admisión obligatoria con ausencia de carga de peso estricta hasta realizar la colocación quirúrgica de clavos; algunas deformidades requieren osteotomía
¿Qué maniobra se evita durante el tratamiento de EFCD?	Reducción forzada de la cadera

Escoliosis

¿Qué es la escoliosis?	Curvatura lateral de un segmento de la columna vertebral
¿Cuál es su causa?	1. Idiopática (más frecuente) 2. Neuromuscular (neuropática y miopática) 3. Defecto congénito en la formación, segmentación o ambas

4. Neurofibromatosis
5. Enfermedades del tejido conjuntivo (Marfan, Ehlers–Danlos)
6. Osteocondrodistrofia
7. Metabólica
8. No estructural (lesión dolorosa)
9. Traumatismo (cirugía torácica)

¿Cuáles son los dos tipos generales?

1. Estructural: no se corrige con los cambios de posición
2. No estructural: se corrige con cambios de posición

¿Cuál es la forma más frecuente de escoliosis?

Escoliosis idiopática del adolescente

¿Cuál es la presentación habitual?

Adolescente de sexo femenino con curvatura indolora u hombros o pelvis asimétricos, o giba costal (observada al inclinarse al frente)

¿Cuál es el diagnóstico diferencial?

Malformación vertebral congénita, enfermedades neuromusculares, tumores o disrafismo espinal

¿Cuáles son la dirección y localización más frecuentes de escoliosis idiopática del adolescente?

Convexidad a la derecha en la columna torácica; buscar rotación torácica y giba costal

¿Qué hallazgos requieren evaluación adicional con IRM o rastreo óseo?

1. Dolor
2. Curva torácica izquierda
3. Compromiso neurológico

¿Qué curvas escolióticas idiopáticas en un adolescente requieren tratamiento?

Las curvas con probabilidad de progresión o aquellas que muestran progresión; otras requieren observación serial hasta que el paciente alcanza la madurez

¿Cómo se trata la escoliosis idiopática del adolescente en pacientes con esqueleto inmaduro?

1. Soporte para las curvas que son de 25 a 30° y muestran progresión de 5 a 10°
2. Soporte para cualquier curva que sea de 30 a 40°
3. Fusión quirúrgica para curvas > 40°

¿Qué grado de escoliosis tiene probabilidad de progresar en pacientes con esqueleto inmaduro?

> 50°

¿Qué grado de curvatura se relaciona con compromiso cardiopulmonar?	> 90°

Parálisis cerebral

¿Qué es la parálisis cerebral (PC)?	Enfermedad neuromuscular no progresiva secundaria a lesión del cerebro inmaduro
¿Qué tipos de movimiento caracterizan a la PC?	Espasticidad, atetosis, ataxia y mixto
¿Cuáles son los patrones de movimiento de las extremidades?	Hemipléjico (extremidad superior e inferior del mismo lado), dipléjico (ambas extremidades inferiores) y afección total
¿Cuál es el tipo más frecuente de PC?	Espástico y dipléjico
¿Qué tipo tiene el peor pronóstico para la ambulación?	Afección total
¿Qué tipo tiene el mejor pronóstico para la ambulación?	Hemipléjico
¿Cuál es el tratamiento habitual?	Fisioterapia y ortosis; la cirugía no se utiliza con frecuencia, pero puede ser necesaria para alargamiento o trasplante de los tendones, atrodesis de las articulaciones o corrección de la desigualdad de la longitud de las extremidades

Mielodisplasia (disrafismo espinal)

¿Qué es mielodisplasia?	Defecto del cierre de la médula espinal que varía desde sólo el arco vertebral posterior (espina bífida oculta) hasta elementos neurales expuestos (raquisquisis)
Compare meningocele y mielomeningocele:	Meningocele: saco expuesto que protruye hacia el defecto **sin** elementos neurales Mielomeningocele: saco que protruye y contiene elementos neurales
¿Qué factores determinan el pronóstico funcional en mielodisplasia?	El grado del defecto y la extensión del daño neurológico

¿Cuál es el mayor nivel de mielodisplasia que permite la ambulación?	Cuarta lumbar
¿Qué grupo muscular está inervado por las raíces nerviosas de la cuarta lumbar?	Cuádriceps por L2, L3 y L4
¿Cuáles son las manifestaciones ortopédicas frecuentes de mielodisplasia?	Escoliosis, caderas luxadas (por flexión y aducción sin oposición al nivel de L3 a L4), contracción y fracturas de extremidad inferior

Distrofia muscular de Duchenne

¿Qué es distrofia muscular de Duchenne (DMD)?	Enfermedad no inflamatoria recesiva ligada a X con debilidad muscular progresiva que afecta a hombres jóvenes
¿Cuál es la presentación habitual?	Hombre joven con torpeza, lordosis lumbar y seudohipertrofia de pantorrillas
¿Qué es el signo de Gowers?	El niño se levanta desde una posición recostada al mover las manos sobre las piernas
¿Qué valor de laboratorio apoya el diagnóstico de DMD?	Concentraciones muy elevadas de creatinina fosfocinasa
¿Cuáles son las manifestaciones ortopédicas de DMD?	Contracturas en flexión de las articulaciones y escoliosis neuromuscular
¿Cuál es el pronóstico habitual?	La mayoría de los pacientes fallece a los 20 años de edad como resultado de complicaciones cardiopulmonares

Marcha de pichón

¿Cuál es el diagnóstico diferencial para marcha de pichón en un niño?	1. Metatarso aducido (aducto) 2. Torsión tibial 3. Anteversión femoral excesiva
¿Qué tipo es el más frecuente?	Torsión tibial
¿Qué es el metatarso aducido?	Región anterior del pie en aducción

¿Cuál es el grupo de edad afectado con mayor frecuencia?	Primer año de vida
¿Cuál es su tratamiento habitual?	Si es flexible, estiramiento; si es inflexible, osteotomía
¿Qué es la torsión tibial?	Deformidad rotacional de la tibia en dirección proximal a distal
¿Cuál es el grupo de edad afectado con mayor frecuencia?	2 años de edad
¿Cuál es el tratamiento habitual?	Ninguno; la resolución espontánea es la norma
¿Qué es la anteversión femoral?	Incremento de la rotación interna del fémur en relación con el cuello y la cabeza femorales
¿Cuál es el grupo de edad afectado con mayor frecuencia?	3 a 6 años de edad
¿Cuál es el tratamiento habitual?	La resolución espontánea a los 10 años de edad es la norma

Codo de niñera

¿Qué es?	Subluxación de la cabeza radial debida a tirón súbito del brazo del niño en extensión y pronación
¿Cuál es la presentación usual?	Hipersensibilidad local, uso limitado del brazo, pero sin inflamación o anomalías radiográficas
¿Cuál es el tratamiento habitual?	Reducción cerrada con supinación del brazo; no es necesaria la inmovilización

RECONSTRUCCIÓN ARTICULAR

¿Cuáles son las tres formas de artritis que requieren reemplazo articular con frecuencia?	1. Osteoartritis 2. Artritis reumatoide 3. NAV
¿Cuáles son las características distintivas de la osteoartritis?	Pérdida del espacio articular, osteofitos periarticulares, esclerosis subcondral y formación de quistes subcondrales

¿Cuáles son las características distintivas de la artritis reumatoide?	Erosiones periarticulares y osteopenia
¿Cuáles son las características radiográficas distintivas de NAV de la cabeza femoral?	Etapa I: hallazgos radiográficos normales; señal disminuida en IRM Etapa II: cabeza femoral que tiene radiodensidad o radiolucidez subcondral, pero ningún colapso Etapa III: cabeza femoral que ha colapsado, con un "signo de cresciente" sin afección acetabular Etapa IV: cabeza femoral afectada con implicación acetabular
¿Quién es el candidato ideal para cirugía de reemplazo articular?	Adulto mayor con dolor debilitante localizado en una articulación y evidencia radiográfica de artritis; tratamiento no quirúrgico fallido
¿Cuáles son las modalidades terapéuticas no quirúrgicas clásicas?	Descarga de articulaciones mediante pérdida ponderal o un bastón; soporte articular mediante fortalecimiento o soporte muscular; y alivio de los síntomas con AINE o inyecciones articulares con anestésicos y esteroides
¿Cuáles son las contraindicaciones para cirugía de reemplazo articular?	1. Infección activa 2. Compromiso neurológico 3. Paciente joven, activo
¿Qué opciones quirúrgicas están disponibles para el paciente joven con artritis debilitante?	1. Osteotomía: fractura controlada y fijación para corregir la alineación 2. Artrodesis: fusión articular
¿Cuáles son las complicaciones principales después de artroplastia total de cadera (reemplazo) y la incidencia de cada una?	1. TVP: 70% (por venograma) 2. Infecciones: 1% 3. Luxación: 1 a 5%
¿Qué estructuras están en riesgo debido a penetración de tornillo de la pared interna del acetábulo durante artroplastia total de cadera?	1. Arteria y vena iliacas externas en el cuadrante superoanterior 2. Nervio, arteria y vena obturadores en el cuadrante anteroinferior

PIE Y TOBILLO

Pie diabético

¿Cuáles son las dos entidades en pacientes con diabetes que causan deformidad y obliteración radiográfica de las articulaciones afectadas?

1. Infección
2. Articulación neuropática (articulación de Charcot)

¿Cuál es la diferencia entre estas dos entidades?

La articulación de Charcot se presenta como un pie deformado relativamente sin dolor, caliente y tumefacto sin fiebre sistémica y recuento leucocitario bajo

¿Cuál es el tratamiento habitual de la articulación de Charcot?

Inmovilización en yeso hasta que se resuelva la inflamación

Pie plano

¿Cuál es el diagnóstico diferencial de pie plano en adultos?

1. Rotura de tendón tibial posterior tibial
2. Artritis talonavicular
3. Artritis neuropática

¿Cuál es el diagnóstico diferencial para pie plano rígido en la infancia?

1. Coalisión del tarso
2. Astrágalo vertical congénito

¿Cuándo está indicado el tratamiento del pie plano?

Cuando se vuelve doloroso

¿Cuál es su tratamiento habitual?

En general, el pie plano flexible se trata con ortosis (soporte del arco); el pie plano rígido requiere corrección quirúrgica

Anomalías de los ortejos

¿Qué es un dedo en garra?

Articulación MTF extendida y articulaciones interfalángica proximal (IFP) y distal (IFD) flexionadas

¿Qué es un dedo en martillo?

Articulación IFP flexionada ± articulación MTF extendida

¿Qué es un dedo en maza?

Articulación IFD flexionada

¿Cuál es la causa más frecuente de ortejos deformados?

Zapatos con espacio estrecho para los ortejos

COLUMNA VERTEBRAL

Dolor de región baja de espalda

¿Cuál es la causa más frecuente de dolor en la región baja de la espalda en niños?

Espondilolisis

¿Cuáles son las alteraciones intrínsecas comunes de la columna en niños con dolor de espalda?

Congénitas, del desarrollo, infecciosas; neoplásicas

¿Cuáles son las alteraciones intrínsecas comunes de la columna en adultos jóvenes con dolor de espalda?

Enfermedad discal, espondilolistesis y fractura aguda

¿Cuáles son las alteraciones intrínsecas comunes de la columna en adultos de mayor edad con dolor de espalda?

Estenosis espinal, enfermedad metastásica y fracturas por compresión osteoporótica

¿Qué porcentaje de la población muestra evidencia de núcleo pulposo herniado mediante IRM?

≈ 30%; la mayoría es asintomática

Espondilolisis

¿Qué es la espondilolisis?

Defecto óseo en la *pars interarticularis* (región interarticular), en general debido a una fractura por fatiga

¿Qué vistas radiográficas muestran mejor la espondilolisis?

Vistas lumbares oblicuas, que muestran una rotura en el cuello del "perro escocés"

¿Cuál es el tratamiento habitual de la espondilolisis?

La espondilolisis asintomática no se trata; los casos sintomáticos se tratan con restricción de actividaddes y, en pocas ocasiones, con fusión

Espondilolistesis

¿Qué es la espondilolistesis?

Deslizamiento de una vértebra sobre otra

¿Cuáles son las causas de la espondilolistesis?

Congénita, elongación de la región interarticular, degenerativa, traumática, patológica y posquirúrgica

¿Cuál es la presentación frecuente de espondilolistesis en la infancia?	Isquiotibiales tensos, dolor de la región baja de la espalda
¿A qué nivel ocurre la espondilolistesis infantil típica?	L5 a S1
En general, ¿a qué nivel ocurre la espondilolistesis degenerativa adulta?	L4 a L5
¿Cuál es el tratamiento habitual de la espondilolistesis?	Los deslizamientos leves se tratan con restricción de la actividad hasta que desaparecen los síntomas; los deslizamientos graves se tratan con fusión

Infecciones espinales

¿Qué es la enfermedad de Pott?	Infección por tuberculosis de la columna vertebral
¿Cuál es la presentación habitual?	Dolor de espalda, ± fiebre y pérdida ponderal, en un paciente expuesto o inmunocomprometido
¿Cuál es el tratamiento usual?	Inmovilización y antibióticos IV; si este tratamiento falla, entonces desbridamiento y estabilización quirúrgicos
¿Cuál es la diferencia radiográfica de osteomielitis vertebral piógena y un tumor?	Con frecuencia las infecciones implican el espacio discal; es común que el tumor no afecte dicho espacio

ONCOLOGÍA MUSCULOESQUELÉTICA

¿Cuál es el tratamiento habitual para tumores de extremidades?	Escisión amplia y amputación; quimioterapia o radioterapia adyuvantes

Tumores de tejidos blandos

¿Cuál es el sarcoma de tejidos blandos más frecuente en adultos mayores?	Histiocitoma fibroso maligno
¿Cuál es el tumor mesenquimatoso de tejidos blandos más frecuente?	Lipoma

¿Cuál es el sarcoma de tejidos blandos más frecuente de la infancia?	Rabdomiosarcoma
¿Cuál es el sarcoma más frecuente de la mano?	Sarcoma epitelioide

Tumores óseos

¿Cuál es el cáncer de hueso más frecuente?	Enfermedad metastásica
¿Cuál es el tumor más frecuente de la columna vertebral?	Enfermedad metastásica
¿Qué neoplasias malignas primarias con frecuencia metastatizan al hueso en adultos?	Carcinoma de mama, pulmón, próstata, riñón y tiroides
¿Qué neoplasias malignas primarias a menudo metastatizan al hueso en niños?	Neuroblastoma y tumor de Wilms
¿Cuál es el tratamiento habitual de la enfermedad metastásica a hueso?	Radioterapia y, en algunos casos, fijación profiláctica
¿Cuál es el tumor benigno primario más frecuente de hueso?	Fibroma no osificante

Neoplasias malignas primarias de hueso

¿Cuál es el cáncer óseo primario más frecuente en adultos?	Mieloma múltiple
¿Cuáles son las neoplasias malignas primarias de hueso más frecuentes en niños y adolescentes?	1. Osteosarcoma 2. Sarcoma de Ewing
¿Cuál es la localización más frecuente para cada tipo?	En general ambos se encuentran en la región de la rodilla (distal en la rodilla y proximal en la tibia)
¿Cuáles son los hallazgos radiográficos clásicos para cada tipo?	1. Osteosarcoma: patrón en sol naciente 2. Sarcoma de Ewing: patrón en "capas de cebolla"

¿Cuál es el tratamiento habitual?	1. Osteosarcoma: escisión amplia o radical con quimioterapia multifármaco
	2. Sarcoma de Ewing: quimioterapia con escisión amplia o radioterapia

Quiste óseo unicameral

¿Qué es?	Quiste benigno lleno de líquido encontrado en el hueso
¿Cuál es la localización más frecuente?	Región proximal del húmero
¿Cuál es el grupo de edad más frecuente?	5 a 15 años
¿Cuál es la presentación usual?	Dolor o fractura patológica
¿Cuál es el tratamiento habitual?	Inyecciones de esteroides

Capítulo 79 Neurocirugía

NEUROANATOMÍA AVANZADA

¿Qué es el pterion?	La unión con forma de H de los huesos frontal, parietal, temporal y ala mayor del esfenoides; su localización se encuentra en general 2.5 cm encima del arco cigomático y 1.5 cm detrás de la apófisis cigomática del hueso frontal
¿Por qué es importante el pterion?	Su posición representa el foco central de una de las craneotomías más frecuentes en neurocirugía
¿Cuál es el foramen más grande del cráneo?	Foramen magno

¿Qué contiene cada foramen en el cráneo?

Foramen magno   Médula espinal y médula oblongada, las arterias espinales anterior y posterior, el nervio espinal accesorio (nervio craneal 11) y las arterias vertebrales

Foramen oval   Rama mandibular de nervio craneal 5 y ramas motoras a la musculatura mandibular

Foramen yugular   Vena yugular interna y nervios craneales 9, 10 y 11

foramen rasgado anterior   Aunque el foramen rasgado anterior parece ser grande al observar la base del cráneo, en general ninguna estructura entra o sale de este foramen

¿Qué constituye la base del cráneo?

1. Techo de las órbitas de los huesos frontales
2. Lámina cribriforme de los huesos etmoides
3. Hueso esfenoides
4. Porciones escamosa y petrosa de los huesos temporales
5. Huesos occipitales

¿Cuáles son las principales divisiones anatómicas del cerebro?

1. Dos hemisferios cerebrales
2. Tronco del encéfalo
3. Cerebelo

¿Cuáles son los lóbulos de los hemisferios cerebrales?

1. Lóbulos frontales
2. Lóbulos parietales
3. Lóbulos temporales
4. Lóbulos occipitales

¿Cuáles son las tres divisiones del tronco del encéfalo?

1. Mesencéfalo
2. Puente
3. Médula

¿Cuáles son las funciones de los lóbulos frontales?

Planeación y secuenciación de movimientos, movimientos oculares voluntarios y afecto emocional

¿Cuáles son las funciones de los lóbulos parietales?

Auxilio del control motor y sensación cortical; el lóbulo parietal dominante gobierna los programas motores, mientras el lóbulo no dominante gobierna la orientación espacial

¿Cuáles son las funciones de los lóbulos occipitales?

Percepción visual y movimientos oculares involuntarios

¿Cuáles son las funciones de los lóbulos temporales?

Auxiliar al olfato, memoria y ciertos componentes de la percepción auditiva y visual

¿Qué región del cerebro gobierna la comprensión del lenguaje y en qué lóbulo se localiza?

Área de Wernicke; localizada en el lóbulo temporal dominante del cerebro

¿Qué región del cerebro gobierna el componente motor del lenguaje y en qué lóbulo se localiza?

Área de Broca; dentro de la porción posterior del lóbulo frontal dominante

¿Cuáles son los vasos principales que proporcionan sangre al cerebro y cuáles son sus ramas?

1. La **circulación anterior** del cerebro consiste en las arterias carótidas internas, que se dividen en la arteria cerebral anterior y la arteria cerebral media
2. La **circulación posterior** consiste en las arterias vertebrales, que se unen para fomar la arteria basilar, que se divide en las dos arterias cerebrales posteriores; las arterias vertebrales también se ramifican en la arteria espinal anterior de la médula espinal y la arteria cerebelosa posteroinferior (ACPI), mientras que la arteria basilar proporciona la arteria cerebelosa anteroinferior (ACAI) y la arteria cerebelosa superior (ACS)

¿Qué es el "círculo de Willis"?

Una anastomosis arterial que permite la vascularización confiable del cerebro completo a partir de un vaso principal de alimentación; la arteria comunicante anterior entre las dos arterias cerebrales anteriores y las dos arterias comunicantes posteriores entre la arteria carótida interna, y las arterias cerebrales posteriores funcionan como los conductos principales entre los sistemas circulatorios anterior y posterior, así como los sistemas circulatorios derecho e izquierdo

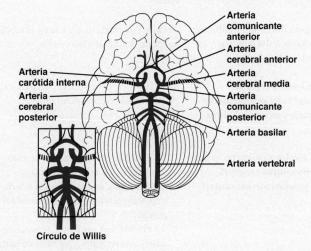

Arteria comunicante anterior

Arteria cerebral anterior

Arteria carótida interna

Arteria cerebral media

Arteria cerebral posterior

Arteria comunicante posterior

Arteria basilar

Arteria vertebral

Círculo de Willis

¿Cuáles son los vasos principales que drenan el cerebro?

Los sistemas de drenaje venoso del cerebro se dividen en los sistemas superficial y profundo:
1. En el sistema superficial, el seno sagital superior se une al seno recto en la confluencia de los senos, conocido como torcular; luego la sangre drena de la bóveda craneal a través de los senos sigmoideo y transverso para salir del cráneo a través de las venas yugulares internas
2. El sistema profundo inicia con las venas cerebrales internas y el seno sagital inferior, que drenan hacia el seno recto

¿Qué es el seno cavernoso?

El seno cavernoso es un plexo de venas localizado en ambos lados de la silla turca ósea; varias venas, incluidos vasos orbitarios y corticales, contribuyen a su flujo

¿Qué nervios viajan dentro de las paredes laterales del seno cavernoso?

Nervios craneales III, IV y las divisiones oftálmica y maxilar del nervio craneal V

¿Qué nervio y arteria viajan dentro del seno?

Nervio craneal VI y la arteria carótida

¿Qué es una fístula carótido cavernosa?

Las fístulas carótido cavernosas son la arterialización general del seno cavernoso. Las fístulas son de dos tipos: traumáticas y espontáneas

¿Qué síntomas se relacionan con fístulas carótido cavernosas?

Cefalea, dolor orbitario y diplopia

¿Qué signos se relacionan con fístulas carótido cavernosas?

Oftalmoplejía, arterialización de la conjuntiva (quemosis) y **frémito** ocular o craneal

¿Cuál es el tratamiento de las fístulas carótido cavernosas?

Aunque algunas lesiones de bajo flujo pueden provocar trombosis espontánea, es frecuente que las lesiones de alto flujo requieran embolización con balón

¿Dónde se produce el líquido cefalorraquídeo (LCR)?

La mayor parte del LCR se produce por los plexos coroideos, que se localizan en los ventrículos laterales y el cuarto ventrículo; también se producen pequeñas cantidades en los espacios intersticiales, el recubrimiento ependimario de los ventrículos y el manguito dural de la raíz

¿Cuánto LCR se produce al día en adultos?

De manera típica, 500 a 750 ml (0.35 ml/min)

¿Cuál es la ruta de egreso del LCR desde los ventrículos laterales hacia la superficie del cerebro?

El LCR producido en el plexo coroideo de los ventrículos laterales viaja primero a través del agujero de Monro de los ventrículos laterales hacia el tercer ventrículo en la línea media; desde el tercer ventrículo, el LCR viaja a través del acueducto estrecho de Silvio al cuarto ventrículo; luego sale del cerebro a través del agujero de Magendie en la línea media o de los agujeros laterales de Luschka; una vez sobre la superficie del cerebro, se absorbe principalmente por las granulaciones aracnoideas localizadas en continuidad con el seno sagital superior

¿Cuáles son los principios de la doctrina de Monro–Kellie?

Para que la presión intracraneal se mantenga constante, la suma de los volúmenes del contenido intracraneal (cerebro, sangre, LCR) debe mantenerse constante

¿Cuál es la presión de perfusión cerebral (PPC) normal y cómo se mantiene?

El cerebro, mediante autorregulación, mantiene la PPC en ≥ 50 mm Hg

¿Cuál es el flujo sanguíneo cerebral (FSC) normal?

El FSC en el cerebro normal en reposo es de 50 ml/100 mg de cerebro/min

¿Con qué FSC el electroencefalograma representa muerte (*flatline*)?

Con 25 ml/100 mg de cerebro/min

¿Con qué FSC se presenta la muerte de las células neuronales?

Con 10 ml/100 mg de cerebro/min

¿Qué es el fenómeno de Kernohan?

Compresión del pedúnculo cerebral contralateral contra la escotadura tentorial, que provoca una pupila dilatada contralateral y hemiparesia ipsilateral, se observa en 10 a 20% de los hematomas epidurales

¿Qué es un higroma subdural?

Acumulación subdural de líquido debida a desgarro de la membrana aracnoidea

¿Cuál es la apariencia radiográfica del higroma subdural?

Creciente hipodensa de líquido que desplaza el tejido cerebral

TUMORES HIPOFISARIOS

Identifique las hormonas de la hipófisis

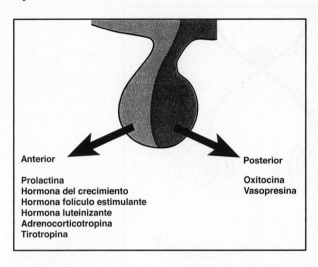

Anterior

Prolactina
Hormona del crecimiento
Hormona folículo estimulante
Hormona luteinizante
Adrenocorticotropina
Tirotropina

Posterior

Oxitocina
Vasopresina

¿Dónde se producen las hormonas de la región posterior de la hipófisis?	Hipotálamo (vasopresina y oxitocina); piense: **VOX** = **V**asopresina y **OX**itocina
¿Dónde se producen las hormonas de la región anterior de la hipófisis?	Región anterior de la hipófisis
¿Cuál es el tumor hipofisario más frecuente?	Prolactinomas

¿Cuál es la diferencia histológica entre los tumores hipofisarios en hombres y mujeres?	Prolactinomas
	   Macroadenomas = hombres
	   Microadenomas = mujeres
	   Piense = los **hombres (macro)** en promedio son más pesados que las **mujeres (micro)**

¿Cuáles son los síntomas de un tumor hipofisario?	Cefalea, disfunción de nervio craneal, amenorrea, galactorrea, disfunción sexual, ginecomastia, alteraciones visuales
¿Cuál es la disfunción frecuente de los nervios craneales?	Movimientos extraoculares (CN III, IV, VI)

¿Cuál es el hallazgo visual más frecuente con un tumor hipofisario?

Hemianopsia bitemporal

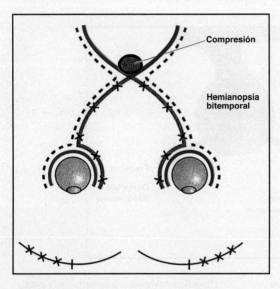

¿Cuál es una prueba de laboratorio para prolactinoma?

Prolactina
> 300 es diagnóstica
> 100 es altamente sugestiva

¿Cuáles son las opciones terapéuticas?

Medicamentos, radiación, cirugía

¿Cuál es un tratamiento farmacológico para prolactinoma?

Bromocriptina (o cabergolina)

LESIONES DE MÉDULA ESPINAL Y ENFERMEDAD DE DISCO INTERVERTEBRAL

¿Los déficits neurológicos son más comunes con fracturas vertebrales cervicales o toracolumbares y por qué?

Fracturas toracolumbares; el canal espinal es más pequeño a niveles más caudales

¿Cómo se clasifica la fuerza motora en la exploración física?

Grado 0: sin contracción
Grado 1: el músculo se contrae
Grado 2: movimiento sin gravedad
Grado 3: movimiento contra la gravedad
Grado 4: movimiento contra resistencia
Grado 5: fuerza normal

¿Qué niveles sensitivos corresponden a las siguientes estructuras?

Hombos	C4
Pezones	T4
Ombligo	T10
Rodillas	L3
Región perianal	S5

Columna cervical

¿Cuáles son las tres columnas funcionales de la columna cervical y los complejos ligamentosos de cada columna?

Columna anterior
1. Mitad anterior del cuerpo vertebral y disco
2. Ligamento longitudinal anterior y anillo fibroso

Columna media
1. Mitad posterior del cuerpo vertebral y disco
2. Ligamento longitudinal posterior y anillo fibroso

Columna posterior
1. Láminas, pedículos, apófisis espinosas y facetas articulares
2. Ligamentos interespinosos y facetas capsulares

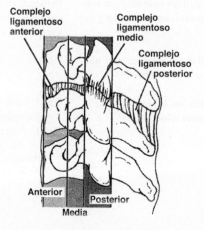

En general, ¿cuándo se considera inestable la columna cervical?

Cuando dos o más de estas columnas funcionales están lesionadas

¿Cuáles son los nombres de las dos primeras vértebras cervicales (C1 y C2)?

C1: atlas
C2: axis (tiene una protuberancia anterior denominada apófisis odontoides)

¿Cuál es el mecanismo usual de fractura de C1 *vs*. C2?

C1: carga axial
C2 (incluido el odontoides): hiperextensión

¿Qué es una fractura del ahorcado (o *hangman*)?

Fractura a través de los pedículos de C2 en la parte interarticular

¿Qué es una fractura de Jefferson?

Una fractura del anillo de C1 en más de un sitio

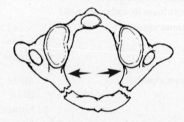

¿Cuál es el criterio radiográfico para una fractura de Jefferson?

La "regla de Spence" propone que si la suma de las salientes de ambas masas laterales es ≥ 7 mm (en la vista AP), hay una anomalía al nivel de C1

¿Los déficits neurológicos son frecuentes con esta lesión y por qué?

Debido al gran tamaño del canal espinal a este nivel, los déficits neurológicos son poco frecuentes si esta lesión ocurre aislada

¿Cuál es el tratamiento de una fractura de Jefferson?

Fijación externa en un dispositivo en halo

¿Cuáles son los tres tipos de fracturas odontoideas?

Tipo I: fractura de la porción apical o de la odontoides
Tipo II: fractura de la odontoides en su base
Tipo III: fractura de la odontoides que se extiende hacia el cuerpo de C2

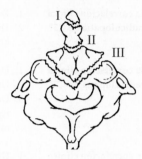

¿Cuál es el tratamiento de las fracturas odontoideas?

Tipo I: fractura estable; el tratamiento es necesario en raras ocasiones
Tipo II: fractura inestable; fusión quirúrgica
Tipo III: fractura estable; inmovilización con dispositivo en halo

¿Qué procedimientos quirúrgicos se utilizan para la fijación de una fractura odontoidea?

1. Abordaje posterior: puede fijarse una placa en C1 o un alambre hacia C2
2. Abordaje anterior: puede colocarse un tornillo hacia el cuerpo de C2 a través del eje de la odontoides

¿Cuál de estos abordajes preserva la rotación de la cabeza?

El abordaje anterior preserva la rotación, que en C1 a C2 representa 50% de toda la rotación de la cabeza en el cuello; esta técnica se reserva por lo general para personas más jóvenes

¿Cuántas raíces nerviosas cervicales hay?

Son ocho las raíces nerviosas cervicales (C1 a C8), pero sólo siete vértebras cervicales

¿Qué raíz nerviosa sale entre las vértebras C3 y C4?

La raíz nerviosa C4

¿Cuáles son los componentes clínicos de una radiculopatía?

Debilidad, cambios reflejos y sensitivos de dermatomas según la raíz nerviosa particular

¿Cuál es la herniación de disco cervical más frecuente y su radiculopatía relacionada?

En general, las herniaciones de disco en el intervalo C6 a C7 representan dos tercios de todas las herniaciones de disco; en estos casos se desarrolla una radiculopatía de C7

¿Cuál es la correlación clínica con una radiculopatía de C5?	1. Debilidad del deltoides 2. Disminución de la sensación sobre el hombro
¿Cuál es la correlación clínica con una radiculopatía de C5?	1. Disminución del reflejo bicipital 2. Debilidad del bíceps 3. Disminución de la sensación sobre la región superior del brazo, antebrazo radial y pulgar
¿Cuál es la correlación clínica con una radiculopatía de C7?	1. Disminución del reflejo tricipital 2. Debilidad muscular del tríceps
¿Cuál es el tratamiento habitual de la herniación de disco cervical?	Más de 95% de las radiculopatías por herniación de disco cervical sana de manera espontánea
¿Cuáles son los abordajes quirúrgicos para aquellos con falla para curar?	1. Discectomía cervical anterior (DCAF), con o sin fusión 2. Foraminotomía posterior y escisión de disco
¿Qué es la espondilosis cervical?	Una enfermedad degenerativa de la columna vertebral relacionada con espolones osteofíticos, endurecimiento de los discos intervertebrales e hipertrofia de los ligamentos vertebrales, en particular el ligamento longitudinal posterior
¿Cómo se presenta la espondilosis cervical?	Dolor de cuello y hallazgos físicos relacionados con mielopatía espondilolítica cervical (MEC)
¿Qué es MEC?	Un síndrome relacionado con frecuencia con hallazgos clínicos que incluyen hiperreflexia, espasticidad, debilidad de las manos, debilidad proximal de las extremidades inferiores y escasez de cambios sensitivos
¿Cuál es la base fisiológica de MEC?	Traumatismos repetidos de la médula espinal por un canal estrecho y relacionado con el movimiento normal, isquemia de la médula relacionada con compresión vascular con un canal estrecho o compresión directa de la médula

¿Cuál es el tratamiento de MEC?	Descompresión fisiológica de la médula, que puede lograrse mediante laminectomía cervical; a pesar de la teoría de sonido, algunos pacientes tienen progresión de la enfermedad y confinamiento a una silla de ruedas

Columna lumbar

¿Cuántas raíces nerviosas lumbares hay?	Cinco raíces nerviosas lumbares (y cinco vértebras lumbares)
¿Cuál es la relación de una raíz nerviosa con una vértebra del mismo número?	La raíz se encuentra entre los cuerpos vertebrales de su mismo número y la vértebra inferior; por lo tanto, la raíz L4 sale entre L4 y L5
Por lo general, ¿qué raíz nerviosa afecta el disco herniado entre L4 y L5?	**Contradictorio:** el disco herniado entre las vértebras L4 y L5 pinza la raíz nerviosa L5; anatómicamente, la raíz nerviosa L4 sale del canal espinal antes de la herniación del disco; el hombro de la raíz L5, sin embargo, ya está pinzado
¿El disco L4 alguna vez puede pinzarse sobre una raíz nerviosa L4?	Sí; esto se conoce como una herniación discal lateral lejana
¡Qué es el dolor que corre a lo largo de la extremidad inferior relacionado con pinzamiento de la raíz nerviosa?	Ciática
¿Cuáles son los tres componentes principales de una radiculopatía de L4?	1. Reflejo/movimiento disminuido de rodilla 2. Debilidad a la extensión de la rodilla 3. Disminución de la sensación sobre el maléolo medial
¿Cuáles son los dos componentes principales de una radiculopatía de L5?	1. Debilidad a la flexión dorsal del primer ortejo y del pie 2. Disminución de la sensación en el espacio interdigital entre el primer y segundo ortejos
¿Cuáles son los tres componentes principales de una radiculopatía de S1?	1. Disminución del reflejo/movimiento del tobillo 2. Debilidad a la flexión plantar del pie 3. Disminución de la sensación sobre la cara lateral del pie

¿Cuál es el tratamiento para herniación aguda de disco?	Más de 85% de los pacientes con herniación aguda de disco lumbar mejora sin intervención quirúrgica; por lo tanto, manejo conservador
¿Cuáles son las indicaciones para cirugía de urgencia en caso de herniación aguda de disco?	1. Desarrollo agudo o progresivo de la debilidad motora 2. Síndrome de cauda equina

NEUROONCOLOGÍA

Defina benigno *vs.* maligno en caso de tumores del SNC:	Tumores malignos: tumores muy agresivos/proliferativos de células mal diferenciadas; benignos: línea celular más diferenciada, menos agresiva; un tumor benigno puede ser tan letal como una variedad maligna; sin embargo, debido a la capacidad continua para crecer dentro de los confines del cráneo
¿Cuáles son las presentaciones más frecuentes de tumores cerebrales?	1. Déficit neurológico progresivo 2. Cefalea 3. Crisis convulsivas
¿Cuál es la diferencia entre una masa intraxial y una extraxial?	Una masa intraxial se encuentra dentro de la sustancia cerebral, mientras una masa extraxial invade hacia el cerebro
¿Cuál es la localización más frecuente de tumores cerebrales en adultos *vs.* niños?	Adultos: supratentorial (fosa anterior o media), Niños: infratentorial (fosa posterior)
¿Qué grupo tiene mayor incidencia de crisis convulsivas?	Tumores supratentoriales (adultos)
¿Cuál es el tumor cerebral primario intraxial más frecuente en adultos?	1. Astrocitoma (#1) 2. Meningioma
¿Cuál es el tumor cerebral primario intraxial más frecuente en niños?	1. Astrocitoma (#1) 2. Meduloblastoma

Astrocitoma

¿Cómo se clasifican los astrocitomas?

Hay varios sistemas de gradación de astrocitomas, pero el que se usa con mayor frecuencia es un sistema de tres grados:
Grado 1: astrocitoma de bajo grado
Grado 2: astrocitoma anaplásico
Grado 3: glioblastoma multiforme (GBM)

¿Qué grado de tumor cerebral primario es más frecuente en adultos *vs.* niños?

El grado 3 (GBM) es el más frecuente en adultos
El grado 1 es el más frecuente en niños

¿Qué hallazgos de IRM son típicos en glioma de bajo grado?

Es típico que los gliomas de bajo grado no refuercen con contraste; imágenes con señal elevada en T2 o densidad de protones siempre están presentes; es usual que los gliomas de alto grado refuercen en las imágenes ponderadas en T1; con frecuencia los GBM tienen quistes o áreas evidentes de necrosis

¿Cómo se diseminan los gliomas primarios?

Principalmente a través de los tractos de sustancia blanca del cerebro y de las rutas del LCR

¿Cuál es la tasa de cura de GBM?

No hay cura

¿Cuál es el tratamiento de GBM?

Quimioterapia y radiación de haz externo ± cirugía citorreductora

¿Cuáles son las tasas de supervivencia a 1 y 2 años?

La tasa de supervivencia a 1 año es cercana a 33%, mientras que la tasa de supervivencia a 2 años es de casi 10%

Meningioma

¿Cuáles son las localizaciones más frecuentes de meningioma?

Región parasagital y hueso esfenoides

En general, ¿este tumor es benigno o maligno?

Benigno

¿Cuál es la manera en que causa déficits neurológicos focales?

Compresión (en lugar de invasión) de las estructuras neurales adyacentes (un tumor extraxial); algunos ejemplos incluyen exoftalmos unilaterales y compresión del nervio óptico

¿A qué edad es mayor la incidencia de meningioma?	45 años de edad
¿Cuál es el tratamiento de meningioma?	Escisión quirúrgica
¿Qué anestésico disminuye el umbral de crisis convulsivas?	Enflurano, por lo que se prefiere **isoflurano** en casos neuroquirúrgicos
¿Cuál es la tasa de supervivencia a 5 años?	90%; sin embargo, las recurrencias son frecuentes y requieren intervenciones quirúrgicas adicionales

Neuroma acústico

¿Qué tipos histológicos tienen las células del neuroma acústico?	En realidad, el término neuroma acústico es un nombre equívoco; las células tumorales son células de Schwann que por lo general surgen de la porción vestibular, no de la porción coclear del nervio craneal 8
¿Cuáles son los síntomas más frecuentes relacionados con neuroma acústico?	1. Pérdida auditiva (casi todos los pacientes) 2. *Tinnitus* 3. Desequilibrio
Además de la pérdida auditiva, ¿cuál es el hallazgo físico más frecuente?	≈ 33% de los pacientes pierde el reflejo corneal
¿Cuál es el tratamiento del neuroma acústico?	Escisión quirúrgica (a través de craneotomía y/o abordaje translaberíntico)

Tumores hipofisarios

¿Cuáles son las dos presentaciones generales de tumores hipofisarios?	1. Alteración endocrina (exceso de hormona adrenocorticotrópica [ACTH], hormona del crecimiento o prolactina) 2. Déficit neurológico debido al efecto de masa
¿Los tumores hipofisarios surgen con mayor frecuencia en la región anterior o posterior de la hipófisis?	Región hipofisaria anterior
¿Con qué síndrome endocrino se relacionan los tumores hipofisarios?	Neoplasia endocrina múltiple I (NEM I)

¿Cuáles son los tres componentes de este síndrome?

1. Tumores de las células de los islotes pancreáticos
2. Adenomas hipofisarios no secretores
3. Tumores paratiroideos

¿Cuál es el defecto del campo visual frecuente relacionado con adenomas hipofisarios?

Hemianopsia bitemporal (debida a compresión de las fibras retinianas mediales en el quiasma)

¿Cuál es la diferencia entre síndrome de Cushing y enfermedad de Cushing?

1. El síndrome de Cushing es resultado de hipercortisolismo
2. La enfermedad de Cushing es consecuencia se sobreproducción de ACTH por un adenoma hipofisario

¿Cuáles son los tratamientos para tumores hipofisarios?

1. Para tumores que secretan prolactina, con frecuencia es útil el tratamiento médico con bromocriptina (o cabergolina) (agonista de dopamina)
2. De otro manera, cirugía transesfenoidea o craneotomía abierta, con o sin radiación adyuvante de haz externo

Afecciones neurocutáneas

¿Cuáles son las cuatro afecciones neurocutáneas principales?

1. Neurofibromatosis (NF)
2. Esclerosis tuberosa
3. Enfermedad de Von Hippel–Lindau
4. Síndrome de Sturge–Weber

¿Cuál de estas enfermedades se presenta usualmente con crisis convulsivas?

Esclerosis tuberosa, enfermedad de von Hippel–Lindau y síndrome de Sturge–Weber

¿Cuál es la NF más frecuente?

La NF-1, también llamada enfermedad de von Recklinghausen, representa 90% de los casos de NF

¿Cuál es el patrón hereditario de este síndrome?

La NF-1 tiene herencia autosómica dominante con penetrancia de casi 100%

¿Cuáles son las características clínicas de este síndrome?

Manchas café con leche, gliomas ópticos, neurofibromas cutáneos y tumores de células de Schwann en cualquier nervio

¿Cuál es el rasgo principal de la NF-2?

Neuromas acústicos bilaterales, que casi nunca se encuentran en pacientes con NF-1

¿Cuál es la lesión cutánea más frecuente en la esclerosis tuberosa?	Adenoma sebáceo (nódulos rojizos en el rostro)

¿Dónde se localizan las malformaciones vasculares en la enfermedad de von Hippel–Lindau?

1. Retina (provoca pérdida visual progresiva)
2. Cerebelo (provoca ataxia progresiva)

¿Cuáles son las características clínicas del síndrome de Sturge–Weber?

1. Angioma capilar cutáneo unilateral (nevo en llama o mancha en vino de oporto de la región superior de la cara)
2. Hemangiomas venosos leptomeníngeos con calcificación intracraneal (apariencia clásica en "vías de tren" en la radiografía)

Temas selectos de neurooncología

¿De dónde surgen los cordomas?

Los cordomas son tumores del remanente de la notocorda; es típico que surjan en cualquier extremo de la notocorda (es decir, en el canal basilar y en el sacro/cóccix)

¿Qué es TNEP y cuál es el tipo más frecuente?

TNEP significa Tumor NeuroEctodérmico Primitivo; el tipo más frecuente es el meduloblastoma, que abarca cerca de 20% de todos los tumores intracraneales en niños

¿Cuál es la metástasis más frecuente al cerebro?

En orden de frecuencia descendente:
1. Pulmón
2. Mama
3. Riñón
4. Gastrointestinal
5. Melanoma

¿Cuáles tumores cerebrales primarios tienen potencial de diseminación sistémica?

Aunque en raras ocasiones los tumores cerebrales se diseminan sistémicamente, meduloblastoma, meningioma, pineoblastomas y tumores de plexos coroideos tienen el potencial para diseminarse por el organismo

¿Qué tumor surge por lo general del techo del cuarto ventrículo?

Meduloblastoma

¿Qué tumor surge de los remanentes de la bolsa de Rathke sobre la silla turca?	Craniofaringioma (provoca defectos del campo bitemporal)
¿Qué son los signos lateralizantes falsos?	Hallazgos clínicos que se deben a tumores, pero no a infiltración directa o compresión por el tumor; esta situación puede provocar localización falsa del tumor primario
Mencione dos ejemplos de signos lateralizantes falsos:	1. Parálisis de NC III o NC VI secundaria a síndromes de herniación 2. Hemiparesia ipsilateral secundaria a compresión del pedúnculo cerebral contralateral contra la cresta tentorial

MALFORMACIONES NEUROVASCULARES

¿Cuáles son los tipos básicos de malformaciones vasculares?	1. Angioma venoso 2. Telangiectasias capilares 3. Angioma cavernoso 4. Malformación arteriovenosa (MAV)
¿Cuál es la apariencia histológica de la MAV?	Un enredo de vasos anómalos que no tiene tejido cerebral normal entre los vasos
¿Cuál es la presentación común de la MAV?	Hemorragia (edad máxima 15 a 20 años) y las crisis convulsivas son el rasgo más frecuente Cefalea es poco frecuente
¿Cuáles son las opciones terapéuticas para la MAV?	1. Escisión quirúrgica 2. Embolización intraarterial para la MAV que no son accesibles para cirugía 3. Bisturí de rayos gamma

HIDROCEFALIA

¿Qué es hidrocefalia?	Aumento de tamaño de los compartimentos de LCR cerebrales; en general debido a obstrucción de la reabsorción de LCR

Mencione ejemplos de causas de hidrocefalia congénita y adquirida:

Congénitas: estenosis de acueducto, mielomeningocele y malformación de Dandy–Walker

Adquirida: meningitis, hemorragia intraventricular y obstrucción del paso de LCR por un tumor

¿Con qué frecuencia la hidrocefalia se debe a la sobreproducción de LCR?

En muy pocas ocasiones (p. ej., papiloma de plexo coroideo)

¿Cuáles son los signos y síntomas de hidrocefalia?

Presentación de PIC en aumento con cefalea, náusea, vómito y papiledema; signos tardíos de herniación inminente incluyen letargo y diplopia

¿Cuál es el nivel de obstrucción en la hidrocefalia comunicante y no comunicante?

Comunicante: al nivel de las granulaciones aracnoideas

No comunicante: proximal al nivel de las granulaciones aracnoideas

¿Por qué es importante distinguir la hidrocefalia comunicante vs. no comunicante?

La presión generada por una obstrucción puede aliviarse con punción lumbar en caso de hidrocefalia comunicante, mientras que la no comunicante por lo general requiere drenaje ventricular

¿Cómo se trata la hidrocefalia persistente?

Derivación ventriculoperitoneal (o, como alternativa, derivación ventriculopleural, ventriculoauricular o ventriculoureteral)

MALFORMACIONES NEUROLÓGICAS CONGÉNITAS

¿Cuál es la neuromalformación más frecuente?

Espina bífida oculta

¿Cuál es la forma más frecuente de defecto del tubo neural?

Mielomeningocele (debido a la falla en el cierre del neuroporo posterior)

¿Qué es la espina bífida?

Ausencia congénita de los elementos posteriores de las vértebras (p. ej., apófisis espinosas y láminas)

¿Cuál es la diferencia entre espina bífida oculta y abierta?

La forma oculta tiene piel sobre el defecto vertebral

¿Qué es un encefalocele?

Protrusión de tejido neural a través de un defecto craneal (debido a la falla en el cierre del neuroporo anterior)

¿Cuál es el sitio más frecuente de encefalocele?

Región occipital

¿Qué es un meningocele?

Una masa quística cubierta por una membrana o por piel y que contiene LCR y meninges (sin elementos neurales) en la línea media posterior

¿Cuál es el sitio más frecuente de meningocele?

Región lumbosacra

INFECCIONES

Absceso cerebral

¿Cuáles son los cinco factores predisponentes para absceso cerebral?

1. Infecciones sistémicas
2. Inmunosupresión (p. ej., SIDA)
3. Infecciones sinusales localizadas
4. Traumatismo craneoencefálico
5. Fístulas arteriovenosas pulmonares

¿Cuál es el origen sistémico más frecuente?

Infecciones pulmonares; pero en 25% de los casos, no se identifica ningún origen

¿Cuál es la bacteria más frecuente?

1. En adultos, predominan las especies de *Streptococcus*, pero en 80% de los casos; se cultivan organismos múltiples (con frecuencia anaerobios, como *Bacteroides*)
2. En traumatología, *Staphylococcus* es el patógeno más frecuente
3. En lactantes, predominan los organismos gramnegativos

¿Cuál es el organismo más frecuente en pacientes con SIDA?

Toxoplasmosis

¿Cuál es el tratamiento habitual de un absceso cerebral?	El manejo médico con un ciclo de 6 a 8 semanas de antibióticos IV es efectivo en muchos de los casos

¿Qué intervención quirúrgica está indicada para absceso?

1. Si el absceso presenta un efecto de masa significativo (evidencia de aumento de PIC o déficit neurológico)
2. Si el absceso se acerca a los ventrículos (la rotura ventricular conlleva una mortalidad elevada)

Empiema subdural

¿Cuál es el origen más frecuente?

1. Infecciones de senos paranasales
2. Otitis infecciosa

¿Cuál es la complicación vascular más peligrosa relacionada con empiema subdural?	Tromboflebitis de las venas cerebrales
¿Cuál es el tratamiento?	Antibióticos IV y evacuación quirúrgica de urgencia

SÍNDROMES DOLOROSOS

¿Cuáles son los síntomas relacionados con neuralgia del trigémino (NT)?	Los síntomas de NT (tic doloroso) son episodios de dolor agudo grave que duran sólo unos cuantos minutos; con frecuencia desencadenados por estímulos sensitivos orales o faciales
¿Qué divisiones del nervio trigémino (CN V) son afectadas con mayor frecuencia en la NT?	V2 y V3 combinados son afectados con mayor frecuencia, seguidos por V2 solo y V3 solo

¿Cuáles son las modalidades terapéuticas principales de la NT?

1. Médica: carbamacepina
2. La lesión de las NT con radiofrecuencia, glicerol o balón inflado ha probado ser confiable
3. La descompresión microvascular posterior del nervio de las arterias y venas relacionadas también ha probado ser confiable

¿Qué es la cordotomía?	Interrupción de los tractos espinotalámicos laterales; puede realizarse como procedimiento abierto en cualquier sitio a lo largo de la médula espinal o percutáneo a nivel de C1–C2
¿Cuándo es más útil la cordotomía?	Para dolor unilateral debajo del pezón
¿Qué nervio se atrapa en el síndrome del túnel del carpo?	El nervio mediano
¿Bajo qué estructura queda atrapado el nervio?	El ligamento carpal transverso
¿Qué dedos por lo general presentan disminución de la sensación al pinchar en el síndrome del túnel del carpo?	El pulgar, primer y segundo dedos
¿Qué es el signo de Tinel?	Producción de dolor o parestesia en el pulgar, primer y segundo dedos al golpeteo suave sobre el ligamento carpal transverso
¿Qué es la meralgia parestésica?	Dolor sobre la región anterolateral del muslo relacionado con atrapamiento del nervio sensitivo cutáneo femoral lateral
¿Qué pacientes están en riesgo de meralgia parestésica?	1. Pacientes con obesidad 2. Pacientes sometidos a cosecha para injerto de hueso iliaco o cirugía abdominal cerca de la cresta iliaca

CIRUGÍA PARA EPILEPSIA

¿Cuáles son las indicaciones para cirugía?	Epilepsia grave descontrolada que dura > 1 año
¿Cuál es el objetivo de la cirugía?	Resección del foco de las crisis convulsivas
¿Cómo se localiza el foco de las crisis convulsivas?	TC, IRM, con o sin electrodos de superficie (cuadrícula subdural)

SIRINGOMIELIA

¿Qué es siringomielia?	Cavitación patológica central de la médula espinal
¿Cuál es la causa?	Desconocida, pero se relaciona con malformaciones de la base del cráneo, tumores intramedulares o necrosis traumática de la médula espinal
¿Cuál es la localización anatómica?	La mayoría se encuentra en la región cervical/torácica superior; puede extenderse en cualquier dirección (siringobulbia = extensión hacia la médula)
¿Cuáles son los signos/síntomas?	Primero, pérdida bilateral de dolor y sensación de temperatura en distribución en "capa" (afección del tracto espinotalámico lateral); aumento de tamaño de la siringe provocará mayor pérdida motora y sensitiva
¿Cómo se realiza el diagnóstico?	IRM mostrará el defecto en la médula espinal
¿Cuál es el tratamiento?	Quirúrgico (derivación siringosubaracnoidea)

Capítulo 80 Urología

ESCROTO Y CORDÓN ESPERMÁTICO

Anatomía

¿Cuáles son las seis capas principales del saco escrotal y las capas correspondientes de la pared abdominal?	1. Piel 2. Músculo dartos 3. Fascia espermática externa: derivada del oblicuo externo 4. Músculo cremáster: derivado del oblicuo interno y transverso abdominal 5. Fascia espermática interna: derivada de la fascia transversal 6. Túnica vaginal: derivada del peritoneo

¿Qué nervios reciben información sensitiva desde el escroto?

Región anterior del escroto
Nervio ilioinguinal
Nervio genitofemoral
Región posterior del escroto
División perineal del nervio pudendo
Nervio cutáneo femoral posterior

¿Qué procedimiento quirúrgico común puede ocasionar anestesia del escroto y por qué?

Reparación de hernia inguinal complicada por lesión del nervio ilioinguinal

¿Qué es un apéndice testicular?

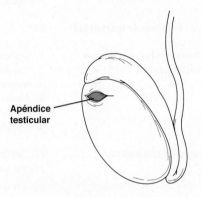

Apéndice testicular

¿Qué sistemas nerviosos son responsables de la erección y eyaculación en el hombre?

Erección = parasimpático
Eyaculación = simpático

Mnemotecnia:
"**P**unto" (erección) = **P**arasimpático
"**S**ecreta" (eyaculación) = **S**impático

Procesos infecciosos

Gangrena de Fournier

¿Qué es la gangrena de Fournier?

Infección gangrenosa de progresión rápida que afecta usualmente el escroto, el pene y el perineo (puede extenderse a la pared abdominal)

¿Cuál es la bacteriología?

Por lo general infecciones mixtas de gram-negativos y anaerobios

¿Cuál es el origen más frecuente de la infección?

De vías urinarias (en general la uretra)

¿Cuáles son otros orígenes? | Perianal, genitales externos, proceso intra-abdominal y retroperitoneo

¿Cuál es la presentación clínica? | Inicio abrupto de dolor intenso y eritema de escroto, pene y perineo; con frecuencia el paciente progresa con rapidez a sepsis florida

¿Cuáles son los hallazgos físicos clásicos? | Eritema, induración, necrosis y crepitación de las regiones afectadas; secreción grisácea con aroma fétido

¿Cuál es la tasa de mortalidad? | 50%

¿Cuáles son las condiciones predisponentes? |
1. Diabetes mellitus
2. Uso de corticoesteroides
3. Inmunocompromiso
4. Abuso de alcohol
5. Obesidad
6. Traumatismo o cirugía

¿Cuál es el tratamiento? | PIV, antibióticos IV (triples), desbridamiento quirúrgico inmediato

Tumores del cordón espermático

¿Cuál es el tumor benigno más frecuente del cordón espermático? | Lipoma

¿Cuál es el tumor maligno más frecuente del cordón espermático? | Rabdomiosarcoma

¿Cuál es el tipo celular patológico usual de rabdomiosarcoma paratesticular? | Embrionario

¿Cuál es un sitio común de mestástasis temprana? | Ganglio linfático (GL) retroperitoneal

¿Cuál es el tratamiento para rabdomiosarcoma paratesticular? | Orquiectomía inguinal y evaluación radiológica del estado de GL retroperitoneal:
1. GL negativo: quimioterapia sola (con vincristina y dactinomicina); sin radiación

2. GL positivo: disección unilateral de ganglio linfático retroperitoneal (DUGLR); quimioterapia con vincristina, dactinomicina y ciclofosfamida; la radioterapia depende de la cantidad de enfermedad residual local o ganglionar

PENE Y URETRA MASCULINA

Anatomía

¿Cuáles son los tres cuerpos eréctiles del pene y dónde se origina cada uno?

Par (dos) de cuerpos cavernosos: anteriores a las tuberosidades isquiáticas
Cuerpo esponjoso: en el diafragma urogenital y se expande en dirección distal para formar el glande del pene

¿Dentro de qué cuerpo corre la uretra?

Cuerpo esponjoso

¿Cuáles son las cuatro capas que cubren al pene?

1. Túnica albugínea: rodea cada cuerpo
2. Fascia de Buck: envuelve los tres cuerpos
3. Fascia de Colles: se encuentra debajo de la piel del pene desde la base del glande hasta el diafragma urogenital; continúa con la fascia de Scarpa de la pared abdominal
4. Piel

Identifique las estructuras señaladas o capas en el corte transversal del pene:

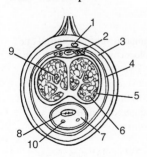

1. Vena cutánea dorsal
2. Vena, arteria y nervio dorsales profundos
3. Fascia de Colles
4. Fascia de Buck
5. Túnica albugínea
6. Cuerpos cavernosos
7. Cuerpo esponjoso
8. Uretra
9. Arteria y vena cavernosas
10. Arteria y vena bulbouretrales

¿Cuáles son los tres segmentos regionales de la uretra masculina?

1. Uretra prostática: inicia en el cuello vesical, atraviesa la próstata y termina en el diafragma urogenital (UG); longitud de ≈ 3 cm
2. Uretra membranosa: atraviesa el diafragma UG; estos músculos circundantes funcionan como el esfínter uretral externo (voluntario); longitud de ≈ 2 a 2.5 cm
3. Uretra peneana: inicia después del diafragma UG y se extiende hasta el meato externo; con frecuencia se subdivide en porciones bulbosa y pendular; longitud de ≈ 15 cm

¿Qué rama de la arteria hipogástrica proporciona la mayoría de la sangre al pene?

Arteria pudenda interna

¿Cuáles son las cuatro ramas principales de la arteria antes mencionada que irrigan el pene?

1. Arteria cavernosa profunda del pene
2. Arteria dorsal profunda del pene
3. Arteria bulbar
4. Arteria uretral

Procesos infecciosos

Uretritis

¿Cuál es la presentación clásica de la uretritis gonocócica?

Secreción uretral espesa amarillenta con disuria

¿Cuál es el periodo de incubación?

Por lo general 1 a 5 días

¿Cuál es el organismo causal?

Neisseria gonorrhoeae

¿Cómo se diagnostica la gonorrea?

1. Tinción grampositiva (frotis uretral que muestra diplococos gramnegativos dentro de PMN), y/o
2. Cultivo positivo en cultivo modificado de Thayer-Martin
3. Prueba de amplificación de ácido nucleico positiva

¿Cuáles son las opciones terapéuticas para uretritis gonocócica?

1. Ceftriaxona 250 mg IM, más
2. Doxiciclina 100 mg vía oral dos veces al día como tratamiento para clamidia

¿Cuál es la presentación clásica de uretritis no gonocócica?

Secreción líquida blanquecina mucoide con o sin disuria

¿Cuál es el periodo de incubación?

1 a 3 semanas

¿Cuál es el organismo causal?

1. *Chlamydia trachomatis* (la más frecuente)
2. *Ureaplasma urealyticum*
3. *Mycoplasma hominis*
4. *Trichomonas vaginalis*

¿Cómo se diagnostica la uretritis no gonocócica?

1. Más de cuatro PMN por campo de alto poder (cap) en frotis uretral, y
2. Exclusión de uretritis gonocócica por tinción de Gram y cultivo

¿Cómo puede confirmarse la presencia de clamidia?

Prueba de anticuerpo monoclonal conjugado

¿Cuáles son las complicaciones de uretritis?

1. Estenosis uretral
2. Epididimitis
3. Prostatitis
4. Infertilidad

Herpes genital

¿Cuál es la presentación clásica?

1. Infección primaria: vesículas agrupadas seguidas de erosión superficial dolorosa que dura de 4 días a 2 semanas; con frecuencia relacionadas con fiebre, mialgias, y/o linfadenopatía; puede ocurrir retención urinaria debido al dolor local
2. Infección secundaria: por lo general síntomas constitucionales y locales menos intensos; reaparición de las vesículas y ulceraciones dolorosas clásicas

¿Cuál es el organismo causal?

Virus de herpes simple (VHS) tipo I o II

¿Cuál es la predilección regional de cada tipo?

En general, el tipo II infecta la región genital y el tipo I infecta la superficie mucosa oral, pero cualquier organismo puede infectar los genitales externos

¿Dónde establece el virus su infección latente?	Ganglio de la raíz dorsal
¿Cuándo se produce la diseminación viral?	Cuando la vesícula se rompe; también puede ocurrir en el paciente asintomático
¿Qué prueba diagnóstica se utiliza?	1. PCR 2. Poco frecuente: la preparación de Tzanck de una lesión cutánea puede revelar el virus 3. Si Tzanck es negativa, obtener cultivo viral
¿Cuál es el tratamiento?	Ciclo de 7 días de aciclovir para disminuir la gravedad y duración de las infecciones primaria y secundaria

Sífilis

¿Cuál es el organismo causal?	La espiroqueta *Treponema pallidum*
¿Cuál es el periodo de incubación?	Por lo general 2 a 4 semanas
¿Cuál es la presentación clásica?	1. Sífilis primaria: úlcera superficial sin dolor con bordes elevados (chancro) que dura 1 a 5 semanas; adenopatía inguinal no hipersensible unilateral o bilateral 2. Sífilis secundaria: lesiones maculopapulares cobrizas en palmas, plantas, región oral y anogenital; linfadenopatía generalizada 3. Sífilis terciaria (latente): sin signos externos de enfermedad; todos los órganos están infectados; manifestaciones tardías en SNC, nervios periféricos (tabes dorsal), o arco aórtico (aortitis)
¿Cómo se diagnostica la sífilis?	1. Prueba serológica de reagina plasmática rápida (RPR) para sífilis puede ser negativa hasta 3 semanas después de la aparición del chancro 2. Prueba de absorción fluorescente de anticuerpos contra treponema (ABS-FAT) 3. Poco frecuente: demostración de espiroquetas en examen de campo oscuro de raspado del chancro
¿Cuál es el tratamiento de la sífilis primaria?	Penicilina benzatínica G 2.4×10^6 U IM (1 dosis)

Chancroide

¿Cuál es la presentación clínica?

Úlcera o úlceras profundas dolorosas irregulares; aroma fétido con adenopatía unilateral o bilateral

¿Cuál es el organismo causal?

Haemophilus ducreyi

¿Cuál es el periodo de incubación?

1 a 5 días después de la exposición (en general coito)

¿Cómo se diagnostica el chancroide?

Por lo general, clínico; en ocasiones el organismo crece en cultivos de la úlcera

¿Cuál es el tratamiento?

Ceftriaxona 250 mg IM × 1 dosis

Linfogranuloma venéreo

¿Cuál es la presentación clásica?

Pápula o vesícula primaria sin dolor que se ulcera, después sana; se desarrolla una adenopatía fija unilateral y puede formar múltiples fístulas con drenaje

¿Cuál es el organismo causal?

C. trachomatis (organismo intracelular obligado)

¿Cuál es el periodo de incubación?

Desde 1 semana hasta 3 meses después de la exposición (usualmente coito)

¿Cómo se diagnostica el linfogranuloma venéreo?

Prueba serológica inmunofluorescente

¿Cuál es el tratamiento?

Doxiciclina 100 mg vía oral dos veces al día × 7 días

Alteraciones congénitas y adquiridas

Parafimosis

¿Qué es la parafimosis?

Prepucio con abertura estrecha que forma una banda apretada detrás de la cresta coronal cuando se retrae, lo que provoca inflamación e incapacidad para traccionar el prepucio sobre el glande

¿Cuál es la secuela principal?

Inflamación más dolorosa del glande y del prepucio, que puede provocar disminución del flujo arterial y necrosis del glande

¿Cuál es el tratamiento?

1. Compresión manual del glande durante 5 a 10 minutos después de bloqueo peneano con lidocaína al 1% para reducir su tamaño lo suficiente para permitir la tracción del prepucio de nuevo a su sitio
2. Si esto falla, se realiza un corte dorsal en el prepucio constrictor, seguido de circuncisión formal cuando se resuelva la inflamación; también deben administrarse antibióticos

Priapismo

¿Qué es el priapismo?

Erección prolongada, con frecuencia dolorosa que no se relaciona con deseo sexual y dura 4 horas o más

¿Cuáles son las clasificaciones etiológicas?

1. Primario (idiopático)
2. Secundario
   Inyecciones intracavernosas para impotencia (PGE, fentolamina, papaverina)
   Hematológico (enfermedad de células falciformes, leucemia, estados hipercoagulables)
   Sustancias orales (alcohol, psicotrópicos, antihipertensivos)
   Neurogénico (anestesia y lesión de médula espinal)
   Lesión traumática de la arteria cavernosa dentro del tejido de los cuerpos que provoca una fístula arteriovenosa (A-V) traumática (fractura pélvica o laceración por terapia inyectada)
   Mestástasis a los cuerpos

¿Cuáles son las dos causas más comunes?

1. Primaria (> 50%)
2. Inyecciones intracavernosas para impotencia

¿Cuáles son las diferencias entre priapismo clásico de bajo flujo y priapismo de alto flujo relacionado con traumatismo pélvico?

Priapismo de bajo flujo

1. En general doloroso
2. Sangre oscura poco oxigenada obtenida de la aspiración corporal
3. Relacionado con estancamiento, trombosis y fibrosis si no se trata en menos de 24 horas

Priapismo de alto flujo

1. Por lo general sin dolor
2. Sangre roja, bien oxigenada obtenida de la aspiración corporal
3. Hay una fístula A-V entre la arteria cavernosa lesionada y el cuerpo, que ocasiona una erección persistente sin estancamiento ni trombosis relacionadas

¿Cuáles son las estrategias terapéuticas clásicas para el priapismo relacionado con enfermedad de células falciformes?

1. Oxigenación
2. Hidratación
3. Alcalinización
4. Aspiración corporal con aguja seguida de inyección intracavernosa de un compuesto α-adrenérgico diluido (p. ej., fenilefrina o epinefrina)

¿Cuáles son las estrategias terapéuticas generales de los otros tipos de priapismo de bajo flujo?

1. Aspiración de 10 a 20 ml de sangre corporal seguida de inyección de un compuesto α-adrenérgico diluido cada 5 minutos hasta 10 dosis (**Nota:** monitorear la presión arterial y la frecuencia cardiaca; usar con **precaución** en pacientes con enfermedad cardiaca o cerebrovascular)
2. Derivación quirúrgica (se han descrito múltiples procedimientos para desviar la sangre de los cuerpos cavernosos al esponjoso o directamente al sistema venoso)

¿Cuál es un procedimiento de derivación simple y eficaz?

Derivación de Winter: derivación generada para pasar una aguja IV calibre 16 varias veces a través del glande hacia los cuerpos cavernosos

Enfermedad de Peyronie

¿Qué es la enfermedad de Peyronie?

Fibrosis y formación de placas en la túnica albugínea de los cuerpos cavernosos, con frecuencia relacionadas con dolor y deformidad inclinada a la erección

¿Cuáles son las teorías etiológicas comunes?

1. Proceso vasculítico mediado por inmunidad
2. Microtraumatismo repetido de la túnica durante el coito

¿Qué porcentaje de estas afecciones se resuelve de manera espontánea?	≈ 50%

¿Cuál es el tratamiento médico si no se resuelve?	1. Vitamina E 2. Paraaminobenzoato de potasio 3. Dimetilsulfóxido (DMSO) 4. Esteroides intralesionales (triamcinolona 40 mg)

¿Cuál es el tratamiento quirúrgico?	Escisión de la placa y colocación de un injerto cutáneo con o sin prótesis de pene (*Nota:* en general, este tratamiento se reserva para pacientes con angulación muy grave para el coito exitoso)

Tumores

Cáncer uretral

¿Cuál es el tipo histológico más frecuente?	Carcinoma de células escamosas

¿Cuáles son los factores de riesgo?	1. Enfermedad estenosante 2. Irritación e infecciones crónicas

¿Qué se incluye en la evaluación?	1. Uretroscopia con biopsia o cepillado transuretral 2. TC pélvica para evaluar el estado de los ganglios linfáticos 3. RxT

¿Cuál es la diferencia en el patrón de drenaje ganglionar entre tumores anteriores y posteriores?	Tumores anteriores (distales): drenan a la cadena inguinal Tumores posteriores: drenan a los ganglios pélvicos (p. ej., iliacos externos, obturadores e hipogástricos)

¿Cuáles son las opciones terapéuticas?	1. Resección transuretral: para lesiones superficiales de bajo grado de la región distal del pene o uretra prostática 2. Uretrectomía segmentaria y reanastomosis: para cánceres superficiales de bajo grado de la uretra peneana

3. Penectomía parcial: para lesiones invasivas de la uretra distal
4. Cistectomía en bloque extendida que incluye uretrectomía proximal con escisión de la sínfisis púbica y tejidos blandos subsifisarios: para lesiones proximales invasivas de la uretra bulbosa o membranosa

¿La disección terapéutica de ganglios linfáticos es efectiva?

Se han informado casos ocasionales de supervivientes a largo plazo después de linfadenectomía por metástasis en ganglios linfáticos pélvicos o inguinales

Cáncer peneano

¿Cuál es la incidencia de cáncer de pene en EUA?

< 1% de todos los cánceres

¿Cuál es otro nombre para el carcinoma de células escamosas *in situ*?

Enfermedad de Bowen

¿Cuál es su apariencia?

Placa roja con incrustaciones

¿Cuál es la incidencia de cáncer visceral en relación con esta afección?

≈ 25%

¿Cuál es la localización más frecuente de carcinoma invasivo de células escamosas del pene?

Glande

¿Cuál es la ruta primaria de diseminación?

Linfática

¿Cómo afecta la localización del tumor primario al patrón de diseminación?

1. Prepucio y tronco: ganglios inguinales superficiales
2. Glande y cuerpos: ganglios inguinales profundos y superficiales (***Nota:*** debido a las comunicaciones extensas cruzadas, el drenaje linfático de pene es bilateral)

¿Qué porcentaje de los pacientes se presenta con ganglios palpables?

> 50%

¿Qué porcentaje de este aumento de tamaño es secundario a inflamación?	≈ 50%
¿Cuál es el sistema clásico de estadificación de Jackson para cáncer de pene?	Etapa I: tumor que sólo afecta el glande o prepucio Etapa II: tumor que afecta el tronco del pene Etapa III: afección ganglionar operable Etapa IV: mestástasis locales, ganglionares o a distancia inoperable
¿Qué incluye la evaluación de metástasis?	1. RxT 2. Rastreo óseo 3. Rastreo por TC abdominopélvico

¿Cuál es el tratamiento para lo siguiente?

Carcinoma *in situ* (CIS)	Tratamiento conservador con fluorouracilo en crema o láser neodimio/YAG
Carcinoma de prepucio	Sólo circuncisión, ya que el margen es adecuado
Carcinoma de glande o tronco peneano distal	Penectomía distal con borde de 2 cm
Lesiones proximales	Si no se puede mantener una longitud suficiente para la dirección del chorro urinario o función sexual, penectomía total con uretrostomía perineal

TESTÍCULOS Y EPIDÍDIMO

Anatomía

¿A partir de qué estructuras del recubrimiento epitelial dentro del testículo se desarrollan los espermatozoides?	Túbulos seminíferos
¿Cuál es la irrigación arterial del testículo?	1. Arteria espermática interna 2. Arteria cremastérica 3. Arteria de los conductos

¿Cuál es la importancia clínica de este flujo sanguíneo colateral?	Con frecuencia, el flujo sanguíneo a través de las colaterales es suficiente para permitir la ligadura y la división de la arteria espermática interna para obtener una longitud adicional durante la orquidopexia (orquidopexia de Fowler-Stephens)
¿Cuál es drenaje linfático primario de los siguientes sitios?	
Testículo derecho	GL interaortocavos seguidos de GL precavos, preaórticos y paracavos
Testículo izquierdo	GL paraaórticos izquierdos seguidos de GL preaórticos
¿Dónde se localiza el epidídimo en relación con el testículo normal?	A lo largo de la superficie posterolateral del testículo

Alteraciones congénitas y adquiridas

Testículo ectópico

¿Cuál es la diferencia entre un testículo ectópico y un testículo criptorquídico?	Un testículo ectópico ha descendido a lo largo de un camino anómalo, mientras un testículo criptorquídico ha descendido a lo largo del trayecto normal, pero no ha llegado al canal inguinal
¿Cuáles son algunas posiciones ectópicas y cuál es la más frecuente?	1. Inguinal superficial (la más frecuente): migra en dirección cefálica y lateral al anillo externo 2. Femoral: se encuentra en el triángulo femoral superficial 3. Perineal: se encuentra en la región anterior del perineo y lateral al ano 4. Peneano: se encuentra subcutáneo en la base el pene 5. Descendente cruzado: ambos testículos descienden a través del mismo canal inguinal

Testículo criptorquídico

¿Cuáles son las teorías etiológicas?

1. Estimulación deficiente de gonadotropina materna
2. Defecto gonadal intrínseco, que provoca un testículo que no responde a la estimulación gonadotrópica
3. Formación anómala del gubernáculo

¿Por qué es importante que los testículos desciendan?

La localización escrotal es 1 a 2° más fría que el resto del organismo, una condición necesaria para la espermatogénesis normal

¿Cuál es la incidencia de criptorquidia en los siguientes?

Lactante pretérmino   30%

Lactante de término   3.5%

Un año   0.8%

Adulto   0.8%

¿Cuál es el factor más común que provoca un diagnóstico equívoco de testículo criptorquídico?

Un testículo retráctil por contracción cremastérica

Si un testículo no es retráctil o ectópico y no puede palparse, ¿cuáles son las posibles localizaciones?

1. Canalicular: localizado entre los anillos interno y externo
2. Intraabdominal: localizado proximal al anillo interno
3. Ausente

¿Cómo se distingue la criptorquidia bilateral de la anorquia bilateral?

Se obtienen las cifras basales de testosterona; luego se administra gonadotropina coriónica humana (hGC, *human chorionic gonadotropin*) durante 3 días; si hay tejido testicular, se observará un incremento de las concentraciones séricas de testosterona

¿A qué edad debe iniciarse la intervención para un testículo criptorquídico y por qué?

Al primer año de edad, después de esto:
1. El descenso espontáneo es en extremo improbable
2. Ocurren cambios histológicos significativos (fibrosis), que incrementan el riesgo de infertilidad del testículo implicado en gran medida

¿Cuál es la incidencia de formación neoplásica en un testículo criptorquídico _vs._ un testículo con descenso normal?

35 a 50 × mayor en el testículo criptorquídico

¿El momento de la orquidopexia afecta el riesgo de formación neoplásica en un testículo criptorquídico?

No (sin embargo, mejora la capacidad para examinar el testículo)

Debido a su posición y localización anómalas, ¿qué otra complicación puede observarse en relación con un testículo no descendido?

Torsión (en especial en el testículo pospuberal aumentado de tamaño)

¿Cuál es el tratamiento médico del testículo criptorquídico?

1. Estimulación con hCG: aumenta la producción testicular de testosterona (tasa de éxito 15 a 50%)
2. Hormona liberadora de gonadotropina (Gn-RH, _gonadotropin-releasing hormone_) (de manera específica, hormona liberadora de hormona luteinizante [LH-RH, _luteinizing hormone-releasing hormone_])

¿Cuáles son las opciones de tratamiento quirúrgico para testículo criptorquídico?

Orquidopexia estándar, orquidopexia de Fowler-Stephens, orquidopexia laparoscópica y autotrasplante testicular

¿Qué es una orquidopexia estándar?

Incisión en la ingle, se divide el músculo oblicuo externo y se libera el testículo a la base del escroto a través de una incisión cutánea separada

¿Qué es la maniobra de Prentiss?

La maniobra de Prentiss se realiza al abrir el piso del canal inguinal y dividir los vasos epigástricos inferiores para obtener longitud adicional

¿Qué es una orquidopexia de Fowler-Stephens?

En casos con longitud insuficiente para llevar el testículo hacia el escroto, se pinza la arteria espermática interna y si se demuestra flujo sanguíneo testicular colateral adecuado, la arteria se divide y el testículo se lleva hacia el escroto

| ¿Qué es el autotrasplante testicular? | Se anastomosa la arteria testicular a la arteria epigástrica inferior y el testículo se trasplanta al escroto. (***Nota:*** este procedimiento tiene una técnica difícil, por lo que la tasa de éxito es relativamente baja) |

Tumores

Tumores adenomatoides epididimarios

¿Cuál es la edad habitual de presentación de estos tumores?	Tercera y cuarta décadas
¿Cuál es la presentación clásica?	Masa redonda discreta, por lo general indolora que puede encontrarse en cualquier región del epidídimo
¿En qué otras regiones se encuentran estas lesiones?	1. Túnica albugínea del testículo 2. Cordón espermático
¿Cuál es la apariencia histológica?	Células acidófilas parecidas a epiteliales en un estroma de colágeno
¿Cuáles son las teorías etiológicas?	1. Reacción a lesión 2. Algunas similitudes ultraestructurales con mesoteliomas

RIÑONES

Anatomía

| ¿Cuáles son las dimensiones de un riñón adulto normal? | Vertical: 10 a 12 cm
Transversal: 5 a 7 cm
Anteroposterior: 3 a 4 cm |
| ¿Qué órganos intraabdominales están en contacto con las regiones señaladas de la superficie anterior de los riñones? | 1. Glándula suprarrenal
2. Hígado
3. Colon
4. Íleon
5. Glándula suprarrenal
6. Estómago
7. Páncreas
8. Íleon
9. Bazo
10. Colon |

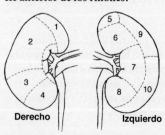

Derecho Izquierdo

¿Cuál es la localización normal del polo superior de cada riñón en relación con las siguientes estructuras?

Cuerpos vertebrales — Izquierdo: T12; derecho: superior de L1

Costillas — Izquierdo: a 11ª costilla; derecho: a 11° espacio intercostal

¿Cuál es la importancia clínica de la localización del polo superior con respecto a lo siguiente?

Traumatismo penetrante de tórax — Las heridas punzantes de la región torácica inferior pueden lesionar los riñones

Incisión quirúrgica — Puede ocurrir la entrada inadvertida al espacio pleural al realizar una incisión estándar de flanco (obtener RxT posquirúrgica)

El acceso a tumores renales grandes puede facilitarse por una incisión toracoabdominal que entra al tórax y abre el diafragma para exponer el polo superior

¿Qué estructuras están contenidas en la fascia de Gerota?
1. Grasa perirrenal
2. Riñón
3. Glándula suprarrenal
4. Uréter
5. Vasos gonadales

¿Cuál es el orden de las estructuras en el hilio renal (anterior a posterior)? — Vena renal > Arteria renal > Pelvis renal

La arteria renal principal:

¿A qué nivel vertebral emerge? — L2, debajo de la arteria mesentérica superior (AMS)

¿En qué cinco ramas segmentarias se divide?	División anterior: apical, superior, media e inferior
	División posterior: posterior (las divisiones segmentarias se nombran según la región del parénquima que irrigan)

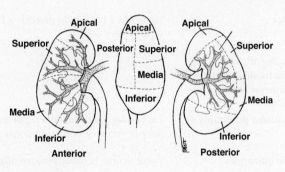

¿Qué rama segmentaria es la primera y más constante?	Posterior
¿Qué drenaje colateral se dirige a la vena renal izquierda?	1. Vena frénica inferior izquierda 2. Vena suprarrenal izquierda 3. Vena lumbar ascendente izquierda 4. Vena gonadal izquierda
¿Cuál es la importancia clínica de las colaterales?	La ligadura quirúrgica u oclusión de la vena renal izquierda se tolera en la mayoría de los casos
¿Cuáles son los componentes del sistema colector intrarrenal?	1. Cáliz menor (terciario): 7 a 9 estructuras en forma de copa que rodean las papilas de cada pirámide renal 2. Infundíbulo: estrechamiento de cada cáliz menor, que confluye para formar un cáliz mayor 3. Cáliz mayor: confluencia de varios infundíbulos para formar dos o tres conductos de drenaje más grandes

4. Pelvis renal: cámara de recolección principal, que puede contenerse por completo
dentro de la sustancia del riñón o puede
ser una estructura extrarrenal sacular
grande

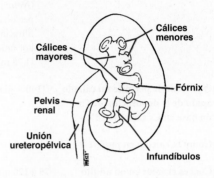

¿Qué es el fórnix?

El delicado anillo de cada cáliz o "borde de cristal"

Fisiología renal

¿Cuáles son las cuatro funciones principales del riñón?

1. Excreción de productos de desecho metabólicos
2. Reabsorción de solutos necesarios
3. Secreción de solutos innecesarios
4. Función endocrina (p. ej., eritropoye-tina, renina y vitamina D)

¿Qué porcentaje del gasto cardiaco normal reciben los riñones?

20 a 25%

¿Qué es la depuración renal?

Velocidad con la que el riñón excreta una sustancia en relación con su concentración plasmática (ml/min)

¿Qué mide indirectamente la depuración?

Filtración glomerular

¿Cómo se calcula la depuración?	$C = (U \times V)/P$ C = depuración (ml/min) U = concentración urinaria de creatinina (Cr) P = concentración plasmática de Cr V = volumen del flujo urinario en 1 minuto (**Nota:** para comparar los valores para personas de diferente tamaño, la tasa de filtración glomerular está estandarizada por unidad de superficie corporal [1.73 m^2])
¿Qué fórmula permite un cálculo rápido de la depuración de Cr con base en Cr sérica (CrS)?	$([140 - \text{edad}] \times [\text{peso}])/(72 \times CrS)$
¿Cómo se calcula en mujeres?	Multiplicar por 0.85
¿Cuál es el valor en un adulto normal para depuración de Cr?	75 a 120 ml/min
¿Dónde se reabsorbe la mayoría del sodio filtrado en la nefrona?	Túbulo proximal (70 a 80% de la carga filtrada)
¿Es un proceso activo o pasivo?	Activo: la energía para la función de la bomba Na$^-$ K$^+$ proviene del metabolismo aerobio
¿Dónde se produce la renina y qué estimula su liberación?	Las células mioepiteliales (yuxtaglomerulares) de la arteriola aferente; la liberación se estimula por: 1. Perfusión renal disminuida 2. Estimulación β-adrenérgica 3. Liberación disminuida de sal al túbulo distal
¿Cuál es el efecto principal de renina?	Renina convierte angiotensinógeno en angiotensina I, que se convierte en angiotensina II en el pulmón; angiotensina II es un vasoconstrictor potente y también estimula la liberación de aldosterona
¿Dónde se produce aldosterona y cuáles son sus efectos principales?	Zona glomerulosa de la corteza suprarrenal; actúa sobre los túbulos colectores: 1. Incrementa la reabsorción de Na$^+$ 2. Incrementa la secreción de H$^+$ 3. Incrementa la secreción de K$^+$

¿Cuánto ácido debe excretar el riñón por día para mantener el equilibrio ácido–base?	0.3 a 1.0 mEq/kg/d
¿Cómo logra el riñón esta función y en qué parte de la nefrona se produce este mecanismo?	1. Reclamo de HCO_3^- filtrado: principalmente en el túbulo proximal 2. Generación de nuevo HCO_3^-: mediante excreción neta de ácido (los túbulos colectores secretan iones H^+, que luego se unen a amortiguadores ajustables, p. ej., PO_4 y NH_4^+)

Enfermedades infecciosas

Pionefrosis

¿Qué es la pionefrosis?	Un riñón obstruido, infectado, hidronefrótico lleno de detritos purulentos
¿Cuál es la presentación clínica?	Dolor en flanco, fiebre y escalofrío; con frecuencia los pacientes presentan sepsis florida
¿Cuál es el tratamiento?	1. Drenaje de urgencia a través de nefrostomía percutánea 2. Triple cobertura antibiótica IV (p. ej., ampicilina, aminoglucósido y metronidazol)

Pielonefritis xantogranulomatosa

¿Qué es la pielonefritis xantogranulomatosa?	Una infección bacteriana crónica del riñón relacionada con cálculos y con frecuencia obstrucción parcial/dilatación del sistema colector
¿Cuál es la histología clásica?	Nódulos amarillos localizados compuestos por infiltrados inflamatorios y macrófagos espumosos
¿Cuál es la población objetivo?	Mujeres de mediana edad o mayores
¿Cuál es la presentación habitual?	Fiebre, hipersensibilidad en flanco, anorexia o malestar general

¿Cuáles son los hallazgos de laboratorio comunes?	1. Anemia: 65%
	2. Leucocitosis: 50%
	3. Piuria
	4. Microhematuria
	5. Urocultivo positivo (*Proteus mirabilis* y *Escherichia coli* son los organismos aislados con mayor frecuencia)

Alteraciones congénitas y adquiridas

Acidosis tubular renal (ATR)

¿A qué defecto se debe ATR tipo I?	El túbulo distal es incapaz de secretar iones H$^+$ a través de un gradiente grande (*Nota:* la capacidad del túbulo proximal para absorber HCO$_3^-$ no es afectada)
¿Cuáles son las características clínicas?	1. Acidosis sistémica
	2. Orina alcalina inadecuada
	3. Hipopotasiemia/hipercloremia
	4. Formación de cálculos de fosfato de calcio (70%) debida a hipercalciuria en caso de concentraciones urinarias bajas de citrato
¿Cuál es el tratamiento?	1. Incrementar la ingesta de líquido
	2. Bicarbonato de sodio o citrato de potasio para alcalinizar la orina (*Nota:* el efecto puede vigilarse al medir el citrato urinario)
¿A qué defecto se debe ATR tipo II?	Disminución de la capacidad de reabsorción de HCO$_3^-$ del túbulo proximal, que ocasiona contracción del líquido extracelular, reabsorción de Cl$^-$ y acidosis
¿Cuál es el tratamiento de ATR tipo II?	Bicarbonato de sodio o citrato de potasio para corregir la pérdida de HCO$_3^-$

Riñón pélvico

¿Cuál es la incidencia de riñón pélvico?	1:500 a 1:1 000 (la localización más frecuente de riñón ectópico)
¿En qué sexo y de qué lado se encuentra con mayor frecuencia esta condición?	Niños; lado izquierdo

¿Estos riñones son normales?

≈ 50% es patológico con función disminuida; el reflujo es común

¿Cuál es el tratamiento?

Corrección del reflujo, si es posible; la mayoría permanece asintomático

Nefropatía poliquística adulta

¿Cuál es el patrón de herencia?

Autosómica dominante —penetrancia de 100%

¿Cuáles son los hallazgos clínicos clásicos?

1. Masas bilaterales en flancos: aumento de tamaño quístico de ambos riñones
2. Hipertensión (65%)
3. Insuficiencia renal
4. Dolor lumbar
5. Pielonefritis recurrente: también es frecuente la infección de los quistes

¿Cuáles son las lesiones no renales relacionadas y cuál es la incidencia de cada una?

1. Quistes hepáticos (33%)
2. Aneurisma del círculo de Willis (10 a 40%)

¿Cuál es el tratamiento?

1. Medidas conservadores generales (p. ej., dieta con bajo contenido proteínico, 0.5 a 0.75 g/kg/día)
2. Descompresión o drenaje de los quistes: indicada para infecciones, obstrucción o distensión intensa y compresión del diafragma
3. Nefrectomía: indicada en algunos pacientes con hemorragia profusa, infecciones complicadas u obstrucción
4. Diálisis *vs.* trasplante renal (es frecuente la progresión a insuficiencia renal)

Nefropatía displásica multiquística

¿Cuál es la apariencia renal típica en la nefropatía displásica multiquística (NDMQ)?

Estructuras quísticas parecidas a uvas que reemplazan al riñón, que tiene poco estroma verdadero y sin sistema calicial

¿Cuáles son las teorías etiológicas?

1. Hidronefrosis grave secundaria a atresia de uréter o pelvis
2. Falla de unión entre el brote ureteral y el blastema metanéfrico

¿De qué lado se observa esta afección con mayor frecuencia? — Izquierdo

¿Cuál es la presentación de NDMQ? — El diagnóstico puede realizarse por ecografía prenatal, o más tarde en la vida en la evaluación del dolor abdominal, hematuria o hipertensión

¿Qué anomalías del riñón contralateral se relacionan con NDMQ?
1. Obstrucción de la unión ureteropélvica
2. Megauréter obstructivo

¿Qué nombre se da al síndrome de NDMQ bilateral? — Síndrome de Potter

¿Cuáles son las características clínicas de este síndrome?
1. Apariencia facial clásica (nariz chata, pliegue cutáneo prominente debajo de cada ojo, depresión entre el labio inferior y el mentón, y lóbulos auriculares amplios)
2. Riñones displásicos multiquísticos bilaterales
3. Oligohidramnios

¿Cuál es el pronóstico de este síndrome? — Incompatible con la vida

¿Qué prueba es más útil para diferenciar NDMQ de hidronefrosis grave? — Rastreo renal con ácido dimercaptosuccínico (DMSA, *dimercaptosuccinic acid*): en general, la función (es decir, depuración de radioisótopo) está presente con hidronefrosis y no con NDMQ

¿Cuál es el tratamiento? — Controversial; la mayoría promueve el manejo conservador a menos que haya dolor intenso en flancos; luego, el mejor manejo es con nefrectomía simple

Tumores

Oncocitoma

¿Cuál es la característica histológica distintiva? — Células uniformes con citoplasma granular eosinofílico debido al incremento en la cantidad de mitocondrias

¿Las células son benignas o malignas? — Benignas

¿Qué rasgo angiográfico característico se observa con frecuencia?

Configuración en "rayos de rueda" de las arteriolas (*Nota:* esta apariencia también puede observarse en cánceres de células renales)

¿Cuál es el tratamiento?

Debido a la apariencia clínica y radiográfica similares con cáncer de células renales, estas lesiones se tratan usualmente con nefrectomía

PRÓSTATA

Anatomía

¿Qué porcentaje de la glándula prostática está compuesto por lo siguiente?

Estroma fibromuscular

40%

Tejido epitelial glandular

60%

¿De qué estructuras embrionarias se origina la próstata?

Seno urogenital (con excepción de la zona central y conductos eyaculadores, que son de origen wolffiano)

¿Cuáles son las zonas principales de la próstata?

1. Zona periférica: junto con la zona central, comprende 95% de la glándula
2. Zona central: rodea los conductos eyaculadores y se encuentra en la porción posterior de la glándula
3. Zona de transición: rodea la uretra y el *verumontanum*
4. Área fibromuscular anterior: forma una capa sobre la superficie anterior de la próstata y tiene cierta actividad esfintérica

¿En qué zona surge la hiperplasia benigna?

Zona de transición

¿En qué zonas surgen los adenocarcinomas?

Zonas periférica (60 a 70%), de transición (10 a 20%) y central (5 a 10%)

¿Qué vaso proporciona la mayoría de la sangre a la próstata?	Arteria vesical inferior; las ramas irrigan las vesículas seminales y luego la arteria se divide en el grupo uretral (irriga el cuello vesical y la glándula periuretral) y el grupo capsular (irriga la región externa de la próstata)
¿Qué raíces nerviosas contribuyen a la inervación autonómica de la próstata y vesículas seminales?	Eferentes viscerales parasimpáticos de S2 a S4 y simpáticos de T11 a L2
¿Qué estructuras marcan la localización macroscópica de los nervios dirigidos a los cuerpos cavernosos?	El pedículo lateral de la arteria vesical inferior marca la localización del "haz neurovascular", que corre dorsolateral (fuera de la fascia Denonvilliers) en la fascia pélvica lateral

Procesos infecciosos

Prostatitis bacteriana aguda

¿Cuáles son los organismos causales?	1. *E. coli* 2. Especies de *Pseudomonas* 3. *Streptococcus faecalis*
¿Cuáles son las rutas de diseminación infecciosa?	1. Ascenso retrógrado desde la uretra 2. Reflujo de orina infectada hacia los conductos prostáticos 3. Diseminación linfática directa desde el recto 4. Infecciones por transmisión hemática
¿Cuáles son los síntomas habituales a la presentación?	Dolor perineal o sacro bajo, fiebre, escalofrío, síntomas irritativos a la micción y grados variables de obstrucción
¿Qué se encuentra en el examen rectal digital?	Próstata tumefacta, indurada y en extremo hipersensible
¿Debe realizarse masaje prostático para exprimir el patógeno infectante y por qué?	No; la manipulación prostática vigorosa puede ocasionar bacteriemia significativa y, con frecuencia, los urocultivos solos son positivos

Si el paciente no puede vaciar por completo la vejiga, ¿debe insertarse una sonda de Foley?	No, por la razón antes mencionada; si hay orina residual significativa, debe colocarse un tubo suprapúbico percutáneo
¿Cuáles son las complicaciones de la prostatitis?	1. Choque séptico 2. Pielonefritis 3. Epididimitis 4. Absceso prostático
¿Cuál es el tratamiento de la prostatitis *aguda* en un paciente no comprometido?	Trimetoprim-sulfametoxazol (TMP/SMX) vía oral por 14 días
¿Cuál es el tratamiento para prostatitis *crónica*?	TMP/SMX por 3 meses o quinolonas × 1 mes
¿Cuál es el tratamiento de prostatitis en un paciente séptico o comprometido de otra manera?	1. Gentamicina IV o IM y ampicilina IV por 1 semana 2. Después, fármacos orales por 30 días

Absceso prostático

¿Cuál es el organismo causal en la actualidad?	*E. coli*
¿Cuál es la causa?	En general, una complicación de prostatitis bacteriana aguda
¿Cuáles son los síntomas clínicos?	Idénticos a aquellos de la prostatitis aguda
¿Cuáles son los hallazgos en el examen rectal digital?	Próstata hipersensible y fluctuante con aumento de tamaño asimétrico
¿Cuál es la mejor modalidad de imagen para confirmar el diagnóstico?	Ecografía transrectal
¿Qué grupo de pacientes tiene una incidencia mucho mayor de formación de abscesos?	Pacientes con SIDA

| ¿Cuál es el tratamiento del abceso prostático? | 1. Drenaje quirúrgico mediante destechamiento transuretral o drenaje transperineal |
| | 2. Cobertura antibiótica: similar a la de prostatitis aguda |

VEJIGA

Anatomía

¿Cuál es la capacidad de la vejiga adulta normal?	350 a 450 ml
¿Qué es el uraco?	El remanente fibroso del alantoides, que se une al domo de la vejiga con el ombligo
¿Cuál es su importancia clínica?	1. Grados variables de permeabilidad pueden provocar quistes, divertículos y uraco permeables
	2. Con frecuencia es el sitio de origen de un adenocarcinoma vesical
¿Cuál es el músculo principal de la vejiga y cómo están configuradas sus fibras?	Músculo detrusor:
	1. Internas: longitudinales
	2. Medias: circulares
	3. Externas: longitudinales
En la vejiga masculina, ¿de dónde proviene el flujo sanguíneo arterial principal?	Las arterias vesicales superior, media e inferior, que surgen de la división anterior de la arteria hipogástrica (las ramas menores surgen de la arteria obturatriz y glútea inferior)
¿Cuál es el drenaje linfático principal de la vejiga?	GL iliacos externos, iliacos comunes e hipogástricos
¿Qué fibras nerviosas proporcionan la función contráctil del músculo detrusor?	Fibras parasimpáticas a través de S2 a S4
¿De dónde proviene la inervación motora del trígono y esfínter del cuello vesicales?	Fibras simpáticas de T11 a T12 y L1 a L2

Procesos infecciosos

Cistitis aguda

¿Cuáles son los organismos causales más frecuentes?

1. Bacterias coliformes (*E. coli* son las más frecuentes)
2. En ocasiones también se encuentran organismos grampositivos (p. ej., *Enterocci* y *Staphylococcus saprophyticus*)

¿Cómo tienen acceso estos organismos a la vejiga?

Infecciones ascendentes desde la uretra

¿Qué infección viral se informa que causa cistitis hemorrágica en niños?

Infección adenoviral

¿Quiénes son afectados con mayor frecuencia, hombres o mujeres?

Mujeres

¿Cuál es la presentación clínica?

1. Síntomas miccionales irritativos (p. ej., frecuencia, urgencia y disuria)
2. Malestar suprapúbico
3. Hematuria u orina de aroma fétido

¿Cuáles son los hallazgos de laboratorio?

1. BHC puede mostrar leucocitosis leve con cambio a la izquierda
2. EGO muestra leucocitos, eritrocitos y bacterias

¿Cuáles son las complicaciones?

1. Pielonefritis ascendente
2. Epididimitis
3. Prostatitis

¿Cuál es el tratamiento?

1. Hidratación
2. En pacientes no complicados, la terapia antibiótica oral por 1 a 3 días es adecuada (p. ej., ampicilina, nitrofurantoína o TMP/SMX)
3. En pacientes complicados (p. ej., cálculos relacionados, diabetes o inmunocompromiso), la terapia intravenosa puede ser necesaria

Alteraciones congénitas y adquiridas

Cistitis intersticial

¿Qué es la cistitis intersticial?
Proceso irritativo crónico de la vejiga que provoca fibrosis, dolor pélvico y síntomas miccionales irritativos

¿Qué grupo de pacientes tiende a ser afectado?
Mujeres de mediana edad

¿Cuáles son las teorías etiológicas?
1. Enfermedad autoinmune de colágeno
2. Respuesta de hipersensibilidad a alérgenos alimentarios
3. Obstrucción de los ganglios linfáticos pélvicos secundaria a cirugía que provoca fibrosis
4. Fibrosis secundaria a tromboflebitis por infecciones vesicales recurrentes
5. Espasmo arteriolar secundario a impulsos vasculíticos y psicógenos

¿Cuál es la presentación clínica?
1. Síntomas miccionales irritativos que empeoran (p. ej., frecuencia, urgencia y nicturia)
2. Dolor suprapúbico que empeora por la distensión vesical y aliviado por la micción
3. Hematuria microscópica, que puede progresar a hematuria macroscópica con sobredistensión de vejiga

¿Cuáles son los hallazgos cistoscópicos clásicos?
Áreas de hemorragia puntiforme (es decir, glomerulaciones), división estelada del domo y áreas ocasionales de ulceración (es decir, úlcera de Hunner)

¿Cuál es el tratamiento?
No hay tratamiento definitivo; el objetivo es el alivio sintomático del dolor; los siguientes métodos se han intentado con grados variables de éxito:
1. Distensión hidráulica bajo anestesia
2. Instilaciones de dimetilsulfóxido (DMSO) cada 2 semanas
3. Irrigaciones con oxicloroseno de sodio al 0.4%
4. Corticoesteroides (resultados impredecibles)
5. Terapias quirúrgicas como aumento y desviación en asa (resultados impredecibles)

Cistitis hemorrágica

¿Qué fármaco quimioterapéutico se relaciona con mayor frecuencia con esta condición?

Ciclofosfamida (el metabolito urotóxico acroleína es el agente etiológico)

Tumores

Adenocarcinoma de vejiga

¿Qué porcentaje del cáncer de vejiga representa el adenocarcinoma?

2%

¿Cuáles son los posibles sitios de origen?

1. Adenocarcinoma vesical primario que surge de la base de la vejiga
2. Remanente uracal
3. Adenocarcinoma metastásico del tracto gastrointestinal o ginecológico

¿Qué anomalía del desarrollo se relaciona con riesgo incrementado de esta afección?

Extrofia vesical clásica

¿Cuál es el tratamiento?

Radioterapia preoperatoria con 3 000 cGy seguida de cistectomía radical

Carcinoma de células escamosas (CaCE) de la vejiga

¿Qué porcentaje de las lesiones de vejiga representa el CaCE?

< 8%

¿Cuáles son los factores de riesgo?

1. Irritación crónica por catéter permanente o cuerpo extraño
2. Cálculos vesicales
3. Enfermedad estenosante
4. Infecciones por *Schistosoma haematobium*

¿Cuál es el tratamiento?

1. Los tumores superficiales bien diferenciados pueden tratarse con resección transuretral o cistectomía parcial
2. Las lesiones invasivas localmente deben recibir radioterapia preoperatoria con 3 000 cGy y cistectomía radical
3. No se cuenta con quimioterapia efectiva para cánceres escamosos metastásicos

Carcinoma de células transicionales (CaCT) de la vejiga

¿Cuál es la demografía clásica en términos de edad, sexo y raza?

1. Edad promedio, 65 años
2. Razón hombres:mujeres de 2.7:1
3. Razón caucásicos:afroamericanos de 4:1

¿Cuáles son los factores de riesgo laborales conocidos?

Exposición a aminas aromáticas:
1. Benzidina
2. β-naftilamina
3. 4-aminobifenilo
   (*Nota:* estas sustancias se encuentran con mayor frecuencia en la fabricación de tintes, goma, textiles y plástico)

¿Cuáles son los factores de riesgo no laborales conocidos?

1. Tabaquismo: este factor de riesgo se encuentra en 50% de los hombres y 30% de las mujeres
2. Nitrosaminas dietéticas
3. Exposición a ciclofosfamida

¿Cuál es la clasificación TMN de CaCT de la vejiga?

T0 —lesión papilar confinada a la mucosa
TIS —carcinoma *in situ* (CIS)
T1 —tumor que invade la submucosa o la lámina propia
T2 —tumor que invade el músculo superficial
T3 —tumor que invade el músculo profundo o la grasa perivesical; GL negativos
T4 —tumor que se extiende a los órganos adyacentes, afección de GL o mestástasis a distancia

¿Qué características histológicas determinan el grado de una lesión y cómo se correlaciona con la invasión tumoral?

El grado se determina por:
1. Atipia celular
2. Anomalías nucleares
3. Cantidad de figuras mitóticas
   Grado 1: bien diferenciado (10% es invasivo)
   Grado 2: moderadamente diferenciado (50% es invasivo)
   Grado 3: mal diferenciado (> 80% es invasivo)

¿Cuál es el signo de presentación más frecuente de cáncer vesical?

Hematuria, ya sea macroscópica o microscópica (presente en 85 a 90%)

¿Cuál es otra molestia de presentación frecuente observada en relación con CIS difuso?

Síntomas miccionales irritativos como disuria, frecuencia y urgencia

¿Cuál es la evaluación?

1. EGO, cultivo y lavados vesicales para citología
2. Examen bimanual (en general realizado bajo anestesia al momento de la cistoscopia y biopsia vesical profunda)
3. Pielograma intravenoso para descartar enfermedad concomitante del tracto superior
4. Cistoscopia con biopsia profunda dirigida de cualquier lesión sospechosa y biopsias aleatorias en frío de las cuatro paredes, trígono y uretra prostática
5. Rastreo por TC para determinar la presencia de metástasis intraabdominal y afección ganglionar > 1.5 cm

¿Cuál es el tratamiento de CIS?

1. Debido al alto riesgo de progresión a enfermedad invasiva (50 a 75%), estas lesiones se tratan con *Bacillus Calmette-Guérin* (BCG; una cepa atenuada de *Mycobacterium bovis*) intravesical
2. Las recurrencias pueden tratarse por ciclo repetido de BCG o cistectomía radical

¿Cuál es el tratamiento de las etapas T0 y T1?

1. Resección transuretral del tumor vesical (RTUTV)
2. Las recurrencias pueden tratarse con RTUTV repetida con o sin quimioterapia intravesical

¿Cuáles son las indicaciones para quimioterapia intravesical en CaCT vesical superficial?

1. CIS
2. Multicentricidad
3. Recurrencia rápida
4. Progresión a mayor grado

¿Cuáles son los fármacos intravesicales más frecuentes?

1. Tiotepa
2. Mitomicina C
3. Doxorubicina
4. BCG

¿Con qué frecuencia debe darse seguimiento a las lesiones superficiales con cistoscopia y citología repetidas?

Cada 3 meses

¿Cuál es el tratamiento de las etapas T2 y T3 (invasión de músculo) de CaCT?

1. Cistectomía radical con disección de GL pélvicos bilaterales y desviación urinaria
2. La radioterapia prequirúrgica (3 000 cGy) es controversial; algunos estudios han demostrado una disminución de la incidencia de recurrencia en pacientes con invasión muscular de grosor completo
3. Puede realizarse cistectomía parcial para lesiones aisladas de la pared posterior, pared lateral, domo o dentro del divertículo en ausencia de CIS

¿Cuál es el tratamiento de la etapa T4?

1. Combinación de metotrexato, vinblastina, adriamicina y cisplatino (MVAC)
2. Puede realizarse cistectomía para sangrado descontrolado, pero no mejora la tasa de supervivencia general

SISTEMA COLECTOR Y URÉTERES

Anatomía

¿De qué vasos principales recibe el uréter su flujo sanguíneo arterial?

1. Uréter medio y superior: arterias renal, gonadal, aorta e iliaco común
2. Uréter distal: arterias iliaca interna, vesical superior, uterina y vaginal (en mujeres), rectal media y vesical inferior

¿Cuáles son las tres estrecheces anatómicas del uréter y sus calibres habituales?

1. Unión ureteropélvica: 2 mm
2. Cruce de vasos iliacos: 4 mm
3. Unión ureterovesical: 3 a 4 mm

¿Cuál es la importancia de estas estrecheces?

Son los sitios más frecuentes de obstrucción por cálculos

ALTERACIONES CONGÉNITAS Y ADQUIRIDAS

Obstrucción de la unión ureteropélvica

¿Cuál es la causa?

1. Alteraciones del músculo liso circular intrínseco
2. Compresión debida a vaso que cruza desde el polo inferior del riñón
3. Inserción alta del uréter en la pelvis renal
4. Pliegue valvular de mucosa (poco frecuente)

¿Cuál es la razón hombres:mujeres?

2.5:1

¿Cuáles son los síntomas de presentación frecuentes?

1. En general, los lactantes se presentan con masa en flanco asintomática, evaluación de hidronefrosis detectada en U/S prenatal o urosepsis
2. Es usual que los niños y adultos se presenten con dolor episódico en flancos con o sin vómito relacionado

¿Qué porcentaje se presenta durante el primer año de vida?

25%

¿Qué estudios se incluyen en la evaluación?

1. Un pielograma intravenoso (PIV) puede establecer el diagnóstico
2. Un renograma diurético con DTPA (*diethylenetriamine penta-acetic acid*) es útil en casos equívocos
3. Con frecuencia se intenta un pielograma retrógrado para definir la región de obstrucción

¿Cuáles son las opciones terapéuticas?

1. Pieloplastia abierta (terapia estándar de oro)
2. Pieloplastia laparoscópica
3. Pielotomía anterógrada o retrógrada

Reflujo vesicoureteral (RVU)

¿Qué es RVU?

Flujo retrógrado anómalo desde la vejiga hacia el uréter (y es posible que hasta el sistema colector intrarrenal)

¿Cuáles son las complicaciones?

1. Infecciones recurrentes
2. Cicatrización del parénquima renal
3. Lesión renal (nefropatía por reflujo)

¿Qué factores contribuyen a la ocurrencia del reflujo?

1. Segmento intramural acortado del uréter (razón menor a 4:1 de segmento intramural con respecto al diámetro ureteral)
2. Orificio ureteral anormal debido a grados variables de musculatura de soporte disminuida (es decir, orificio de estadio u hoyo de golf)
3. Desplazamiento lateral ectópico del uréter
4. Edema secundario a infecciones o inflamación
5. Desplazamiento por un divertículo o por ureterocele de un uréter duplicado

¿Cuál es la prueba diagnóstica estándar de oro para RVU?

Cistouretrograma de vaciamiento

¿Cuál es el sistema de clasificación radiográfica para RVU?

Grado I: sólo el uréter

Grado II: hacia el sistema colector intrarrenal sin dilatación

Grado III: reflujo hacia el sistema calicial con pérdida de los fórnices

Grado IV: dilatación moderada de la pelvis renal, cálices y uréter con o sin tortuosidad ureteral

Grado V: dilatación grave del uréter, pelvis renal y cálices; con tortuosidad del uréter marcada

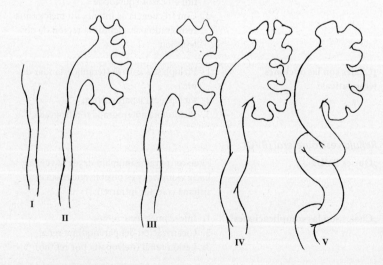

¿Qué es un "colgajo de Boari"?   Proporciona longitud a un uréter acortado

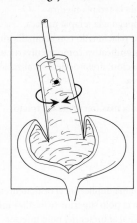 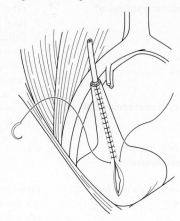

¿Qué es un "*Psoas hitch* o vejiga psoica"?   Proporciona longitud a un uréter acortado

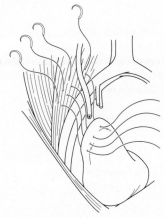 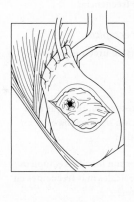

¿Cuál es el tratamiento médico del RVU?

Antibióticos supresores en dosis bajas, urocultivos frecuentes, cistouretrograma nuclear o de vaciado anual y PIV cada 2 años

¿Cuáles son las indicaciones para tratamiento médico?

Pacientes jóvenes sin evidencia de daño renal progresivo y orificio ureteral de apariencia normal

¿Cuál es el tratamiento quirúrgico del RVU?

Reimplantación ureteral (de las numerosas técnicas, el principio primario de cada una es incrementar la longitud del uréter intravesical)

¿Cuáles son las indicaciones para tratamiento quirúrgico?	1. Cicatrización progresiva o pielonefritis a pesar de la terapia médica 2. Poco apego a la terapia médica 3. Reflujo relacionado con anomalía anatómica significativa como un divertículo, duplicación, ureterocele o localización ectópica
¿Cuál es la relevancia del RVU?	La anomalía más frecuente del tracto urinario
¿Cuál es la razón hombres:mujeres?	2:1
¿Cuál es la regla de Meyer-Weigert?	En un sistema duplicado, el orificio ureteral que drena el polo superior se localiza inferior y medial al uréter del polo inferior
¿Cuál de los orificios ureterales duplicados tiene reflujo con mayor frecuencia?	El uréter del polo inferior

Uréter ectópico

¿Qué es un uréter ectópico?	El orificio ureteral se abre hacia el tracto urinario en una posición distinta de su localización normal en el trígono
Con frecuencia, ¿con qué otra condición se relaciona esta anomalía?	Duplicación ureteral
¿Cuáles son los sitios ectópicos extravesicales más frecuentes en hombres?	1. Uretra posterior 2. Vesícula seminal
¿Cuáles son los sitios ectópicos extravesicales más frecuentes en mujeres?	1. Uretra 2. Vestíbulo 3. Vagina
¿Cuál es el tratamiento?	1. Nefroureterectomía parcial si el uréter ectópico drena un segmento renal no funcional 2. Pieloplastia y ureterectomía distal si la fracción renal es funcional 3. Una reimplantación primaria si un solo uréter es ectópico

Fibrosis retroperitoneal idiopática

¿Qué es la fibrosis retroperitoneal idiopática?

Un proceso inflamatorio crónico en el retroperitoneo, que puede afectar los uréteres

¿Cuál es la complicación principal?

Obstrucción ureteral e hidroureteronefrosis

¿Cuál es la causa?

1. Primaria: idiopática
2. Secundaria: cáncer (p. ej., mama, ovario, próstata)
   Varios fármacos/drogas (p. ej., metisergida, hidralazina, betabloqueador)
   Infecciones (p. ej., tuberculosis, sífilis)
   Exposición a radiación
   Procesos inflamatorios (p. ej., fuga de aneurisma aórtico, enfermedad inflamatoria intestinal)

¿Cuál es la presentación habitual?

Dolor abdominal o de flanco

¿Cuál es la modalidad diagnóstica más útil para evaluar esta afección?

Rastreo por TC abdominal y pélvico con contraste para definir la extensión de la afección y buscar cáncer subyacente

¿Cuál es el tratamiento?

Biopsia diagnóstica del proceso retroperitoneal seguida de intraperitonealización de los uréteres (**Nota:** algunos cirujanos promueven envolver los uréteres con segmentos de epiplón para evitar que se reincorporen al proceso)

Tumores

Carcinoma de células transicionales (CaCT) de la pelvis renal o uréter

¿Qué porcentaje de los tumores CaCT se localiza en la pelvis renal o en el uréter?

≈ 4%

¿Qué porcentaje de los pacientes con un tumor del tracto superior desarrollará una lesión en el tracto inferior?

33%

¿Cuáles son las molestias de presentación más frecuentes?	1. Hematuria: la más frecuente (70 a 80%) 2. Dolor en flanco: debido a obstrucción por coágulo o tumor
¿Qué estudios y procedimientos se incluyen en la evaluación?	1. EGO con citología 2. PIV: con frecuencia el estudio inicial; también para evaluar el sistema colector contralateral 3. Cistoscopia con pielograma retrógrado y lavados ureterales selectivos; para definir mejor la lesión y alcanzar el diagnóstico patológico; la cistoscopia es necesaria para descartar enfermedad concomitante en la vejiga 4. Ureteropieloscopia con biopsias en cepillado (en ocasiones necesarias) 5. Rastreo por TC de abdomen y pelvis; para buscar metástasis evidente 6. Radiografía de tórax
¿Cuál es el sistema de estadificación?	Etapa 0: CIS o cáncer papilar superficial Etapa I: invasión de la lámina propia Etapa II: invasión del músculo liso subyacente Etapa III: invasión de la grasa peripélvica o periureteral, o del parénquima renal Etapa IV: invasión a través de la cápsula renal, hacia los órganos adyacentes o metástasis a GL u órganos distantes
¿Cuál es el tratamiento de los siguientes tumores?	
Tumor ureteral distal de bajo grado y bajo estadio	Ureterectomía distal, escisión de un manguito vesical y reimplantación ureteral
Tumores de etapa I a III	Nefroureterectomía (*Nota:* en pacientes con unidad renal solitaria, se ha intentado una terapia más conservadora como resección ureteral segmentaria o resecciones pélvicas endoscópicas seguidas de instilaciones quimioterapéuticas, con resultados variables)
Tumores en etapa IV	Combinación de quimioterapia usando MVAC

OTROS

¿De qué lado es más frecuente el cáncer testicular?	Derecho
¿Qué es un "riñón de Goldblatt"?	Un riñón pequeño encogido debido a estenosis de arteria renal
¿Qué es un varicocele?	Dilatación de las venas del cordón espermático (sin válvulas), plexo pampiniforme y venas espermáticas

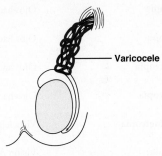

Varicocele

¿De qué lado es más frecuente el varicocele?	Izquierdo
¿Qué es el agente "BCG" intravesical y cómo funciona?	Agente de tuberculina de *Bacillus Calmette-Guérin* (**BCG**): funciona al incrementar la respuesta inmunitaria del paciente contra el tumor
¿Cuál es la tasa de recurrencia de RTUV (resección transuretral de la vejiga)?	Riesgo incrementado debido al "efecto de campo" (es decir, la exposición uniforme del urotelio bañado por carcinógenos urinarios); por lo tanto, es necesaria la supervición con cistoscopia y citología urinaria repetidas cada 3 a 4 meses
¿Cuál es el desenlace más probable con RTUV (resección transuretral de la próstata)?	> 66% de los pacientes tiene mejoría de los síntomas urinarios
¿Cuál es una complicación del examen rectal digital forzado en paciente con prostatitis grave?	Bacteremia y choque séptico

Capítulo 81 Oftalmología

Defina los siguientes términos:

Ambliopía	Pérdida parcial/completa de la visión en el ojo (también conocido como "ojo perezoso")
Astigmatismo	Córnea asimétrica
Esotropía	Ojos hacia dentro
Exotropía	Ojos hacia afuera
Hipertropía	Ojos hacia arriba
Hipotropía	Ojos hacia abajo
Hipermetropía	Vista lejana (no ve de cerca)
Diplopia	Visión doble
Estrabismo	Desalineación ocular
Hifema	Sangre en la cámara anterior del ojo
Quemosis	Edema de la conjuntiva
Endoftalmitis	Infecciones intraoculares
Ptosis	Párpado caído
Anisocoria	Diámetro pupilar asimétrico
Nistagmo	Movimientos espasmódicos de ida y vuelta de los ojos
Dacriocistitis	Infecciones del saco lagrimal
Midriasis	Dilatación pupilar (Piense: mi**D**riasis = **D**ilatación)
Miosis	Constricción pupilar

Miopía	Vista cercana (no ve de lejos)
FACO	FACOemulsificación
QFR	Queratectomía FotoRrefractiva
LASIK	*LASer In situ Keratomileusis* (queratomileusis *in situ* asistida por láser)
QA	Queratotomía Astigmática

ANATOMÍA

¿Cuáles son las estructuras oculares señaladas?

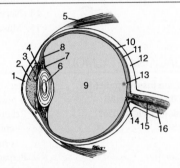

1. Córnea
2. Cámara anterior
3. Iris
4. Cámara posterior
5. Conjuntiva
6. Cristalino
7. Fibras zonulares
8. Cuerpo ciliar
9. Humor vítreo
10. Retina
11. Coroides
12. Esclerótica
13. Mácula
14. Disco óptico
15. Arteria y vena retinianas
16. Nervio óptico

¿Cuáles son las estructuras señaladas en esta vista anterior de la cavidad orbitaria disecada?

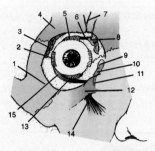

1. Hueso cigomático
2. Músculo recto lateral
3. Glándula lagrimal
4. Hueso frontal
5. Músculo recto superior
6. Tendón del oblicuo superior
7. Nervio supraorbitario
8. Tróclea del músculo oblicuo superior
9. Canalículos lagrimales (conducto)
10. Saco lagrimal
11. Conducto nasolagrimal
12. Maxilar
13. Músculo recto inferior
14. Nervio infraorbitario
15. Músculo oblicuo inferior

EVALUACIÓN OFTALMOLÓGICA

¿Cuáles son los componentes básicos de la evaluación oftalmológica en el sitio?

Evaluación sistemática de estructuras de anterior a posterior:

Reborde orbitario —palpar en busca de crepitación, deformidades en escalón; prueba para hiperestesia periorbitaria

Párpados —inspeccionar el párpado en busca de laceraciones/cuerpos extraños (el examen debe incluir la eversión **cuidadosa** del párpado)

Agudeza visual —prueba con conteo de dedos (o lectura de carta de Snellen)

Globo —probar los músculos extraoculares; inspeccionar en busca de laceración o rotura

Conjuntiva —inspeccionar en busca de hemorragia subconjuntival, laceración, enfisema o cuerpo extraño

Cámara anterior —inspeccionar para hifema y profundidad de cámara (iluminación tangencial)

Iris —inspeccionar para forma y reactividad

Cristalino —inspeccionar para transparencia y posición (luxación); ¿reflejo rojo?

Humor vítreo —inspeccionar para transparencia

Retina —inspeccionar para hemorragia y desprendimiento

¿Qué puede sugerir la ausencia de reflejo rojo?	Catarata, hemorragia vítrea, desprendimiento retiniano, retinoblastoma
¿Qué sugiere la ptosis palpebral?	Lesión del elevador palpebral o su inervación (NC III)

TRAUMATISMO OCULAR

¿Cuáles son los signos/síntomas de abrasiones corneales?	¡Dolor!

Historia de traumatismo ocular

¿Cómo se diagnostican las abrasiones corneales?	Prueba de fluoresceína
En una laceración de ceja, ¿la ceja debe rasurarse antes de cerrar con sutura?	¡NO; 20% de las veces las cejas **no** vuelven a crecer! ¡NUNCA rasurar la cejas!
¿Qué es un desprendimiento retiniano?	Una **separación** de la retina neurosensorial del epitelio pigmentado y su coroides de soporte, lo que provoca infarto retiniano
¿Cuáles son las causas de desprendimiento retiniano?	**Traumatismo**, cirugía ocular, diabetes, espontánea —una rotura pequeña en la retina permite que el líquido se introduzca a sí mismo en el espacio subretiniano, lo que causa un desprendimiento retiniano
¿Cuáles son los signos/síntomas de un desprendimiento retiniano?	Flotadores, manchas ciegas, luces fugaces
¿Cuál es el tratamiento para un desprendimiento retiniano?	Cirugía —terapia de bucles esclerales
¿Cuál es el síntoma principal de desprendimiento de cristalino?	Visión borrosa
¿Cuál es el hallazgo físico ocular común después de una fractura de seno?	Enfisema conjuntival
¿Cómo se tratan las quemaduras oculares químicas por ácido o álcali?	Irrigación ocular copiosa para ambas

¿Qué es la oftalmía simpática?

Destrucción autoinmune del **ojo sano** contralateral después de lesión penetrante que produce ceguera del ojo ipsilateral; retirar el ojo ciego en un lapso de 2 semanas después de la lesión penetrante para evitar esta afección

¿Debe retirarse un objeto penetrante de un ojo?

¡**NO**! Consulta oftalmológica y **no** removerlo

¿Cuáles son los síntomas de fractura por ESTALLAMIENTO?

Diplopia

¿Cuál es de preocupación si se desarrolla PROPTOSIS postraumática?

Hematoma retrobulbar (si es grave, tratar con cantotomía lateral)

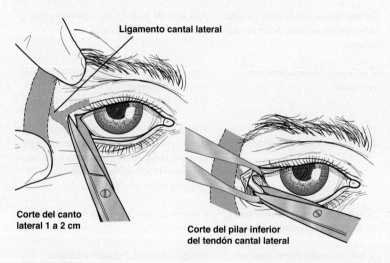

Ligamento cantal lateral

Corte del canto
lateral 1 a 2 cm

Corte del pilar inferior
del tendón cantal lateral

¿Cuál es un hallazgo ocular con la electrocución?

Catarata

URGENCIAS OCULARES NO TRAUMÁTICAS

Celulitis orbitaria

¿Cuáles son las causas microbianas más frecuentes?

Cocos grampositivos (*Streptococcus*, *Staphylococcus*); *Haemophilus influenzae* (en niños < 5 años de edad)

¿Cuáles son las rutas a la órbita?	Extensión directa a través de los senos paranasales, drenaje vascular de los tejidos blandos periorbitarios y, en ocasiones, diseminación hematógena desde un sitio distante
¿Cuál es la presentación habitual?	Inicio agudo de dolor orbitario intenso, movilidad ocular disminuida, quemosis conjuntival (edema), visión reducida, malestar general, fiebre y, en algunos casos, eritema y edema periorbitarios marcados
¿Cuáles son las secuelas?	Trombosis de seno cavernoso debida a tromboflebitis de las venas orbitarias, ceguera debida a neuritis óptica, diseminación de infecciones al cerebro o meninges
¿Cuál es el tratamiento?	Hospitalización, antibióticos sistémicos, paquetes calientes, reposo en cama; en ocasiones está indicado el drenaje quirúrgico (***Nota:*** la mayoría de los expertos recomienda un rastreo por TC de la órbita para excluir abscesos)

GLAUCOMA

¿Qué es?	Una enfermedad ocular compleja caracterizada principalmente por **aumento de la presión intraocular**
¿Cuáles son los tres tipos?	1. **Crónico de ángulo abierto:** bilateral, insidioso, de progresión lenta; el tipo más frecuente (90%) 2. **De ángulo estrecho/cerrado:** obstrucción aguda del flujo de salida acuoso; doloroso, pérdida visual aguda, córnea opaca 3. **Congénito:** de transmisión genética, con frecuencia aparece en el primer año de vida
¿Cuál es la fisiopatología?	Aumento de la presión ocular relacionado con producción aumentada de humor acuoso intraocular, flujo de salida de humor acuoso disminuido de uno o ambos ojos, que provoca degeneración del nervio óptico

¿Cómo se realiza el diagnóstico?	1. Presión intraocular aumentada
	2. Retinoscopia (ahuecamiento del disco óptico)
	3. Evaluación de los campos visuales periféricos
¿Cuál es el tratamiento?	Disminuir la presión intraocular mediante gotas tópicas, cirugía o ambas
¿Cuáles son las opciones de tratamiento quirúrgico?	Iridotomía láser (*Nota:* el ojo contralateral también se trata como profilaxis)

Hifema

¿Qué es hifema?	Hemorragia hacia la cámara anterior del ojo; se observa como un menisco o capa de sangre anterior al iris
¿Qué porcentaje de los pacientes vuelve a sangrar?	Entre 10 y 30% tiene otro sangrado en la primera semana postraumatismo
¿Cuál es el manejo médico del hifema?	Controversial; el tratamiento más conservador implica la elevación de la cabeza por 5 a 7 días (± admisión al hospital), reposo en cama, evaluación diaria y tonometría (para asegurar la absorción de la sangre sin desarrollo de glaucoma)
¿Cuáles son las indicaciones para lavado quirúrgico del hifema?	La sangre tiñe la córnea, glaucoma secundario

Enfisema conjuntival

¿Cuál es la causa habitual del enfisema conjuntival?	Fractura de seno (con frecuencia de la lámina papirácea del hueso etmoides) que permite la disección debajo de la conjuntiva por el aire
¿Qué instrucciones especiales debe recibir el paciente?	El paciente no debe sonarse la nariz, debido a que el incremento súbito de la presión sinusal provocará mayor disección

Luxación de cristalino

¿Cuál es el mecanismo de la luxación de cristalino?	Disrupción de > 25% de las fibras zonulares (ancladas al cuerpo ciliar), que sostienen el cristalino a la superficie posterior del iris

¿Cuál es la presentación habitual?	Visión borrosa (con frecuencia sutil)
¿Qué tipo general de luxación de cristalino es una urgencia quirúrgica y porqué?	Anterior; puede causar glaucoma agudo (*Nota:* la luxación posterior hacia el humor vítreo se trata de manera electiva después de la resolución de la inflamación)
¿Cuál es la complicación clásica TARDÍA de traumatismo contuso?	Desprendimiento retiniano (debido a desgarro retiniano)
¿Cuál es la presentación habitual?	Agudeza visual disminuida (debida a disección indolora y lentamente progresiva retiniana de la coroides)
¿Cuál es el tratamiento?	Criocirugía o bucle escleral (realizado de urgencia si la mácula está en riesgo debido a que puede prevenir la pérdida permanente de la visión central)

CÓRNEA

¿Qué es queratitis?	Inflamación de la **córnea** secundaria a causa infecciosa o mecánica
¿Qué microorganismos están implicados con frecuencia?	*Staphylococcus, Streptococcus, Pseudomonas*, herpes, *Chlamydia*
¿Qué predispone a la córnea para presentar infecciones?	Exposición, traumatismo
¿Cuál es el tratamiento de las opacidades corneales secundarias a cicatrización?	Trasplante de córnea

CIRUGÍA REFRACTIVA

¿Qué es?	Cirugía para corregir la visión al dar nueva forma a la córnea
¿Cuáles son los tipos?	QFR, QA, LASIK
¿Qué es QFR?	Queratotomía fotorrefractiva —dar forma a la córnea sólo con **láser**

¿Qué es un QA?

Queratotomía astigmática —incisiones curvas en la córnea para alisar las áreas asimétricas

¿Qué es LASIK

Queratotomía láser *in situ* —corte de la córnea con bisturí y luego se usa un láser para modificar la forma de la córnea

VARIOS

¿Cuáles son los términos utilizados para describir la constricción y dilatación del iris?

Miosis —constricción mediada por el parasimpático
Midriasis —dilatación mediada por el simpático

¿Qué tipo de medicamento oftalmológico no debe administrarse al paciente para uso ambulatorio y por qué?

Anestésicos locales; el paciente puede dañar más el ojo sin darse cuenta y estos fármacos con frecuencia retrasan la cura

¿Qué fármacos se utilizan para disminuir el espasmo del músculo ciliar que se observa con frecuencia en lesiones oculares?

Fármacos ciclopléjicos-anticolinérgicos (p. ej., gotas de atropina)

¿Cuáles son las secuelas de los corticoesteroides tópicos?

Queratitis por herpes simple, formación de catarata, infecciones micóticas y glaucoma de ángulo cerrado

¿Qué lesiones del ojo tienen presentación clásica de los síntomas después de 4 a 12 h de la lesión?

Quemaduras ultravioleta de córnea (p. ej., arco de soldadura, "ceguera de las nieves")

¿Cuáles son los hallazgos relacionados con la exploración?

Tinción difusa puntiforme de la córnea con fluoresceína

¿Cuál es el tratamiento?

Corticoesteroides tópicos, analgesia oral (*Nota:* resolución de síntomas en 1 a 2 días sin secuelas)

¿Qué laceraciones del párpado deben ser reparadas por un oftalmólogo o cirujano plástico?	Laceraciones que afectan: 1. Región del canto medial 2. Laceración profunda o de grosor completo que afecta la lámina tarsal 3. Extremo del párpado (riesgo de muescas palpebrales evidentes)
¿Qué es una catarata?	Opacificación del cristalino
¿Qué es estrabismo?	Desalineación de los ojos
¿Porqué es importante corregir el estrabismo?	Para permitir el desarrollo adecuado de la agudeza visual y la visión binocular
¿Qué es un pterigión?	Una extensión tipo placa de tejido fibrovascular hacia la córnea
¿En qué casos debe retirarse un ojo ciego?	Ceguera y dolor, cáncer, ojo ciego por traumatismo, propósitos diagnósticos
¿Qué es el síndrome de Horner?	Lesión del nervio simpático del cuello que provoca **"MAP"**: **M**iosis **A**nhidrosis (cara) **P**tosis
¿Qué es una FACO?	**Faco**emulsificación: se retira la catarata con disector/aspirador ultrasónico
¿Qué antibióticos profilácticos se administran para cirugía ocular?	Gentamicina o tobramicina en gotas oftálmicas
¿Cuál es el cáncer oftálmico más frecuente en adultos?	Enfermedad metastásica
¿Cuál es el cáncer oftálmico primario más frecuente en adultos?	Melanoma
¿Cuál es el cáncer oftálmico primario más frecuente en niños?	Retinoblastoma
¿Qué es dacriocistitis?	Infecciones del saco lagrimal

¿Cuál es la causa habitual?

Obstrucción del conducto nasolagrimal con infecciones por *Streptococcus pneumoniae* (en lactantes, el organismo responsable es *H. influenzae*)

OJO ROJO

¿Cuáles son los ocho signos de patología oftálmica grave en un ojo rojo?

1. Pérdida visual
2. Dolor
3. Opacidades
4. Irregularidades pupilares
5. Eritema perilímbico
6. Presión aumentada
7. Antecedente de enfermedad ocular
8. Refractario a tratamiento

¿Cuáles son los signos/síntomas clásicos de las siguientes patologías?

Conjuntivitis bacteriana

Enrojecimiento conjuntival con secreción purulenta

Conjuntivitis viral

Enrojecimiento conjuntival con secreción serosa

Conjuntivitis alérgica

Secreción conjuntival transparente

Glaucoma de ángulo estrecho/cerrado agudo (glaucoma congénito)

Dolor agudo, córnea opaca, enrojecimiento perilímbico, visión borrosa

Iritis

Enrojecimiento perilímbico, pupila irregular, dolor, visión disminuida

Úlcera corneal

Defecto epitelial con infiltrados, dolor

Abrasión corneal

Defecto epitelial sin infiltrados, dolor

Celulitis orbitaria

Tumefacción periocular, superficie ocular eritematosa, visión disminuida

Capítulo 82 Ginecología y obstetricia

ANATOMÍA

Identifique:

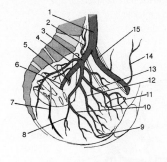

1. Arteria iliaca común
2. Arteria iliolumbar
3. Arteria iliaca interna
4. Arteria sacra lateral
5. Arteria glútea superior
6. Arteria glútea inferior
7. Nervio pudendo
8. Arteria rectal media
9. Arteria perineal
10. Arteria pudenda interna
11. Arteria vesical superior
12. Arteria uterina
13. Arteria obturatriz y nervio obturador
14. Arteria epigástrica inferior
15. Arteria iliaca externa

Útero

¿Cuál es la forma y posición normal del útero?

Anteroflexión (concavidad frontal) y anteroversión (ángulo recto hacia delante con respecto a la vagina)

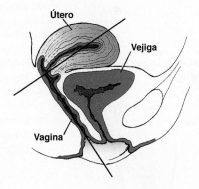

Identifique las estructuras señaladas:

1. Ligamento redondo del útero
2. Arteria iliaca interna
3. Arteria ovárica
4. Arteria uterina
5. Uréter
6. Arteria vaginal
7. Arteria pudenda interna
8. Rama perineal de la arteria pudenda interna

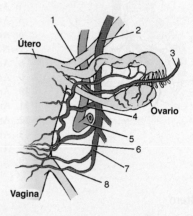

¿Qué es el ligamento redondo?

Tejido fibroso y remanente de músculo liso del gubernáculo, que corre sobre el ala anterior del ligamento ancho, desde el cuerno del útero a través del canal inguinal hacia los labios mayores y sostiene el útero en anteroversión

Identifique las estructuras señaladas:

1. Oviducto
2. Mesosalpinge
3. Mesovario
4. Ligamento redondo
5. Ligamento ancho
6. Arteria uterina
7. Uréter

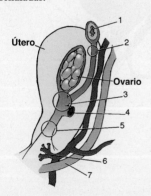

Ovario

¿El ovario está cubierto por serosa?

El ovario no está cubierto por peritoneo, aunque la superficie está cubierta por epitelio columnar bajo

¿Porqué es frecuente que el dolor ovárico se refiere por la región interna del muslo?

El ovario se encuentra sobre la pared lateral de la pelvis, sobre el nervio obturador; el peritoneo parietal en este sitio está inervado por el nervio obturador y su distribución cutánea es la región interna del muslo hasta la rodilla

¿Cuál es la relación de la arteria ovárica con el uréter?

Al surgir de la aorta, justo debajo de la arteria renal, la arteria ovárica cruza el uréter en el músculo psoas sobre el borde pélvico

CARCINOMA DEL CÉRVIX

¿Cuál es la edad de incidencia máxima?

Entre 48 y 55 años para carcinoma cervicouterino invasivo; entre 25 y 40 años para carcinoma *in situ*

¿Cuáles son los factores de riesgo?

1. Nivel socioeconómico bajo
2. Primera relación sexual a temprana edad
3. Promiscuidad, prostitución
4. Paridad temprana
5. Paridad aumentada
6. Infección por VPH

¿Hay una causa infecciosa?

Sí, los tipos 16 y 18 del virus del papiloma humano (VPH) están implicados; herpesvirus tipo 2 (VHS-2) y otras infecciones de transmisión sexual como clamidia no lo están

¿Cuáles son los tipos patológicos?

1. Carcinoma de células escamosass (surge de la unión escamocolumnar del cérvix) —80%
2. Adenocarcinomas —15%

¿Cuáles son las lesiones precursoras?

Neoplasia intraepitelial cervicouterina (NIC), que se divide en lesiones intraepiteliales escamosas de bajo y alto grado

¿En cuánto tipo progresan estas lesiones a carcinoma invasivo?

De 10 a 20 años, aunque pueden progresar con mayor rapidez

Con mayor frecuencia, ¿las metástasis son hematógenas o linfáticas?

Linfáticas

¿Cuáles son los ganglios centinelas?

Los ganglios obturadores

¿Cuál es el tratamiento del carcinoma microinvasivo (etapa IA)?

Confirmar la profundidad de invasión con una biopsia en cono:

1. Si la invasión es < 3 mm, se realiza histerectomía total abdominal o vaginal cuando la preservación de la fertilidad no se considera
2. Si la paciente quiere hijos, el seguimiento estrecho puede ser adecuado en pacientes selectas si los bordes de resección son negativos

¿Qué es la operación de Wertheim?

Histerectomía abdominal radical con linfadenectomía pélvica bilateral; se retiran por completo los tejidos parametrios, paracérvix y paravaginales superiores junto con el tercio superior de la vagina

¿Cuáles son las indicaciones para radioterapia (XRT)?

1. Cualquier etapa de cáncer cervicouterino
2. Cáncer etapa IIB–IV (tratamiento de elección)
3. Una alternativa a la histerectomía radial para etapas IB/IIA (ambas modalidades tienen la misma tasa de curación)

CÁNCER ENDOMETRIAL

¿Cuál es su relevancia?

1. Es el cáncer más frecuente del tracto genital femenino
2. Es el cuarto cáncer más frecuente en mujeres

¿Es más común antes o después de la menopausia?

Ocurre principalmente después de la menopausia, con una incidencia máxima en la sexta década; es poco frecuente antes de los 40 años de edad

¿Cuáles son los factores de riesgo?

¡Múltiples! Obesidad, primer embarazo tardío, nuliparidad, menopausia tardía, enfemedad de ovario poliquístico, tumores ováricos secretores de estrógeno, uso de estrógenos exógenos, diabetes, hipertensión, hipotiroidismo y estados anovulatorios crónicos

¿Las píldoras anticonceptivas combinadas de estrógeno y progesterona incrementan el riesgo?

No, el uso concomitante de progestinas contrarresta el efecto de los estrógenos, y el riesgo de cáncer endometrial en realidad disminuye

¿Cuál es la presentación típica?

Sangrado vaginal en una mujer posmenopáusica

¿Cuáles son los procedimientos diagnósticos?

1. Dilatación fraccional y curetaje
2. Biopsia endometrial

¿Cuál es un buen procedimiento de detección?

Ninguno; la tinción de Papanicolaou no es confiable

¿Se cuenta con un marcador tumoral específico?

No; CA 125 no es específico para carcinoma endometrial, pero puede estar elevado y por lo tanto es útil para seguimiento después de la terapia

¿Cuál es el tratamiento habitual?

Cirugía; histerectomía abdominal total y salpingooforectomía bilateral con evaluaciones apropiadas para estadificación quirúrgica, que en general implica muestreo de ganglios pélvicos y paraaórticos

CÁNCER OVÁRICO

¿Qué tan frecuente es el cáncer ovárico?

1. Segundo cáncer ginecológico más frecuente, abarca 25%
2. Representa sólo 4% de todas las neoplasias malignas viscerales en mujeres

¿Cuál es su relevancia?

Principal causa de muerte por cáncer ginecológico (responsable de 50%); casi 14 000 mujeres en el año 1994

¿Cuál es el riesgo a lo largo de la vida para que una mujer desarrolle cáncer ovárico?

Si no tiene familiares con cáncer ovárico	Entre 1 y 2%
Si tiene un familiar de primer grado con cáncer ovárico?	$\approx 5\%$

¿Qué tumores ováricos se relacionan con lo siguiente?

Terapia anticonvulsiva a largo plazo	Tecoma ovárico
Síndrome de Peutz-Jeghers	Tumores de células granulosas
Síndrome *de nevo* de células basales hereditario	Fibromas benignos
Disgenesia gonadal (46XY)	Gonadoblastomas
Síndrome de Turner (45XO)	Ninguno

¿Qué son los tumores de Krukenberg?
Son metástasis ováricas de cánceres de mama, estómago o colon; en general, los ovarios son afectados bilateralmente

¿Cuál es el tumor ovárico más frecuente en general?
Tumores epiteliales (70%)

¿Cuál es el tumor ovárico maligno más frecuente?
Cistadenocarcinomas serosos (42%)

¿Cuál es el tipo de tumor más frecuente en pacientes menores de 20 años de edad?
Tumores de células germinales (los tumores epiteliales incluyen menos de la quinta parte de los tumores en este grupo de edad)

¿Qué tipo se relaciona con seudomixoma peritoneal?
Cistadenocarcinoma mucinoso maligno

¿Qué tipo tiene células patognomónicas en "clavo"?
Carcinoma de células claras

¿Qué tumor se relaciona con lo siguiente?

Cuerpos de Call-Exner	Los tumores de células granulosas pueden contener estas estructuras foliculoides
Cuerpos de Schiller-Duval	Es frecuente que los tumores del seno endodérmico contengan estas formaciones papilares
Hipertiroidismo	Estroma ovárico: un quiste dermoide con tejido tiroideo como componente
Anemia hemolítica con prueba de Coombs positiva positivo	Teratoma quístico maduro (quiste dermoide)
Masculinización	Tumores de células de Sertoli–Leydig
Pubertad precoz	Tumores de células granulosas y tecales
Bilateralidad	Disgerminomas (10%) y quistes dermoides (15%)
Radiosensibilidad exquisita	Disgerminomas
Aumento de hCG	Coriocarcinoma
Aumento de AFP	Tumor de seno endodérmico

¿Cuál es el manejo de una masa de anexos en las siguientes pacientes?

Niña premenarca	Ecografía, usualmente seguida de cirugía laparoscópica exploratoria
Mujer premenopáusica	En general, estas masas son benignas; la valoración ecográfica debe seguirse de exploración quirúrgica si se encuentra cualquiera de las siguientes características: > 8 cm, estructura compleja en ecografía, irregular, sólida, bilateral o ascitis relacionada; seguimiento estrecho con examen pélvico repetido y ecografía si ninguna de estas características están presentes; si no hay regresión en tres ciclos menstruales al seguimiento, realizar laparotomía exploratoria

Mujer posmenopáusica	Los tumores ováricos tienen una muy alta sospecha de cáncer; ecografía y cifras de CA-125 para valoración; una estructura quística simple < 5 cm y concentración de CA-125 < 35 U/ml puede recibir seguimiento seriado (el riesgo de cáncer es de 1%); las otras masas y CA-125 > 35 U/ml requieren exploración quirúrgica
¿Qué marcadores tumorales son útiles?	1. CEA 2. CA-125
¿Qué tumor muestra aumento de CEA?	1. > 50% de los cánceres epiteliales etapa III 2. Con mayor frecuencia, tumores mucinosos
¿CA-125 es útil como prueba para detección?	No, debido a dos problemas: 1. Gran cantidad de falsos positivos significa un bajo valor predictivo 2. Sólo 50% de los pacientes con cáncer ovárico etapa I tiene cifras aumentadas de CA-125
¿CA-125 es útil para seguimiento después de la terapia?	Tiene cierto beneficio; si está elevado, definitivamente indica enfermedad residual o recurrencia; sin embargo, puede disminuir al intervalo normal en presencia de enfermedad

MOLA HIDATIDIFORME COMPLETA

¿Cuáles son las características patológicas?	Racimos de vellosidades hidrópicas, ausencia de vasos fetales y proliferación trofoblástica; sin evidencia de tejidos fetales o amnióticos
¿Cuál es la citogenética?	Diploide, 46 XX, con ambos cromosomas X de origen paterno
¿Cuáles son las características clínicas?	1. Sangrado vaginal 2. Grande para edad uterina 3. Cifras de hCG elevadas para la duración de la gestación 4. Ausencia de ruidos cardiacos fetales y otra evidencia de feto 5. Quistes ováricos luteínicos de la teca 6. En ocasiones, toxemia temprana del embarazo o expulsión de vellosidades parecidas a uvas

¿Cuáles son las características ecográficas?

Útero grande para la edad gestacional lleno de estructuras parecidas a uvas

¿Qué seguimiento es necesario después de la evacuación?

1. Cifras semanales de hCG, hasta que sean normales
2. Exploración física regular
3. Evaluación de cualquier síntoma
4. RxT cada 1 a 2 meses hasta que las cifras de hCG se normalicen

¿Qué porcentaje de las pacientes desarrolla tumores trofoblásticos gestacionales posmolares?

40% con molas de alto riesgo, 4% con molas de bajo riesgo

Las características de alto riesgo son: útero grande para la edad gestacional, cifras altas de hCG, quistes ováricos luteínicos de la teca grandes, toxemia, coagulopatía, embolia de trofoblasto e hipertiroidismo

MOLA HIDATIDIFORME PARCIAL

¿Cuál es la diferencia entre una mola parcial y una completa?

1. Tejidos fetales y amnióticos presentes; distribución focal de vellosidades hidrópicas y proliferación trofoblástica
2. Análisis citogenético; triploide, en general 69 XXY o 69 XYY
3. Es usual que el útero no esté aumentado de tamaño
4. Las secuelas malignas son poco frecuentes, aunque posibles

Las molas hidatidiformes parciales se diagnostican con mayor frecuencia como aborto incompleto con degeneración hidrópica

¿Qué seguimiento es necesario después de la evacuación?

El mismo seguimiento que para la mola completa

PACIENTE QUIRÚRGICA EMBARAZADA

¿Puede usarse warfarina o heparina en pacientes embarazadas?

Sólo heparina —¡Warfatina es un teratógeno!

¿Cuál es la incidencia de defunción fetal con apendicitis sin rotura?

10%

¿Cuál es la incidencia de defunción fetal con apendicitis rota?

33%

Durante el embarazo, ¿cuándo sobresale el útero de la pelvis?

12 semanas

Durante el embarazo, ¿cuándo alcanza el útero al ombligo?

20 semanas

Durante el embarazo, ¿cuándo alcanza el útero al borde costal?

34 semanas

¿Dónde se encuentra el útero durante el embarazo por semana?

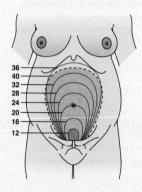

¿Cuáles son los hallazgos de la radiografía de pelvis en una paciente embarazada cerca del término?

1. Separación de la sínfisis púbica hasta de 8 mm a los 7 meses
2. Incremento del espacio de la articulación SI

¿Qué lesión fetal se relaciona con fractura pélvica traumática materna?

Fractura de cráneo fetal

¿Qué debe considerarse si una mujer embarazada desarrolla CID?

Embolia amniótica

¿Cuánta sangre puede perder una paciente embarazada antes de cualquier cambio en los signos vitales?

¡Hasta 1 500 cc antes de presentar cualquier cambio en los signos vitales!

Con frecuencia, ¿cuál es el primer signo de choque hipovolémico en una paciente embarazada?	Estrés fetal
¿Cuál es la tasa de mortalidad de embolia de líquido amniótico?	80%
¿Qué es preeclampsia?	Recuerde: **tríada HEP:** 1. Hipertensión 2. Edema 3. Proteinuria
¿Cuáles son los signos de eclampsia?	Crisis convulsivas, hipertensión, edema, proteinuria, hiperreflexia
¿Qué medicamento se utiliza durante el parto como anticonvulsivo en pacientes con preeclampsia?	Sulfato de magnesio IV
¿Qué medicamento se utiliza para crisis convulsivas reales?	Fenitoína o diazepam
Describa la fisiopatología del hígado graso del embarazo:	Acumulación de grasa en los hepatocitos que causa insuficiencia hepática durante el embarazo
¿Qué es la placenta abrupta?	Separación prematura de la placenta
¿Cuáles son los signos de placenta abrupta?	Sangrado vaginal, contracciones uterinas, CID
¿Cuáles son los signos más frecuentes de placenta abrupta?	Sangrado vaginal y dolor
¿Cuál es un efecto secundario pulmonar de los tocolíticos?	Edema pulmonar
¿La mortalidad materna se incrementa con lesión penetrante del útero casi a término?	En realidad **no**, el útero es protector en gran medida
¿Cuándo pueden escucharse los ruidos cardiacos fetales?	> 10 semanas por Doppler
¿Cuál es la frecuencia cardiaca fetal normal?	120 a 160/minutos

¿Con qué ruidos cardiacos fetales se encuentra el estrés fetal?	1. DECELS (frecuencia cardiaca disminuida) 2. Sin aceleraciones 3. Disminución de la variabilidad entre latidos
¿Cuánta sangre fetal Rh$^+$ se necesita para sensibilizar a 70% de las mujeres embarazadas Rh$^-$?	¡Sólo 0.01 cc!
¿Cuánto tiempo después de la defunción materna puede realizarse una cesárea *perimortem* con cualquier probabilidad de éxito?	5 minutos
¿Cuál es el HCT normal en mujeres embarazadas?	30 a 35%
¿Qué hormona es responsable de la alcalosis respiratoria del embarazo?	Progesterona (estimulante respiratorio)
¿Qué inotrópico/vasopresor incrementará la presión arterial materna *y* el flujo sanguíneo uterino?	Efedrina
¿Cuál es el nombre de la prueba para verificar la presencia de eritrocitos fetales en sangre materna?	Prueba de Kleihauer-Betke
¿Cuál es el pH del líquido amniótico vaginal?	pH 7.0 a 7.5
¿Cuál es el estado de lo siguiente durante el embarazo?	
Frecuencia cardiaca	Incrementada (aumento de 10 a 15 latidos/min)
Gasto cardiaco	Incrementado (aumento de 1 a 1.5 L/min)
Presión arterial	PAS y PAD disminuidas
Hematocrito	Disminuido
Volumen intravascular	Aumentado (pero el hematocrito disminuye)
Volumen corriente	Aumentado

Ventilación minuto	Aumentada
Creatinina sérica	Disminuida
BUN sérico	Disminuido
Vaciamiento gástrico	Disminuido (retardado)
PaCO$_2$	Disminuida (ventilación minuto incrementada)
GFR	Aumentada
Leucocitos	Aumentados (hasta 15 000)
Factores de coagulación	Disminuidos
Fibrinógeno	Disminuido
Tamaño de la glándula hipófisis	Aumentada hasta 50%
Concentración de albúmina	Disminuida

Capítulo 83 Repaso rápido para el *American Board of Surgery In-Training Examination* (ABSITE)

¿Qué células producen factor de necrosis tisular (FNT)?

Macrófagos; activa los neutrófilos

¿Cuál es el origen de la fiebre en atelectasias?

La producción de IL-1 por los macrófagos alveolares

¿Cuál es el defecto en la hipercolesterolemia familiar?

Receptor de LDL

¿Cuál es el orden de llegada de las células a una herida?

Plaquetas → PMN → Macrófagos → Fibroblastos → Linfocitos

¿Cuál es la función de TGF-β?

Estimula a los fibroblastos; citocina más importante en la cura de heridas

¿Cuál es la función de VEGF?

Factor de crecimiento en la angiogénesis

¿Célula más importante en la cura por segunda intención?

Los miofibroblastos causan contracción de la herida

¿Dónde se unen las hormonas esteroideas con los receptores celulares?

Citoplasma y luego actúan como factor de transcripción

¿Dónde se unen las hormonas tiroideas con los receptores celulares?

Núcleo y luego actúan como factor de transcripción

Definición de cociente respiratorio:

Cantidad de CO_2 producido/cantidad de O_2 consumido

¿Cuál es el cociente respiratorio de los carbohidratos, grasas, proteínas, cerebro y estómago?

Carbohidratos 1, grasas 0.7, proteínas 0.8, cerebro 1 y estómago = negativo

¿Cuántas kilocalorías contiene 1 gramo de carbohidratos, grasas y proteínas?	Carbohidratos 3.4, grasas 9 y proteínas 4
¿Cuántos gramos de nitrógeno contiene 1 g de proteína?	6.25 g
Calcule la cantidad de nitrógeno en 200 g de proteína:	RC: 200/6.25 = 32 g de nitrógeno
¿Cuáles son los componentes principales de NPT?	50% glucosa, 30% lípidos, 20% proteína
¿Cuántas calorías hay en 1 L de D20W y 250 cc de 20% de lípidos?	D20W tiene 20 g de glucosa en 100 cc, por lo que son 200 g de glucosa, es decir, 3.4 kcal/g si se administra por vía exógena; 200×3.4 = 640; 20% de lípidos son 20 g en 100 cc; por lo que son 50 g en 250 cc o 9 kcal/g; 50×9 = 450; 450 + 640 = 1 050 calorías
¿Cuántas calorías/kg/día requiere un neonato?	90 a 120
¿Qué vitamina es necesaria además de la vitamina D para el crecimiento óseo?	Vitamina C
¿Cuál es el requerimiento proteínico para un adulto promedio?	1g/kg/día
¿Cuál es el combustible primario para las células cancerosas?	Glutamina
¿Cuál es el factor de riesgo principal para morbilidad posoperatoria?	Concentración baja de albúmina
¿Qué induce caquexia?	TNF-α
¿Cómo se realiza la absorción de los ácidos grasos (AG)?	Los AG de cadena larga entran a la circulación linfática con quilomicrones; AG de cadena media y corta entran al sistema porta junto con los aminoácidos
¿Cuál es la función de selectina P?	Selectina P se encuentra en todas las plaquetas. (Piense, P = plaqueta); las selectinas son responsables del "rodamiento"

¿Qué son las integrinas?	Las integrinas son proteínas transmembrana encontradas en todo momento en los neutrófilos; se unen a ICAM en la superficie endotelial, las integrinas son responsables de la adhesión firme
¿Qué es ICAM?	ICAM se encuentra en todas las superficies endoteliales y se produce en respuesta a las citocinas de los neutrófilos; se une a las integrinas encontradas en los neutrófilos para adhesión firme
¿Cuál es la función de las fibronectinas?	Ayudan a adherir los fibroblastos a la matriz de la herida
¿Cuál es la herencia genética de la deficiencia de proteína C?	Autosómica dominante; causa necrosis cutánea si warfarina no se puentea con heparina
¿Qué valor de laboratorio es anormal en la enfermedad de von Willebrand (vWB)?	Tiempo de sangrado incrementado; TP y TPT permanecen sin cambios
¿Cuál es el tratamiento para enfermedad de vWB?	Crioprecipitado, DDAVP
¿Qué función tiene el receptor 1b?	Une las plaquetas con el vWB
¿Dónde se produce el factor de vWB?	Células endoteliales
¿Cuál es el efecto secundario frecuente de protamina?	Hipotensión; administrar 1 mg de protamina por cada 100 unidades de heparina
¿Qué es TTIH y cómo se trata?	Suspender heparina e iniciar argatrobán (inhibidor directo de trombina)
¿Tipo de coágulo formado en TTIH?	Coágulo blanco
¿Cuál es el anticuerpo responsable de TTIH?	IgG contra PF-4
¿Cómo se trata la hemofilia antes de la cirugía?	Hemofilia A —infusión hasta concentraciones de FVIII al 100% antes de la cirugía y 30% posquirúrgicas Hemofilia B —infusión para REPARAR las concentraciones a 50%
¿Dónde se produce prostaciclina?	En el endotelio

¿Qué factores mide TP?	Factores II, VII, IX, X
¿Cuál es la mejor prueba de función hepática?	TP
¿Qué se observa en la biopsia renal en rechazo agudo después de trasplante renal?	Neutrófilos infiltrantes; el tratamiento es la administración pulsada de esteroides
¿Cuál es el diagnóstico de una masa mesentérica 2 años después de un trasplante renal?	Linfoma por virus Epstein–Barr (VEB)
¿Cuál es la causa más frecuente de trasplante de hígado?	Hepatitis C
¿Cuál es la causa de neumonía después de un trasplante? ¿Tratamiento?	CMV; el tratamiento es ganciclovir
¿Con qué HLA es compatible MHC II?	D
¿Cuál es el HLA compatible en general?	HLA-DR
¿Qué Ig se produce en las placas de Peyer?	IgA
¿Cuál es la complicación frecuente después de trasplante de páncreas?	Si se drena el páncreas exocrino a través de la vejiga, 80% puede tener acidosis metabólica sin brecha por pérdida de bicarbonato en la orina; el tratamiento es el reemplazo crónico de bicarbonato
¿Para qué se realizan las pruebas de compatibilidad sanguínea?	Anticuerpos preformados en el receptor
¿Cuál es la causa de rechazo hiperagudo y su tratamiento?	Causado por anticuerpos preformados en el receptor, que provoca la activación de la cascada del complemento y trombosis; el tratamiento es el retrasplante de urgencia
¿Cuál es la causa más frecuente de diabetes postrasplante?	Esteroides

¿Cuál es la causa de baba transparente después de una operación vascular?	*Staphylococcus aureus*
¿Qué antibiótico debe administrarse para perforación de colon?	Cefoxitina ha demostrado ser tan buena como una combinación de antibióticos
¿Cuántas bacterias se necesitan en una herida para clasificarse como una infección de la herida?	10^5
¿Cuál es la causa de sepsis por gramnegativos?	Endotoxina liberada por lipopolisacárido A que desencadena la liberación de TNF de los macrófagos
¿Cuáles son los tipos diferentes de cirugía y las tasas infección de la herida relacionadas con ellos?	Limpia (biopsia de mama) 2% Limpia contaminada (colecistectomía laparoscópica) 3 a 5% Contaminada (perforación de colon) 5 a 10% Contaminación macroscópica (absceso) 30%
¿Infecciones nosocomiales no quirúrgicas más frecuentes?	IVU
¿Cuándo deben administrarse Abx perioperatorias?	En la primera hora a partir de la incisión
Nombre las fases y duración de la cura de una herida:	Hemostasia (inmediata) Inflamación (1 a 10 días) Proliferación (5 a 21 días) Remodelación (3 semanas a 1 año)
¿Cuál es el mecanismo predominante de la fase de remodelación?	Colágeno tipo III se reemplaza por colágeno tipo I
¿Cuál es el tipo celular predominante de la fase proliferativa?	Fibroblasto
¿Cuál es el factor más importante para sanar una herida abierta?	Integridad epitelial
¿Cuál es el factor más importante para sanar una herida cerrada?	Fuerza tensil

¿Cuál es la velocidad de crecimiento de los nervios?	1 mm/día
¿Cuál es la capa (fuerte) que da soporte al intestino?	Submucosa
¿Cuál es el momento más débil para una anastomosis intestinal?	3 a 5 días
¿Cuál es el defecto relacionado con síndrome de Marfan?	Defecto de fibrilina (colágeno)
¿Cuál es la diferencia entre queloides y cicatrices hipertróficas?	Los queloides contienen exceso de colágeno que en realidad se extienden más allá de la cicatriz; el tejido de la cicatriz hipertrófica está confinado a la cicatriz
Explique la relación entre fármacos de inducción y solubilidad lipídica	La velocidad de inducción es inversamente proporcional a la solubilidad lipídica; la potencia del fármaco de inducción es proporcional a su solubilidad lipídica
¿Cuáles son las cuatro características de la anestesia?	Amnesia, hipnosis, analgesia, parálisis
¿Cuál es el efecto secundario de pancuronio?	Taquicardia
¿Cuál es un efecto secundario común de meperidina?	Crisis convulsivas (en insuficiencia renal)
¿Qué anestésico está contraindicado en pacientes con lesión cefálica?	Ketamina
¿Qué sedante tiene los menores efectos sobre la estabilidad hemodinámica?	Etomidato
¿Cuál es el único fármaco paralizante despolarizante?	Succinilcolina
¿En qué pacientes está contraindicada succinilcolina?	Víctimas de quemaduras, lesión cefálica y de médula espinal, alteraciones neuromusculares, cualquier paciente con hiperpotasiemia

¿Cuál es el mecanismo de la hipertermia maligna?	Defecto en los canales de calcio del retículo sarcoplásmico
¿Cuál es el primer signo de hipertermia maligna (HM)?	Incremento de $ETCO_2$
Tratamiento de HM	Suspender el fármaco, líquidos, O_2 y administrar 10 mg/kg de dantroleno
¿Cómo se metaboliza cisatracurio?	Degradación de Hoffman —puede usarse en insuficiencia hepática y renal
¿Cómo actúan neostigmina y edrofonio?	Bloqueo de acetilcolinesterasa
¿Sobre qué receptores actúan los narcóticos para aliviar el dolor?	Mu-2
¿Cuál es el hallazgo inicial en ECG para hiperpotasiemia?	Ondas T picudas
¿Cuál es el tratamiento adecuado?	Gluconato de calcio para estabilizar el miocardio
¿Cuáles son las causas más frecuentes de hipercalciemia?	Hospitalizado —cáncer (cáncer de mama #1) Ambulatorio —Hiperparatiroidismo primario
¿Cuál es el tratamiento inicial de hipercalciemia?	Solución salina normal en bolo
¿Qué anomalías de laboratorio se adquieren con succión a través de SNG o estenosis pilórica?	Alcalosis metabólica hipoclorémica, hipopotasémica
¿Cuál es la prueba más sensible para insuficiencia renal prerrenal?	FENa < 1%
¿Cómo se calcula FENa?	[Na urinario/Cr urinaria]/[Na plasmático/Cr plasmática]
¿Cuál es la causa más frecuente de insuficiencia renal posquirúrgica?	Hipotensión intraquirúrgica

¿Cuál es la mejor manera para prevenir IRA relacionada con medios de contraste?	Expansión de volumen
¿Cuál es el tratamiento de mioglobinuremia?	Alcalinización de la orina con HCO_3 y mantener GUr > 100 cc/h
¿Cuáles son los pasos de la síntesis de vitamina D?	Hidroxilación por el hígado (25-OH) y luego por el riñón (1-OH)
Si un estudio tiene un valor de *P* menor que 0.05, ¿qué significa?	Probabilidad de 95% de que la diferencia encontrada sea verdadera
¿Cuál es la definición de la hipótesis nula?	NO hay diferencia entre grupos; el valor de *P* es la probabilidad de que la hipótesis nula sea verdadera
¿Qué es un error tipo I?	Rechazo de la hipótesis nula de modo equívoco
¿Qué es un error tipo II?	Aceptar la hipótesis nula de modo equívoco
¿Qué es prevalencia?	Cantidad de personas con una enfermedad en la población
¿Qué es incidencia?	Cantidad de personas con nuevo diagnóstico durante un determinado periodo
¿Qué es sensibilidad?	Capacidad para detectar la presencia de una enfermedad —positivos verdaderos/(positivos verdaderos + falsos negativos)
¿Qué es especificidad?	Capacidad para detectar la ausencia de enfermedad —verdaderos negativos/(verdaderos negativos + falsos positivos)
¿Qué es VPP (valor predictivo positivo)?	Una prueba positiva significa que el paciente tiene la enfermedad –verdaderos positivos/(verdaderos positivos + falsos positivos)
¿Qué es VPN (valor predictivo negativo)?	Una prueba negativa significa que el paciente no tiene la enfermedad –verdaderos negativos/(verdaderos negativos + falsos negativos)
¿Cuál es la fórmula de Parkland para estimar la reanimación en quemaduras?	4 ml/Kg/% quemado; ésta sólo incluye quemaduras de segundo y tercer grados

¿Cuál es el tratamiento correcto de las lesiones traumáticas en el cuello pancreático?	Pancreatectomía distal
¿Cuál es el tratamiento de una fractura pélvica con contraste lateral contenido por la rotura vesical?	El tratamiento de rotura extraperitoneal de vejiga es una sonda Foley; en este caso, también está indicada la fijación externa de la pelvis
¿Cuál es una indicación para la vigilancia de la presión intracraneal (PIC)?	ECG < 8
¿Cuáles son los hallazgos de una lesión de Brown-Séquard?	Pérdida de sensación ipsilateral y dolor y temperatura contralateral
¿Qué vacunas son apropiadas para esplenectomía?	*Streptococcus pneumoniae, Haemophilus fluenza* y *Neisseria meningitidis*; deben administrarse 2 semanas preoperatorio si es posible; el mayor riesgo para OPSI es en menores de 5 años de edad; también debe administrarse penicilina profiláctica si es menor de 15 años de edad
Un paciente traumatizado con pulso de 130 y presión arterial de 120/80. ¿Qué clase de hemorragia tiene?	Hemorragia clase II; el tratamiento es un bolo de cristaloide; la hemorragia clase III se presenta con una presión arterial baja y se trata con productos hemáticos
¿Qué fracturas pélvicas son inestables?	Tipo 1 y 2 son inestables; una fractura sacroiliaca y de rama superior/inferior debe estar fracturada por completo del mismo lado para provocar inestabilidad de la pelvis
¿Cuáles son los tres sitios más frecuentes de rotura aórtica después de traumatismo contuso?	Adyacente al origen de la válvula aórtica, ligamento arterioso (el más frecuente), e hiato diafragmático
¿Cuál es un hallazgo físico común de fractura de hueso temporal?	Sangre en el oído
¿Cuál es un hallazgo de laboratorio importante después de electrocución?	CK y mioglobinuria

¿Cuál es el tratamiento para un hemotórax retenido? — Colocar otro tubo torácico

¿Cuáles son los componentes de la fórmula para entrega de oxígeno (EO_2)? — Hemoglobina, saturación de oxígeno y gasto cardiaco

¿Cuáles son las causas de disminución de SVO_2? — Cualquier disminución de EO_2 como gasto cardiaco, Hbg o saturación de oxígeno

¿Cuáles son las causas de incremento de SVO_2? — Sepsis, derivación de derecha a izquierda, hipotermia, cianuro, sobrecuña

¿Cuál es la zona pulmonar apropiada para colocar un catéter de Swan–Ganz? — Zona 3 (Pa > Pv > Alv)

¿Qué zona pulmonar tiene compatibilidad VQ? — Zona 2; Pa > Alv > PV

¿Cuál es la manera más efectiva para mantener la temperatura central corporal en el quirófano? — Baer Hugger (manta de calentamiento)

¿Cuáles son los efectos principales de PEEP? — Incrementa CRF y la distensibilidad

¿Cuál es la primera configuración del ventilador a disminuir al iniciar el proceso de retiro? — Disminuir primero FiO_2, luego PEEP

¿Cuál es la fórmula para índice rápido de respiración superficial? — Frecuencia respiratoria dividida por volumen corriente en litros = 105

¿Cuál es la mejor medida para determinar la ventilación alveolar? — CO_2

¿Qué molécula puede detectar un rastreo PET? — Fluorodesoxiglucosa

¿Qué interfiere con un rastreo PET? — Diabetes (glucosa > 100)

¿Qué fármaco quimioterapéutico causa fibrosis pulmonar?	Bleomicina
¿Cuál provoca cardiotoxicidad?	Doxorubicina (adriamicina)
¿Qué gen supresor de tumores regula la apoptosis?	p53 (cromosoma 17)
¿En qué moléculas causan defectos los siguientes protooncogenes?	
ras	Proteína G
src	tirosina cinasa
sis	receptor de PDGF
erb B	receptor del factor de crecimiento epidérmico
myc	factores de transcripción
¿Qué bordes son necesarios para carcinoma de células basales?	4 mm
¿Cuándo está indicada la biopsia de un ganglio centinela en melanoma?	Si la profundidad es mayor que 1.5 mm (etapa 2) y no hay ganglios palpables; debe realizarse disección ganglionar si el ganglio es palpable o si hay un ganglio centinela positivo
¿Cuál es el fármaco quimioterapéutico administrado para melanoma?	Interferón α
¿Cuál es el margen para un melanoma de 4 cm?	Los bordes se basan en la profundidad de la lesión 1 mm = 1 cm 2 mm = 2 cm Una profundidad > 2 mm requiere un margen de 3 cm
¿La célula más importante en la cura de heridas?	Macrófagos
¿Cuál es el sitio más frecuente de metástasis a distancia para cáncer laríngeo?	Pulmón
¿Dónde se realiza la traqueotomía para colocación de traqueostomía?	Anillos 2 y 3

¿Cuál es la causa probable de disfonía en un paciente con cáncer pulmonar?	Carcinoma de células escamosas de la laringe; recuerde, ¡ambas son consecuencia del tabaquismo!
¿Qué fármaco causa *tinnitus*?	Furosemida y ácido acetilsalicílico
¿Qué nervio actúa sobre los músculos cricotiroideos?	Nervio laríngeo superior
¿Qué nervio actúa sobre los demás músculos de la laringe?	Nervio laríngeo recurrente
¿Cuál es el tumor maligno parotídeo más frecuente?	Cáncer mucoepidermoide
¿Cuál es el tumor parotídeo más frecuente en niños?	Hemangioma
¿Cuál es el tratamiento para lo anterior?	Parotidectomía total (con MRND y XRT si es de alto grado)
¿Cuál es la prueba de elección para evaluar una masa en el cuello?	AAF (nunca biopsia escisional)
¿Qué hormonas se secretan en la región posterior de la hipófisis?	ADH, oxitocina
¿Qué adenoma hipofisario es más frecuente?	Prolactinoma —el tratamiento es bromocriptina
¿Cuál es la primera rama de la arteria carótida externa?	Arteria tiroidea superior
¿Cuál es el flujo sanguíneo de la región de las glándulas paratiroides inferiores?	Arteria tiroidea inferior
¿Cuál es el flujo sanguíneo de las glándulas paratiroides superiores?	¡El mismo! La arteria tiroidea inferior
¿Qué alteración de la voz se produce por lesión del nervio laríngeo superior?	Pérdida de la proyección
¿Del nervio laríngeo recurrente?	Disfonía

¿Cuál es el siguiente paso si la AAF de un nódulo tiroideo muestra células foliculares?	Lobectomía tiroidea (10% es maligno)
¿Dónde se produce calcitonina?	Células C parafoliculares de la tiroides
¿Cuál es el efecto de PTH sobre calcio y fósforo?	↑ calcio, ↓ fósforo
¿Cuál es la causa más frecuente de hiperparatiroidismo primario (HPP)?	Adenoma paratiroideo
¿Cuál es la razón Cl⁻:PO₄ en ?	> 33
¿Cuál es la causa de HPP en NEM-I?	Hiperplasia
¿Tratamiento?	Resección de las cuatro glándulas con autotrasplante
¿Cuál es el tumor más frecuente de células de los islotes pancreáticos?	Gastrinoma; 50% de éstos es múltiple
¿Con qué gen se relaciona NEM-I y en qué cromosoma?	Menina, cromosoma 10
¿Con qué gen se relaciona NEM-II y en qué cromosoma?	RET, cromosoma 11
¿Qué debe hacerse para un leiomioma de esófago después de una biopsia negativa?	Enucleación; es benigno
¿Dónde se encuentra el esfínter esofágico superior con respecto a los incisivos?	15 cm
¿Cuál es la presión normal del EES en reposo?	50 a 70 mm Hg
¿Cuál es la presión normal del EES al deglutir?	12 a 14 mm Hg

¿Cuál es el sitio más frecuente de perforación esofágica?	Músculo cricofaríngeo
¿Dónde se encuentra el esfínter esofágico inferior con respecto a los incisivos?	40 cm
¿Cuál es la presión normal del EEI en reposo?	10 a 20 mm Hg
¿Cuál es la presión normal del EEI al deglutir?	0 a 6 mm Hg
¿Cuál es la prueba diagnóstica de elección para disfagia?	Trago de bario (esofagograma)
¿Cuál es la prueba diagnóstica de elección para pirosis refractaria?	Endoscopia con biopsia
¿Cuál es el efecto de escleroderma en el esófago?	Pérdida del tono de EEI y peristalsis
¿Dónde ocurren los divertículos de Zenker?	Triángulo de Killian (entre el músculo cricofaríngeo y los constrictores posteriores)
¿Tratamiento del divertículo de Zenker?	Miotomía cricofaríngea
¿Cuál es la patogenia de acalasia?	Falla de EEI para relajarse
¿Qué hallazgos están presentes en la manometría esofágica?	Tono de EEI aumentado, falla para la relajación de EEI, pérdida de peristalsis
¿Tratamiento de acalasia si falla el manejo médico?	Miotomía de Heller con funduplicatura parcial
¿Qué hallazgos están presentes en la manometría para espasmo esofágico difuso?	Tono normal de EEI, relajación normal, contracciones fuertes descoordinadas
¿Cuáles son las indicaciones quirúrgicas para ERGE?	Falla de la terapia médica, aspiración, esofagitis, displasia de bajo grado

¿Qué operación se realizaría?	Laparotomía de Nissen
Defina esófago de Barrett	Metaplasia escamosa -> epitelio columnar intestinal
¿Cuál es el riesgo relativo de cáncer esofágico en esófago de Barrett?	50×
¿Tratamiento de displasia de alto grado?	Esofagectomía
¿Cuál es el tipo más frecuente de cáncer esofágico?	Adenocarcinoma
¿Cuál es la prueba de elección para determinar invasión local?	EUS
¿Cuál es el flujo sanguíneo del estómago después de esofagectomía?	Gástrica derecha (Ivor Lewis)
¿Cuál es el resultado de la ingesta de un álcali?	Necrosis licuefactiva
¿Cuál es el resultado de la ingesta de un ácido?	Necrosis coagulativa
¿Cuál es el estudio de elección para sospecha de perforación esofágica?	Trago de bario con gastrografin
¿Cuál es el tratamiento para perforación contenida?	NPO, IVF, ABx (no quirúrgico)
¿Para perforación no contenida, tiempo < 24 h?	Reparación primaria, drenaje
¿Para no contenida, hemodinámicamente inestable?	Esofagostomía, tubos torácicos
¿Cuál es la primera rama de la arteria subclavia?	Arteria torácica interna
¿Cuál es el tratamiento de síndrome de VCS?	Radiación

¿Qué valores PFP son necesarios para resección pulmonar?	FEV_1, DLCO > 50% del valor predicho, $pCO_2 < 45$, $pO_2 > 50$ en reposo
¿Cuál es la causa número uno de muerte por cáncer en EUA?	Cáncer pulmonar
¿Cuál es el sitio número uno de metástasis por cáncer pulmonar?	Cerebro
¿Cuál es el tipo más frecuente de cáncer pulmonar?	Cáncer no microcítico (80%)
¿Cuál es el síndrome paraneoplásico más frecuente?	ACTH por células pequeñas
¿Cuál es el síndrome paraneoplásico por células escamosas?	Péptido relacionado con PTH
¿Dónde se localiza el tumor de Pancoast?	Ápex pulmonar
¿Qué estructura se invade en caso de síndrome de Horner?	Cadena simpática
Describa el síndrome de Horner	Ptosis, miosis, anhidrosis
¿Qué nervio periférico puede ser afectado?	Cubital
¿Cuál es el tratamiento de linfoma mamario?	Escisión con disección ganglionar; quimioterapia para recurrencia
¿La hiperplasia atípica aumenta el riesgo de cáncer de mama después de biopsia?	SÍ
¿Dónde se localizan los ganglios axilares de nivel 1?	Lateral al músculo pectoral menor
¿Dónde se localizan los ganglios axilares de nivel 2?	Debajo del músculo pectoral menor
¿Dónde se localizan los ganglios axilares de nivel 3?	Medial al músculo pectoral menor

¿Qué músculo inerva el nervio torácico largo?	Serrato anterior
¿Qué deformidad provoca la lesión de este nervio?	Escápula alada
¿Qué músculo inerva el nervio toracodorsal?	Dorsal ancho
¿Qué deformidad causa la lesión de este nervio?	Aducción débil del brazo
¿Cuál es la bacteria encontrada con mayor frecuencia en abscesos de mama?	MRSA
¿Cuál es la causa más frecuente de secreción sanguinolenta del pezón?	Papiloma intraductal
¿Cuál es la causa más frecuente de una masa mamaria en adolescentes?	Fibroadenoma
¿Cuál es el estudio de elección para la evaluación de una masa palpable en la mama?	Biopsia guiada por ecografía
Describa BIRADS:	1. No concluyente 2 Negativa 3. Benigna 4. Probablemente benigna 5. Sospechosa 6. Muy sospechosa 7. Cáncer conocido
¿Cuál es el factor más importante para estadificación pronóstica?	Estado ganglionar
¿Qué gen se relaciona con cáncer de mama masculino?	BRCA2
¿Cuál es la probabilidad de cáncer de mama a los 70 años de edad si BRCA es positivo?	80 a 90%; considerar mastectomía profiláctica

¿Cuál es la etapa, en orden de mejor a peor pronóstico para posible estado de receptor de los cánceres de mama:

Mejor

ER/PR+, Her2Neu–
ER/PR+, Her2Neu+
ER/PR–, Her2Neu–

Peor

ER/PR–, Her2Neu+

Mencione las contraindicaciones para terapia conservadora de mama:

Dos o más tumores primarios, bordes positivos persistentes, embarazo, enfermedad difusa, resultados cosméticos inaceptables

¿Cuál es el paso siguiente si la biopsia de ganglio centinela es positivo?

Disección axilar completa (niveles 1 y 2)

¿Cuál es el tratamiento de cistosarcoma?

Escisión local amplia

¿El carcinoma lobular *in situ* requiere márgenes negativos?

No

¿Cuál es el papel de la radiación en la terapia conservadora de mama?

Reducir la recurrencia local

¿Qué producen las células epidérmicas en el estómago?

Moco y bicarbonato

¿Cuál es el tratamiento inicial de MALT gástrico?

Tratar primero *Helicobacter pylori*

¿Qué arteria se preserva para un Ivor Lewis?

Gastroepiploica derecha

¿Cuál es el origen de la arteria gástrica derecha?

Arteria hepática común

¿Cuál es el origen de la arteria gastroepiploica derecha?

Arteria gastroduodenal

¿Cuál es el origen de la arteria gástrica izquierda?

Tronco celiaco

¿Qué producen las células principales?

Pepsinógeno ("pepto principal")

¿Qué producen las células parietales?	HCl y factor intrínseco
¿Cuáles son las tres moléculas que estimulan la producción de HCl?	Ach, gastrina, histamina
¿Cuál es la función del factor intrínseco?	Absorción de B12
¿Dónde se absorbe este complejo?	Íleon terminal
¿Cómo funciona omeprazol?	Bloquea H/K ATPasa en la membrana de la célula parietal
¿Cuál es el tratamiento para desgarro sangrante de Mallory–Weiss?	Costura sobre el vaso a través de gastrostomía anterior
Defina la vagotomía altamente selectiva:	Dividir los nervios de Latarjet, mientras se preserva la "pata de cuervo" en el píloro
¿Cuál es el tratamiento de úlcera duodenal anterior perforada?	Parche de Graham
¿De dónde proviene la sangre de una úlcera duodenal?	Arteria gastroduodenal
¿Cuál es el tratamiento para *H. pylori*?	Amoxicilina 1 g dos veces al día, claritromicina 500 mg dos veces al día, IBP × 14 días
¿Cuáles son los márgenes necesarios para una resección R0 en cáncer gástrico?	5 cm
¿Para mestástasis gástricas al ovario?	Tumor de Krukenberg
¿Dónde se encuentra el ganglio de Virchow?	Subclavio
¿Qué márgenes son necesarios para escisión de un tumor GIST?	1 cm
¿Qué tinción inmunohistoquímica es positiva en 95% de GIST?	KIT (CD 117)

¿Qué quimioterapia se utiliza para GIST?

Gleevec (inhibidor de tirosina cinasa)

¿Cuál es el tratamiento del linfoma gástrico?

Quimioterapia/radiación

¿Cuál es el tratamiento de MALT?

Tratar *H. pylori* (antibióticos orales), luego quimioterapia (CHOP)

¿Criterios para derivación gástrica?

IMC > 40, IMC > 35 con comorbilidades, falla de pérdida ponderal, estabilidad psicológica

¿Cuál es el síntoma posgastrectomía más frecuente?

Diarrea

¿Cuál es el tratamiento del síndrome de vaciamiento gástrico rápido?

Modificación de la dieta (incrementar proteína, disminuir grasa/carbohidratos) o en Y de Roux

¿Cuál es el tratamiento de la gastritis por reflujo alcalino?

Bloqueadores H_2, en Y de Roux

¿Cuáles son los síntomas de obstrucción de asa aferente?

Dolor abdominal, emesis no biliosa

¿Tratamiento de obstrucción de asa aferente?

Acortar la extremidad a 40 cm

¿Cuál es el tratamiento de obstrucción de asa eferente?

Aliviar la obstrucción (adherencias)

¿Cuál es el tratamiento para várices gástricas?

Esplenectomía

¿Cuál es la función de grelina?

Induce el hambre

¿Dónde se produce grelina?

Células endocrinas del estómago

¿Cuál es la función de leptina?

Estimula la saciedad

¿Dónde se produce leptina?

En los adipocitos

¿Cuál es la función del péptido YY?

Estimula la saciedad

¿Dónde se produce el péptido YY?	Íleon terminal (fragmento hormonal)
¿Cómo se encuentran las cifras de grelina/leptina en personas obesas y por qué?	Cifras bajas de grelina (compensatoria) y elevadas de leptina (insensibilidad)
¿Cómo son afectadas las cifras de cloro y HCO$_3$ en las secreciones pancreáticas cuando se estimulan?	Las secreciones pancreáticas normales son isotónicas, ricas en cloro y bajo contenido de bicarbonato; cuando se estimulan, es lo opuesto ($\downarrow$ Cl$^-$ y $\uparrow$ HCO$_3$)
¿Cuál es el objetivo de gastrina?	Fosfolipasa, que activa la ruta de IP/DAG, lo que incrementa el calcio y activa la fosforilasa cinasa, que a su vez incrementa la producción de HCl a través de H/K ATPasa
¿Qué incrementa la secreción de insulina?	Glucosa, glucagón, CCK (colecistocinina)
¿Qué provoca a contracción de la vesícula biliar?	CCK
¿Qué medicamento causa relajación del esfínter de Oddi?	CCK
¿Qué células producen gastrina?	Células G en el antro
¿Qué células producen insulina?	Células beta (páncreas)
¿Qué células producen glucagón?	Células alfa (páncreas)
¿Qué células producen somatostatina?	Células D en el antro
¿Qué células producen secretina?	Células S (duodeno)
¿Qué células producen motilina?	Células intestinales
¿Qué células producen CCK?	Células I (duodeno/yeyuno)
¿Cuál es la función de motilina?	Complejo motor migratorio
¿Qué medicamento actúa sobre motilina para incrementar la motilidad intestinal?	Eritromicina

¿Cuál es el tratamiento de PTT?	IVIG
¿Qué es SGOT?	AST; elevada por ETOH
¿Cuál es la mejor prueba para evaluar la función hepática?	TP
¿Qué enzima hepática es la más predictiva de cáncer de colon metastásico?	Lactato deshidrogenasa (LDH)
¿Cuál es el método más preciso para medir la presión venosa portal?	Medición a través de la vena umbilical, si es permeable; la vena esplénica también puede evaluarse mediante punción percutánea del bazo; la presión portal normal es 3 a 5 mm Hg
¿Cuál es el tratamiento de un absceso hepático después de diverticulitis?	Drenaje percutáneo
¿Cuáles son las características de un hemangioma con IRM o TC con contraste?	Reforzamiento periférico a central
¿Qué cáncer hepático tiene el mejor pronóstico?	Fibrolaminar
¿Cuál es el tipo más frecuente de quiste de colédoco?	Tipo 1; dilatación fusiforme del conducto biliar común
¿Qué es un páncreas *divisium*?	Fusión fallida de los conductos pancreáticos; el drenaje principal es el conducto menor de Santorini en esta enfermedad; la complicación principal es la pancreatitis crónica; el tratamiento inicial es CPRE con colocación de endoprótesis del conducto pancreático menor
¿Con qué frecuencia recircula la bilis?	La reserva biliar en condiciones normales es cercana a 2 g y se recicla 5 a 6 veces por día; la bilis se reabsorbe en el íleon terminal
¿Cuál es la causa de colelitiasis en enfermedad de Crohn?	Inflamación del íleon terminal que causa malabsorción de sales biliares; esta disminución de la circulación biliar produce supersaturación de colesterol

¿Cuál es la composición de los cálculos primarios de CBC?

Cálculos marrones de sales de calcio

¿Qué tipo de cáncer es el cáncer ductal biliar?

Colangiocarcinoma; la cirugía es el mejor tratamiento; es frecuente que la quimioterapia/radiación no sean útiles

¿Cuáles son las concentraciones biliares de Na⁺ y Cl⁻ para GB *vs.* conducto?

Vesícula biliar: Na^+ 300 C^- 10; conducto hepático: Na^+ 150 Cl^- 100; la vesícula biliar absorbe activamente Na y agua

¿Cuál es el tratamiento de una fuga de conducto cístico después de colecistectomía?

CPRE y endoprótesis

¿Dónde se producen los quilomicrones?

Enterocito; la micela se absorbe en el enterocito y se forma el quilomicrón; luego cruza hacia los linfáticos

¿Qué convierte tripsinógeno en tripsina?

Enterocinasa

¿Cuál es el tratamiento de *Clostridium perfringens* resistente a penicilina?

Clindamicina

¿Qué porción del colon absorbe la mayor cantidad de agua y electrolitos?

El ciego y el colon ascendente

Defina la etapa 3 de cáncer de colon:

Mestástasis positivas de ganglios linfáticos; ¡requiere quimioterapia!

¿Cuál es el mejor estudio inicial para estadificar el cáncer rectal?

Ecografía endorrectal; IRM es otra opción si la ecografía endorrectal no está disponible

¿Cuál es el primer hit para cáncer de colon?

APC→KRAS→DCC→P53

¿Cuál es el gen más frecuente relacionado con cáncer de colon?

p53

¿Qué es ERB-B?

Es un protooncogén relacionado con defectos del factor de crecimiento

¿Qué genes se relacionan con HNPCC?

Genes de reparación de DNA discordantes; (MLH, MSH 1 y 2)

¿Cuáles son las lesiones colónicas relacionadas con síndrome de Peutz–Jeghers?

Hamartomas; sin potencial maligno

¿Cuál es el manejo de apendicitis con absceso en el cuadrante inferior derecho?

Drenaje percutáneo con antibióticos

¿Cuál es la bacteria más frecuente en el colon?

B. fragilis

¿Cuál es el tratamiento para SCC del ano?

Protocolo Nigro; radiación y quimioterapia primero; si recurre, APR

¿Qué anomalías electrolíticas se observan en insuficiencia suprarrenal?

Hipotensión e hipoglucemia son consecuencia de las cifras bajas de cortisol. Las cifras reducidas de aldosterona causan acidosis metabólica hiponatrémica hiperpotasémica

¿Qué anomalías metabólicas se observan en hiperaldosteronismo?

Alcalosis metabólica por pérdida de hidrógeno y potasio en la orina

¿Cuál es el tumor secretor más frecuente de la hipófisis?

Prolactinoma; el tratamiento es bromocriptina, un agonista de dopamina

¿Cuál es el tratamiento para carcinoma medular de la tiroides?

Tiroidectomía total y disección ganglionar central

¿Qué defecto genético se encuentra en el cáncer medular tiroideo?

Protooncogén RET en el cromosoma 10

¿Cuál es el tratamiento para un tumor suprarrenal no secretor de 9 cm?

Escisión, sin biopsia. Si se sospecha carcinoma, se utiliza el abordaje abdominal sobre el abordaje laparoscópico

Una hora después de tiroidectomía, el paciente desarrolla estridor y disfonía. ¿Cuál es el paso siguiente?

Exploración de cuello de urgencia

¿De dónde proviene la sensibilidad sobre las cuerdas vocales?	Nervio laríngeo superior (rama interna)
¿Cuál es el orden de la formación de tirosina a adrenalina?	Tirosina → Dopa → Dopamina → Noradr → Adr; la conversión de Noradr → Adr es por PMNT, que sólo se localiza en la médula suprarrenal
¿Cuál es la lesión cutánea con glucagonoma?	Eritema migratorio necrolítico
¿Qué efecto tiene el magnesio sobre la secreción de PTH?	Las cifras bajas de magnesio inhiben la secreción de PTH
¿Qué estimula a la hormona antidiurética (ADH)?	Hipotensión y osmolaridad sérica
¿Cuál es un efecto secundario común de gastrinoma?	Diarrea
¿Cuál es el tratamiento para hipocalciuria hipercalcémica familiar?	Observación; sin cirugía; la clave del diagnóstico es la hipercalcemia con concentraciones urinarias bajas de calcio
¿Cuál es la indicación para tratamiento de aneurismas poplíteos?	Si es > 2 cm o sintomático; también buscar aneurisma aórtico sincrónico
Una derivación aortobifemoral tiene pulso distal disminuido posquirúrgico inmediato. ¿Qué debe hacer?	Regresar al quirófano para embolectomía; realizar una incisión transversa sobre la capucha distal para observar la anastomosis y realizar embolectomía
¿Cuál es el siguiente paso si una embolectomía revela un coágulo de células en huso?	Ecocardiograma en busca de mixoma auricular
¿Cuál es el tratamiento para un aneurisma de arteria poplítea?	Derivación coexclusión si es mayor de 2 cm o sintomático (dolor o embolia)
¿Cuál es la causa de atresia intestinal?	Eventos vasculares intrauterinos

Un niño de 2 años de edad con fiebre, dolor en el cuadrante inferior derecho y sangrado rectal. ¿Cuál es el diagnóstico?

Intususcepción; el enema con bario es diagnóstico y terapéutico

¿Cuál es la velocidad de crecimiento de un nervio?

1 mm por día

¿Cuál es la fórmula para FENa?

UN/PN × PC/UC

¿Qué valores de laboratorio son consistentes con azoemia prerrenal?

FENa < 1%, osmolaridad urinaria > 500, sodio en orina < 20 o BUN/creatinina > 20

¿Cuál es la cuenca ganglionar afectada con mayor probabilidad por cáncer uterino?

Ganglios obturadores

¿Cuál es el tratamiento para lesión distal del uréter?

Psoas hitch (vejiga psoica)

¿Cuál es el marcador tumoral para cáncer testicular no seminomatoso?

α-fetoproteína; este tumor no es radiosensible en comparación con los seminomas, que son en extremo radiosensibles

Una fractura supracondílea con lesión del nervio radial se presenta 1 año después de reparación con dolor, debilidad de los músculos del antebrazo y piel lisa. ¿Cuál es el diagnóstico?

Distrofia simpática refleja; el tratamiento es con esteroides, AINE, fisioterapia y medicamentos bloqueadores simpáticos

¿Cómo se trata una fractura abierta de tibia?

Los antibióticos y el desbridamiento en las siguientes 24 h son la terapia de primera elección

Índice alfabético de materias

Nota: el número de página en itálicas indica sólo figuras.